医院疾病预防与卫生管理研究

周兴胜［等］◎著

吉林科学技术出版社

图书在版编目（CIP）数据

医院疾病预防与卫生管理研究/周兴胜等著. --长春:吉林科学技术出版社,2022.11
ISBN 978-7-5744-0028-3

Ⅰ.①医…Ⅱ.①周…Ⅲ.①医院－感染－预防(卫生)－研究②医院－卫生管理－研究Ⅳ.①R197.323

中国版本图书馆 CIP 数据核字(2022)第 233339 号

医院疾病预防与卫生管理研究
YIYUAN JIBING YUFANG YU WEISHENG GUANLI YANJIU

作　者	周兴胜 [等]著
出 版 人	宛　霞
责任编辑	董萍萍
幅面尺寸	185 mm×260mm
开　本	16
字　数	687 千字
印　张	29.75
版　次	2024 年 7 月第 1 版
印　次	2024 年 7 月第 1 次印刷

出　版　吉林科学技术出版社
发　行　吉林科学技术出版社
地　址　长春市净月区福祉大路 5788 号
邮　编　130118
发行部电话/传真　0431-81629529　81629530　81629531
　　　　　　　　　 81629532　81629533　81629534

储运部电话　0431-86059116

编辑部电话　0431-81629518

印　刷　北京四海锦诚印刷技术有限公司

书　号　ISBN 978-7-5744-0028-3
定　价　60.00 元

前 言

PREFACE

　　随着社会的进步和医学模式的转变，传统就医而医的医疗服务已经不能满足广大人民群众对美好生活的需求。未来人类保持健康状态应该更多地依靠健康的生活方式和对疾病的预防，而不仅是在患病后去寻求治疗。预防医学的观点、理论和技能可以更好地为人民群众提供预防疾病、促进健康的服务。因此，预防医学成为医学生在社会实践、卫生管理和医学研究过程中的必备知识。

　　公共卫生的目标是满足社会大众对建立能保障个人健康的环境的期望，通常由政府主导，并由其他团体组织辅助实现。它透过组织社会与社区力量，建立卫生环境；控制传染病散播以及向公众传播个人卫生知识等。随着新时代的来临，急性传染病得到了有效的控制，人们对于健康的追求日益提高，使得当前的公共卫生工作发生着较大的变化，表现为传统的以县区级疾病预防控制中心为主体的工作方式，逐渐转变为以社区公共卫生科为主要力量的新的疾病预防模式。医院也作为一个独特的社区单位，在社区公共卫生工作模式中逐步发挥越来越重要的作用，医院不仅要承担急性病的诊断与治疗工作，还要参加各种慢性非传染性疾病的社区与个体监测、预警和预防等工作。

　　随着社会现代化进程步伐的加快，疾病的防控将面临机遇和挑战并存的局面。防控疾病不仅是关乎国计民生的大事，还是一个国家社会基础生活水平的最直接体现，关乎社会的稳定和繁荣。处理好公共卫生疾病、预防和控制工作不仅是某一职能部门、某一管理人员的责任和义务，还需要多部门、多方面人员的积极参与和配合，从财力、物力、人力等多方面入手，从自身建设和对方协作开始，从培训学习和加大宣传等多个途径来预防和控制突发性疾病的扩散和传播。基于此，本书从卫生管理及其研究入手，针对疾病预防及其控制、医院感染预防管理、医院公共卫生管理、医院卫生人才管理进行了分析研究，另外，对医疗质量的监管做了一定的介绍，旨在摸索出一条适合医院疾病预防与卫生管理工作的科学道路，帮助其工作者在应用中少走弯路，运用科学方法提高效率。

公共卫生是一门预防疾病、延长生命、推广身心健康及提升工作效率的科学与艺术。由于编者水平所限，加之时间仓促，书中存在不足之处在所难免，恳望广大读者在使用本书的过程中提出宝贵意见，以便使之不断完善。

目 录
CONTENTS

第一章 卫生管理基础

第一节 管理理论与管理职能

管理理论是近代所有管理理论的综合，是一个知识体系，是一个学科群。它的基本目标就是要在不断急剧变化的现代社会面前，建立起一个充满创造活力的自适应系统。

一、管理的概念

管理是社会组织中，为了实现预期的目标，以人为中心进行的协调活动。它包括四个含义：管理是为了实现组织未来目标的活动；管理的工作本质是协调；管理工作存在于组织中；管理工作的重点是对人进行管理。

管理就是制订、执行、检查和改进。制订就是制订计划（或规定、规范、标准、法规）；执行就是按照计划去做，即实施；检查就是将执行的过程或结果与计划进行对比，总结经验，找出差距；改进，先是推广通过检查总结出来的经验，并将经验转变为长效机制或新的规定，然后针对检查发现的问题进行纠正，制定纠正、预防措施。

管理有如下定义：管，原意为细长而中空之物，其四周被堵塞，中央可通达。使之闭塞为堵；使之通行为疏。管，就表示有堵有疏、疏堵结合。所以，管既包含疏通、引导、促进、肯定、打开之意，又包含限制、规避、约束、否定、闭合之意。理，本义为顺玉之纹而剖析，代表事物的道理、发展的规律，包含合理、顺理的意思。管理犹如治水，疏堵结合、顺应规律而已。所以，管理就是合理地疏与堵的思维与行为。

管理是指通过计划、组织、指挥、协调、控制及创新等手段，结合人力、物力、财力、信息等资源，以期高效地达到组织目标的过程。可以说，管理是由计划、组织、指挥、协调及控制等职能为要素组成的活动过程。

广义的管理是指应用科学的手段安排组织社会活动，使其有序进行，其对应的英文是 Administration 或 Regulation。狭义的管理是指为保证一个单位全部业务活动而实施的一系列计划、组织、协调、控制和决策的活动，对应的英文是 Manage 或 Run。

管理就是确切地知道你要别人干什么，并使他用最好的方法去干。管理就是指挥他人用最好的方法去工作。

管理是一种工作，它有自己的技巧、工具和方法；管理是一种器官，是赋予组织以生命的、能动的、动态的器官；管理是一门科学，一种系统化的并到处适用的知识；同时管理也是一种文化。

管理是所有的人类组织都有的一种活动，这种活动由5项要素组成：计划、组织、指挥、协调和控制。

所谓管理，是指同别人一起，或通过别人使活动完成得更有效的过程。

管理不仅指工商管理，虽然在现代市场经济中工商企业的管理最为常见。除了商业管理，还有很多种类的管理，比如行政管理、经济管理、社会管理、城市管理、卫生管理等等。每一种组织都需要对其事务、资源、人员进行管理。

二、管理的本质

管理的本质是服务。管理，是因为强大的信念感召，众愿合和，需要挣顺，如理如法，集中炼达，渐自造化，经量变到质变，方功成性见。如非众愿应召，机（时间、空间）不投，缘（助缘）无应，管理亦枉自使然。如：人不而信受，管教而无化，管理就成为空谈。事业不清净，常以利欲熏心，疯行橡头必先烂，偶有独木亦难成林，管理终将一场空。

三、管理的作用

管理的作用到底是什么，至今没有一个完整的定论。

管理就是使工作标准化，使管理过程自动化，因而管理的作用只有一个，那就是防止失误的发生。

我们以客户管理为例，经常会遇到这样一种情况：你向某公司的客服打一个电话，讲述你在产品使用中遇到了一个麻烦，她很可能含糊其词，告诉你随后处理，但是你等了很久，也不见回音。为什么呢？因为她早就忘在脑后了。管理科学家会针对这种过程，设计"问题追踪表单"，要求客服人员必须对打进来的每一个电话进行记录，逐项解决并纳入考核，每天下午5点半，对未解决完毕的问题，全部上报，以最快速度将所有客户提出的问题消灭掉。这张"问题追踪表单"的建立就创造了令客户最满意的服务效果，进一步，还可以据此来设计管理软件。

工业操作中也会频繁遇到这种情况。如果不按工作设置的标准顺序操作，零部件没有夹紧，数控机床在进刀时，就会报错，刀具将自动退回，只有等待确定没有失误后方

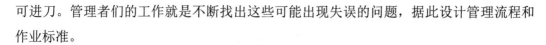

可进刀。管理者们的工作就是不断找出这些可能出现失误的问题，据此设计管理流程和作业标准。

但是非常可惜，没有几个管理者能够做到预查、观察入微，不断针对管理中的失误环节进行标准化的改善，使一切更趋于合理、更加科学，全面减少各种人为失误，这是对管理者的一种考验，也是一位管理者义不容辞的职责所在。

四、管理的理论

（一）中国传统管理思想

中国传统的管理思想，分为宏观管理的治国学和微观管理的治生学。治国学能够满足中央集权的封建国家的需要，包括财政赋税管理、人口田制管理、市场管理、货币管理以及国家行政管理等方面。治生学则是在生产发展和经济运行的基础上通过官、民的实践逐步积累起来的，包括农副业、手工业、运输、建筑工程、市场经营等方面的学问。这两方面的学问极其浩瀚，作为管理的指导思想和指导原则，可以概括为如下几个要点。

1. 顺道

"道"在汉语中有多种含义。属于主观范畴的"道"，主要指治国的理论；属于客观范畴的"道"，主要是指客观经济规律。这里用的是后一种含义，指管理要顺应客观经济规律。

2. 重人

"重人"是中国传统管理的一大要素。它包括两个方面：一是重人心向背；二是重人才归离。要夺取天下，办成事业，人是第一位的，故我国历来讲究得人之道、用人之道。

3. 人和

"和"就是调整人际关系，讲团结，上下和，左右和。对治国来说，和能兴邦；对治生来说，和气生财。故我国历来把天时、地利、人和作为事业成功的三大要素。

4. 守信

治国要守信，办企业也要守信。孔子说："君子信而后劳其民。"管子特别强调要取信于民，提出国家行政应遵循的一条重要原则，"不行不可复"。也就是说，治理国家，必须言而有信。政策多变、出尔反尔，从来就是治国大忌。治国如此，治生亦然。我国从来就是提倡"诚工""诚贾"的传统，商而不诚，苟取一时，终致瓦解，成功的商人多是商业信誉度高的人。

5. 对策

"运筹策帷幄之中，决胜于千里之外。"这句中国名言说明在我国古代治国、治军、治生等一切竞争和对抗的活动中，都必须统筹谋划，正确研究对策，以智取胜。治国必须有预见性，有备无患，预则成，不预则废。

6. 法治

我国的法治思想起源于先秦法家和《管子》，后来逐渐演变成一整套法治体系，包括天土法治、财税法治、人才法治、军事法治等。韩非子认为法治优于人治。他主张应有公开性和平等性，在法律面前人人平等，人人都得守法。

（二）管理理论

1. 科学管理

（1）泰勒的科学管理理论

弗雷德里克·温斯洛·泰勒是美国古典管理学家、科学管理的创始人，被管理界誉为科学管理之父。在米德维尔工厂，他从一名学徒工开始，先后被提拔为车间管理员、技师、小组长、工长、设计室主任和总工程师。在这家工厂的经历使他了解工人们普遍怠工的原因，他感到缺乏有效的管理手段是提高生产率的最大障碍。为此，泰勒开始探索科学的管理方法和理论。他的科学管理理论的思想精要有以下几点：

①工作定额原理。泰勒认为管理的中心问题是提高劳动生产率。为了改善工作表现，他提出企业应做到以下三点。第一，企业要设立一个专门制定定额的部门或机构，这样的机构不但在管理上是必要的，而且在经济上也是合算的。第二，要制定出有科学依据的工人"合理的日工作量"，就必须通过各种试验和测量，进行劳动动作研究和工作研究。其方法是：a. 选择合适且技术熟练的工人；b. 研究这些人在工作中使用的基本操作或动作的精确序列，以及每个人所使用的工具；c. 用秒表记录每一基本动作所需时间，加上必要的休息时间和延误时间，找出做每一步工作的最快方法；d. 消除所有错误动作、缓慢动作和无效动作，将最快、最好的动作和最佳工具组合在一起，成为一个序列，从而确定工人"合理的日工作量"，即劳动定额。第三，根据定额完成情况，实行差别计件工资制，使工人的贡献大小与工资高低紧密挂钩。

②明确第一流的工人及其工作能力。泰勒指出，健全的人事管理的基本原则是使工人的能力同工作相适应，企业管理当局的责任在于为雇员找到最合适的工作，培训他们成为第一流的工人，激励他们尽最大的力量来工作。为了挖掘人的最大潜力，还必须做到人尽其才。泰勒所说的第一流的工人，就是指那些最适合又最愿意干某种工作的人。所谓挑选第一流工人，就是指在企业人事管理中，要把合适的人安排到合适的岗位上。

③标准化原理。泰勒认为，在科学管理的情况下，要想用科学知识代替个人经验，一个很重要的措施就是实行工具标准化、操作标准化、劳动动作标准化、劳动环境标准

化等标准化管理。这是因为，只有实行标准化，才能让工人使用更有效的工具，采用更有效的工作方法，从而达到提高劳动生产率的目的；只有实现标准化，才能让工人在标准设备、标准条件下工作，才能对其工作成绩进行公正合理的衡量。

④计件工资制。泰勒在 1895 年提出了一种具有很大刺激性的报酬制——"差别工资制"方案。其主要内容有以下方面。

a. 设立专门的制定定额部门。这个部门的主要任务是通过计件和工时的研究进行科学的测量和计算，制定出一个标准制度，以确定合理的劳动定额和恰当的工资率，从而改变过去那种以估计和经验为依据的方法。

b. 制定差别工资率。即按照工人是否完成定额而采用不同的工资率。如果工人能够保质保量地完成定额，就按高的工资率付酬，以资鼓励；如果工人的生产没有达到定额就将全部工作量按低的工资率付给，并给予警告，如不改进，就要被解雇。

c. 工资支付的对象是工人，而不是根据职位和工种来定，其目的是克服工人"磨洋工"现象，同时也是为了调动工人的积极性。要对每个人在准时上班、出勤率、诚实、快捷、技能及准确程度方面做出系统和细微的记录，然后根据这些记录不断调整他的工资。

泰勒为他所提出的差别计件工资制总结了许多优点，其中最主要有以下三点：

第一，有利于充分发挥个人积极性，有利于提高劳动生产率，能够真正实现"高工资和低劳动成本"。

第二，由于制定计件工资制与日工资率是经过正确观察和科学测定的，又能真正做到多劳多得，因此这种制度就能更加公平地对待工人。

第三，能够迅速地清除所有低能的工人，吸收适合的工人来工作。因为只有真正好的工人，才能做到又快又准确，可以拿到高工资。泰勒认为这是实行差别计件工资制最大的优点。

⑤劳资双方的密切合作。资方和工人的紧密、组织和个人之间的合作，是现代科学或责任管理的精髓。没有劳资双方的密切合作，任何科学管理的制度和方法都难以实施、难以发挥作用。

劳资双方进行密切合作，关键不在于制定什么制度和方法，而是要实行劳资双方在思想和观念上的根本转变。如果劳资双方都把注意力放在提高劳动生产率上，劳动生产率提高了，不仅工人可以多拿工资，而且资本家也可以多拿利润，从而可以实现双方"最大限度的富裕"。

⑥区别管理职能与执行职能。泰勒主张"由资方按科学规律去办事，要均分资方和工人之间的工作和职责"，要把计划职能与执行职能分开，并在企业设立专门的计划机构。

所谓计划职能与执行职能分开，实际是把管理职能与执行职能分开；所谓设置专门的计划部门，实际是设置专门的管理部门；所谓"均分资方和工人之间的工作和职责"，实际是说让资方承担管理职责，让工人承担执行职责。这也就进一步明确了资方与工人之间、管理者与被管理者之间的关系。

⑦职能工长制。泰勒的职能工长制是根据工人的具体操作过程进一步对分工进行细化而形成的。他认为这种职能工长制度有三个优点：第一，每个职能工长只承担某项职能，职责单一，对管理者培训花费的时间较少，有利于发挥每个人的专长。第二，管理人员的职能明确，容易提高效率。第三，由于作业计划由计划部门拟订，工具和作业方法标准化，车间现场工长只负责现场指挥与监督，因此非熟练技术的工人也可以从事较复杂的工作，从而降低了整个企业的生产费用。

尽管泰勒认为职能工长制有许多优点，但后来的事实也证明，这种单纯"职能型"的组织结构容易形成多头领导，造成管理混乱。所以，泰勒的这一设想虽然对以后职能部门的建立和管理职能的专业化有较大的影响，但并未真正实行。

⑧例外原则。所谓例外原则，就是指企业的高级管理人员把一般日常事务授权给下属管理人员，而自己保留对例外的事项一般也是重要事项的决策权和控制权，这种例外的原则至今仍然是管理中极为重要的原则之一。这种以例外原则为依据的管理控制方式，后来发展为管理上授权原则、分权化原则和实行事业部制等管理体制。

泰勒的科学管理理论主要有两大贡献：一是管理要走向科学；二是劳资双方的精神革命。

当然，泰勒的科学管理理论也有其一定的局限性，如研究的范围比较小、内容比较窄，侧重于生产作业管理。另外泰勒对于现代企业的经营管理、市场、营销、财务等都没有涉及。更为重要的是他对人性假设的局限性，即认为人仅仅是一种经纪人，这无疑限制了泰勒的视野和高度。但这些也正是需要泰勒之后的管理大师们创建新的管理理论来加以补充的地方。

（2）韦伯的组织理论

马克斯·韦伯（Max Weber，1864—1920）被称为"组织理论之父"。韦伯认为，任何组织都必须以某种形式的权力作为基础，没有某种形式的权力，任何组织都不能达到自己的目标。

人类社会存在三种为社会所接受的权力：传统权力，传统惯例或世袭得来；超凡权力，来源于别人的崇拜与追随；法定权力，法律规定的权力，表现出高度的理性。

韦伯认为，只有法定权力才能作为行政组织体系的基础，最根本特征在于其提供了严肃的公正性，借此勾画出理想的官僚组织模式。其特征如下：

①组织成员应有固定和正式的职责并依法行使职权。

②组织的结构是层层控制的体系。组织内部按照地位高低，规定成员间命令与服从关系。

③人与工作的关系。成员间的关系只有对事的关系而无对人的关系，即关系"对事不对人"。

④成员选用与保障。每一职位根据其资格限制（资历或学历），按自由契约原则，经公开考试合格录用，做到人尽其才。

⑤专业分工与技术训练。对成员合理分工并明确其工作范围及权责，通过技术培训提高工作效率。

⑥成员工资及升迁。按职位支付薪金，并建立奖励与升迁制度，使成员安心工作，培育事业心。

具备上述六项特征的组织应表现出高度的理性化，其成员工作行为也能达到预期效果，组织目标最终顺利实现。韦伯对理想的官僚组织模式的描绘，为行政组织指明了一条制度化的组织准则，追求官僚制的准确性、连续性、纪律性、严整性与可靠性，这是他在管理思想上的最大贡献。韦伯这种强调规则、强调能力、强调知识的行政组织理论为社会发展提供了一种高效率、合乎理性的管理体制。目前普遍采用的高、中、低三个层次管理就是源于他的理论。

韦伯首推官僚组织，并且阐述了规章制度是组织得以良性运作的基础和保证。这里不能狭义地理解官僚组织，组织"长生不老"绝不仅依赖英雄人物的"超凡卓识"，而更大程度依赖其"顺应自然"的原则体系——公正地"识"人、"用"人和尽人之才的体系。

（3）法约尔的一般管理理论

亨利·法约尔（Henri Fayol，1841—1925），法国人，早期就参与企业的管理工作，并长期担任企业高级领导职务。泰勒的研究是从"车床前的工人"开始的，重点内容是企业内部具体工作的效率。法约尔的研究则是从"办公桌前的总经理"出发的，以企业整体作为研究对象。

法约尔的一般管理理论是西方古典管理思想的重要代表，后来成为管理过程学派的理论基础（该学派将法约尔尊奉为"开山祖师"），也是以后各种管理理论和管理实践的重要依据，对管理理论的发展和企业管理的历程均有着深刻的影响。管理之所以能够走进大学讲堂，全赖于法约尔的卓越贡献。一般管理思想的系统性和理论性强，对管理五大职能的分析为管理科学提供了一套科学的理论构架，来源于长期实践经验的管理原则给实际管理人员巨大的帮助，其中某些原则甚至以"公理"的形式为人们接受和使用。因此，继泰勒的科学管理理论之后，一般管理也被誉为管理史上的第二座丰碑。

一般管理理论的要点如下：

①从企业经营活动中提炼出管理活动。明确区分经营和管理概念，管理包括在经营之中。通过对企业全部活动的分析，将管理从经营活动（包括技术、商业、财务、安全和会计五大活动）中提炼出来，成为经营的第六项活动。不同管理层次，对管理者有不同的能力要求，随着企业由小到大、职位由低到高，管理能力在管理者必要能力中的相对重要性不断增加，而其他诸如技术、商业、财务、安全、会计等能力的重要性则会相对下降。

②提出管理五大职能。管理活动分为计划、组织、指挥、协调和控制五大管理职能，从而形成一个完整的管理过程。法约尔也因此被称为管理过程学派的创始人。

③提出 14 项管理原则。

④倡导管理教育。法约尔认为，管理能力可以通过教育来获得，"缺少管理教育"是由于"没有管理理论"，每一个管理者都按照他自己的方法、原则和个人的经验行事，但是谁也不曾设法使那些被人们接受的规则和经验变成普遍的管理理论。

2. 行为科学

行为科学产生于管理工作实践。

行为科学的基本内容包括：

（1）个体行为研究

是行为科学分析研究企业组织中人们行为的基本单元。在个体行为这个层次中，行为科学主要是用心理学的理论和方法研究两大类问题：一类是影响个体行为的各种心理因素；另一类是关于个性的人性假说。

（2）动机与激励理论

社会心理学家和行为科学家认为人的行为都是由动机引起的，而动机是由于人们本身内在的需要而产生的，能满足人的需求活动本身就是一种奖励。

（3）群体行为研究

群体行为在组织行为学中是一个重要的问题。它主要探讨企业中非正式组织和群体的特征、群体的内聚力等。

（4）组织行为

行为科学家认为，一个人的一生大部分时间是在组织环境中度过的。人们在组织中的行为即称为组织行为，它建立在个体行为和群体行为的基础上。通过研究人的本性和需要、行为动机及在生产组织中人与人之间的关系，总结出人类在生产中行为的规律。

行为科学作为一种管理理论，开始于20世纪30年代初的霍桑实验，而真正发展在20世纪50年代。

其代表理论有：

①早期的人际关系理论。这就是著名的霍桑工厂试验指导出的理论，其代表人物为美国的梅奥和罗特利斯伯格。他们认为，工人是"社会人"，企业中并存着"正式组织"和"非正式组织"，必须从社会、心理方面来鼓励工人提高生产效率。乔治·埃尔顿·梅奥也成为行为科学的奠基人。

②人类需要层次论。其代表人物为马斯洛。他认为，人的需求分为五个层次，应针对不同的人对不同层次的需求，使其得到相对满足。

③人性管理理论。即研究同企业管理有关的所谓"人性"问题。其代表人物麦格雷戈提出了"X理论—Y理论"，认为人不是被动的，只要给予一定的外界条件就能激励和诱发人的能动性；阿吉里斯提出了"不成熟—成熟理论"，认为在人的个性发展方面，有一个从不成熟到成熟的连续发展过程。这意味着人的自我表现程度的加强等。

④群体行为理论。即研究企业中非正式组织以及人与人的关系问题。其代表人物勒温提出了"团体力理论"；布雷德福提倡实行敏感性训练，通过受训者在团体学习环境中的相互影响，使其更明确自己在团体组织中的地位和责任。

⑤领导行为理论。即研究企业中领导方式的问题。其代表人物坦南鲍姆和沃伦·施密特提出了"领导方式连续统一体理论"；利克特提出了"支持关系理论"；赫兹伯格提出了"双因素理论"；布莱克和莫顿提出了"管理方格理论"。

行为科学管理理论的产生和发展是现代化大生产发展的必然产物。它把社会学、心理学、人类学等学科的知识导入管理领域，开创了管理领域的一个独具特色的学派。特点是：提出了以人为中心来研究管理问题，肯定了人的社会性和复杂性。

3. 现代管理

现代管理是在科学管理不断发展的基础上，应用运筹学、系统理论、统计学等原理和方法，结合行为科学的应用，把组织看成是由人和物所组成的完整系统而进行的综合性管理。所谓现代管理理论是指20世纪60年代到现在的西方管理理论。巴纳德是现代管理理论之父，西蒙是巴纳德的直接继承人。所以，现代管理理论又称为巴纳德－西蒙理论。

（1）现代管理的特点

①在科学管理的基础上突出了经营决策的重要性；

②电子计算机等现代化管理手段与工具、运筹学、数学和统计学等原理和方法在管理中的广泛应用；

③行为科学在管理中的推广应用；

④系统管理理论的发展与应用，形成了系统工程这门新学科；

⑤管理的基本原则；

⑥管理理论丛林。

（2）现代管理的主要理论

①巴纳德的系统组织理论。切斯特·巴纳德是社会系统学派的创始人。系统组织理论认为，社会的各级组织包括军事的、宗教的、学术的、企业的等多种类型的组织都是一个协作系统，都是社会这个大协作系统的某个部分和方面。这些协作组织是正式组织，都包含三个要素：协作意愿、共同目标和信息联系。所有的正式组织中都存在非正式组织。正式组织是保持秩序和一贯性所不可缺少的，而非正式组织是提供活力所必需的。两者是协作中相互作用、相互依存的两个方面。所有的协作行为都是物的因素、生物的因素、人的心理因素和社会因素这些不同因素的综合体。

组织的有效性取决于个人接受命令的程度。巴纳德分析个人承认指令的权威性并乐于接受指令的四个条件是：一是能够并真正理解指令；二是相信指令与组织的宗旨是一致的；三是认为指令与个人利益是不矛盾的；四是体力和精神胜任。管理人员不应滥用权威，发布无法执行或得不到执行的命令。

②利克特的管理新模式。美国现代行为科学家伦西斯·利克特（Rensls Likert）对管理思想发展的主要贡献在领导理论、激励理论和组织理论等方面。

利克特的管理新模式总结了美国企业经营管理环境的变化趋势和部分成绩出众的管理特点，提出了一种"新型管理原则"，并且比较详细系统地阐述了"支持关系理论"和以工作集体为基本单元的新型组织机构。在此基础上，利克特于1967年提出了领导的四系统模型，即把领导方式分为四类系统：剥削式的集权领导、仁慈式的集权领导、协商式的民主领导和参与式的民主领导。他认为只有第四系统——参与式的民主领导才能实现真正有效的领导，才能正确地为组织设定目标和有效地达到目标。

支持关系理论是管理新模式的核心，也是应用于实践的指导原则。其实际上要求组织成员都认识到组织担负着重要使命和目标，每个人的工作对组织来说都是不可或缺、意义重大和富有挑战性的。

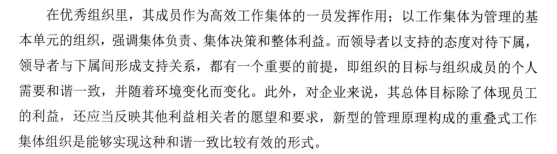

在优秀组织里，其成员作为高效工作集体的一员发挥作用；以工作集体为管理的基本单元的组织，强调集体负责、集体决策和整体利益。而领导者以支持的态度对待下属，领导者与下属间形成支持关系，都有一个重要的前提，即组织的目标与组织成员的个人需要和谐一致，并随着环境变化而变化。此外，对企业来说，其总体目标除了体现员工的利益，还应当反映其他利益相关者的愿望和要求，新型的管理原理构成的重叠式工作集体组织是能够实现这种和谐一致比较有效的形式。

4. 卫生管理研究方法

随着我国卫生事业的飞速发展，尤其是进入 21 世纪和加入 WTO 之后，卫生管理过程中遇到的挑战和机遇越来越多。比如，卫生管理中的风险评估问题；医院的营销策略与手段问题；卫生服务公平性研究问题；贫困地区的医疗救助问题等。这些重大问题的发现及解决，均须通过科学的研究予以解答。卫生管理研究在学科发展过程中，应该而且完全可能在借助社会学研究方法以及流行病学、卫生统计学、卫生经济学等学科及其方法的基础上，不断发展、完善成具有自身特色的方法学。因此，需要我们采用科学的研究方法对这些问题一一加以解决。卫生管理研究方法是指卫生管理者运用科学的思维，探索和解决卫生管理过程中所遇到的问题的手段与方法。

5. 管理职能

确定管理职能对任何组织而言都是极其重要的，但作为合理组织活动的一般职能，究竟应该包括哪些管理职能，管理学者至今仍众说不一。

最早系统提出管理职能的是法国的法约尔。他提出管理的职能包括计划、组织、指挥、协调、控制五个职能，其中计划职能为他所重点强调。他认为，组织一个企业，就是为企业的经营提供所有必要的原料、设备、资本、人员。指挥的任务要分配给企业的各种不同的领导人，每个领导人都承担各自单位的任务。协调就是指企业的一切工作都要和谐地配合，以便企业经营顺利进行，并且有利于企业取得成功。控制就是要证实一下是否各项工作都与已定计划相符合，是否与下达的指示及已定原则相符合。在法约尔之后，许多学者根据社会环境的新变化，对管理的职能进行了进一步的探究，有了许多新的认识。但当代管理学家们对管理职能的划分大体上没有超出法约尔的范围。

古利克和厄威克就管理职能的划分，提出了著名的管理七职能。他们认为管理的职能是：计划、组织、人事、指挥、协调、报告、预算。

哈罗德·孔茨和西里尔·奥唐奈里奇把管理的职能划分为：计划、组织、人事、领导和控制。人事职能的包含意味着管理者应当重视利用人才，注重人才的发展以及协调人们活动。这说明当时管理学家已经注意到了人的管理在管理行为中的重要性。

20 世纪 60 年代以来，随着系统论、控制论和信息论的产生以及现代技术手段的发展，管理决策学派的形成，决策问题在管理中的作用日益突出。西蒙等人在解释管理职能时，突出了决策职能。他认为组织活动的中心就是决策。制订计划、选择计划方案需要决策；设计组织结构、人事管理等也需要决策；选择控制手段还需要决策。他认为，决策贯穿于管理过程的各个方面，管理的核心是决策。

何道谊《论管理的职能》依据业务过程把管理分为目标、计划、实行、检馈、控制、调整六项基本职能，加之人力、组织、领导三项人的管理方面的职能，系统地将管理分为九大职能。

管理职能的变化和社会环境的变化有着密切的关系。在法约尔时期，企业的外部环境变化不大，市场竞争并不激烈，管理者的主要工作是做好计划，组织和领导工人把产品生产出来就万事大吉了。在行为科学出现之前，人们往往对管理的活动侧重于对技术因素及物的因素的管理，管理工作中强调实行严密的计划、指挥和控制。但自霍桑实验之后，一些学者在划分管理职能时，对有关人的因素的管理开始重视起来，人事、信息沟通、激励职能开始提出。这些职能的提出，体现了对管理职能的划分开始侧重于对人的行为激励方面，人事管理被提到比较重要的地位上来。20 世纪 50 年代以后，特别是60 年代以来，由于现代科学技术的发展和诸多新兴学科的出现，管理学家又在管理职能中加进了创新和决策职能。决策理论学派的代表人物西蒙提出了决策职能，决策职能从计划职能中分化出来。他认为决策贯彻于管理的全过程，管理的核心是决策。管理的决策职能不仅各个层次的管理者都有，并且分布在各项管理活动中。创新职能源于 20 世纪70 年代后的世界环境的剧变。创新职能的提出，也恰恰反映了这一时代的历史背景。我们可以预见，随着科学技术的不断发展和社会生产力水平的提高，管理职能的内容和重点也会有新的变化。

实际上，管理的行为主体是组织，而组织是运动变化的，当组织要素如组织环境、管理主体和管理客体三者发生变化时，管理行为和职能应随之发生变化。在一般的管理中，组织目的通常不会发生太大的变化，一般以组织所有者的利益作为组织目的。但组织环境、管理主体、管理客体因组织自身条件和外部条件的不同而具有很大的差异性，如工厂管理与商店管理、大型跨国公司的管理与小作坊的管理、高素质人才的管理和简单劳动工人的管理等，显然都具有很大的差异性。因而体现在管理方式和手段上也就有着很大的不同。这就要求对于不同的组织环境、管理主体、管理客体，在管理手段和方式上也有所不同，管理的职能也有所不同。例如，对于军人，命令应当是最佳的职能，而对于现代高素质的人才，激励、鼓励也许是应当采用的职能。

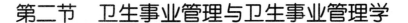

第二节　卫生事业管理与卫生事业管理学

一、卫生事业管理的相关概念

（一）卫生事业与卫生事业管理

1. 卫生事业与卫生事业管理的概念

卫生事业是国家和社会在防治疾病、保护和增进居民健康方面所采取的措施的综合。卫生事业管理是政府、卫生行政部门及有关行政部门根据卫生事业的规律和特点，将卫生资源进行优化配置及时合理地提供给全体人民，并对维护和增进人民健康的组织体系、系统活动和社会措施进行管理。卫生事业管理是公共管理中的一部分，公共卫生事业管理说白了就是卫生事业管理，是政府为履行公共事务管理职能，在防治疾病、保护和增进人们健康方面所采取的措施的综合，包括制定卫生政策、筹集和分配资源、建立卫生服务组织、健全卫生保障制度、提供基本医疗和预防保健服务、协调社会各方面在内的一系列管理活动。

2. 卫生事业的性质

1997 年颁布的《中共中央、国务院关于卫生改革与发展的决定》对我国的卫生事业做了明确的定性："我国卫生事业是政府实行一定福利政策的社会公益事业。"

3. 卫生事业管理的目的

就是要在有限的资源条件下创造出最大的效益，即通过管理活动的实施，用管理科学的理论和方法来探索如何通过最佳卫生服务把卫生资源和科学技术进行合理分配并及时提供给全体人民，最大限度地保障人民的健康。

4. 卫生事业管理的任务和内容

任务：贯彻执行国家的方针、政策；增强卫生事业的活力，调动卫生机构和卫生人员的积极性，提高卫生服务质量和效率，为人民健康服务，为社会主义现代化建设服务。

主要内容：①卫生政策，公共政策与公共管理，卫生政策的制定、政策分析、政策评价、中国卫生政策的发展等；②卫生组织，组织机构与设计、卫生组织、组织文化、组织环境、组织绩效、组织变革与创新、组织再造是组织管理的重要内容；③卫生资源，人力资源管理、卫生投资决策、卫生预算管理与财政补贴、医疗设备和医疗技术准入与管理和卫生信息管理。

（二）卫生事业管理学

卫生事业管理学是研究卫生事业发展规律和宏观卫生发展规划，寻求最佳卫生服务，科学合理地配置和使用卫生资源，最大限度地满足人们对医疗预防保健需求的一门学科，也是预防医学专业的一门重要课程。通过本课程的学习，学生能掌握卫生事业管理学基本原理，卫生改革和发展的方针、政策，卫生计划和评价的基本理论、方法，卫生组织现状和管理，卫生人力管理，卫生服务研究方法，信息系统基本理论和在卫生管理中的应用，并具备分析和解决卫生领域实际问题的能力。

二、卫生事业管理学的学科特点

卫生事业管理学的学科是一门多学科理论、方法和知识相交叉的应用型学科。其特点是综合性、理论性、实践性很强。

三、卫生事业管理的相关学科

（一）管理学

管理学是一门指导人们从事管理工作的学科。管理学是一门综合性学科，涉及哲学、心理学、人类学、社会学、政治学、经济学、历史、生理学、伦理学、数学、统计学、运筹学、系统学、会计学、理财学、工艺学、计算机应用、教育学和法学等学科。管理学是一门具有艺术性的学科。卫生事业管理学中的很多理论来源于管理学，并将其在卫生领域充分利用。

（二）社会学

社会学是一门利用经验考察与批判分析来研究人类社会结构与活动的学科。社会学家通常将经济学、政治学、人类学、心理学等一起并列于社会科学来进行研究。社会学的研究对象范围广泛，小到几个人面对面的日常互动，大到全球化的社会趋势及潮流。社会因素对卫生事业的发展起着举足轻重的作用。此外，社会学的研究方法也是卫生事业管理学常用的研究方法。

（三）卫生经济学

卫生经济学是研究卫生服务、人民健康与社会经济发展之间的相互制约关系，卫生领域内的经济关系和经济资源的合理使用，以揭示卫生领域内经济规律发生作用的范围、形式和特点的学科。

（四）卫生统计学

卫生统计学是应用概率论与数理统计的原理和方法，研究卫生事业管理与卫生经济中出现的不确定性现象的一门应用学科，是一门重要的定量研究工具。运用统计分析可以发现医疗和卫生事业中客观存在的规律，对相关结论进行适当的量化，得到科学的结论，可以培养学生的统计思维和严谨的科学态度。

（五）卫生法学

卫生法学是卫生法的荟萃和精华，是一门新兴的正在发展中的交叉学科。卫生法学内容主要包括：卫生法学基础，医疗机构管理制度，执业医师、执业药师、执业护士管理法律制度，传染病防治法律制度，职业病防治法律制度，食品卫生法律制度，突发公共卫生事件应急法律制度，公共卫生监督法律制度，药品管理法律制度，医院管理法律制度，医疗事故处理法律制度，血液及血液制品法律制度，母婴保健法律制度，医疗废物管理制度等。

四、学习卫生事业管理的意义

卫生事业管理学是一门政策性很强的学科，学生的学习必须结合卫生改革和发展的形势。卫生事业管理学对我国卫生事业的发展必将产生积极的影响，在总结卫生事业的发展规律，制定适宜的卫生政策，推动卫生机构的改革，建立新的管理体制、运行机制等方面发挥越来越重要的作用。

第三节　卫生资源管理

一、资源概述

（一）资源的概念及特点

"资源"是指一国或一定地区内拥有的物力、财力、人力等各种物质要素的总称。分为自然资源和社会资源两大类。前者如阳光、空气、水、土地、森林、草原、动物、矿藏等；后者包括人力资源、信息资源以及经过劳动创造的各种物质财富。

自然资源、社会经济资源、技术资源通常被称为人类社会的三大类资源。社会经济资源又称社会人文资源，是直接或间接对生产发生作用的社会经济因素。其中人口、劳动力是社会经济发展的主要条件。

技术资源广义上也属于社会人文资源，其在经济发展中起着重大作用。技术是自然科学知识在生产过程中的应用，是直接的生产力，是改造客观世界的方法、手段。技术对社会经济发展最直接的表现就是生产工具的改进，不同时代生产力的标尺是不同的生产工具，主要是由科学技术来决定的。在当代，科学技术对生产力发展的巨大推动作用集中表现在邓小平的论断"科学技术是第一生产力"上。

（二）社会资源的特点

社会资源同自然资源相比较，具有以下突出特点。

1. 社会性

人类本身的生存、劳动、发展都是在一定的社会形态、社会交往、社会活动中实现的。劳动力资源、技术资源、经济资源、信息资源等社会资源无一例外。社会资源的社会性主要表现在：

①不同的社会生产方式产生不同种类、不同数量、不同质量的社会资源。

②社会资源是可超越国界、超越种族关系的，谁都可以掌握和利用它创造社会财富。

2. 继承性

社会资源的继承性特点使得社会资源不断积累、扩充、发展。知识经济时代就是人类社会知识积累到一定阶段和一定程度的产物，就是积累到"知识爆炸"，使社会经济发展以知识为基础。这种积累使人类经济时代发生了一种质变，即从传统的经济时代（包括农业经济、工业经济）飞跃到知识经济时代，这是信息革命、知识共享必然的结果。社会资源的继承性主要通过以下途径实现：

①人力资源通过人类的遗传密码继承、延续和发展。

②通过携带信息的载体长期保存、继承下来。人类社会通过书籍、音像、磁带和教育手段继承人类的精神财富。

③劳动创造了人本身，人又把生产劳动中学会的知识、技能物化在劳动的结果——物质财富上而继承下来。

社会资源的继承性，使人类社会的每一代人在开始社会生活的时候，都不是从零开始，而是从前人创造的基础上迈步的。

在社会经济活动中，人类一方面把前人创造的财富继承和积累下来，另一方面又创造了新的财富。也正因为这样，科技知识不断发展，一代胜过一代，并向生产要素中渗透，使劳动者素质不断提高，生产设备不断更新，科研设备得到改进，并提高经营管理水平。社会财富的积累反过来又加速了科技的发展。

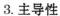

3. 主导性

社会资源的主导性主要表现在：

①社会资源决定资源的利用、发展的方向。

②把社会资源变为社会财富的过程中,它表现、贯彻了社会资源的主体——人的愿望、意志和目的。这就是马克思讲的"最蹩脚的建筑师从一开始就比灵巧的蜜蜂高明的地方"。

4. 流动性

社会资源的流动性主要表现在：

①劳动力可以从甲地迁到乙地。

②技术可以传播到各地。

③资料可以交换，学术可以交流，商品可以贸易。

利用社会资源的流动性，不发达国家可以通过相应的政策和手段，把他国的技术、人才、资金引进到自己的国家。中国改革开放、开发特区的理论依据也含有这方面的内容。

5. 不均衡性

社会资源的这种不均衡性是由以下原因形成的：

①自然资源分布的不平衡性。

②经济政治发展的不平衡性。

③管理体制、经营方式的差异性。

④社会制度对人才、智力、科技发展的影响作用的不同。自然资源和社会资源都是人类社会经济活动必不可少的投入。

（三）卫生资源

卫生资源是在一定社会经济条件下，国家、社会和个人对卫生部门综合投资的总称，是卫生部门为社会及人群提供卫生服务的基础，是开展卫生服务活动的基本条件。中华人民共和国成立后，党和政府高度重视医疗卫生事业的发展，使我国医疗卫生资源得到了长足发展，缺医少药的落后状态得到了明显好转，广大人民群众的健康水平显著提高。在肯定成绩的同时，还应该清楚地认识到在构建社会主义和谐社会的进程中，医疗卫生资源分配的不合理和不公平问题，以便采取切实可行的政策措施，不断满足人民群众日益增长的医疗卫生服务需求。

卫生资源是指在一定时间内，社会可用于卫生方面的，有利于提高国民健康水平的各种有用要素的总称，是人类开展医疗卫生活动的人力和物质技术的基础。卫生资源包括硬资源和软资源两大类。卫生硬资源指卫生机构、卫生人力、卫生物力（医院床位和医用设备）、卫生经费等有形资源。由于此类资源具有不可分性，形成卫生机构内部各功能部门对要素资源的独占性，资源配置某种程度局限在机构内部进行，缺乏在整个行业内部的资源共享。卫生软资源指医学科技、医学教育、卫生信息、卫生政策与法规、卫生管理等无形资源。此类资源具有可分性、共享性、可扩散性和重复使用性，使得卫生硬资源配置的范围扩大，可以拓展到整个医疗服务全过程、医疗机构内部甚至组织外部，并可以重复多次在技术创新过程中的不同功能部门得到使用，充分实现资源的共享，是促进医疗机构可持续发展不可或缺的动力。有的学者也将卫生资源划分为：卫生人力资源、卫生资本资源、卫生环境资源（组织制度和政策环境）、知识资源、信息资源等。卫生资源的定义与划分也和资源一样存在着不同的说法，但是无论怎么样界定，卫生资源都是为国民健康服务的各要素总和。

卫生资源是医疗劳动生产和再生产的物质基础，是医疗事业持续健康发展的基本条件。所以，卫生资源必须具有以下作用：

①保障医疗事业稳定发展的作用。

②提高卫生服务综合效益的作用。

③促进医疗事业满足广大患者需要的作用。

二、卫生资源管理

（一）卫生资源管理的界定

卫生资源管理是卫生事业管理的一个十分重要的组成部分。随着我国社会主义市场经济体制的逐步完善和卫生体制改革的不断深化，卫生资源管理已得到国家和各级卫生行政部门的重视。卫生资源管理是指根据一定原则，通过一定方式，组成卫生资源的各种要素在某区域内适应居民对不同层次卫生服务的需要和需求，以解决基本卫生服务和主要卫生问题为目标，以优化卫生资源配置为核心，充分有效地利用卫生资源的过程。卫生资源管理是一项极其复杂的系统工程。管理的根本目的是做好卫生服务。它要求在效率和效益最佳的前提下，达到卫生资源的供需平衡，在效率优先、兼顾公平以及最优化规划原则基础上把有限的卫生资源配置到最需要、最能发挥效率的地方，通过合理管理使卫生资源处于最佳的功能状态，并取得最大的效果和社会效益。

（二）卫生资源管理的基本理论

卫生资源管理的基本理论主要来自经济学，下面通过介绍卫生资源管理的几个基本理论来更清楚地理解卫生资源管理。

1. 微观经济学理论

微观经济学中的一个基本内容是追求效用的最大化。在卫生资源配置方面，主要运用需求和供给基本原理，通过市场机制调节医疗资源在各地区和各机构内的配置，实现卫生资源配置和使用的效用最大化。但是由于卫生服务领域存在广泛的市场失灵现象，不完全具备市场机制发生作用的条件。微观经济学理论多用于卫生资源技术效率的分析上，而较少用于卫生资源配置效率的分析中。

2. 社会成本与经济效益理论

社会经济成本是指开展某项活动，生产某种产品，提供某种服务要占用和消耗的经济资源所付出的社会经济代价；社会经济效益是指所生产的产品与劳务满足人民群众需要的程度。为了更好地进行卫生资源的管理，必须进行社会经济效益与社会经济成本的综合评价，而它的理论依据是：

（1）劳动价值理论

卫生服务要满足人们健康的需要，就必须将社会经济成本转化成卫生服务，通过资源的消耗，将活劳动和物化劳动转换为既满足人们健康需要又获得社会经济效益的活动。

（2）机会成本理论

在稀缺资源之间做出选择时，都要付出机会成本，一项决策的机会成本是另一种可得到的最好决策价值。对卫生项目的机会成本进行系统经济分析是成本效益分析的前提，也是所有宏观经济政策决策和大多数微观经济运营决策的前提。

（3）福利经济学理论

福利经济学认为增进社会福利的途径有两个：一是资源合理配置；二是收入均等化。所以我们要在卫生服务总量一定的前提下，改变享受卫生服务人员的结构，让边际效用最大的人群享受卫生服务，同时也可以增加国民福利的总量。这给卫生资源管理提出了一个公平的问题，即在追求资源配置效率的时候还要考虑公平问题。

（4）公共经济学理论

公共经济学在卫生领域中的应用主要是区分各种卫生服务的性质，分为公共产品、准公共产品和私人产品的性质，进而用市场失灵和政府失灵理论找出在卫生服务提供领域，政府和市场职能的边界，提高卫生资源的整体利用效率。

3. 总需求与总供给平衡理论

资源总需求是指资源消费者在一定价格下愿意并且有能力支付的部分。资源总供给是指资源提供者在一定价格下愿意并且有能力提供的部分。它们取决于资源的实际拥有量和资源的利用率。资源总需求与总供给是否实现总体平衡，取决于资源的配置和利用同资源的实际需要是否一致。

4. 政府宏观调控理论

现代市场经济是在政府宏观调控下运行的市场经济，即在充分发挥市场机制基础性调节作用的同时，发挥政府宏观调控作用，以纠正市场失灵，实现资源的合理配置。

5. 伦理学理论

伦理学理论在卫生资源管理中主要体现在两个方面：一方面是保证卫生资源的可持续利用；另一方面是维护公平。

6. 卫生发展理论

发展经济学认为，资源配置的合理、服务效果和效益、健康的生活质量都是卫生发展的表现，不能简单地用数量的增长速度来评价卫生发展。按照系统分析观点，发展就是运用现有资源，实现逐步改进的过程，其目的是使系统更好地运转，更好地实现系统的目标。发展是一种进步、一种改进，主要由系统目标的实现程度来评价。

三、卫生资源管理的原则和内容

（一）卫生资源管理的原则

任何资源都是有限的。从宏观上看，我国现阶段卫生资源总体上说是短缺的；从微观上看，某些地区某些卫生资源又是充裕的或过剩的。一般情况下，城市卫生资源相对集中、相对充裕，农村则相对分散、相对贫乏。从国家整体来说，东部地区、平原地区卫生资源相对集中、相对充裕；中西部地区、山区相对分散、相对贫乏。卫生资源管理应遵循以下原则。

1. 宏观调控与微观管理相结合的原则

在宏观调控中，尽可能地合理配置和使用卫生资源，制定明确的政策导向，采取相应的配套措施，摒弃僵死老化的计划指令式的调控模式，建立起符合市场经济规律的、满足市场医疗卫生服务需求的、权威又灵活的新型资源调控模式。在微观管理中，要注意充分调动各方面的积极因素，做到人尽其才、财尽其力、物尽其用。无论是宏观管理还是微观管理，都要将国家利益和人民群众的根本利益放在首位，有步骤地、适当地调整各方面的利益。

2. 与国民经济和社会发展相适应的原则

卫生资源管理要与国民经济和社会发展相适应，与人民群众的需要与需求相适应，

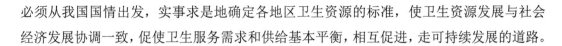

必须从我国国情出发，实事求是地确定各地区卫生资源的标准，使卫生资源发展与社会经济发展协调一致，促使卫生服务需求和供给基本平衡，相互促进，走可持续发展的道路。

3. 效率与公平相结合的原则

由于我国各地区经济发展水平存在较大差异，不同层次的收入水平对卫生服务需求情况不同，卫生资源管理要根据人群和社会对卫生服务多层次、多样化的需要与需求，合理、有效地配置卫生资源，提高卫生资源服务整体效率和综合服务能力的同时，逐步缩小中西部、城乡卫生资源分布和人民健康方面存在的差距，做到卫生资源的管理能够兼顾效益与公平，使人人都能够享受到基本的医疗保健服务。

4. 依法管理的原则

遵从党和国家各项卫生工作方针政策和法律法规。卫生执法监督体系要依法履行卫生服务和产品的许可、准入、质量和行为监督等。卫生医疗机构采取公平竞争机制，给消费者以选择权，优胜劣汰，提高卫生资源的合理使用，依法进行卫生资源的管理工作。

5. 市场调节和政府管理相结合的原则

卫生资源管理必须正确处理好政府与市场的关系。政府要通过职能转换，在加强公共卫生、保障基本医疗、维护社会公平、规范医疗行为等方面切实担负起重任。同时，政府要借用市场机制来提高资源配置的合理性、使用效率，促进有序竞争。对应当由市场发挥主要作用的领域或工作，政府应交给市场来调控，通过市场化运作，提供社会化服务来满足卫生医疗和保健领域的一些高层次需求。为使卫生资源的区域布局合理化，同样需要市场调节和政府管理相结合。由政府出面，制定各类优惠政策，再由市场介入，用经济利益的驱动使卫生资源管理更为容易。

6. 注重解决卫生资源存量和增量关系的原则

卫生资源的量不是始终如一的，而是变动的。我们可将卫生资源拥有的量分为存量和增量。存量，指一个地区现在已有的卫生资源的总量；增量，是指即将拥有的卫生资源补充值。通过定义可以看出，随着时间的推移，增量会不断变为存量，而新的增量又会继续产出。

卫生资源的存量是进一步发展的基础，增量则预示着卫生事业发展的潜力，所以，在卫生事业管理过程中，必须从实际出发，处理好存量与增量的关系。在总需求与总供给大体平衡的地方，新增卫生资源应该注意薄弱环节，更多地用于广大农村地区，特别是贫困地区，更多地用于发展社区卫生服务，用于发展预防保健事业。在总供给大于总需求的地方，必须注意存量的调整。在存量调整的基础上，再安排增量投入的方向。在总需求大于总供给的地方，新增卫生资源要有利于促进现有卫生资源效率的提高，以便满足人民群众的基本卫生服务需求。

7. 重点倾斜，兼顾全局的原则

"以农村为重点，预防为主"是我国卫生工作方针中所强调的。大多数地区农村卫生资源相对薄弱，各种疾病仍严重威胁着农民的健康，不少地方农民缺医少药问题依然严重，因病致贫、因病返贫问题还十分突出。因此，在卫生资源管理中应该对农村和预防保健实施倾斜，同时要合理统筹，综合安排，坚持预防和治疗相结合，城乡兼顾，中西医并重，全面发展，提高卫生服务的整体效益。

8. 内涵发展与外延发展相适应的原则

卫生资源管理要坚持内涵与外延发展并重的原则。要防止过度注重外延，注重规模扩张，而忽视效益、忽视管理、忽视服务和质量的倾向。在未来发展中需要找准定位，调整发展的方式，强化服务意识、质量意识、管理意识、成本意识和效率意识，减少设施闲置，提倡资源共享，降低服务成本，提高运营效率，争取走出一条提供服务多、发展速度快、运行效果好、资源耗费少，能切实增强综合竞争能力的发展道路。

9. 分类管理、能级清晰、职责分明的原则

卫生机构分类复杂，按类别分为疾病控制机构、预防保健机构、医疗机构、社区卫生服务机构。医院分类按所有权分为公立医院、私立医院、集团法人医院等。按经营方式分为营利性医院和非营利性医院。对卫生机构进行分类管理，以公立医疗机构为主体、多种形式办医，实行分类管理。确立不同层次医疗卫生机构的功能和职责，达到优势互补。我们在卫生资源管理时，应根据不同类型的医疗卫生机构采取不同的管理方式，制定不同的法律法规。

在卫生资源管理过程中，关键是把握人口和卫生服务需求的变化，结合宏观与微观、数量与质量、定量分析与定性分析、理论与实践、改革与发展的理论体系，寻求城市与农村的平衡、供给量与需求量的平衡、区域及区域内部之间各类资源的平衡。

（二）卫生资源管理的内容

卫生资源管理的内容很多，涉及卫生资源的方方面面，我们可将其划分为两大类：一类是卫生资源的合理配置；另一类是最大限度地提高卫生资源的使用率，发挥最大效能，使其达到最大社会效益和经济效益。

1. 规模管理

卫生资源管理在核定医疗卫生机构规模时，必须首先核定该区域的基本卫生服务需求，这些需求来自哪些人，哪些因素影响人群的卫生服务需要和需求。然后要研究和核

定每一个医疗卫生机构的服务人口数、服务项目和服务量，按照服务项目和服务量确定医疗卫生机构的规模。规模管理是研究和管理卫生资源各生产要素的聚集程度，研究和管理卫生系统有效运转的合理规模及其制约因素。

2. 布局管理

（1）可及性管理

是指卫生服务的消费者在需要卫生服务的时候，能很快地得到所需要的卫生服务。但由于各方面的因素，导致了大部分人未能及时得到医疗卫生服务，其影响因素包括：

①经济因素：由于经济状况限制卫生服务的利用是影响可及性的最重要因素之一。

②文化因素：卫生服务消费者文化程度低，没有健康意识和健康需求。而卫生服务提供者的文化程度低，就不能及时正确地提供适宜的卫生服务。

③地理因素和交通因素：因为地理位置和交通（边远地区、山区和交通不方便地区等）影响人群不能及时得到基本的卫生服务需求。

④时间因素：由于就医的时间问题和看病就医的排队时间、住院和手术的排队时间影响人群就医可及性。

（2）层次化布局管理

卫生资源层次化布局管理是指按照不同层次设置医疗卫生机构，提供不同的卫生服务。层次化布局管理是医疗卫生系统资源管理的最大特点。层次化布局管理要求明确规定不同层次的卫生机构承担不同的卫生服务任务。在经济上和技术上互相补充而不是互相争夺，建立指导与被指导的网络关系和双向转诊体系。

（3）结构管理

卫生资源管理要求达到各类结构合理，包括城市和农村结构、医疗与预防保健结构、大型综合医院与社区卫生服务结构、医药结构、综合医院和专科医院结构、卫生人力内部各类结构等。

①城市和农村结构：要解决好城乡资源合理配置、合理管理，农民是卫生服务的主要对象，而农村地区卫生基础薄弱，因病致贫、因病返贫现象在一些地区仍很严重。因此将卫生资源向农村地区倾斜，保护和促进农民健康是充分体现卫生工作方针和卫生公平性的措施。

②医疗和预防保健资源结构：在卫生资源管理时必须处理好医疗和公共卫生的资源结构，尤其要建立适应各地的国家级、省级、地市级、县级和乡村的应对突发公共卫生事件的应急体系，坚持预防为主，满足人民群众预防疾病促进健康的需求。

③医药结构：中国医疗服务收入与药品收入之间比例严重失调，药品收入占医药总收入的 40% 以上，在世界上是绝无仅有的。在卫生资源管理时必须调整好医疗服务收入和药品收入之间的比例，合理使用卫生资源。

④卫生人力结构：卫生行业是一个劳动密集型、知识密集型的行业，卫生人力的结构对卫生发展的影响很大。在不同的区域、不同的层次和不同的机构要根据完成的任务配备不同结构的卫生人力，发展适宜卫生人力。

（4）效率和公平管理

卫生资源管理要注重提高效率、公平、有效和经济。

①效率：效率是指利用有限的卫生资源获得最大的卫生产出，也就是卫生资源须符合人们的卫生需要，有利于改善居民健康水平。

②公平：居民获得卫生服务的公平是指无论居民的收入水平高低和支付能力大小，居民对基本医疗卫生服务应该有相同的可及性，卫生服务的利用不应取决于地位的高低和收入的多少，而应该取决于其需要水平（健康状况）。因此在管理时必须把公平管理纳入资源管理重要内容。

③有效：指医疗卫生机构所提供的卫生服务确实能解决服务对象及患者的健康问题，使服务对象及患者得到良好的预防保健、医疗卫生和康复等照顾。

④经济：指卫生机构在提供卫生服务过程中，尽可能地降低成本，同时使资源得到充分利用，达到降低医疗费用、提高卫生资源利用效率的目的。

卫生资源总是有限的，因此卫生资源管理的内容和目标之一就是按照成本、效益原则管理资源，以较小的投入获得较大的收益、降低成本、提高资源利用的有效性、经济性和效率，提高医疗卫生服务质量和生产率，提高卫生资源的利用率，使人民群众得到公平的服务。

（5）供给和需求平衡管理

卫生服务的总需求与卫生资源的供给能力之间必须平衡。要求我们在资源管理时必须正确判断供求形势，采取正确的政策，利用规划手段进行合理疏导，使供求之间处于相对平衡。

卫生资源供给与卫生服务需求之间平衡一般可以从两个方面来判断：①个人医疗卫生服务需求与卫生资源供给能力的平衡；②公共卫生服务的供需平衡。进行卫生资源管理，首先要正确预测人民群众的医疗卫生服务需求，保健和健康促进需求，卫生监督与监测和疾病预防、控制的社会需求。根据不同的需求，合理配置和使用卫生资源。

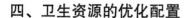

四、卫生资源的优化配置

（一）卫生资源管理中应注意处理的两个问题

卫生资源管理是一项极其复杂的系统工程。管理的根本目的是做好卫生服务。因此，卫生资源管理直接关系到卫生服务的能力和质量，间接影响到国民经济的发展和病人的诊治及人口的健康素质。卫生资源管理中应注意处理好以下两个关系。

1. 宏观管理与微观管理的关系

我国的卫生资源从总体上说是短缺的，这个基本事实要求在卫生资源管理时，加强宏观调控，以尽可能地合理配置卫生资源、使用卫生资源。制定卫生经济政策时，要有明确的导向，并要有具体的便于实施的配置措施。长期计划经济体制下形成的僵死老化的计划指令式应该彻底摒弃，建立起符合市场经济规律的，以满足市场医疗卫生服务需求为导向的，既有权威又有灵活性的新型调控模式。

微观管理中，要注意充分调动各方面的积极因素，即通常所说的"放权"，做到人尽其才、才尽其能、物尽其用。

无论是宏观管理还是微观管理，都要将国家利益和人民群众的根本利益放在首位。在此前提下，根据管理的需要有步骤地、适时地调整各方面的利益。宏观管理上做到管而不死，微观管理上做到活而不乱。

2. 存量和增量的关系

卫生资源的量始终是变动的。卫生资源分为存量和增量。存量（又称积量），指一个地区以前已有的卫生资源的总量；增量指即将拥有的卫生资源补充值。显然，随着时间的推移，增量会不断变为存量，并产生新的增量。

卫生资源管理中的一个重要内容，是对卫生资源的存量通过再分配或转移（或称再配置），改变不合理的现状，进行优化配置。对卫生资源的存量进行优化配置，是深化卫生改革的一个重要目标。过去，卫生资源管理中偏重于卫生资源增量的管理，忽略或不重视卫生资源的存量管理。从客观上说，对卫生资源存量进行优化配置，是个相当复杂、难度极大、各种矛盾交会的系统工程，导致卫生资源存量优化配置在卫生改革中相对滞后。卫生资源存量优化配置已得到国家各级卫生行政部门的高度重视，已经或将要出台一系列卫生资源优化配置政策，如区域卫生规划、卫生资源配置标准。实行卫生事业单位人员聘任制和卫生技术人员职业管理制度等。还应该注意"优化"是一个相对概念，是一个动态概念，应一切从卫生服务的实际需要出发，不断调整，实行动态管理。

卫生资源的增量主要有某个时期或某个阶段计划投入的卫生经费、计划购进的诊疗设备、新建各类业务用房、计划接收的各类毕业学生和新引进的外地（外国）卫生技术人员的技术等。卫生资源增量的管理要遵循国家的有关政策法规，要注意切合实际，不能盲目扩大外延增量，不能损害国家利益和人民群众的利益。要防止把卫生资源的增量作为"政绩"的评价标准。在卫生资源增量管理方面，国家已有一些政策，如大型医疗设备的购置审批制度，一些地方和单位制定了人才引进、外资引进优惠政策。我国加入WTO后，卫生资源增量的管理面临新的形势，很多问题需要研究，需要改变过去的管理模式。

（二）卫生资源管理中的有效利用

我国卫生资源从总体上讲是短缺的。如何合理利用已有的卫生资源是卫生资源管理最重要、最经常接触的课题。卫生资源利用主要是指卫生人力、物力、财力的利用，包括卫生资源在利用方面的公平性、有效性、优化性。

1. 卫生资源的利用原则

（1）公平性

指在有限卫生资源的条件下，人群健康权利的平等性、卫生服务的平等性、健康权利与义务的一致性、满足社会福利的最大可能性和卫生资源分配的均衡性。

①人群健康权利的平等性：每一个社会公民都具有享受同等的健康权利。作为政府，应该以人群健康作为最高目标，在区域间、部门间、社会人群阶层间提供健康保障。健康是公民的权利，而政府有提供健康权利保障的义务。

②卫生服务的可及性：在卫生资源不足的条件下，公平性的内涵包括卫生服务的可及性。衡量卫生服务的可及性包括：居民享有卫生服务的水平；居民享有卫生服务的数量；居民享有卫生服务的质量；居民享有卫生服务中需要和需求之间的距离；居民享有卫生服务的紧迫感；居民享有卫生服务的满意程度，包括就近性等。

③健康权利与义务的一致性：健康既然是每个公民的权利，必然对每个公民提出享受健康权利而应尽的义务。在权利与义务面前，又根据个人的经济水平、社会阶层、个人追求和嗜好分别规范权利和义务层次，使健康权利和义务达到一致。随着人们生活水平的提高、经济条件的改善，人们对健康权利愈来愈注意，但对自己在健康权利方面应尽的义务认识不足。加强对健康权利与义务的统一是社会公平性的重要环节。因而，既要强调健康权利的重要性，也要强调健康义务的必要性。

④社会福利满足的最大可能性：从全社会来讲，公平性主要是看对公民社会福利满足的可能性。政府的主要职责是向社会公民提供在自身经济发展水平上的最大的社会福利，具体表现在卫生资源在社会人群中的互助、平等和均衡。追求最大的社会福利是社

会卫生资源投入的目标,而社会福利的分配则是人群在享受卫生资源分配上的满意程度,因而在考察社会福利满足的最大可能性中要做到三点:一是要强调社会福利的最大投入;二是社会福利的均衡分配;三是社会福利得到最大限度的有效使用。

⑤卫生资源分配的均衡性:分配对象可以是按区域、地理、行政区划、行业、部门工作领域、机构和不同类别的人群来划分。在地理上,城市向农村倾斜,平原向老、少、边、穷山区倾斜;在行政区划上,沿海向内地倾斜;在区域上,富裕地区向贫困地区倾斜;在行业间,工业向农业倾斜;在部门间,第一、第二产业向第三产业倾斜;在工作领域上,医疗向预防保健倾斜;在机构上,医院向防保机构倾斜。这些倾斜政策能调整卫生资源在社会上分配得更加公平,也能促使卫生资源利用得更加均衡。

（2）有效性

包含效果、效率、效益三大组成部分,三者在宏观管理和微观管理上有不同的形式。在宏观管理上,卫生资源的有效性主要是考察卫生资源分配和使用在卫生发展规模、卫生事业结构、卫生服务质量和卫生部门的社会效益和经济效益。在微观管理上,主要是考察部门间、区域间、机构间卫生资源的分类项目,如资金、人力设备和技术使用的效率。

2. 卫生资源利用的宏观调控

宏观调控是卫生资源合理利用的重要手段。主要内容有:实行区域卫生规划、宏观经济政策调控、卫生资源宏观分配和卫生资源的宏观利用等。

3. 卫生资源利用的微观调控

主要内容有:投入要素的组合、成本控制、投入与产出的关系、成本效果及效率和效益。

4. 卫生资源利用的评价指标

卫生资源利用的评价,需要有卫生服务的目标来做标准,其内容很多,如人口质量与健康状况、卫生服务质量、社会人群对卫生服务的评价及卫生资源利用指标等。

（三）卫生资源管理中的优化配置

优化配置卫生资源是卫生资源管理中最重要、最根本的任务。在供需平衡基础上,充分有效地提供卫生服务,发挥卫生资源的最佳效率,获得最大的社会效益和经济效益,称为卫生资源优化配置。优化配置是一个相对概念,我们应该而且必须从国情、省情和各地的实际出发,进行卫生资源的优化配置。

1. 卫生资源优化配置的原则

结合我国国情,卫生资源优化配置应遵循以下原则。

（1）卫生资源配置与国民经济和社会发展相适应的原则

卫生事业发展必须与国民经济和社会发展相协调，人民健康保障的福利水平必须与经济发展水平相适应。我国是一个发展中的社会主义大国，人口多、底子薄、卫生资源不足，卫生事业的发展面临着很多困难和问题。只有从国情、省情、各地的具体情况出发，实事求是地确定卫生资源优化配置的标准，使其与社会经济发展协调相一致，相互促进，才能快速持续地发展。

（2）效率优先，兼顾社会公平的原则

卫生服务活动追求的第一目标就是效率。只有提高服务质量和劳动效率，降低成本，提高卫生资源的利用率，才能合理配置卫生资源，达到优化配置卫生资源的目的。卫生服务活动追求的第二目标，即卫生服务的公平性。在提供卫生保健服务过程中，尤其要注意可及性，注意对脆弱人群的医疗照顾。这是我国社会主义制度优越性的体现，也是保持稳定加速发展经济的客观需要。

（3）成本效益的原则

成本效益原则谋求以较小的投资来获得较大的效益。这里所说的效益不单是直接的经济效益，还包括间接的经济效益和社会效益。有些工作单就直接经济效益来说是微不足道的，但间接经济效益和社会效益却是很大的。如服小儿麻痹糖丸预防脊髓灰质炎，它的社会效益、间接的经济效益与销售糖丸本身的经济收益完全不能相提并论。

2. 卫生资源合理配置的评价指标

优化配置卫生资源必然达到卫生资源的合理配置。评价卫生资源的配置是否合理，可以通过以下指标进行评价。

（1）卫生总费用占国内生产总值的百分比

这个指标通常说明卫生费用的数量，即国家在多大程度上提供必要的卫生资源以保证卫生事业与社会经济的协调发展。我国卫生总费用的总量随着国民经济的快速发展逐渐递增，但与发达国家相比，还有很大差距。合理增加财政投入是紧迫而必要的。在财政投入不能合理增加的情况下，只有加强医疗卫生机构内部管理，充分发挥卫生资源使用效率，减少浪费，才能使有限的卫生费用发挥更大的效益。

（2）人均卫生费用

这个指标说明了一个地区卫生资源水平，也反映卫生资源地区之间、人群之间的配置是否合理。不同性别、年龄、经济、文化以及医疗制度等对人均卫生费用有重要影响。

（3）卫生机构之间的费用比例

这个指标反映了卫生资源在各级卫生机构配置的合理性。一般地讲，医疗机构级别越高，所诊治病人的病情越复杂越严重，平均每次诊治费用就越高。也就是说，一、二、三级医疗机构应按不同标准、一定的比例来确定资源配置标准。

（4）门诊和住院之间资源配置的构成

这个指标反映医疗机构内部资源配置是否合理。通常住院服务是诊治一些危重疾病，平均每次住院费用远大于门诊费用。然而门诊医疗服务是人们最常使用的一种医疗服务，门诊利用次数要远大于住院利用次数。

（5）医疗、卫生防疫和妇幼保健之间的资源配置比例

医疗、防疫和妇幼保健三者间的比例关系是卫生部门在考虑卫生资源配置时应当重点加以讨论和研究的问题。医疗服务是消耗卫生资源最多的一项服务，目前我国卫生资源的绝大部分是配置在医疗服务上的。从卫生服务对健康的作用来看，防疫和妇幼保健服务的贡献大于医疗服务。中华人民共和国成立以来，我国人口的死亡率下降尤其是婴儿死亡率的下降、人均期望寿命延长的成就主要应归功于预防和妇幼卫生保健服务的开展。但医疗是人民最关心，也是利用率最高的服务内容。因此，确定医疗、预防和妇幼保健之间卫生资源配置的比例是十分重要的。要确定好这个比例关系，不仅要从人群健康、医疗需要以及卫生服务效率方面考虑，还要结合社会经济、文化水平、生活习惯等因素加以全盘考虑，综合平衡。

此外，农村卫生与城市卫生之间的资源配置比例、综合医院与专科医院之间的比例、医疗服务与药品消耗的比例、尖端技术与常规技术之间的配置比例等，也是卫生资源合理配置的评价指标。

第四节　卫生人力资源管理

一、卫生人力资源与我国卫生事业的发展

（一）卫生人力资源的概念及其构成

1. 卫生人力资源的界定

人力资源指在一个国家或地区中，处于劳动年龄、未到劳动年龄和超过劳动年龄，但具有劳动能力的人口之和。或者表述为：一个国家或地区的总人口中减去丧失劳动能力的人之后的人口。人力资源也指一定时期内组织中的人所拥有的能够被企业所用，且对价值创造起贡献作用的教育、能力、技能、经验、体力等的总称。

人力资源是生产活动中最活跃的因素，也是一切资源中最重要的资源，由于该资源特殊的重要性，它被经济学家称为第一资源。人力资源概念是指能够推动国民经济和社会发展的、具有智力劳动和体力劳动能力的人们的总和。

卫生人力资源是以提高全体人民的健康水平，延长健康寿命和提高生活质量为目标，通过不同卫生职业培训，能够根据人民的需要提供卫生服务，贡献自己才能和智慧的人力资源。具体来说，这种人力资源必须具备两个要素：一是已经接受或正在接受某种专业卫生技术教育和训练，具有某种卫生专业技术、知识和能力；二是能够根据人们的需求提供卫生服务的人员。它包括：实际的卫生人力，即正在医疗卫生服务场所工作的卫生人员；预期的卫生人力，即正在接受教育和培训，达到一定的学历或技术水平后将来准备从事卫生工作的人员；潜在的卫生人力，即接受过卫生职业的教育，但目前并没有从事卫生工作的人员。

在卫生事业的运行和发展中，无论是物力资源还是财力资源最终都要由人来管理或者是由人提供服务。因此，卫生人力资源是最重要的资源，它在卫生生产过程中是首要的生产力，是发展卫生生产的决定性因素。主要表现为：卫生劳动者是卫生生产活动的主体，如果没有卫生劳动者的劳动，卫生生产便不能进行，卫生劳动资料也就无人去操纵和使用；卫生劳动者在卫生劳务生产过程中起着主导的作用，只有卫生劳动者的劳动作用于卫生劳动对象上，才能产出最终产品；卫生劳动者是科技、教育、管理的主要载体和物质承担者，先进的科技也必须通过人进行传递、加工、利用，发挥其作用。

2. 卫生人力资源构成

卫生人力资源由两个方面构成，即卫生人力数量和卫生人力质量。它们也是卫生人力资源评价的基本要素。

（1）卫生人力数量

主要依据人口的多少而定，即每千人口或每10万人口所占有的卫生技术人员的数量。卫生人力数量受经济条件、文化水平、地理位置、风俗习惯等多种因素的影响，各地也无明确的规定。卫生技术人员数量过少必然引起供不应求，不能满足人民群众对卫生服务的需求。卫生技术人员过多又会给社会增加经济负担，因为卫生技术人员本身不能直接创造财富，而是通过医疗卫生工作服务于病人产生社会效益，间接地创造财富。

（2）卫生人力质量

一般指卫生技术人员的体质水平、文化水平、专业技术水平、劳动的积极性，往往可以用健康指标、教育状况、劳动者的技术等级状况和劳动态度指标来衡量。随着社会卫生事业的发展，对卫生人力质量提出了更高的要求。卫生人力质量对卫生数量的替代

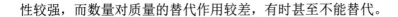

性较强，而数量对质量的替代作用较差，有时甚至不能替代。

（二）卫生人力资源特点及其分类

1. 卫生人力资源特点

人力资源的特点包括自然性、能动性、两重性、时效性、再生性和社会性。而卫生人才资源不同于其他社会资源或其他行业人才资源，也有其显著特点。

（1）卫生人力资源培养周期长

卫生人力资源是最珍贵的卫生资源，需要最长时间的培养。卫生人力资源不能像其他资源那样听任"市场信息"来调节，要培养足够数量的卫生人力来满足日益提高和不断变化的卫生保健的需要，必须高瞻远瞩，用长远的、发展的眼光来考虑和培养卫生人力资源。

（2）卫生人力资源是知识密集型资源

随着科学技术的迅猛发展，医学科学技术也正在发生日新月异的变化，这就使得医学知识更新速度不断加快。面对新的医学科学技术，必须更加重视对卫生人员的继续教育，使卫生人员不断地学习新的医学科学技术。

（3）卫生人力资源是有情感、有思维的资源

人是有情感的、思维活跃的，卫生人力资源中的每一个成员都蕴藏着极大的潜力，卫生人力的投入和产出不像其他资源那样容易计算，而且不同类型的卫生人力，其激励因素也各不相同。因此卫生人力资源的使用、管理要比其他资源困难得多，必须采取多种措施，最大限度地发挥每个成员和每个群体的积极性和创造性，用最小的投入得到最大的社会效益。

（4）卫生人力资源的组合是复杂的和不断变化的

卫生人力资源中的不同成员之间存在着技术专业和活动领域的差异性。因此随着科学技术的发展，工作环境、工作条件的变化，政策的变化，在卫生人力资源中不同学历、不同专业技术、不同职能的成员的比例也在发生变化；不同机构为了寻求最好的效益，其不同卫生人力资源的组合也随着变更。

（5）卫生人力资源的管理难度大

卫生人力资源的管理包括卫生人力的选拔、使用、考核、晋升、继续教育、职业发展和奖惩制度等，若某一环节管理不善，则不能调动卫生人员的积极性和创造性，甚至还会严重影响卫生事业的健康发展。

2. 卫生人力资源分类

卫生人力主要指卫生技术人员，是受过高等或中等医药卫生教育或培训，掌握医药卫生知识，经卫生行政部门审查合格，从事医疗、预防、药剂、护理或其他专业的技术人员。根据卫生人力从事的专业和工作不同，可以分为以下几类。

（1）医疗人员

指主要从事医疗专业工作中的中医（含民族医）、西医、中西医结合等人员，其技术职称分为主任医师、副主任医师、主治（主管）医师、医师、医士。

（2）公共卫生人员

指从事疾病预防和控制、卫生防疫、寄生虫及地方病防治、工业卫生、妇幼保健、计划生育等工作中的专业技术人员，其技术职称分为主任医师、副主任医师、主治（主管）医师、医师、医士。

（3）药剂人员

指从事药剂、药检的人员，包括从事中药和西药专业的技术人员。其技术职称分为主任药师、副主任药师、主管药师、药师、药士。

（4）护理人员

指在医院、社区卫生服务机构、门诊部和其他医疗预防保健机构内担任各种护理工作，在医师指导下执行治疗或在负责地段内担任一般医疗处理、预防保健和卫生防疫等工作的人员。其技术职称分为主任护师、副主任护师、主管护师、护师、护士。

（5）其他技术人员

指从事检验、影像、理疗、病理、放射线核素、营养等技术操作，器械维修以及生物制品研制等的专业技术人员。其技术职称分为主任技师、副主任技师、主管技师、技师、技士。

（6）卫生技术管理干部

指卫生行政部门、卫生企事业组织和学术团体，从事医疗、科研、教学、防治、保健、计划生育、药械等技术管理工作的，具有高、中等医药院校毕业或具有同等学力的人员。他们的技术职称，依其掌握的专业知识和管理水平，分为主任医（药、护、技）师、副主任医（药、护、技）师、主管医（药、护、技）师、医（药、护、技）师、医（药、护、技）士，或研究员、副研究员、助理研究员和实习研究员。

（三）我国卫生人力发展的基本策略和目标

随着我国市场经济体制的建立和经济全球化，人才流动和按市场规律配置人力成为必然。卫生事业单位人事制度改革的目标是逐步建立政事职责分开，科学分类管理，配套措施完善的管理新体制，基本建立人员能进能出，职务能上能下，待遇能高能低，人才结构合理，有利于优秀人才脱颖而出，充满生机和活力的运行机制。各级政府和卫生行政部门要以区域卫生规划为指导，根据本地区的卫生需求，逐步优化卫生人力资源的配置。卫生事业单位要以卫生部制定的编制原则或有关部门核定的编制标准为依据，合理配置各类人员，根据业务需求和工作量控制人员总量，优化人员结构，提高人员素质。改革卫生事业单位的用人制度实行聘用制。按照公开招聘、择优聘用、平等自愿、协商一致的原则，单位与职工通过签订聘用合同，明确单位与被聘人员的责、权、利，保证双方的合法权益。根据各类不同人员的特点实行相应的聘用办法，打破行政职务、专业技术职务终身制，实行由身份管理向岗位管理的转变。卫生事业单位要进行科学合理的岗位设置。要改革卫生事业单位领导人员管理制度，对卫生管理人员实行职员聘任制，对卫生专业技术人员实行专业技术职务聘任制，对卫生事业单位的工勤人员实行合同制，对新进人员实行公开招聘制度。要加强聘后管理，建立和完善岗位考核制度。要建立解聘、辞退制度。要运用市场机制，调整卫生人才结构，促进卫生人才合理流动。

我国卫生人力资源发展的基本策略是：总量控制，结构调整；全面提高，重点建设；改革创新，科学管理；适应市场，合理配置。

二、卫生人力资源管理

（一）人力资源管理

1. 人力资源管理的含义

人力资源管理指运用现代化的科学方法，对与一定物力相结合的人力进行合理的培训、组织与调配，使人力、物力经常保持最佳比例，同时对人的思想、心理和行为进行适当的诱导、控制和协调，充分发挥人的主观能动性，使人尽其才、事得其人、人事相宜，以便实现组织目标。

人力资源管理兴起大体上可以概括为雇佣管理、劳动人事管理和人力资源开发与管理。

在雇佣管理阶段，人们把人力当成机器，看作是简单的生产手段和成本。实行以录用、安置、调动、退职和教育训练为中心的人力管理。

在劳动人事管理阶段，重点放在劳动效率的提高上。诸如如何挑选和招募第一流的职工，如何培训人力以提高生产效率，如何建立人力档案，更科学地调配和使用人力，如何正确进行考核和给付薪酬，如何妥善处理劳资纠纷，如何维护劳动力以维持再生产等，成为管理的重要内容。

根据定义，可以从两个方面来理解人力资源管理。

第一，对人力资源外在要素——量的管理。对人力资源进行量的管理，就是根据人力和物力及其变化，对人力进行恰当的培训、组织和协调，使二者经常保持最佳比例和有机的结合，使人和物都充分发挥出最佳效应。

第二，对人力资源内在要素——质的管理。主要是指采用现代化的科学方法，对人的思想、心理和行为进行有效的管理（包括对个体和群体的思想、心理和行为的协调、控制和管理），充分发挥人的主观能动性，以达到组织目标。

2. 现代人力资源管理与传统人事管理的区别

现代人力资源管理深受经济竞争环境、技术发展环境和国家法律及政府政策的影响。它作为近几十年来出现的一个崭新的和重要的管理学领域，远远超出了传统人事管理的范畴。具体说来，存在以下一些区别。

第一，传统人事管理的特点是以"事"为中心，只见"事"，不见"人"，只见某一方面，而不见人与事的整体性、系统性，强调"事"的单一方面的静态的控制和管理，其管理的形式和目的是"控制人"；而现代人力资源管理以"人"为核心，强调一种动态的、心理、意识的调节和开发，管理的根本出发点是"着眼于人"，其管理归结于人与事的系统优化，致使企业取得最佳的社会效益和经济效益。

第二，传统人事管理把人设为一种成本，将人当作一种"工具"，注重的是投入、使用和控制。而现代人力资源管理把人作为一种"资源"，注重产出和开发。是"工具"，你可以随意控制它、使用它；是"资源"，特别是把人作为一种资源，你就得小心保护它、引导它、开发它。难怪有学者提出：重视人的资源性的管理，并且认为21世纪的管理哲学是"只有真正解放了被管理者，才能最终解放管理者自己"。

第三，传统人事管理是某一职能部门单独使用的工具，似乎与其他职能部门的关系不大，但现代人力资源管理却与此截然不同。实施人力资源管理职能的各组织中的人事部门，逐渐成为决策部门的重要伙伴，从而提高了人事部门在决策中的地位。人力资源管理涉及企业的每一个管理者。现代的管理人员应该明确：他们既是部门的业务经理，也是这个部门的人力资源经理。人力资源管理部门的主要职责在于制订人力资源规划、开发政策，侧重于人的潜能开发和培训，同时培训其他职能经理或管理者，提高他们对人的管理水平和素质。所以说，企业的每一个管理者，不但完成企业的生产、销售目标，还要培养一支为实现企业组织目标能够打硬仗的员工队伍。

3. 人力资源管理的具体任务

人力资源管理关心的是"人的问题"，其核心是认识人性、尊重人性，强调现代人力资源管理"以人为本"。在一个组织中，围绕人，主要关心人本身、人与人的关系、人与工作的关系、人与环境的关系、人与组织的关系等。目前比较公认的观点是：现代人力资源管理就是一个人力资源的获取、整合、保持激励、控制调整及开发的过程。通俗点说，现代人力资源管理主要包括求才、用才、育才、激才、留才等内容和工作任务。

（二）卫生人力资源管理

1. 卫生人力资源管理的界定

卫生人力资源管理指运用现代人力资源管理理论，为了满足人们各类卫生服务需求，正确规划卫生人力资源，合理配置卫生人力资源，做好选用、任用、留用，即培训优秀的卫生人力的工作，以确保卫生服务拥有正确的、各种类型的、数量合理的，并经过适宜培训后具有合理技能，能在适宜的部门工作，其费用是国家、地区、组织和个人承担得起的卫生工作者，使他们合理组合，最大限度地发挥每一个人和每一个群体的积极性，以便向人群提供有效的、方便的卫生服务。

2. 卫生人力资源管理特点

（1）战略性管理

战略带有全局性和整体性，而战术则带有局部性、短期性，传统的人事管理工作只表现出其战术地位，人力资源管理则具有战略性。战略性的人力资源管理可以帮助组织在竞争中拥有或保持优势地位。通过全局性、整体性的把握，制订卫生人力资源的规划，有助于解决卫生事业管理中的组织策略与战略问题。

（2）全方位、综合性管理

传统意义上的人事管理贯穿于医院员工从录用到退休的整个过程，而人力资源管理则把管理触角延伸至录用关系发生前后；不仅充分发挥人才现有的作用，而且开发其潜力。首先，人力资源管理要提高考核、奖惩、职务升降、培训、交流、工资福利待遇、人事纠纷调解等环节的科学性，把管理触角拓展到医院员工的社会关系、情感世界和心理活动等领域。其次，人力资源管理不仅把眼光放在高层次的技术人员和管理人员身上，也把每一位普通员工都看作是宝贵的人力资源，实行全员培训、全员开发，以发挥人力资源的最大效能。因此，与传统人事管理相比，人力资源管理具有明显的全方位性和综合性。

（3）能够产生效益的管理

卫生人力资源管理与传统人事管理不同，它能够为组织带来效益。因为人力资源管理的目的就是用最少的卫生人力投入，为组织带来最大的收益，即通过工作任务分析和卫生人力资源规划，确定组织所需最少的卫生人力数量和最低的人员标准，通过招聘与录用，控制卫生人力资源成本，为组织创造效益。

（4）以人为本的管理

卫生人力资源管理以满足卫生人力自我发展的需要为目标，实行"人性化"管理，注重卫生人力的工作满意度，尽可能减少对卫生人力的控制与约束，帮助卫生人力实现自我发展。

3. 卫生人力资源管理的基本原理

人力资源管理的基本原理是指导人力资源制度建设和管理实践的思想、理论总和。原理是否正确、运用是否恰当，关系到人力资源管理工作的成败。

（1）分类管理

分类是任何管理的基础和前提。没有分类，不能发生管理活动，而分类不科学，同样不能使管理活动取得成功。人力资源管理强调的是科学的分类管理。

在卫生人力资源当中可以根据专业技术和不同的岗位特点将其划分为不同类型的人力，包括医务技术人员、护士、药剂师、麻醉师、设备维护人员、行政管理人员和后勤服务人员，所以，为了打造一支高素质、高水准的卫生服务团队，应当实行分类管理。

（2）系统优化原理

系统是由两个以上的要素组成的、相互关联又相互作用的有特定功能、向同一目标行动的有机整体。系统可大可小，可简单可复杂。大系统由许多子系统组成，而每个子系统又可能由更小的子系统组成。每个组织都是一个系统，其中的每一个组织机构、每一个管理者和每一个员工都是组织系统的要素。如果系统内各个要素合理组合，就可以发挥整体功能大于个体功能之和的优势。卫生人力资源开发和管理中运用系统优化原理对于人力资源效能的最大化有着重要的意义。运用系统优化原理应遵循以下几个原则：

①整体性原则。要求在管理工作中重视整体效应，做到局部服从整体，同时，还要处理好各部分的比例关系。

②结构性原则。系统的结构决定着系统的整体功能。结构是保持系统稳定性的根据

和基础，它通过对要素的制约，使要素的变化限制在一定的范围。

③层次性原则。系统的结构可分为不同的层次。在复杂的系统里，存在着多个层次，如卫生人力可按年龄来分、按职称来分、按文化程度来分等。合理设置结构层次，处理好层次之间的关系，可以提高组织活动的效率。

④相关性原则。系统的各要素间、要素与系统整体之间、系统与环境之间是相互联系、相互影响的，不能孤立片面地看问题。

（3）能级对应原理

不同的个体其能力也存在着差异，包括学历、技术、理解力、创造力等，这就使得卫生人力资源也存在层次和级别的差异。由于组织系统内的职位和工作岗位难易程度的不同，责任大小不一，所需资格条件也就存有差别。如何将卫生人力资源和工作岗位需求科学合理地配置起来，实现人适其职、事得其人、人事两相宜的目标，就需要坚持能级对应的原则。能级对应包含：

①设置合理的能级结构。稳定的能级结构一般是正三角形分布。

②能级的合理配置应体现相应的权利、责任、利益和荣誉。

③能级的对应是一个动态的过程。人的能力随着知识的增长和经验的积累而不断增强，也可能随着年龄的增长，体力和智力的减退而下降。随着科技的发展、社会的进步、人才的竞争性和流动性增强，对各个职位的要求也在不断地变化。目前"高能级"将逐步趋向年轻化和高学历化。因此，应该经常性地适时调整"能"与"级"的对应关系。

（4）互补增值原理

"闻道有先后，术业有专攻"，每个人都有自己专业的地方，可以在不同的组织系统和岗位中发挥作用，近乎平庸的人也有其闪光之处，这就是互补增值的客观可能性。在人力资源群体中，如果能够合理地把各有长短的个体有机地组合起来，就能形成 1+1 > 2 的效果，达到互补增值。人力资源群体互补内容主要包括：

①年龄互补。一个群体中不能都是一个年龄段的人，应当形成年龄梯队。老同志经验丰富，成熟稳重；年轻同志思想活跃，反应敏捷，勇于创新；中年人精力充沛，处理问题果断，老中青相结合就能互补长短。

②性别互补。一个群体中男女性别也要形成合理的比例，女性温柔细致，多柔少刚；男性则坚强粗放，多刚少柔，彼此优势互补，便能刚柔相济、相得益彰。

③知识互补。卫生服务行业是一个多学科、多专业的知识群体，每个人的精力是有限的，不可能对医学所有专业都有全面的掌握，把掌握不同专业知识的人有机地组合在一个群体内，实现互补，使整体知识结构比较全面、科学和合理，有利于提高卫生服务质量和水平。

④能力互补。把不同能力类型、能力大小的个体组合在一起，实现互补，形成合力的能力结构。

⑤气质互补。把不同性格气质特征的人组合在一起，实现互补，从而使群体形成良好的人际关系，并胜任处理各种问题的良好性格结构。

（5）竞争强化原理

是指通过各种有组织的良性竞争，培养人们的进取心、毅力和魄力，使其能全面地施展才华，为组织的发展做出更大的贡献。同时，通过竞争，优胜劣汰，才能搞活人才资源存量。为使竞争产生积极的效果，应该注意以下几点。

①竞争必须公平。竞争的条件、规则、结果考评、选拔任用等对所有参与者应该一视同仁。

②竞争必须以组织发展作为重要目标。个人目标和组织目标相结合，在竞争中，每个人不仅要同周围的人相比，更主要的是要同组织目标相比。

③竞争必须转变观念，打破传统的条条框框，真正建立起能者上、庸者下的用人机制。

（6）激励强化原理

是指通过激励的方式去不断强化个人的理想、信念和追求，激发人的斗志和创造精神。正确贯彻激励强化的原理，应坚持三个结合：一是坚持以表扬、奖励等正面激励为主，辅以必要的批评、处罚；二是精神激励和物质激励相结合，以精神激励为主；三是远期激励与近期激励相结合，以远期激励为主。

（7）文化凝聚原理

组织文化对组织成员具有巨大的凝聚作用，同时组织文化强调个人自由全面地发展，实行自我管理、自我诊断、自我启发和自我完善，调动组织成员的积极性、主动性和创造性。组织文化归根结底是要在组织内部建立共同的价值观，而卫生人力资源管理过程中，树立正确的价值观，有利于卫生服务工作。

4. 卫生人力资源管理的内容

卫生人力的开发和管理是个复杂的过程，其内容也包含方方面面，无论哪方面出现问题，都会影响卫生人力资源的开发与管理。

三、卫生事业单位的薪酬设计

（一）薪酬设计的概念

广义上讲，报酬分为经济类报酬和非经济类报酬两种。经济类报酬是指员工的工资、津贴、奖金；非经济类报酬是指员工获得的成就感、满足感、能力提升或良好的工作环境和氛围。

薪酬设计又称为薪酬策略，是指企业确定薪酬时，与外部薪酬水平相比较所采取的薪酬水平定位。通俗地说，就是确定企业的薪酬与市场水平相比较所处的层次。一般有三种策略。

第一，市场领先：薪酬水平在市场居于领先地位，高于市场平均水平。

第二，市场协调：又称市场平和策略，即薪酬水平在市场居于中等水平，与市场平均水平持平。

第三，市场追随：即薪酬水平在市场居于比较低的水平，跟随市场平均水平。事实上，在实际操作中，很多企业采用的是混合性薪酬策略，即根据职位的类型或层级来分别制定不同的薪酬策略，而不是对所有的职位均采用相同的薪酬水平定位。比如说，对企业的关键岗位人员采用市场领先策略，对普通岗位人员采取市场协调策略，对替代性强的基层岗位采取市场追随策略。

（二）卫生事业单位的薪酬设计

1. 卫生事业单位薪酬设计的影响因素

与其他组织的薪酬设计一样，卫生事业单位的薪酬设计也要考虑相应的影响因素。主要包括外部环境因素、组织层面因素和个人层面因素。外部环境因素主要有政策法规、教育培训、劳动力市场的供求关系和行业竞争状况。组织层面的因素主要有组织的性质、战略目标、员工的构成、组织文化和历史背景等。个人层面则主要指的是个人的需要特征、人力资本的投资收益特点及员工个人的素质情况。

2. 卫生事业单位薪酬设计的决定因素

如何确定卫生事业单位相关人员的贡献是解决好薪酬设计的关键，也是保证有效激励员工的关键。一般可以从三个方面来体现。

（1）员工的职务重要性

基于职务的报酬可以反映组织所需要的员工的能力投入水平和忠诚度，相对而言，职务难度高、责任大、风险大，相应员工对组织的贡献也大。因此，考虑职务因素，并确定其可能贡献，在此基础上设计的相应报酬也是对客观价值规律的尊重和个人能力的体现。

（2）员工的能力高低

员工的能力高低反映的是在相同职务上，员工对组织可能贡献的大小。目前，较多的组织建立的薪酬是以职务为基础、以技能为基础或以知识为基础。

（3）员工实际的绩效水平

员工实际绩效水平反映的是员工的实际工作、实际投入和产出比，以及在多大程度上改进了顾客的满意度。绩效是通过工作任务的完成情况、工作目标的实现情况以及具体职责的履行情况来反映的。

第二章 基层卫生服务管理

第一节 基层卫生服务

我国的医疗卫生服务体系主要由各级各类医院、基层医疗卫生机构和专业公共卫生机构等构成，其中基层医疗卫生机构指县（区）级以下医疗卫生机构，是为城乡居民提供基本医疗卫生服务的主体。

受城乡二元经济结构的影响，我国的医疗卫生服务体系由农村和城市两部分构成。总体上，城市卫生事业发展优于农村。

农村医疗卫生服务体系主要指以县级医院为龙头（包括县级公共卫生服务机构）、乡镇卫生院为骨干、村卫生室为基础形成的三级医疗卫生服务网络，基层主要指乡镇卫生院和村卫生室。城市医疗卫生服务体系由各级各类医院、社区卫生服务中心（站）和医务室、门诊部（所）等组成，基层主要指社区卫生服务中心（站）。

基层医疗卫生机构主要职责是向区域内居民提供预防、保健、健康教育、计划生育技术服务等基本公共卫生服务和常见病、多发病的诊疗服务，以及部分疾病的康复、护理服务，向医院转诊超出自身服务能力的常见病、多发病及危急和疑难重症病人。

基层卫生服务是我国卫生事业发展的短板，在卫生资源的分布上，优质资源主要集中于城市和大医院，形成倒金字塔结构，这种不合理的结构不改变，"看病难""看病贵"的问题就难以解决。

第二节　基层卫生功能定位与内容

一、功能定位

根据《关于发展城市社区卫生服务的若干意见》《乡镇卫生院管理办法（试行）》等文件精神，乡镇卫生院、社区卫生服务中心（站）、村卫生室的功能定位于综合性基层医疗卫生机构，以公共卫生服务为主，以维护当地居民健康为中心，综合提供预防、保健、健康教育、计划生育技术服务等公共卫生服务和常见病、多发病的基本医疗服务，并承担县级卫生行政机构委托的公共卫生管理的职能。

二、机构职责

（一）乡镇卫生院和社区卫生服务中心

①负责本辖区卫生工作法律、法规、政策的贯彻，卫生事业发展规划和工作计划的制订，社会公共卫生工作的组织和实施。

②协助上级医疗卫生机构或独立承担辖区内公共卫生服务和管理职责。

③向辖区居民提供常见病、多发病的诊疗、护理、康复等基本医疗服务。

④受县级卫生计生行政部门依法委托，承担辖区范围内的卫生管理工作和上级卫生计生行政部门下达的其他工作。

⑤积极推进乡村卫生服务一体化管理。

（二）乡镇卫生院、社区卫生服务中心

乡镇卫生院和社区卫生服务中心的功能定位决定了它们不是医院，也不宜向医院转型。目前，我国乡镇卫生院与社区卫生服务中心在功能定位和职责方面已没有区别，但由于受城乡二元经济结构等因素的影响，两者在机构设置、服务模式和服务内容等方面仍有一定差异。

（三）村卫生室、社区卫生服务站

在乡镇卫生院和社区卫生服务中心的统一管理和指导下，承担行政村、居委会范围内人群的公共卫生服务、普通常见病和多发病的初级诊治、家庭护理、康复服务等工作。

（四）单位内部医务室和门诊部

负责本单位或本功能社区的基本公共卫生和基本医疗服务。

（五）其他门诊部、诊所

根据居民健康需求，提供相关医疗卫生服务。

三、乡镇卫生院和社区卫生服务中心的服务内容

（一）基本公共卫生服务

1. 健康档案管理

承担本乡镇（社区）辖区内常住居民健康档案规范建档、指导、管理及服务。

2. 健康教育与健康促进

配合有关部门开展公民健康素养促进活动；开展慢性非传染性疾病防治的健康教育与健康促进，实施重点人群和高血压、糖尿病等重点疾病行为干预；开展传染性疾病、地方病与寄生虫病防治健康教育；开展食品安全、职业病防治、环境保护、学校卫生、妇幼保健等公共卫生问题健康教育；开展应对突发公共卫生事件应急处置、防灾减灾、家庭急救等健康教育；宣传普及医疗卫生法律法规及相关政策。

3. 预防接种服务

承担本辖区内的预防接种管理工作；提供并组织实施本辖区内 0～6 岁儿童国家免疫规划确定的常规预防接种和重点人群预防接种服务；根据传染病控制需要，开展乙肝等疫苗强化免疫、群体性接种和应急接种工作；根据《全国疑似预防接种异常反应监测方案》的要求处理和报告发现的疑似预防接种异常反应。

4.0～6 岁儿童健康管理服务

开展新生儿家庭访视及儿童保健系统管理，进行体格检查和生长发育监测及评价，对发现的儿童健康问题及时处理；开展婴幼儿喂养指导和儿童各期常见病、多发病及意外伤害的预防指导。

5. 孕产妇健康管理服务

开展孕产妇保健系统管理和产后访视，进行一般体格检查和孕妇健康状况评估，开展孕期营养、心理等健康指导，及时处理（转诊）异常孕妇和高危孕妇。

此外，还承担妇女围婚期保健和更年期保健服务，开展或配合上级妇幼保健机构开展妇科疾病筛查和治疗服务等。

6. 老年人健康管理服务

对本辖区内的 65 岁以上老年人登记管理，进行健康危险因素调查和一般体格检查，开展健康指导。

7. 慢性病患者管理

对高血压、2 型糖尿病等重点慢性非传染性疾病进行筛查，对高危人群进行指导，对确诊的高血压、2 型糖尿病等慢性病患者进行登记管理、规范化治疗、定期随访和健康指导。

8. 重性精神疾病患者管理

对辖区内重性精神疾病患者进行登记管理、治疗随访和康复指导。

9. 传染病及突发公共卫生事件报告和处理

协助疾病预防控制机构开展辖区内传染病疫情和突发公共卫生事件风险排查，收集和提供风险信息，参与风险评估和应急预案制（修）定；执行法定传染病登记报告制度；承担辖区内传染病疫情和突发公共卫生事件的发现、登记、信息收集和报告职责，参与现场疫情处理。

10. 卫生监督协管

受县级卫生监督管理机构委托，承担辖区内传染病防治、食品安全信息的收集与报告、饮用水卫生安全巡查、学校卫生服务、非法行医和非法采供血信息收集与报告职责，开展职业卫生咨询指导服务。

（二）其他公共卫生服务

①计划生育技术服务。开展计划生育咨询、宣传并提供适宜技术服务，包括提供避孕节育指导及相关咨询、开展计划生育手术等。

②贯彻执行国家各种卫生法规。履行城镇职工医疗保险、城镇居民医疗保险、新型农村合作医疗定点机构职责，做好有关的政策宣传、监督及服务工作。

③协助上级医疗卫生机构或独立完成重大公共卫生服务项目、卫生应急等任务。

④配合有关部门动员组织群众开展爱国卫生活动，对社区爱国卫生工作予以技术指导。

⑤向辖区管理部门提出改进公共卫生的建议，协助制订和实施社区卫生规划。

⑥在社区建设中，协助社区管理部门不断拓展社区服务，繁荣社区文化，美化社区环境，共同营造健康向上、文明和谐的社区氛围。

（三）基本医疗服务

1. 急救医疗

开展院前、院中急救，对无条件诊治的应及时转诊，对情况紧急不能转诊的应及时向有抢救条件的医疗卫生机构求助。

2. 门诊服务

使用适宜技术、适宜设备和基本药物，运用适宜的中西医药及技术，开展常见病、多发病的门诊诊疗和观察治疗，包括一般内、儿科疾病和外科的止血、缝合、包扎、清创、骨折固定等处置。大力推广包括民族医药在内的中医药服务。

3. 住院服务

开展常见病住院服务；设置产科的一般卫生院应具备处理生理产科的能力，有条件的中心卫生院应具备处理一般病理产科的能力；有条件的一般卫生院可开展阑尾、疝气等常见下腹部手术；有条件的中心卫生院还应能开展部分上腹部手术；开展向上级医院转诊转院服务。

社区卫生服务中心原则上不开展住院医疗服务，可设置一定量的康复和观察病床，开展院内康复和临床观察服务。

4. 疾病与伤残的康复服务

对社区慢性病患者、伤残患者和上级医院向下转诊患者开展门诊、住院或家庭康复服务。

5. 医技检查

开展血、尿、便三大常规检查和部分生化检验，开展透视、拍片、胃肠造影等放射检查，开展心电检查、超声检查等其他检查。有条件的中心卫生院和社区卫生服务中心根据需要开展内窥镜检查、脑电图检查等其他项目检查。

6. 家庭卫生服务

社区卫生服务中心和实施乡村一体化管理的乡镇卫生院，与社区卫生服务站、村卫生室共同开展社区家庭卫生服务，出诊、巡回医疗服务，家庭康复服务，建立家庭病床，并为社区卫生服务站、村卫生室提供技术指导。

7. 其他服务

根据辖区居民需求，提供其他适宜的医疗卫生服务。

（四）公共卫生事务管理

①受县级卫生计生行政部门委托，对社区卫生服务站、村卫生室进行业务管理、指导、人员培训、考核与监督。积极推进乡村卫生服务一体化管理。

②卫生信息管理。负责区域内卫生工作信息的收集、整理、统计、分析和上报。

③中心卫生院还承担对区域范围内一般卫生院的技术指导等工作。

第三节　基层卫生服务质量管理

一、农村基层卫生服务管理概述

农村基层卫生服务体系是指由县级以下医疗卫生机构组成的，以公有制为主导，多种所有制形式共同发展的农村基层卫生服务网络。农村基层卫生服务机构主要指乡镇卫生院和村卫生室。

乡镇卫生院是在乡镇设置，经县级人民政府卫生计生行政部门登记注册，依法取得医疗机构执业许可证的医疗卫生机构，是我国农村三级医疗卫生服务体系的枢纽，其性质是公益性、综合性的基层医疗卫生机构。乡镇卫生院由政府举办，其人员、业务、经费等由县级卫生计生行政部门按职责管理。

村卫生室可以由政府、村集体、社会力量或个人举办，政府通过修建村卫生室、购买服务、给予公共卫生服务补贴、免费培训和建立乡村医生养老保险机制等多种形式给予投入。

农村基层卫生服务管理是指对农村基层卫生机构及其所提供的公共卫生服务、基本医疗服务和农村公共卫生事务服务的管理，是农村三大卫生管理（卫生服务管理、医疗保障管理、卫生执法监督管理）内容之一。

农村卫生服务管理的意义在于正确地把握农村卫生服务的发展方向和目标，合理规划农村卫生服务体系建设和发展速度，提高农村卫生服务的质量和效益，使其与农村居民日益增长的医疗卫生服务需求相适应，促进农村卫生事业的发展，保障农村居民的健康。

通过对农村卫生服务的有效管理，使农村卫生事业始终坚持"一定福利政策的社会公益事业"的性质，使卫生服务始终坚持"为人民健康服务，为社会主义现代化建设服务"的宗旨。

通过科学规划和资源筹集，加大投入力度，改善人力资源的质量、结构和设施设备，使农村卫生服务在资源配置、机构布局和结构上更为合理，发展速度与国民经济和社会发展相协调，促进农村卫生事业的发展，不断缩小城乡差距，促进社会公平。

通过对农村卫生服务强化管理，使基本药物制度和临床诊疗规范进一步落实，提高医疗卫生服务的质量，保障医疗安全、有效，缓解群众"看病贵"问题。

二、乡镇卫生院管理

（一）乡镇卫生院设置与规划

1. 乡镇卫生院设置原则

（1）机构设置原则

①公平性原则。公平性原则的核心是要以保证农村居民公平地享有医疗、预防、保健等服务为宗旨，根据当地卫生服务供需状况合理规划设置乡镇卫生院。

②分级设置原则。乡镇卫生院分为中心乡镇卫生院和一般乡镇卫生院。中心乡镇卫生院一般设置在远离县（市）城、交通不便的边远地区，在地理位置上可辐射3～五个乡镇的区域，是农村区域性医疗卫生服务中心，承担对周边辐射区域内一般乡镇卫生院的技术指导工作。

③可及性原则。乡镇卫生院的设置和布局应遵循方便群众就医，便于居民利用的原则。可及性一方面体现在要保证每个乡镇都有一所卫生院；另一方面乡镇卫生院要设在乡镇政治、经济、文化的中心区，设在居民居住相对较集中和各村居民较方便到达的地方。

（2）规模确定原则

①需求导向原则。人群实际卫生服务需求是确定卫生院规模的依据。服务人口数量和农民经济收入是影响卫生服务需求的决定性因素。

②整体效益原则。农村居民卫生服务需求的满足是通过发挥县、乡、村三级医疗预防保健网络的整体服务功能实现的，因此，卫生院的规模设置应从整体效益原则出发，按县、乡、村合理分流后的实际需求情况确定。要避免盲目扩大规模造成资源浪费，在邻近城镇医疗资源较丰富的地方，乡（镇）卫生院要缩小医疗服务规模，主要承担预防保健服务等公共卫生工作。

③协调发展原则。乡镇卫生院建设规模应与当地社会经济发展水平相适应，与城镇化水平相适应并适度超前。近期建设规模应根据乡镇发展规划，按今后5～十年人口、经济、城镇化进程预期达到的水平确定；远期建设规模可通过整体规划、分期建设实现。

2. 乡镇卫生院发展规划

（1）规划的职能部门

县级人民政府卫生计生行政部门负责编制乡镇卫生院设置规划，经上一级地方人民政府卫生计生行政部门审核，报同级人民政府批准后在本行政区域内发布实施。

（2）设置规划与发展目标

乡镇卫生院按乡镇行政区划设置，原则上每个乡镇设置 1 所。根据乡镇地理位置辐射情况、人口聚集程度和居民卫生服务需求状况等因素，不同乡镇分别规划设置中心乡镇卫生院和一般乡镇卫生院。

在制订和调整乡镇卫生院设置规划时，应当为非公立医疗机构留有合理空间。通过发挥市场机制的作用，多渠道吸引社会资金，发展非公立医疗机构，支持城市医疗机构和人员到农村办医或向下延伸服务，对符合条件的非公立医疗机构，应一视同仁，并按机构性质给予税收减免等鼓励政策。

（二）乡镇卫生院管理体制

1. 性质

乡镇卫生院是政府创办的公益性、综合性农村基层医疗卫生机构，是农村县、乡、村三级医疗预防保健网的枢纽，由县级地方人民政府卫生计生行政部门负责监督管理工作。

2. 经费来源

县级政府全额安排乡镇卫生院人员工资。对其编制内职工缴纳社会医疗保险统筹费用单位部分及按国家标准核定的离退休人员费用给予全额补助。乡镇卫生院公共卫生等经费列入县级财政预算，业务收入主要用于保证各项医疗业务工作正常运转。

3. 内部管理机制

乡镇卫生院实行院长负责制和院务公开、民主管理的内部管理机制。院长全面负责卫生院的行政、业务领导工作；民主管理的形式是职工代表大会或职工大会制度，对卫生院的工作实行群众监督。定期召开院周会、例会和职工大会，听取职工意见与建议，维护职工合法权益。

4. 院长选拔任用与管理

院长实行公开选拔和任期目标责任制。由县级以上地方人民政府组织人事部门和卫生计生行政部门在全县或更大范围内按照公开、公平、竞争、择优的原则选聘乡镇卫生院院长。院长一般应由卫生技术人员担任。县级卫生计生行政部门定期对乡镇卫生院长进行管理技能和相关政策培训、考核和监督。

（三）乡镇卫生院科室设置

根据乡镇卫生院的功能定位以及职责任务，可设置临床、公共卫生等业务部门，以及管理、工勤等部门。

临床部门可设全科医学科、内（儿）科、外科、妇产科、中医科、急诊科和医技科等，重点加强产科、儿科、急诊急救服务等的建设。

公共卫生部门可内设预防、保健、计划生育技术服务等科室。规模较小的卫生院也可按照业务相近、便于管理的原则设立综合性科室。具体设置由县级人民政府卫生计生行政部门根据批准的执业范围确定。

管理、工勤等科室设置及其工作任务应围绕所承担的中心任务，本着精简、高效、必需的原则予以设置和核定。

乡镇卫生院科室设置的一般要求：

①防保科、门诊部、住院部分开设置。

②防保科要有独立免疫接种室、冷藏室、资料室、办公室（含疫情网络直报室）等。

③门诊部应独立设置急诊（抢救）室、内儿科诊室（或内科、儿科诊室分开设置）、外科诊室、妇产科及其检查室、中医诊室、换药处置室、注射室、留观室、传染病诊室与隔离留观室、中西医药房等。有条件的中心卫生院可设健康体检室、五官科诊室、口腔科诊室。

④医技科室应独立设置化验室、心电与超声检查室、X光室及消毒供应室等。

⑤住院部的外科、内科、产科病室分开。手术室和产房应符合标准要求。中心卫生院可按照爱婴医院的标准，创建爱婴卫生院。

（四）乡镇卫生院编制与人事管理

1. 人事管理制度

乡镇卫生院工作人员分为行政管理人员、卫生技术人员和工勤技能人员三类。实行以全员聘用制度和岗位管理制度为重点的人事管理制度，因事设岗，公开招聘，竞聘上岗，按岗聘用，合同管理。新进人员实行公开招聘制度，并与乡镇卫生院签订聘用合同。优先聘用全科医生到乡镇卫生院服务。

2. 人员编制与岗位设置

县级人民政府卫生计生行政部门负责编制乡镇卫生院设置规划，并按规划分类合理核定乡镇卫生院的人员编制；按照乡镇卫生院的功能任务，合理设置乡镇卫生院的管理、卫生技术、工勤技能三类岗位，强化其公共卫生、基本医疗等服务职能，其中卫生技术人员（医师、药剂、医技、护理等）编制不得低于岗位总数的 90%；从事公共卫生服务人员应占岗位总数的 20% ～ 40%。

3. 人才队伍建设

人才匮乏是限制乡镇卫生院发展的瓶颈，尤其在经济发展相对滞后的边远地区，人才引进更为困难，不仅卫生技术人员总数不足，而且其质量较低、结构失衡，远不能满足需要。因此，各级政府和卫生计生行政部门应加强卫生人才队伍建设，注重乡镇卫生院人才培养，制定有利于卫生人才培养、使用的政策措施。

4. 医德医风建设

加强职工医德医风建设，完善社会监督，严格遵守《医务人员医德规范及实施办法》。

（五）乡镇卫生院行政管理

①县级卫生计生行政部门按照职能对乡镇卫生院的人员、业务、经费、资产进行管理。

②县级人民政府卫生计生行政部门依据《医疗机构管理条例》等有关规定，负责办理乡镇卫生院的设置审批、登记、注册、校验、变更以及注销等事项，并于每年 2 月底前，将上一年度乡镇卫生院名册逐级上报至国家人口和计划生育委员会。

③乡镇卫生院标志采用全国统一式样，其《医疗机构执业许可证》不得伪造、涂改、出卖、转让、出借。

④乡镇卫生院的命名原则是：县（市、区）名 + 乡镇名 +（中心）卫生院（分院）。乡镇卫生院的印章、票据、病历本册、处方等医疗文书使用的名称必须与批准的名称一致。

⑤乡镇卫生院不得使用或加挂其他类别医疗机构的名称。

⑥乡镇卫生院应当强化自主管理，实行院务公开和重大事项民主决策。建立和完善各项行政管理制度。

（六）乡镇卫生院业务管理

1. 改革服务模式

作为基层医疗卫生机构，乡镇卫生院应积极转变服务模式，以公共卫生服务为主，以健康管理为中心，开展主动服务和上门服务，逐步组建全科医生团队，向当地居民提供连续性的服务。

2. 医疗质量和医疗安全管理

①乡镇卫生院长是医疗质量和医疗安全第一责任人，要按照国家有关法律、行政法规和技术规范，建立健全并落实医疗质量和医疗安全管理制度。

②严格按照核准登记的诊疗科目开展诊疗活动，禁止超范围开展诊疗活动。

③加强医疗质量控制和医疗安全管理，建立健全医疗服务全程安全监督管理措施，防范医疗事故的发生，保证医疗安全；制定重大医疗过失行为和医疗事故防范预案，及时报告、分析并依法妥善处理重大医疗过失行为和医疗事故。

④严格遵守各项技术操作规程，规范医疗文书的书写和管理，严禁伪造医疗文书，加强病历保管，规范提供病历服务。

⑤加强临床用血、特殊药品以及抗菌药物的使用管理，确保临床用血、用药安全。

3. 专业技术人员执业管理

①专业技术人员应当依法取得相应岗位执业资格，并经卫生计生行政部门登记注册，在规定的范围内执业。临床医师的执业范围可注册同一类别三个专业，不得从事执业登记许可范围以外的诊疗活动。

②严禁非卫生技术人员从事卫生技术工作。

4. 医院感染预防与控制管理

严格执行《医疗废物管理条例》（国务院令第 380 号）和《医院感染管理办法》（卫生部令第 48 号），健全消毒、隔离制度，加强消毒供应室、手术室、治疗室、产房、发热门诊、医院感染等医疗安全重点部门管理，做好医疗废物处理和污水、污物无害化处理，防止院内感染和医疗废物污染。

5. 实施国家基本药物制度

乡镇卫生院应当严格执行国家药品和医疗器械管理的相关规定，全部配备和使用基本药物，实行集中统一采购和零差率销售，并为辖区内村卫生室免费代购基本药物。禁止从非法渠道购进药物。强化用药知识培训，保证临床用药合理、安全、有效、价廉。

6. 公共卫生管理

统筹协调辖区内公共卫生管理工作。规范公共卫生服务。及时、有效处置突发公共卫生事件。

①乡镇卫生院必须设置公共卫生服务管理人员，具体负责相关公共卫生服务工作。②加强农村疾病预防控制，做好传染病、地方病防治和疫情报告工作。认真执行儿童计划免疫。积极开展慢性非传染性疾病的防治工作。③做好农村孕产妇和儿童保健工作，

提高住院分娩率，改善儿童营养状况。④贯彻执行卫生法律法规，协助县级卫生行政部门，在辖区内开展食品安全、职业卫生、公共场所卫生、学校卫生和医疗卫生的监督管理工作。⑤受县卫生局委托，负责管理政府投入村卫生室的国有资产。协助卫生行政部门做好村卫生室的管理和技术监督指导工作，定期组织培训乡村卫生人员。⑥积极做好新型农村合作医疗的服务工作。⑦开展爱国卫生运动，普及疾病预防和卫生保健知识，指导群众改善居住、饮食、饮水和环境卫生条件，引导和帮助农民建立良好的卫生习惯。

7. 建立健全在职卫生技术人员继续教育制度

在职卫生技术人员应当定期参加培训。新聘用的高校医学毕业生应当按照国家规定参加全科医生规范化培训。

8. 业务指导

县级医疗机构和专业公共卫生机构应当加强对乡镇卫生院的业务指导和对口支援，开展巡回医疗、远程诊疗等服务，建立双向转诊制度，提高乡镇卫生院业务技术能力。

（七）乡镇卫生院绩效管理

1. 乡镇卫生院绩效管理的概念

乡镇卫生院实行绩效管理，建立与绩效挂钩的激励分配机制。

乡镇卫生院绩效管理分为县级人民政府卫生计生行政部门对乡镇卫生院的绩效管理和乡镇卫生院内部的绩效管理两个层面。

对乡镇卫生院的绩效管理是指县级卫生计生行政部门为保证乡镇卫生院的工作活动和工作产出与全县卫生计生事业发展目标保持一致，以最终实现全县卫生计生事业发展目标所采取的针对卫生院的组织绩效的管理手段和管理过程。乡镇卫生院的绩效考核由县级卫生计生行政部门负责，考核结果与政府经费补助以及乡镇卫生院院长的年度考核和任免挂钩。

乡镇卫生院内部的绩效管理是指为了使乡镇卫生院内部职工的工作活动和工作产出与乡镇卫生院的工作目标相一致，以实现乡镇卫生院的既定目标所采取的针对内部职工群体（部门）绩效和个人绩效的管理手段和管理过程。

绩效考核是绩效管理的一个重要环节，通过绩效考核可以加深乡镇卫生院职工对自己职责、目标的了解，把个人目标统一到组织目标上来；可以帮助乡镇卫生院院长及时分辨出每名职工的优劣，帮助组织确定人员培训与人才开发的需求，能作为奖惩的依据；可以为组织的绩效管理营造竞争环境，促进组织目标的实现。

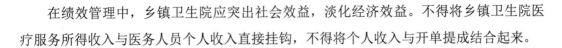

在绩效管理中，乡镇卫生院应突出社会效益，淡化经济效益。不得将乡镇卫生院医疗服务所得收入与医务人员个人收入直接挂钩，不得将个人收入与开单提成结合起来。

2. 乡镇卫生院绩效管理主要考核内容

（1）组织绩效考核

县级人民政府卫生计生行政部门对乡镇卫生院实行以行风建设、业务工作、内部管理和社会效益等为主要考核内容的综合目标管理。根据管理绩效、基本医疗和公共卫生服务的数量和质量、服务对象满意度、居民健康状况改善等指标对乡镇卫生院进行综合量化考核。

（2）个人绩效考核

乡镇卫生院建立以岗位责任和绩效为基础，以服务数量和质量以及服务对象满意度为核心的工作人员考核和激励制度。根据专业技术、管理、工勤技能等岗位的不同特点，按照不同岗位所承担的职责、任务及创造的社会效益等情况对职工进行绩效考核，并将考核结果作为发放绩效工资、调整岗位、解聘续聘等的依据。在绩效工资分配中，坚持多劳多得、优绩优酬，重点向全科医生等关键岗位、业务骨干和做出突出贡献的工作人员倾斜，适当拉开收入差距。

三、村卫生室管理

（一）村卫生室的性质与管理体制

村卫生室是指经县级卫生计生行政部门设置审批和执业登记，依法取得医疗机构执业许可证，并在行政村设置的卫生室（所、站）。其性质为非营利性、公益性医疗机构，是农村公共服务体系的重要组成部分，是农村医疗卫生服务体系的基础。

村卫生室的举办可以采取多种方式，既可以由政府、村集体或能够独立承担民事责任的单位举办，聘用乡村医生到村卫生室执业，也可由乡村医生筹资举办，政府予以适当补助。县级卫生计生行政部门负责规划村卫生室设置，负责本行政区域内村卫生室的监督管理等工作。

由个体投资举办的村卫生室实行在县级卫生计生行政部门的统一规划和组织实施下的自我管理、自负盈亏的管理体制；政府举办或实行了乡村卫生服务一体化管理的村卫生室，乡镇卫生院受县级卫生计生行政部门委托对村卫生室实行机构、人员、业务、药械、财务和绩效考核一体化管理的管理体制。

（二）村卫生室的设置与审批

1. 村卫生室设置原则

①符合当地区域卫生规划、医疗机构设置规划和新农村建设规划。

②统筹考虑当地经济社会发展水平、农村居民卫生服务需求、服务人口、地理交通条件等因素，方便群众就医。

③综合利用农村卫生资源，优化卫生资源配置。

④符合《医疗机构管理条例》及其实施细则的有关规定，达到《医疗机构基本标准》要求。

原则上一个行政村设置一所村卫生室，人口较多或者居住分散的行政村可酌情增设；人口较少或面积较小的行政村，可与相邻行政村联合设置村卫生室。乡镇卫生院所在地的行政村原则上可不设村卫生室。

2. 村卫生室的设置审批和执业登记

（1）设置审批和执业登记

村卫生室应依据《医疗机构管理条例》的规定，向县级卫生计生行政部门提出申请，办理设置审批和执业登记，依法取得医疗机构执业许可证。

村卫生室登记的诊疗科目为预防保健科、全科医疗科和中医科（民族医学科），原则上不得登记其他诊疗科目。

（2）村卫生室的命名原则

乡镇名＋行政村名＋卫生室（所、站）。如一个行政村设立多个村卫生室，可在村卫生室前增加识别名。村卫生室不得使用或加挂其他类别医疗机构的名称。

（3）村卫生室房屋建设规模要求

业务用房建筑面积不低于 60 平方米，服务人口多的应当适当调增建筑面积。村卫生室至少设有诊室、治疗室、公共卫生室和药房。经县级卫生计生行政部门核准，开展静脉给药服务项目的增设观察室，根据需要设立值班室，鼓励有条件的设立康复室。不得设置手术室、制剂室、产房和住院病床。

（4）设备配置

村卫生室设备配置要按照满足农村居民基本医疗卫生服务需求的原则，根据省级以上卫生计生行政部门有关规定予以配备。

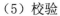

（5）校验

指卫生计生行政部门依法对医疗机构的基本条件和执业状况进行检查、评估、审核，并依法做出相应结论的过程。村卫生室应当按照《医疗机构校验管理办法》的规定于每年校验期满前三个月向县级卫生计生行政部门申请校验；不按规定申请校验的，县级卫生计生行政部门应当责令其在 20 日内补办申请校验手续；在限期内仍不申请补办校验手续的，县级卫生计生行政部门注销其医疗机构执业许可证。

（三）村卫生室人员配备与管理

1. 人员配置标准

村卫生室人员包括在村卫生室执业的执业医师、执业助理医师（含乡镇执业助理医师）、乡村医生和护士等人员。原则上按照每千服务人口不低于 1 名的比例配备村卫生室人员，居住分散的行政村可适当增加。每所村卫生室至少有 1 名乡村医生执业。具体标准由省级卫生计生行政部门制定。

2. 执业资格管理

在村卫生室从事预防、保健和医疗服务的人员应当依法取得相应的执业资格，包括执业（助理）医师、乡村医生、护士执业资格等。

3. 人员聘用管理

按照"县聘、乡管、村用"的原则，政府举办的村卫生室人员实行聘用制管理。县级卫生计生行政部门负责本行政区域内乡村医生的聘用、注册和管理工作。乡镇卫生院受县级卫生计生行政部门委托负责辖区内乡村医生的业务指导和管理，按照《中华人民共和国劳动合同法》相关规定，与乡村医生签订劳动合同，明确各自权利和义务。乡村医生的聘用应遵循公开、公平、择优的原则，聘用职业道德好和业务能力强的人员到村卫生室执业。鼓励有条件的地方由乡镇卫生院派驻医师到村卫生室执业。

4. 培训制度

省级卫生计生行政部门组织制订村卫生室人员培训规划。县级卫生计生行政部门采取临床进修、集中培训、远程教育、对口帮扶等多种方式，保证村卫生室人员每年至少接受两次免费岗位技能培训，累计培训时间不低于两周，培训内容应当与村卫生室日常工作相适应。

5. 继续教育

鼓励在岗村卫生室人员接受医学学历继续教育，促进乡村医生向执业（助理）医师转化。有条件的地方要制定优惠政策，吸引执业（助理）医师和取得相应执业资格的医学类专业毕业生到村卫生室工作，并对其进行业务培训。

6. 乡村医生后备人才培养

地方卫生计生、教育行政部门要结合实际，从本地选拔综合素质好、具有培养潜质的青年后备人员到医学院校定向培养，也可选拔、招聘符合条件的医学类专业毕业生直接接受毕业后培训，取得相应执业资格后到村卫生室执业。

7. 医德医风建设

村卫生室人员要加强医德医风建设，严格遵守医务人员医德规范和医疗机构从业人员行为规范。

8. 绩效管理与考核

县级卫生计生行政部门组织或委托乡镇卫生院对村卫生室实行定期绩效考核。考核结果作为相应的财政补助资金发放、人员奖惩和村卫生室人员执业再注册的依据。对在执业活动中做出突出贡献的村卫生室及其医务人员，县级以上卫生计生行政部门应当给予奖励；对违反国家法律法规的村卫生室及其医务人员，应当依据有关法律法规予以处理。

9. 人员退出机制

结合养老保险制度的建立健全和村卫生室人员考核工作的开展，地方卫生计生行政部门逐步建立村卫生室人员到龄退出和考核不合格退出机制。

（四）财务管理

①在乡镇卫生院指导下，村卫生室应当做好医疗业务收支记录以及资产登记等工作。

②在不增加农村居民个人负担的基础上，省级卫生计生行政部门要会同财政、物价等部门，合理制定村卫生室的一般诊疗费标准以及新型农村合作医疗支付标准和管理办法。

③村卫生室要主动公开医疗服务和药品收费项目及价格，并将药品品种和购销价格在村卫生室醒目位置进行公示，做到收费有单据、账目有记录、支出有凭证。

第三章　卫生信息管理

第一节　卫生信息资源的组织与管理

一、卫生信息源

（一）卫生信息源的基本概念

广义的卫生信息是指与卫生事业直接或间接相关的所有信息，它宏观地反映了卫生事业的活动特征及其发展变化情况，如社会经济信息、科学技术信息、文化教育信息及人群健康信息等。狭义的卫生信息是指各种卫生工作中产生、收集、处理的信息，如卫生服务活动信息、传染病监测信息、人口出生与死亡信息、大型医疗设备配置信息、卫生从业人员登记信息等，它具体地反映了卫生行业各个领域的发展状况。卫生信息源一般指信息采集工作中获取卫生信息的来源。

（二）卫生信息源的组成与分类

卫生信息源类型，通常可按照信息所有者、信息载体和卫生信息源的特点来划分。

1. 按照信息所有者分类

（1）个人信息源

某工作领域的一些权威人物由于他们的威望和社会地位使得他们具备更广泛的信息吸收渠道，而成为该领域的重要信息源。此外，一些事件的当事者也会成为重要的信息源，如一例罕见病例的发现者、一个药品市场的调查员。

（2）组织机构信息源

各级卫生行政部门、疾病控制中心、各类医院、医药厂家等组织机构为实现各自的目标，在工作中开展频繁的信息活动，形成大量有价值的信息，这些信息往往比较权威、可靠、真实，但由于涉及组织机构的利益，在没有完善的信息资源共享保障制度的情况下，有些信息的获取可能会有一定难度。

2. 按照信息载体分类

（1）实物信息源

一切以现实存在的形式呈现在人们眼前的信息源都被称为实物信息源。例如，疾病暴发流行的现场、医院发现的罕见病人、临床送检的各种标本、医院采用的各种诊疗设备等，它们都是非常直观、原始的信息，需要信息采集人员对其中隐含的信息内容加以剖析、提炼与透视，才能开发出来。

（2）文献信息源

以文字为信息记录主要形式的各种书籍杂志、会议论文、专利、标准等被称为文献信息源。由于大量的医学研究成果特别是基础医学的研究成果首先都是以原始论文的形式报道出来的，加之文献信息公开程度较高和获取途径方法较多，内容准确精练，长期以来，文献信息已成为利用最多、最广泛的一种信息源。

（3）数据库信息源

数据库是按照一定的方式和结构组织起来的大量数据的集合，主要功能是提高信息的集约程度。医药卫生领域既有综合性卫生资源数据库，也有特殊领域的专题数据库。例如，全球第一个商业联机检索服务系统——DIALOG 系统就是一个典型的综合性卫生资源数据库，除拥有许多大型医药卫生书目数据库和期刊全文数据库外，还拥有许多医药卫生方面的特色数据库，如国际药学文摘数据库、精神卫生文摘数据库等。

（4）网络信息源

信息以电子形式通过网络传递、再现和使用来获取，如文本、图像、声频、视频等多种形式，这样的信息源都可被称为网络信息源。非常多的卫生组织和机构利用网络这个平台建立自己的网站，将信息以付费或免费的方式提供给用户。

3. 按照卫生信息源的特点不同分类

（1）卫生成果信息源

指卫生科学领域以文献为主要表现形式的研究成果等，是医药卫生工作者的重要信息源，对医学科学研究水平的提高和医疗卫生工作的改进具有重要作用。

（2）临床诊疗信息源

指医生在诊断和治疗病人过程中所需要的一切信息线索，如病人的主诉、理化检测数据和诊疗方案等。它为疾病的诊疗提供了基本思路和主要参考，在临床过程中具有重大的指导意义和利用价值。

（3）卫生统计信息源

指有关卫生信息的统计资料，主要由相关统计报告汇编而成。从内容上看，它包括传染病统计、卫生统计、中毒统计、死亡及其原因统计等。

（4）卫生产品信息源

它广泛分布在医学、药学及其他相关领域的信息源之中。由于近年来人们对于医药卫生产品，特别是药品和保健品的安全性和有效性日益关注，所以关于医药卫生产品信息的采集、加工、整理、分析已成为制药、医疗和医药管理人员的重点工作之一。

（5）循证医学信息源

循证医学中的证据，主要指临床研究的证据，它包括所有随机对照试验的评价系统、单个的样本量足够的 RCT 结果、设有对照组但未用随机方法分组的病例观察、无对照病例观察及专家意见。循证医学信息源是医药保健疗效可靠证据的重要来源。

（6）病案信息源

指医药卫生信息中一类特殊的信息源，即病人在诊断、检查、治疗全过程中的原始记录。随着病案信息管理的不断发展，病案信息源将会在医疗卫生工作中发挥越来越重要的作用。

二、卫生信息资源与卫生信息资源管理

（一）卫生信息资源

卫生信息资源指人类在医疗卫生社会活动中所积累的以与健康相关的信息为核心的各类信息活动要素的集合，主要包括：①卫生信息或数据；②卫生信息生产者（管理者、统计学家、流行病学家、医务人员、数据收集与处理人员等）；③设备、设施（仪器、计算机软硬件、网络通信设备等）；④资金。

（二）卫生信息资源管理

卫生信息资源管理是一个新的概念，目前在理论上还没有对其内涵和外延加以界定，我们在信息资源管理的基础上加以认识，即卫生信息资源管理是指对卫生、医疗、保健工作中信息活动的各种因素（包括信息、技术、人员、机构等）进行合理的计划、组织和控制，以及为实现卫生信息资源的充分开发和有效利用所进行的综合管理。卫生信息资源管理属于卫生医疗行业的信息资源管理问题，除同政府部门和企业的信息资源管理有许多共性外，应结合自身的特点来进行信息资源的管理活动。实际生活中随着信息技术突飞猛进，如何更好地利用卫生信息资源进行管理决策的理念和方法也在迅速改进。世界卫生组织曾明确地把提高管理水平与改善卫生信息系统联系在一起，并明确指出：

在妨碍管理有效性的因素中，信息保障是主要的问题。因此，卫生信息资源的管理显得尤为重要。

医疗卫生领域在社会中是一个比较特殊的领域，它既与国家的经济建设有直接联系，又具有很强的社会性，直接关系到卫生事业的发展及人民健康水平的提高。目前，一些发达国家已将卫生信息资源作为国家重要的信息资源加以开发、利用和管理。我国卫生信息化建设起步较晚，技术力量薄弱，资金投入不足，落后于整个国家信息化建设的步伐。国家卫生信息网建设，旨在构成一个覆盖中央、省、地（市）、县（市区）四级卫生领域的高效、快速、通畅的网络系统，重点突出疫情报告和科技救灾，提高卫生信息传输质量，加强医疗卫生事业的宏观管理、科学决策和重大灾害的应急、应变指挥能力。这一项目是国家信息化建设的重要组成部分，也是我国卫生领域的一项基础建设。它的建成将使得各级卫生部门及相关信息网络互联互通、资源共享，直接关系到卫生事业的发展和人民群众的医疗、预防保健条件的改善，尤其是我国卫生信息现代化的进程。但是，这一项目在这期间发展得较为缓慢，后来国家更加重视卫生信息化建设，近几年安排了上百亿元资金建立和发展了以公共卫生信息系统为核心的卫生信息系统，卫生领域的信息化建设至今已取得了长足的进步。但总的来说，要走的路还很长，也存在许多的问题，如对人文、经济重视不够，缺乏基础和理论方面的研究等，这些方面还需要进一步完善和加强。

（三）卫生信息资源管理的意义

1. 为提高医院管理绩效提供了新思路

信息资源管理强调信息资源对组织机构实现战略目标的重要性，通过信息资源的优化配置和综合管理，可以提高管理的整体效益。医院信息系统是卫生领域目前应用最成功的信息系统，在发达国家已有几十年的历史，它主要包括医院管理信息系统和临床信息系统。医院管理信息系统的主要目标是支持医院的行政管理与事务处理业务，提高医院的工作效率，从而使医院能以较少的投入获得更好的社会效益和经济效益。临床信息系统的主要目标是支持医护人员的临床活动，收集和处理临床病人的医疗信息，积累临床医学数据，提供咨询，辅助诊疗，提高医护人员的工作效率，更好地为病人服务。

2. 解决卫生部门数据收集存在无效和混乱的问题

信息资源管理强调以数据为核心，实现信息资源管理的标准化。数据质量差是卫生信息资源管理中比较普遍的问题，有时没有考虑基层人员收集数据的专业技能或诊断设备的条件，而且缺少关于如何收集数据的标准说明。另一个问题是收集的信息不足，如在卫生保健水平上，数据收集的焦点一般集中在疾病报告上，而用于监控保健对象个人服务的一些有价值的指标却很少被纳入，仅有一部分涉及管理目标。这种现象的产生，往往是由于数据的生产者与数据的使用者之间在需求方面缺乏共识。此外，许多卫生单位自行创建"信息系统"，在医学用语及编码等方面都不够规范，不同信息系统之间不能相互参考。

3. 解决各部门数据利用度差的问题

信息资源管理强调资源的共享性。目前，卫生信息资源一般分散在卫生各领域和部门，较难集中，信息资源拥有者的利益关系如果没有相应合理的制度来加以协调，信息交流与资源共享就会遇到种种障碍。有许多因素导致信息拥有者容易产生信息垄断的倾向，而人们受传统观念影响又往往要求自由、免费地获取信息，使得许多矛盾难以解决。信息资源管理就是要在信息资源开发者、拥有者、传播者和利用者之间寻找利益平衡点，建立公平合理的信息产品生产、分配、交换、消费机制，优化卫生信息资源的体系结构，确保资源得到最优分配和有效使用。

4. 为确立信息资源在卫生医疗行业中的战略地位提供了新思路

目前，由于数据库管理系统得到日益广泛的使用，人们逐渐意识到数据是组织机构的重要资源，必须对其整体实施有效管理。一般卫生部门都设有相应的数据管理部门，但在实际中，并没有赋予数据管理人员应有的地位和权利，很难实现组织机构从整体上完成数据管理。要解决这个矛盾，可以借鉴政府和企业设立信息主管职务的经验，在卫生管理部门设置高层信息主管职务，其职责是全面主持各级卫生部门的信息管理，包括开发信息技术、健全信息系统、分配信息资源、实现资源共享等，辅助高层决策。

5. 成为知识经济时代组织文化建设的重要组成部分

信息资源管理侧重于事实性知识管理，而现代的科学管理工作愈来愈强调"靠数据说话"，信息资源的有效管理必然使信息和信息技术渗透到组织机构的各个部门，影响到所有相关人员的工作和生活，使信息文化融入日常生活中，这对于提高工作效率、增强组织机构的凝聚力和竞争力具有重要意义。

6. 支持企业参与市场竞争

企业为了在激烈的市场竞争中求生存、求发展，必须加强信息化建设，通过掌握信息、依靠信息、运用信息而提高企业的竞争力。

（四）卫生信息资源管理的任务

卫生信息资源管理是一项复杂的管理活动，它强调多要素的综合管理，内容包括技术管理、人文管理和经济管理。

1. 建立卫生信息的基础设施

卫生信息资源是医学研究的基础，医学与其他学科一样，是人类创造性的社会活动，也是一个社会系统。医学科研人员、医学理论与方法、医学文献、医学仪器与设备是构成这个系统的要素。而卫生信息基础设施就是这些要素之一，它是根据卫生各部门当前业务和可预见的发展对信息的采集、处理、传输和利用的要求，构筑由信息设备、通信网络、数据库、支持软件、各种标准等组成的基础环境。各地区的卫生部门或具体单位应该在充分利用现有资源和公共资源的基础上，从自身经济实力与发展需要出发，经过科学的规划和调研考察，按阶段建立起比较完善的卫生信息基础设施。

2. 建立卫生信息资源管理标准

建立卫生信息资源管理基础标准，进而保证标准化、规范化地组织好信息，是开发卫生信息资源的一项重要工作。卫生信息资源是临床医疗的依据，临床医疗是一种科学决策的过程，而促使这种科学决策需要一种资源管理标准，目前国际上已有多项卫生信息标准，国际标准组织也有多项卫生信息标准正在制定中。我们应密切注视国际卫生信息标准化研究的进展，结合我国的实际情况建立起一套卫生信息标准，在已建的数据库信息基础上，组织业务人员与信息技术人员密切合作，开发新的信息资源，建立有关卫生行政管理、医学科研、医疗保健服务的各种数据库，实现高层次数据环境的系统集成。

3. 制定卫生信息资源管理的法律、法规和管理条例

随着科学技术的进步和卫生事业的发展，特别是随着社会信息化程度的逐渐提高，社会信息行为日渐频繁和重要，需要依据法律和规范来引导和约束人们的信息行为，调节相互之间的关系，如信息传输、信息安全、知识产权、组织或个人隐私权等问题，都应在这一范畴内解决。卫生信息资源这一任务也正是全民健康的保证。世界卫生组织认为，健康是一种身体、精神和交往上的完美状态，而不只是身体无病。随着公众保健意识的增强和健康观的转变，人们对医学信息的需求也日益迫切。康复医学、全科医学、家庭医学、社区医学、灾难医学等新兴学科的出现，也反映出医学模式的变化对医学的影响，那么就更加需要一种相对的标准来规划其中的度。

4. 健全卫生信息化的重大项目投资管理制度

卫生行政部门应对卫生信息化建设项目给予专项拨款，并对重大项目进行充分论证，包括是否符合卫生信息化的技术政策，是否符合有关的技术标准和规范，目标是否明确、合理，产出是否可以监督和评价，资金配置是否适当等。在项目实施过程中，要建立严格的监督和检查制度，确保投资达到预期的效果。以往，在这方面的教训不少，一些卫生单位投入大量资金，由于没有得到充分论证和相应的监督机制，最后导致项目失败。

5.培养高素质、复合型卫生信息管理的人才队伍

卫生信息主管是指负责制定卫生组织机构中信息政策、规划、标准等，并对组织机构中的信息资源进行管理和控制的高级行政管理人员。理想的信息管理人才必须具有复合型知识结构，能承担起卫生信息资源管理的各项任务。他们不仅应该具有信息技术的知识，还必须具有卫生管理及一定的医学专业背景知识。因此，应加强这支队伍的建设，并通过他们组织搞好各种教育活动和培训工作，提高中高层管理干部和行政人员、医生、科研人员的信息化认识水平与信息化技能，组织全员参与卫生信息资源的管理、开发和使用。

6.信息系统的管理

信息系统的管理包括信息系统开发项目的管理、信息系统运行与维护的管理、信息系统的评价等。

三、卫生信息组织

（一）卫生信息组织的原理

信息组织即信息序化或信息整序，也就是利用一定的科学规则和方法，通过对信息外在特征和内容特征的描述和序化，实现无序信息流向有序信息流的转换，从而保证用户对信息的有效获取和利用及信息的有效流通和组合。所谓信息的外在特征就是指信息的物质载体所直接反映的特征，构成信息载体的外在的、形式的特征，如信息的物理形态、题名和责任者及信息的类型、信息生产和流通状况等方面的特征。所谓信息的内容特征就是指信息所包含和承载的具体内容，即通过信息载体传递和交流的具体内容。信息组织的基本对象和管理依据就是信息的外在特征和内容特征两个方面。

1.信息组织的理论基础

系统论认为，"整体大于部分之和"。基于这一原理，信息组织的目标是要建立信息系统。在开放系统中，系统不断与外界进行物质和能量的交换，熵趋于最小值，能量远离平衡，混乱度最小，从原来的无序结构转为一种时间、空间和功能上的有序结构。这就是适于一切开放系统的耗散结构理论。普里高津找到了有序之源——非平衡、开放系统。这一原理给信息组织的启迪是，所要建立的信息系统应该是一个开放系统。现实存在的包括信息组织和信息检索在内的信息系统正是这样一个开放系统，它与外界进行着信息的交换，既采集信息，也输出信息。

一个信息系统是由多个子系统构成的，建立各子系统之间的协同作用机制是非常重要的，这正是来自协同论的指导思想。无论什么系统从无序向有序的演化，都是大量子

系统之间相互作用而又协同一致的结果。

2. 信息组织的方法基础

语言学、逻辑学、知识分类是信息组织的方法基础。

要把庞杂、分散的信息组织成有序、优化的整体，就必须建立符号系统。有了这种符号系统，信息系统的有序特征才能体现，信息单元的个体特征才能被揭示出来，各种信息单元才能对号入座，纳入这种符号系统的框架之中，形成一个便于检索的序化信息集合。尽管各种信息组织符号系统的形式不同，但都和自然语言一样，有着共同特征：有语词，有词汇，有语法。这就是信息组织的语言学基础。

形式逻辑是关于思维规律的科学。信息组织是一种思维活动，它必须遵循科学的思维方法。也就是说，进行信息组织工作必须用到形式逻辑的一些方法，信息组织的行为只有符合逻辑思维规律，才能保证信息组织的序化质量。

分类是人们认识事物的一种最为基本的方法。知识分类是一门研究知识体系结构的学问。信息的主体是知识，信息组织活动必须建立在人们对知识体系认识的基础之上。

（二）卫生信息组织的内容

从信息组织的内容来看，主要包括信息描述、信息揭示、信息分析和信息存储四个方面。对每一方面内容的研究都应建立相应的模型或在一定的框架下进行。

1. 信息描述

信息描述是指根据信息组织和检索的需要，按照一定的描述规范或规则对信息的主题内容、形式特征进行全面分析、选择和记录的过程。其结果属于二次信息。对信息的描述主要侧重于信息的外在特征，对部分内容特征的描述仅限于一些显性内容特征的描述。信息描述的结果，是获得描述记录（元数据，关于数据的数据）。目前，比较成熟的是针对文献信息描述的 ISBDs 模式。该模式采用了统一描述内容，在此基础上运用统一的描述符号按统一的描述格式记录。描述内容主要包括八大描述项目，分别是题名与责任说明、版本、信息特殊性、出版发行、载体形态、丛编、附注、国际标准编号及获得方式。

与传统的文献信息描述相比，网络信息描述更加灵活，往往未设置明确的限制，描述内容方法与格式也有所不同，如网络信息资源的描述一般采用易于理解的文字标识，直接将表达该字段的词语作为该字段的标识符。在信息描述标准化过程中，近年来受到广泛关注的热点之一是网络信息资源的描述问题，即元数据的记录问题。

卫生信息描述是建立卫生信息系统基础结构的初级组织阶段，它可以从不同的角度

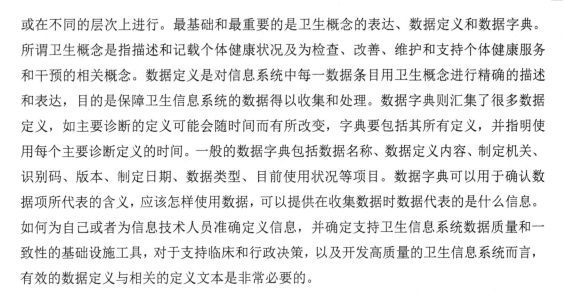

或在不同的层次上进行。最基础和最重要的是卫生概念的表达、数据定义和数据字典。所谓卫生概念是指描述和记载个体健康状况及为检查、改善、维护和支持个体健康服务和干预的相关概念。数据定义是对信息系统中每一数据条目用卫生概念进行精确的描述和表达，目的是保障卫生信息系统的数据得以收集和处理。数据字典则汇集了很多数据定义，如主要诊断的定义可能会随时间而有所改变，字典要包括其所有定义，并指明使用每个主要诊断定义的时间。一般的数据字典包括数据名称、数据定义内容、制定机关、识别码、版本、制定日期、数据类型、目前使用状况等项目。数据字典可以用于确认数据项所代表的含义，应该怎样使用数据，可以提供在收集数据时数据代表的是什么信息。如何为自己或者为信息技术人员准确定义信息，并确定支持卫生信息系统数据质量和一致性的基础设施工具，对于支持临床和行政决策，以及开发高质量的卫生信息系统而言，有效的数据定义与相关的定义文本是非常必要的。

2. **信息揭示**

信息揭示是指对信息内容特征进行深层次揭示并转换成主题标识的过程。信息揭示中，"主题"是一个基本的概念，是指某一具体信息实体所介绍、论述、研究、说明、表现的对象或问题。完整的主题由若干不同概念因素组成，如"对象—方法—作用—条件—结果"等不同结构。信息揭示的一般过程是先进行主题分析，然后做主题标引。主题分析通常应结合具体的问题和检索语言的特点，采用相应的概念分析方法，对具有标引价值的主题概念进行概括、提炼和选择。

需要注意的是，信息揭示应根据信息资源的特点进行。例如，在主题分析的对象为传统文献的情况下，通常应依据文献的题名、前言、目次、文摘或内容简介、参考文献等，必要时也可浏览全文。网络资源的主题分析一般还应注意阅读有关资源的说明文字。卫生信息系统主题数据库的建立，其主题分析往往是根据业务流程来进行，如医院信息系统需要建立的主题数据库可以有患者、医护人员、管理人员、影像诊断、实验室化验、财务等。

3. **信息分析**

信息分析是指根据特定问题的需要，对大量相关信息进行全面的系统化、综合化和适用化的深层次加工，并形成新的信息的过程。信息描述和信息揭示的主要作用是帮助用户提供和选择所需要的一次信息和二次信息；而信息分析的主要作用是形成三次信息。这种分析通常是建立在对大量信息分析和对比的基础上，进行归纳、综合、概括和总结的一种高级信息组织活动，它更加强调对信息内容的分析并形成一种组合信息，具有更强的针对性和适用性。它所提供的成果主要有四种类型。

（1）综述型

即针对某一特定课题或研究对象，对一定时期内与之相关的大量信息进行归纳、整理和分析，形成有关这一课题或研究对象的现实水平及发展过程的总结报告。

（2）评估型

评估是科学决策的重要依据，它是在对大量相关信息进行分析与综合的基础上，经过优化选择和比较评价，形成能满足决策需要的支持信息的过程。

（3）预测型

预测是利用现有的信息，预先推知和判断某一事物未来发展动态和变化趋势。

（4）汇编型

即将各种特定的信息汇编成手册、文档、年鉴、数据表及与特定主题相关的数据字典、分类表、数据库等，由于这种形式往往具有一定的系统性和较强的针对性，一般仍将它作为三次信息，比较典型的例子有国际疾病分类、疾病诊断相关组等。

4. 信息存储

信息存储是指将信息描述、揭示和分析的结果，按照一定的规律科学排列和组织存放在一定的空间中，并且能够有效地进行检索和提取，它是形成信息系统的一个必不可少的组织环节。信息存储必须按一定的方式和规则进行，例如，是将信息存放在纸介质或缩微片中还是存放在磁盘或光盘等其他介质中，不同类型或不同内容的信息应如何存放（存储空间如何划分），信息是采用集中方式存储易于管理还是采用分布式存储管理更好等，必须根据信息机构和信息系统的具体情况选择和处理，不能一概而论。信息存储都是以信息的外在特征或内容特征作为主要存取依据的，因而信息存储与信息描述、揭示和分析是紧密联系在一起的，信息存储在很大程度上依赖信息组织中其他各个环节的组织方式和结果。

需要指出的是，信息描述、信息揭示、信息分析和信息存储四个方面不是逐次推进的四个阶段，它们之间既有区别又有一定的联系，共同构成信息组织的完整内容。

（三）卫生信息组织方法

1. 一般信息组织方法

信息是事物运动的状态和方式，而任何事物运动的状态方式都具有形式、内容和效用三个基本方面。根据这三个方面，信息可以分为语法信息、语义信息和语用信息。对这三种信息进行组织也称卫生信息组织的基本方法。

（1）语法信息组织方法

语言学中的语法学是研究语言符号之间的结构规则的，主要包括词的构成和变化、词组和句子的组织，研究的语言内容属于形式范畴。信息组织借用了"语法"二字，是指按照形式特征组织信息。最常见的语法信息组织方法有字顺组织法、代码法、地序组织法和时序组织法。

（2）语义信息组织方法

语义信息的"语义"取之于语言学，具有研究语言符号与它代表的对象之间的结构关系的意思。语义信息组织法指研究信息的内容特性进而对信息进行描述的某种方法。最常见的语义信息组织法有两种：分类组织法和主题组织法。

（3）语用信息组织方法

语用信息法是借助语用学的特有含义来研究随着环境与使用者的不同而不断变化的信息的方法。常见的语用信息组织有两种：权重值组织法和概率组织法。

2. 网络信息组织方法

（1）网络一次信息资源的组织方法

①文件方式：以文件为单位共享和传输信息。以文件系统来管理和组织网络信息资源简单方便，是存储图形、图像、图表、音频、视频等非结构化信息的天然单位，但对于结构化信息则难以实现有效的控制和管理。

②自由文本：自由文本主要用于全文数据库的组织，是对非结构化的文本信息进行组织和处理的一种方式。它不同于二次文献数据库的组织，无须前控，不必用规范化语言对信息进行复杂的前处理。它不是对文献特征的格式化描述，而是用自然语言深入揭示文献的知识单元，并以此为据，按文献全文的自然状况直接设置检索点。它所组织的是人们所创造或采集到的网外全文信息，是输入网络的新资源。

③超文本、超媒体方式：超文本方式打破了顺序线性存取的局限，采用非线性组织方式，能提供非顺序性浏览功能。这种信息组织方式将网络上相关文本的信息有机地编织在一起，以节点为基本单位，节点间用超链接方式相连，将文本信息组织成立体网状结构，使用户可以从任一节点开始，根据网页中信息间的联系，从不同角度，灵活、方便地浏览和查询信息。超媒体方式是超文本方式的扩充，是超文本与多媒体技术的结合，它将文字、表格、声音、图像、视频等多媒体信息以超文本方式组织起来。这种方式是目前网上信息资源组织的主要方式。

④主页方式：主页方式类似于档案全宗的组织方式，它将有关某机构、个人或专题的各种信息集中组织在一起，是对某机构或人物等各类对象的全面介绍。

⑤数据库方式：利用数据库技术对网络信息资源进行管理可极大地提高信息的有序性、完整性、可理解性和安全性，可以有效地处理结构化的数据。以数据库技术为基础建立大量的信息系统形成了一整套系统分析、设计与实施的方法，为人们建立网络信息系统提供了现成的经验和模式，数据库技术与网络技术的融合极大地方便了用户利用和开发信息资源，提高了效率。但是这种方式处理的对象通常是结构型的，以数值形式为主的数据类型，对非结构化的信息处理难度较大，不能提供数据之间的知识联系，无法有效处理结构日益复杂的信息单元，缺乏直观性和人机交互性。在一个决策支持系统中，对于事实型数据、离散型数据，当前的数据库技术尚无法达到令人满意的效果。

（2）网络二次信息资源的组织方法

一次信息是原始信息资源，将一次信息资源进行描述、揭示、分析和存储后，形成了有序化、系统化的二次信息。网络二次信息的组织方法主要有以下几种。

第一，搜索引擎：Internet 上专门提供查询服务的一类工具，它利用被称为 Robot、Spider、Worm 等的自动代理软件，定期或不定期地对网络信息资源进行搜集，然后利用索引软件对搜集的信息进行自动标引，创建一个详尽的可供用户进一步按关键词查询的 Web 页索引数据库。搜索引擎方法是目前 Internet 上对二次信息进行组织的主要方式之一，较著名的有 Alta Vista、Opentext、Excite、Webcrawler、Lycos 等。此种方式所搜集的信息虽然丰富广博，但内容杂乱、良莠不齐，实际有用的信息很少，查准率较低。

第二，主题树：这一组织信息资源的方法是将所获得的信息资源按照某种事先确定的概念体系结构，分门别类地逐层加以组织，用户先通过浏览的方式逐层加以选择，直到找到所需要的信息线索，再通过信息线索连接到相应的网络信息资源。网上许多著名的网络检索工具如 Yahoo、Sohu 等，都采用这种方式组织信息。利用主题树方式组织信息资源的优点主要有：①主题树屏蔽了网络资源系统相对于用户的复杂性，提供了一个基于树浏览的简单、易用的网络信息检索与利用的界面；②信息检索由用户按照规定的范畴分类体系，逐级查看、按图索骥，目的性强、查准率高；③采用树型目录结构组织信息资源，具有严密的系统性和良好的可扩充性。

最突出的缺点就是必须事先建立一套完整的范畴体系。因为，一方面，网络信息资源的庞杂性，决定了很难确定一个全面的范畴体系作为主题树结构的基础来涵盖所有的网络信息资源；另一方面，用户为了准确迅速地获取信息，必须对相应的范畴体系有较全面的了解，这就增加了用户的智力负担。另外，为了保证主题树的可用性和结构的清晰性，范畴体系的类目不宜过多，这就大大限制了一个主题树体系所能容纳的信息资源的数量。

第三，指示数据库：在对网上的信息资源进行分类编目时，除了提供详细的书目信息外，还要对其存储位置——URL 或 IP 地址这样的信息线索或链接点进行描述，指示数据库便是存储有关网上一次信息的网址及相关信息的描述信息。通过这种方式进行检索，首先在数据库中获得地址，再在浏览器的地址栏中输入地址进行查找，而不像搜索引擎那样一次检索的结果就是超文本方式，只须直接点击链接便可获得所需的一次信息。它的优点是入库记录要经过严格选择，具有较强的针对性和可靠性，检索结果适用性强，常用来组织专题性的或专用的网上二次信息。

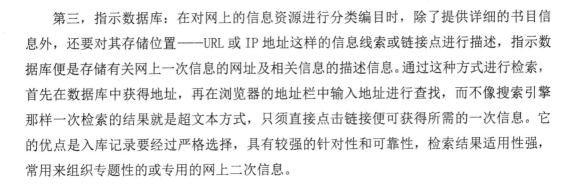

第二节　卫生信息管理的政策与法规

一、卫生信息管理的政策

随着人类逐步走向信息时代，人们越来越清楚地认识到，信息是与物质、能源并列的三大社会支柱之一。"知识就是力量""信息就是财富"等说法已经深入人心。发达国家紧随以信息技术为核心的新技术革命，率先掀起了以信息资源开发、利用为中心的社会经济信息化浪潮；发展中国家也不甘落后，正急起直追，力图工业化和信息化并举，尽快缩小与发达国家的经济差距和信息差距。一个以信息科学技术为基础、以信息处理服务为核心的新兴产业——信息产业正在全世界加速形成和发展。这是现代社会的时代特征，也是人类社会的发展趋势。

（一）信息管理的政策

信息管理政策是政策研究领域里的一个新的概念，也是一种因素众多、联系复杂的社会现象。由于不同国家、不同领域的专家学者对信息管理政策概念有不同的理解，所以，至今还没有形成一个公认的信息政策定义。一般认为，凡是某一政治团体或社会组织为达到自身的一定目的而制定的信息活动方针、指南、准则等，均可视为信息管理政策。例如，从信息政策领域看，有科技信息政策、经济信息政策、文化信息政策等；从信息政策范围看，有国际信息政策、国家信息政策、地方信息政策等；从信息政策对象看，有政府信息政策、企业信息政策、个人信息政策等。

信息政策涉及广泛的内容，其范围大致如下。

1. 政策目标

国家信息政策的首要内容就是要阐明其政策目标，为社会信息事业的发展指明方向，规定战略重点和方针任务。不同国家在不同的历史时期，其信息政策目标都各不相同。国家信息政策的目标选择是建立在国家的社会经济发展总目标及本国信息环境现状的基础之上的。联合国教科文组织曾主要面向发展中国家，提出国家科技信息政策必须具备以下基本目标。

①保证在科技、经济和社会各领域积累起来的知识得到最佳利用，以实现本国的社会发展目标。

②保证为政府和社会各阶层的管理决策提供足够的信息。

③促使政府和企业高度重视信息的获取和利用。

④为信息服务的当前和长远发展提供保障，满足信息生产者、加工者、传播者和使用者的长远需要。

⑤促进国际信息和技术的交流与合作。

2. 系统建设政策

为充分有效地开发、管理整个国家的信息资源，必须建立和完善国家信息系统。国家信息系统建设主要有分散型和集中型两种模式。分散型模式的特点是政府和民间各自组建信息机构，信息服务的内容、方法和发展方向等由各信息机构根据对社会信息需要的预测进行自由选择。这种模式效率高、灵活性强，借助于现代信息技术形成全国性的信息网络，能比较方便、及时地满足人们的信息需要，但可能会出现重复或遗漏的现象。集中型模式的特点是国家统一建立各级各类信息机构，信息服务由国家根据严格的计划实行统一管理和分工协作。这种模式有利于国家信息资源的合理开发与有效管理，便于协调各信息机构之间的相互关系，但易导致系统管理的封闭和僵化，降低信息服务的效率与效益。由于世界各国的国情不同，国家信息系统建设也往往会采取不同的模式，因而也就形成了各国在国家信息政策方面的基本差异。

3. 产业发展政策

信息产业在现代国民经济中占有越来越重要的地位，需要从全国整体的高度确定其产业目标和发展战略，以增大对信息产业的人力、物力和财力投入，在国民经济发展总战略的指引下促进信息产业的发展。信息产业是技术密集型、知识密集型产业，国家在制定信息产业政策时必须注意信息产业的自身特点和社会信息活动的客观规律，对信息产业实行适当的前倾政策，在财政、信贷、税收等方面给予优惠，以扶持信息产业的优先发展。

4. 信息技术政策

信息技术给社会信息活动和人类生活环境已经带来了重大影响，并产生了一系列政策问题。现代信息技术发展速度快、更新周期短、影响范围广，如何正确地结合国家的实际情况，选择、引进和采用新的信息技术，如何在复杂多样的技术发展中准确把握信息技术的动向并及时制定信息技术的发展战略，如何有效地解决信息技术发展所带来的信息保护和信息安全问题等，都是信息技术政策的重要内容。信息技术政策一方面要为信息技术的发展提供原则指南；另一方面要为调节社会信息关系的信息立法活动提供政策基础。

5. 传播流通政策

国家的信息传播与流通政策涉及广泛的社会领域，包括对大众传播媒介的管理与控制、政府信息的公开与保密、技术转让与技术转移的国家调节、信息咨询与信息市场的规范、知识产权制度的建设与完善等一系列政策问题。这些问题对象复杂、因素众多，需要在国家的社会政治、经济发展总路线和总目标的指引下，针对各部门、各领域的具体情况，分别制定各自的信息行业政策。

6. 信息投资政策

开展信息活动的资源投入一般来源于政府拨款、企业开支、社会资助和用户付费等几个方面。其中，政府拨款是国家公益性信息事业的主要资金来源，是国家对社会信息活动实施管理和控制的重要政策手段。信息投资政策一方面要明确规定国家对信息事业的投资强度，强化投资管理，即通过政府拨款的合理分配来促进国家信息政策目标的实现；另一方面，应该采取有效的政策措施，鼓励企业和个人增加信息投资，发展民间信息经济。

7. 信息人员政策

人是社会信息活动的核心，人才问题是一切信息政策都必须考虑的问题。国家对信息人员的资格条件、考核晋升及地位待遇等应该有明确的政策规定，对信息人员的业务培训和继续教育应该有切实可行的政策措施，对于开展信息专业教育的教学机构要进行评估认定和政策支持，在全国范围内逐步形成知识结构合理、层次配备齐全的信息专业队伍。

8. 国际协作政策

信息活动的国际合作是现代社会信息事业发展的大趋势之一。国家信息政策要解决本国信息活动与其他国家及国际组织的信息活动的合作与协调问题，在国际信息交流中维护国家主权，在国际信息市场上维护国家利益。

（二）卫生信息管理政策的内容

卫生信息政策可以加强卫生信息监管、应对卫生信息安全领域出现的新挑战、保证

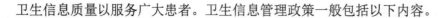

卫生信息质量以服务广大患者。卫生信息管理政策一般包括以下内容。

1. 卫生信息监管政策

政府机构在制定卫生信息政策时，首先考虑的是立法对象问题，也就是如何界定卫生信息所涵盖的范围。卫生信息政策制定部门根据不同的卫生信息政策法规，确定法规的管辖范围。卫生信息包括具有识别能力人的生理或心理医学记录；以电子表格或手工表格或两者混合记录的医疗记录。这些记录包括手写的医师处方、从业者的信件或表格；实验室报告；医学影像资料，如 X 光片、医疗仪器显示资料、音视频资料。同时，随着信息技术的不断发展，卫生信息含义的改变，卫生信息监管的对象也是不断变化的。

随着电子病历的不断推广和卫生信息化的进一步发展，卫生信息监管政策对数字化的卫生信息的管理正不断加强。对于数字化的卫生信息（如电子病历）、由数字／移动媒体存储的卫生信息（如由 CD、DVD、USB 设备存储的卫生信息）也会纳入卫生信息监管的范围之中。

2. 卫生信息质量管理政策

卫生信息的质量对于每一级管理层在制定决策时都起着至关重要的作用。低质量的信息不但会对病人的健康造成伤害，降低卫生医疗服务的质量，还直接影响卫生信息的利用，损害卫生信息的有效性。因此，高质量的卫生信息是保障卫生医疗水平不断提升的关键。系统设计时出现的错误、信息处理方式存在问题及噪声干扰都会导致低劣质量的信息产生。低效的记录管理、形同虚设的信息安全、对相关法律与政策的无视也会造成信息的低劣。因此，加强对信息的政策监管是保证卫生信息质量的关键。

为了避免低质量卫生信息造成的风险，需要建立卫生信息质量保障的概念。卫生信息质量保障是一套具备标准、指标及测量工具的评估框架，能够对卫生信息质量进行定性与定量的分析，其主要目标是评估卫生信息的使用绩效、改进卫生信息交换流程。卫生信息质量保障的基础是建立在卫生信息质量评估标准之上的，卫生信息质量评估标准应包括卫生信息质量管理标准、卫生信息系统标准、组织流程标准和卫生信息人员培训标准。但是由于在卫生信息标准化建设上的滞后，电子病历和电子健康档案的潜在风险可能会导致低质量的卫生信息的产生。随着经济全球化进程的加快和我国社会主义市场经济体制的不断完善，标准已经成为我国走新型工业化道路、建设节约型社会、提升国家核心竞争力和综合国力的技术保障，成为全面建设小康社会的技术基础。中国标准化发展状况日益受到国内外企业、政府和社会的高度关注。卫生信息标准化的建设尤为重要。

3. 卫生信息安全管理政策

为防止突发事件对 NHS（国家医疗服务体系）信息安全造成可能的破坏，原卫生部

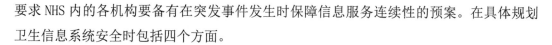

要求 NHS 内的各机构要备有在突发事件发生时保障信息服务连续性的预案。在具体规划卫生信息系统安全时包括四个方面。

第一，规划是指卫生信息安全管理系统的构建，主要包括：①确定卫生信息安全管理的业务需求；②评估并确定卫生信息安全风险；③制定控制信息安全风险的措施。

第二，实施是指卫生信息安全管理系统的应用与作业，主要包括：①制订并实施识别卫生信息风险的行动计划；②为提高卫生信息安全意识需要进行人员培训。

第三，评估是指卫生安全管理的监控与评价，主要包括：①确立监控流程以识别潜在的卫生信息系统漏洞；②对卫生信息安全风险评估系统进行监控与升级；③通过内部评估与独立审查对卫生信息安全管理系统的效用进行管理。

第四，运行是指卫生信息安全管理系统的维护，主要包括：对卫生信息安全管理系统的管理与升级。

（三）卫生信息管理政策的作用

卫生信息政策是卫生信息环境系统中的一个关键因素，它在卫生信息活动中发挥着十分重要的作用。

①确定卫生信息活动的发展方针，指明卫生信息事业的发展方向。

②调动或约束卫生信息力量，促进卫生信息资源的合理开发和有效利用。

③协调卫生信息环境系统诸要素及其与外部环境的相互作用，保证信息环境的健康发展。

④为卫生信息活动提供具有导向性和约束力的行动准则。

二、卫生信息法规

（一）卫生信息法规概述

法律是由国家立法机关制定或认可并由国家强制力保证实施的各种行为规范的总和。信息化进程的逐渐深入和信息技术的应用所带来的一系列问题，呼唤着信息法的产生和成熟，加强信息法制建设势在必行。

1. 电子病历数字签名相关法律法规

电子签名的发展历程分为三个阶段。第一阶段为 1995—1997 年，为电子签名法的立法探索时期。这一阶段的立法以调整电子交易方面的电子商务为主，独立调整签字认证的法律较少，立法语言尚不成熟。第二阶段为 1998—2000 年，为电子签名法逐渐成熟的时期。这一阶段，立法原则逐步达成共识，注重技术标准的国际通用性，加强了对消费者保护和个人隐私的保护，倡导政府适度干预、积极监管的立法政策，并且开始探索在电子病历中的应用。第三阶段从 2001 年开始，为电子签名法的全面传播时期。这一时期，各国普遍感到电子签名法意义重大，通过电子签名法的国家数量急剧增多，立法的深度与质量也有了更缜密的保证，在电子病历中的应用逐步得到推广。

2. 我国电子病历数字签名相关法律法规

我国颁布施行了《中华人民共和国电子签名法》（以下简称《电子签名法》）。它确立了电子签名的法律效力，并对不适用电子签名的文书加以明确。《电子签名法》规定了满足法律、法规规定原件形式要求、文件保存要求的可靠电子签名应具备的条件，提出当事人约定使用电子签名、数据电文的文书，不得仅因为其采用电子签名、数据电文的形式而否定其法律效力。此外，明确了电子签名的认证服务机构的资质要求、业务规则及法律责任。后来我国又颁布了《电子认证服务管理办法》，进一步明确了电子认证服务机构的申办条件及行政许可流程；电子认证服务的要求及其暂停或终止的条件；电子签名认证证书的提供方及持有人的权利和义务；监管及具体罚则等相关问题。

对于电子病历的数字签名还未有明确的法律规定。原卫生部发布了《卫生系统电子认证服务管理办法（试行）》，规范了我国卫生系统电子认证服务管理方、使用方和提供方的管理办法。从卫生系统电子认证服务机构的管理、电子认证服务机构的服务要求、数字证书的应用管理等方面进行了规定。

3. 我国远程医疗相关法律法规

自国家金卫工程军字 2 号工程建设以来，远程医疗也逐步得到发展。原卫生部也制定了相应的管理规范，1999 年 1 月颁布了《关于加强远程医疗会诊的通知》。该通知对开展远程会诊的医疗机构及医疗卫生专业技术人员的资质、患者知情同意及会诊医师及申请会诊医师之间的关系做了简要的规定。2009 年 7 月颁布《互联网医疗保健信息服务管理办法》，指出开展远程医疗会诊咨询、视频医学教育等互联网信息服务的，按照原卫生部相关规定执行。2011 年初，原卫生部下发《远程医疗服务管理办法（试行）（征求意见稿）》，明确了远程医疗服务的定义，并首次将远程医疗服务分为一般远程医疗服务和特殊远程医疗服务两大类，明确了其资格申请与审核流程及医疗机构的执业规则。

4. 电子健康记录隐私保护相关法律法规

隐私权是指自然人享有的私人生活安宁与私人信息秘密依法受到保护，不被他人非法侵扰、知悉、收集、利用和公开的一种人格权，而且权利主体对他人在何种程度上可以介入自己的私生活，对自己是否向他人公开隐私及公开的范围和程度等具有决定权。隐私权作为一种基本人格权利，是指公民"享有的私人生活安宁与私人信息依法受到保护，不被他人非法侵扰、知悉、搜集、利用和公开的一种人格权"。随着 Internet 技术的广泛使用，已经引起了许多个人隐私权问题，它还会在将来发展的过程中对个人自由的许多方面带来意想不到的问题。

国内涉及个人信息保护的法律法规很多，《中华人民共和国宪法》《中华人民共和国民法通则》《中华人民共和国合同法》《中华人民共和国居民身份证法》《中华人民共和国档案法》《中华人民共和国民事诉讼法》《中华人民共和国刑事诉讼法》《中华人民共和国行政诉讼法》《中华人民共和国商业银行法》《互联网电子邮件服务管理办法》《个人信用信息基础数据库金融机构用户管理办法》《短信息服务规范》《计算机信息网络国际联网安全保护管理办法》等多部法律都提高了对个人信息保护的内容，但未明确提出对电子健康记录隐私的保护。《中华人民共和国侵权责任法》的出台虽然明确了对隐私侵权的保护，但是对医疗信息隐私，或者具体到健康档案隐私还存在若干不足。

在卫生相关的行政法规中，明确提到了对患者隐私权的保护，如《中华人民共和国执业医师法》《护士条例》《艾滋病防治条例》等。在部分原卫生部制定的标准规范（如《基于健康档案的区域卫生信息平台建设指南》《卫生部关于规范城乡居民健康档案管理的指导意见》）中，均明确提出了保护个人健康隐私的要求。

（二）我国卫生信息法规评价

卫生信息化是医疗改革的重要内容，从单系统、单条线、单部门逐渐向跨地区、跨部门、跨行业的医疗卫生资源共享和医疗卫生健康信息共享转变，这实际上促进了医疗卫生模式的创新，不仅包括技术上的创新，更重要的是医疗体制运行机制和服务模式的创新。随着卫生信息化应用范围的逐渐渐大，面临的问题也越来越多，特别是在法律法规方面存在以下问题。

1. 缺少明确电子病历法律效力的相关法律

各项与电子病历所相关的法律法规中，并没有一部是完全针对电子病历的法律效力所制定的，缺少明确其法律效力的法律条款。例如，《医疗事故处理条例》只对纸质病历的法律证据作用做了规定，未涉及电子病历的相关内容；《电子病历基本规范（试行）》主要规范电子病历临床使用，而对其法律地位和效力并未做明确规定。国家虽颁布了《中华人民共和国电子签名法》，但在电子病历数字签名方面还没有明确的规定。由于不具备法律规定的条件，医务人员无法落实于行动，使电子签名没有实际的法律效力，得不到法律保护。对此，全国各地区、医院采取了不同方法。有的严格依照现有法规制度办理，坚持不用计算机承担上述工作，结果影响了信息化进程；有的为了既不违法又能应用计算机技术，采取计算机录入和手写处方同时进行的办法，结果费时费力，遭到医务人员强烈反对；还有的置现行法规制度不顾，完全采用数字签名的办法，结果信息化进程很快，应用效果也很好，但出现医疗纠纷时得不到法律保护。目前多数医院采取的是两者兼顾的方法，即在医院内部采用电子签名运行，对外发出的文书则打印后手写签名，电子病历则在患者出院后打印一份签名后归档。

2. 电子健康记录的隐私及安全保护尚无法律依据

国外对隐私权及相关数据安全的立法比较完善，而国内对医疗卫生行业电子健康记录隐私和安全保护方面还没有相关立法，使得电子健康记录在数据采集、传输、储存及利用方面都存在一定的问题。在采集阶段，居民应享有知情权、建档授权和拒绝信息采集权。目前有些地方建立电子健康档案是工作指标，对于居民知情同意不够重视，居民对自己电子健康记录信息出现泄露也不知情，即使发现信息泄露，也难以通过有效的法律渠道维护自己的权益。医务人员在为居民提供医疗保健服务时，查阅相关电子健康记录信息应受相应的权限限制。而目前我国电子健康档案、电子病历相关数据标准规范中，没有对信息内容进行隐私级别区分，大部分电子健康档案、电子病历信息系统也没有明确划分医务人员的使用权限，造成了医务人员可以随时查看居民电子健康记录的现状。隐私信息分级、信息系统权限划分和调阅档案的授权不完善，都造成了隐私泄露的风险。在数据传输方面对于数据安全传输标准上还存在不足，需要继续完善。在存储方面目前因为资金、技术条件等限制，存在忽略数据安全和软件不够强大的问题。公司开发软件，普遍重视功能和应用，对于数据安全重视程度不够，数据库中信息甚至没有加密处理，防病毒、黑客攻击的能力不强。在数据利用方面，也缺乏相应的法律及规范。什么人有权限调阅？能够调阅多少？超出权限范围信息如何申请？对这些申请，由电子健康档案管理机构还是电子健康档案所处理并授权？如何处理或授权？

3. 远程医疗行为尚无法律规范

远程医疗是随着网络信息技术和数字医学设备的飞速发展而形成的新型医疗模式，包括远程会诊、远程医学教育、远程检查、远程监测、远程诊断、远程治疗等内容。其中，远程会诊与远程医学教育已有10多年的历史，而远程检查、远程监测等则是近年兴起的医疗行为，很多涉及法律认可和规范问题，如通过网络和数字视频进行的远程检查、监测、诊断和治疗行为就尚无法律认可。面对远程医疗带来的一系列新问题，仅靠传统医疗的管理制度已然难以解决，我国虽已制定了一些规范标准，但仍有较多问题未深入涉及，远程医疗执业许可制度的不完善、远程医疗操作规范的不清晰、电子环境加大了医疗纠纷处理的难度，使得远程医疗活动中各方的责任很难认定。在远程医疗执业许可制度方面，远程医疗设备评估、医务人员资质、医疗机构资质都不明确。在远程医疗操作的流程方面，相关操作流程、收费制度等不完善。在远程医疗后果处理方面，电子资料的证据认定、

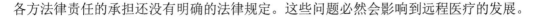

各方法律责任的承担还没有明确的法律规定。这些问题必然会影响到远程医疗的发展。

卫生信息化作为卫生事业发展的技术支撑，得到越来越多的重视，也将带来服务模式的不断创新，同时面临的法律法规问题将成为阻碍其快速发展的因素。近十年来，美国及欧盟各国均通过立法形式对居民健康信息系统中的数据保护、电子交流记录、数据图像、电子病历及卫生信息服务条例等做了规定，保证了卫生信息化的有效运行。我国目前在电子健康记录隐私保护、电子病历数字签名、远程医疗责任认定方面都急需相关法律法规的支持。

首先，应明确电子病历数字签名的合法性，制定相关数字签名技术规范，提高医务人员、居民等各方对电子病历签名的认可。为了促进远程医疗的发展，须进一步完善相关配套立法，建立相关业务规范，明确远程医疗相关准入制度，可开展内容和范围，界定各方职责、任务和利益，促进远程医疗的发展。其次，应对电子健康档案制定专门的规章制度予以规范，为其使用提供全面、适当的法律保护环境，在发挥电子健康档案高效、便捷作用的同时，合理保护患者个人信息，达到既注重个人对其健康信息资料的自由意志，又强调对隐私的保护，不应当成为阻碍个人信息合理流动的障碍。

第三节　卫生信息管理人才

一、卫生信息管理人才的业务类型

信息系统是运用先进的技术为管理工作服务，因此需要多方面的、具有不同知识水平及技术背景的人员在系统中各负其责、互相配合，共同实现系统的功能。这些人员能否发挥各自的作用，他们之间能否互相配合、协调一致，是系统成败的关键之一。

对于信息管理中心的工作人员特别是领导人员来说，就要求他们不仅要懂得技术，同时也应懂得管理。如果中心主管人员不善于进行这样的组织及管理工作，就会使得信息中心无法与组织中的业务部门真正融合，更谈不上实现现代化和科学化的信息管理，甚至会使整个系统的运行出现混乱。所以，人员管理好坏是系统发挥作用的关键，没有好的人员管理，没有有效的分工协作，这种人－机系统的整体优化就将无法实现。

对信息中心人员的管理一般从三个方面进行。

第一，要明确规定工作人员的任务和职权范围，尽可能详细、确切地规定各类人员在不同的业务活动中的职责和权限。

第二，对每个岗位的工作要有定期的检查和评价，要求每个工种都有相应的评价指标，绩效评估严格按照评价指标进行。

第三，要制订信息管理人员的长期职业发展规划，并在工作中对工作人员进行培训，以使他们的工作能力不断提高、工作质量不断改善，从而提高整个系统的效率。

（一）信息中心

随着信息技术的发展，在现代竞争中信息资源已成为一种战略资源，信息化管理也已成为组织管理中的重要支柱。因此，信息中心这种专门的信息组织机构和从事信息资源管理工作的专职人员便出现在各类大中型组织中。目前，我国各组织机构内的信息管理部门，在结构、规模和人员配备上有较大的差距。具体考虑每个医疗卫生机构的实际情况，卫生信息管理部门可以采用不同的组织形式，但对于大中型医疗卫生机构，特别是 600 多家三级甲等医院，应设立由最高领导直接领导的"信息系统管理委员会"，再设置"卫生信息管理中心"作为卫生信息管理的独立机构，它是信息系统管理委员会下属的技术科室。卫生信息管理中心具有较高的组织结构层次。例如，在医院中，医院信息管理中心应与医务处、财务处等具有相同或更高的管理职级。卫生信息系统管理委员会的成员应由组织中分管信息管理的副主管、信息中心主任、各科室负责医疗或管理的一名副主任担任。管理委员会的任务是检查、督促、保证整个医院信息系统的正常运转，为系统的优化及进一步开发制订计划和指标。

信息中心的规模取决于不同组织的具体情况，一般情况下该部门人数约为组织总人数的 1% ～ 3%。以自主开发信息系统为主的组织的信息人员比例和要求应高于同等级的以购置软件包和委托开发为主的组织。

一般来说，组织的信息中心的主要职能如下：①制订信息资源开发、利用、管理的总体规划；②信息管理系统的开发、维护与运行管理；③信息资源管理的标准、规范和规章制度的制定、修订及执行；④信息专业人员的专业技能培训、一般管理人员与广大职工信息管理与信息技术基本知识的教育培训和新开发的信息系统用户培训；⑤组织内部和外部的宣传与信息服务。

信息管理中心主任可实行信息主管制度。以信息主管为首的信息中心的工作责任是在技术上管理好计算机信息系统，保证其正常运转，管理、维护整个组织的计算机设备及医用软件，协助各部门开展计算机应用（医学数据处理、医学统计分析及计算机辅助诊疗），培训卫生工作人员使用计算机，开发医用软件。

（二）信息主管

1. 信息主管的产生

信息主管，又称首席信息官，是随着信息资源管理热潮的兴起而产生的。从 20 世纪

80 年代起，人们对信息资源管理问题给予了高度的重视。

CIO 的出现有效地改善了政府部门宏观层次的信息资源管理，其成功经验促使一些大公司将这一职位连同其名称和职能一起引入到企业管理中。在企业中设立 CIO 是十分必要的，CIO 是负责制定公司信息政策、标准，并对全公司的信息资源进行管理控制的高级行政官员。由于设置合理、成效显著，这种体制很快在发达国家普及开来。目前，世界 500 强中的 80% 以上都实行了 CIO 体制。CIO 的产生，标志着现代企业管理从传统的人、财、物三要素管理走向了人、财、物、信息四要素管理的新阶段，从战略高度充分开发信息资源，科学管理信息资源，有效利用信息资源，是现代企业能够在日益激烈的市场竞争中克敌制胜的秘密。

在一个组织中，CIO 是全面负责信息工作的主管，但又不同于以往只是负责信息系统开发与运行的单纯技术型的信息部门经理。作为组织高级管理决策阶层的一员，CIO 直接向最高管理决策者负责，并与总裁或首席执政官（Chief Executive Officer，CEO）、财务主管（Chief Financial Officer，CFO）一起构成组织的"CEO-CFO-CIO 三驾马车"。概言之，CIO 是既懂信息技术，又懂业务和管理，且身居高级行政管理职位的复合型人物。

2. 信息主管的主要职责

①参与组织高层决策。

②制订组织的信息政策与信息活动规划。

③直接领导组织内信息资源管理职能部门。

④负责信息管理与信息技术人才的招聘、选拔与培养。

⑤负责组织的信息资源开发、利用与管理所需资金的预算与筹措。

信息主管对组织的信息资源管理负有全面责任。同时，由于信息资源管理关系到组织的发展全局，信息主管一般应由相当于企业副总经理或副总裁的高层管理人员担任。

（三）其他卫生信息管理人员的业务类型

信息管理部门的岗位设置和人员的职责设计是人员管理中重要的一点，也是一项"艺术性"和"科学性"要求极高的工作。好的职位设计和人员配备是保证组织的整体目标得以实现的基础。信息管理人员的 16 种职务可以说涵盖了信息管理工作中的每一个层面，在实际的工作中也被大家接受。

①信息分析人员：同用户一起进行信息分析，具有组织、管理和决策方面的知识。

②系统设计师：设计信息系统的人员，需要懂得更多的技术知识。

③系统分析师：兼任信息分析人员和系统设计师。

④应用程序员：进行程序设计、编码和调试，并能编写技术文件。

⑤维护人员：维护现有的系统。

⑥程序库管理员：对程序库内容进行维护管理，当程序库内容发生变化时，要向管理部门书面报告。

⑦系统程序：维护操作系统，精通硬件、软件。

⑧数据通信专家：数据通信和分布式处理方面的专家。

⑨数据库管理员：管理和控制公共数据库。

⑩用户联络员：在规划信息系统和进行新系统开发时，协调用户与系统分析员进行交流。

⑪办公自动化协调员：需要有办公自动化各方面的软硬件及专业知识。

⑫信息中心分析员：在解决用户问题方面，对用户提供分析与指导。

⑬操作员：主机操作人员。

⑭数据控制管理员：对数据的输入进行检查，对数据的输出进行分发的人员。

⑮数据输入员：从事数据输入者。

⑯安全协调员：建立系统安全规程、监视系统安全情况、调查违章问题。

本书在进行人员业务类型设计时根据这 16 类职务分类，并结合卫生信息管理中心的机构组成和业务工作需要，设置以下业务类型。在信息主管的领导下设立网络维护组、软件维护组、硬件维护组、数据管理组、系统开发组和安全管理组六个工作组。网络管理员、数据库管理员、软件维护员、数据维护员、硬件维修与维护员、系统分析员、应用程序员、安全管理员等业务岗位在相应的组别工作。

其中，安全管理部除了有安全管理员外，还可以由网络管理员、数据库管理员及CIO 等共同组成。而工作站操作员岗位业务由信息管理中心指导和管理，人事等由所在科室管理。同时，根据医疗卫生工作的需求，还可设医疗信息处理技师（或医师）岗位，他们一般是受过专门计算机训练的医务人员，主要协助各科室开展医学数据处理、分析及计算机辅助诊疗等与医学关系密切的工作。人数可以根据实际情况确定，大中型卫生组织应配备 10 人以上才能保障卫生管理信息系统的正常运行。

二、卫生信息管理人才的业务素质要求

业务素质是指从事业务的人员在完成业务活动的过程中所具备的综合能力体现，

是客户对业务员的主客观认知与认可。良好的业务素养可以促成业务交往与客户情感往来。通常包括主观心理特征、专业业务技巧等。主观心理特征可理解为顺利完成业务活动的个性心理特征，如心态及态度。帮助客户的心态、服务公司的态度、对待"事成"与"人成"的态度等；专业业务技巧可理解为顺利完成业务活动的个人业务能力，离开了具体的业务活动既不能表现人的能力，也不能发展人的能力。例如，营销能力、业务沟通能力等，这些能力配合良好的业务心态统称为业务素质。此素质是完成业务活动的客观条件及主观成因。在生意往来中，行内有如"先做朋友，后做生意"的美好愿望，在利益前一定要有明确的业务素养。本书中的业务素质主要是指卫生信息管理人才的信息道德和信息素养。

（一）信息道德

随着信息系统的发展，信息道德越来越受到人们的重视。不仅在我国，世界上许多国家都在研究信息道德问题。日本是较早开展信息化建设的国家之一。为了建设理想的信息化社会，我们必须尽快地确立面向未来的伦理道德，即确立作为基本的社会准则的信息道德，探讨有关信息本质的客观基准和以个人资料为代表的信息保护制度。而计算机协会在探讨其成员应遵守的一般伦理道德和职业行为规范中规定：①为社会和人类做出贡献；②避免伤害他人；③要诚实可靠；④要公正并且不采取歧视性行为；⑤尊重包括版权和专利在内的财产权；⑥尊重知识产权；⑦尊重他人的隐私；⑧保守秘密。用规范的名义对网络行为的价值做了区分，从而引导人们正确对待自己在网络上的作为，尽量避免无价值甚至损害他人价值的行为。因此，信息时代呼唤信息道德，在全社会提出树立信息道德风尚的任务是十分重要和紧迫的。

道德是一定社会调整人们相互关系及人与社会关系的一种行为规范。而信息道德作为信息化社会基本的伦理道德之一，是指在信息领域中用以规范人们相互关系的思想观念与行为准则。

信息伦理道德结构的内容可概括为两个方面，三个层次。

两个方面即主观方面和客观方面。前者指人类个体在信息活动中，以心理活动形式表现出来的道德观念、情感、行为和品质，如对信息劳动的价值认同，对非法窃取他人信息成果的鄙视等，即个人信息道德；后者指社会信息活动中人与人之间的关系及反映这种关系的行为准则与规范，如乐意奉献、权利义务、团结协作、契约精神等，即社会信息道德。

三个层次即信息道德意识、信息道德关系、信息道德活动。信息道德意识是信息伦理的第一个层次，包括与信息相关的道德观念、道德情感、道德意志、道德信念、道德理想等。它是信息道德行为的深层心理动因。信息道德意识集中地体现在信息道德原则、规范和范畴之中；信息道德关系是信息伦理的第二个层次，包括个人与个人的关系、个人与组织的关系、组织与组织的关系。这种关系是建立在一定的权利和义务的基础上，并以一定信息道德规范形式表现出来的。例如，联机网络条件下的资源共享，网络成员既有共享网上资源的权利（尽管有级次之分），也要承担相应的义务，遵循网络的管理规则。成员之间的关系是通过大家共同认同的信息道德规范和准则维系的。信息道德关系是一种特殊的社会关系，是被经济关系和其他社会关系所决定、所派生出的人与人之间的信息关系。信息道德活动是信息伦理的第三层次，包括信息道德行为、信息道德评价、信息道德教育和信息道德修养等。这是信息道德一个十分活跃的层次。信息道德行为即人们在信息交流中所采取的有意识的、经过选择的行动。根据一定的信息道德规范对人们的信息行为进行善恶判断即为信息道德评价。按一定的信息道德理想对人的品质和性格进行陶冶就是信息道德教育。信息道德修养则是人们对自己的信息意识和信息行为的自我解剖、自我改造。信息道德活动主要体现在信息道德实践中。

目前，信息道德的两大热点领域是信息技术道德和网络道德。

信息技术道德的形成有科学技术道德的基础，是随着信息技术的发展而逐渐开始产生的。事实上，信息技术道德属于科学技术道德的范畴，只是由于信息技术的特殊性及其对现代社会产生的巨大影响，信息技术道德要求在原来传统科学技术道德的基础上有所拓展。如何从道德的角度对信息技术的研制、开发及利用进行必要的规范和约束，使得信息技术的负面效应尽量减少，最大限度地促使信息技术应用的正面效果，从而保证信息技术朝着有利于人类生存、有利于社会发展的方向进行，是信息技术道德研究的重点。

网络道德则可以说是随着计算机技术、互联网技术等现代信息技术的出现才开始诞生的。互联网的发展使得一个全新的网络社会开始产生并逐渐繁荣，成了人们物理生活社会之外的另一个虚拟生活社会。更重要的是，网络社会在人们生活和社会发展中的趋势是不容置疑的。它对人们的工作、学习、生活的意义日趋重要，对社会经济、政治、文化发展的影响也逐日提升。但是，在网络社会中，知识产权、个人隐私、信息安全、信息共享等各种问题也纷纷出现，使得传统的社会伦理道德在网络空间中显得苍白无力。为了规范和管理网络社会中的各种关系，伦理道德的手段被引入其中。目前，网络道德的研究和实践已经引起国内外的普遍重视。

总体而言，作为意识现象的信息伦理，它是主观的东西；作为关系现象的信息伦理，它是客观的东西；作为活动现象的信息伦理，则是主观见之于客观的东西。换言之，信息伦理是主观方面（个人信息伦理）与客观方面（社会信息伦理）的有机统一。

（二）信息素养

信息人员的工作具有较大的不确定性和自主寻求解决方案的特点，还涉及很多机密，特别是对于在医疗卫生机构这个特殊的单位工作的信息人员，职业道德与修养的要求显得更为重要。因此，要加强卫生信息人员的修养和职业道德教育。一般来说，卫生信息人员应具有以下素质。

1. 具有多元化、复合型的知识结构

科技的发展总是以大量的新知识、新理论、新技术的产生为先导的。当前，科学技术发展的速度越来越快，知识和信息的产出量以几何级数增长，各学科间交叉渗透日益加剧，边缘学科发展迅猛，现代科学技术向综合化、全球化发展的趋势越来越明显。现在的卫生信息管理人员经常接触的业务将从往常的医学数据统计移位到局域网络技术、计算机软硬件技术、通信技术上来。医学信息也不再是医学文字单一形式的传输者，而是要将医学静态图像、动态图像和声音等同时传输给用户，这种综合的信息传输将成为比传统手法复杂而有效得多的服务方式。因此，卫生信息人员应有广博的信息知识、精通信息业务，既善于宏观决策，又能进行科学管理。他们不仅要熟悉信息专业知识，而且还要熟悉医疗卫生专业知识。同时，还要通晓医疗卫生及信息管理和服务等方面的政策法规，保证信息工作能在规范化、法制化的轨道上良性发展。从事信息管理工作的人员，除了了解信息搜集、整理、检索、研究和利用等方面的专业知识外，还要对计算机知识、现代通信技术知识、人工智能知识等有相当的了解，并且至少精通一门外语，能密切追踪世界信息发展趋势，明了本部门、本单位、本领域信息工作的优势和差距，在掌握大量可靠信息的基础上，发挥集体智慧，制订正确战略规划，确定主攻方向。

2. 具有强烈的事业心、责任感和工作能力

要成为一名合格的卫生信息管理人员，在拥有多元化的知识结构基础上，应该具有强烈的事业心和责任心。他们应对自己所肩负的信息管理重任感到自豪，对信息管理工作满腔热情，办事雷厉风行。不论遇到什么困难和挫折，都能以坚忍不拔的精神和百折不挠的毅力去胜利完成任务，立志为组织信息工作奉献毕生力量。同时，他们应具有相当强的观察能力、思维能力、综合分析能力和组织协调能力，能合作共事、充分调动他人的积极性，组成齐心协力的整体，依靠整体实力出奇制胜。

3. 具有开拓创新、敬业爱岗、无私奉献的高尚道德

自古至今，无论社会制度如何，被推崇为道德高尚者，最重要之点在于奉献。只有奉献才有感染力。21世纪，随着人们素质的普遍提高，敬业乐业、服务奉献必将越来越成为人们一种自觉的社会意识。信息科学是一门正在不断发展和成熟的学科，信息管理有关的业务工作也还有待于不断完善和发展。作为新时代的信息管理服务人员，不仅要有广博的知识、技能和强烈的事业心与责任感，还要具有良好的敬业精神和无私的奉献精神，乐于用自己创造性的劳动为社会服务，为组织的发展做出贡献。

4. 具有团结协作、忍辱负重的精神

任何一项系统工程的工作都是一项团队工作，绝不是一个人能够完成的。人多意见多，就会有分歧，这就要求具备团队协作精神。使团队树立起协作的精神，对完成信息系统开发的工作是十分重要的。

5. 具有较高的政策水平和交际能力

利用信息为科研、医疗、管理和决策服务，是一项政策性很强的工作。作为卫生组织的信息化发展规划，必须在国家科技、经济发展方针政策指导下，结合本组织特点来开展。因此，首先，信息管理人员应有较高的思想政策水平，了解信息事业发展的基本原理，懂得信息事业发展史，熟悉信息科学和国家信息事业发展的方针、政策。其次，信息人员要具有良好的气质。举止、谈吐适度，谦虚礼貌；谨慎机敏，善于交际；言而有信、富有吸引力。能够通过自己扎实的工作，提高医疗卫生机构的社会影响和知名度，在患者或用户中树立良好的信誉。这不仅是做好信息管理工作的需要，而且也是一个卫生信息单位信息管理水平的重要标志。

6. 具有分析、鉴别、综合信息的能力，能够承担多项工作任务

随着社会的发展，信息冗余、信息污染、信息饥饿必将同时存在，要发掘一条具有价值、可资利用的信息，只靠用户的分析、判断是远远不够的，这就要求信息管理人员必须具有敏锐的观察力和正确的分析、判断能力，要能够从随机传取的大量信息中迅速辨别真伪，有效地排除信息污染，精心筛选出高质量、具有利用价值的信息，同时对各种信息加工整理形成对组织实用的咨询意见。

第四章 卫生监督管理

第一节 医疗器械监督与管理

一、医疗器械监督的概述

随着医学科学的不断发展与进步，借助一定器械以满足人类健康的需求也不断增大。医疗器械，是指单独或者组合使用于人体的仪器、设备、器具、材料或者其他物品，包括所需要的软件，其用于人体体表及体内的作用不是用药理学、免疫学或者代谢的手段获得，但是可能有这些手段参与并起一定的辅助作用。主要达到以下目的：

①对疾病的预防、诊断、治疗、监护、缓解；

②对损伤或者残疾的诊断、治疗、监护、缓解、补偿；

③对解剖或者生理过程的研究、替代、调节；

④妊娠控制。

医疗器械的使用事关人们生命健康，监督管理极其重要，是指国家监督管理部门根据国家相关法律法规或政策，对医疗器械的生产、经营与使用等环节的全过程监督管理，保证医疗器械的安全且有效，以保障人体健康和生命安全。

二、医疗器械监督与管理

医疗器械行政监督管理部门依据《医疗器械监督管理条例》依法对境内医疗器械进行监督。县级以上监督管理部门设医疗器械监督员或稽查科。对本行政区域内的医疗器械生产企业、经营企业和医疗机构进行监督、检查。在必要时，可以按照规定抽取样品和索取有关资料进行检测，有关单位、人员不得拒绝和隐瞒。国家对医疗器械检测机构有严格的资格认可制度。

国家对医疗器械实行分类管理。总共分三类：第一类是指通过常规管理足以保证其安全性、有效性的医疗器械；第二类是指对其安全性、有效性应当加以控制的医疗器械；第三类是指植入人体，用于支持、维持生命，对人体具有潜在危险，对其安全性、有效性必须严格控制的医疗器械。医疗器械分类目录由国务院药品监督管理部门依据医疗器械分类规则，再由国务院卫生行政部门制定、调整、公布。

生产第二类、第三类医疗器械，应当通过临床验证。省、自治区、直辖市人民政府药品监督管理部门负责审批本行政区域内的第二类医疗器械的临床试用或者临床验证。国务院药品监督管理部门负责审批第三类医疗器械的临床试用或者临床验证。临床试用或者临床验证应当在省级以上人民政府药品监督管理部门指定的医疗机构进行。进行临床试用或者临床验证的医疗机构的资格，由国务院药品监督管理部门会同国务院卫生行政部门认定。

完成临床试用并通过国务院药品监督管理部门组织专家评审的医疗器械新产品，由国务院药品监督管理部门批准，并发给新产品证书。

（一）医疗器械注册管理

医疗器械注册，是指依照法定程序，对拟上市销售、使用的医疗器械的安全性、有效性进行系统评价，以决定是否同意其销售、使用的过程。

国家对医疗器械实行分类注册管理。境内第一类医疗器械由设区的市级（食品）药品监督管理机构审查，批准后发给医疗器械注册证书。境内第二类医疗器械由省、自治区、直辖市（食品）药品监督管理部门审查，批准后发给医疗器械注册证书。境内第三类医疗器械由国家药品监督管理局审查，批准后发给医疗器械注册证书。境外医疗器械由国家药品监督管理局审查，批准后发给医疗器械注册证书。中国台湾、香港、澳门地区医疗器械的注册，除另有规定外，参照境外医疗器械办理。医疗器械注册证书有效期4年。

设区的市级人民政府医疗器械监督管理部门应当自受理申请之日起30个工作日内，做出是否给予注册的决定；不予注册的，应当书面说明理由。省、自治区、直辖市人民政府医疗器械监督管理部门应当自受理申请之日起60个工作日内，做出是否给予注册的决定；不予注册的，应当书面说明理由。国务院医疗器械监督管理部门应当自受理申请之日起90个工作日内，做出是否给予注册的决定；不予注册的，应当书面说明理由。医疗器械产品注册证书所列内容发生变化的，持证单位应当自发生变化之日起30日内，申请办理变更手续或者重新注册。持证单位应当在产品注册证书有效期届满前六个月内，申请重新注册。连续停产两年以上的，产品生产注册证书自行失效。

第二类、第三类医疗器械由国家食品药品监督管理总局会同国家质量监督检验检疫总局认可的医疗器械检测机构进行注册检测，经检测符合适用的产品标准后，方可用于临床试验或者申请注册。产品经注册检测不合格的，由国家药品监督管理局撤销医疗器械注册证书。

未获得境外医疗器械上市许可的境外医疗器械，申请注册时，参照境内同类产品注册的技术审查要求执行。

有下列情形之一的医疗器械，不予重新注册：

①未完成医疗器械监督管理部门在批准上市时按照国家食品药品监督管理总局有关规定提出的要求的：

②经国家食品药品监督管理总局再评价属于淘汰品种的：

③按照《医疗器械监督管理条例》的规定撤销医疗器械注册证书的。

涂改、倒卖、出租、出借医疗器械注册证书，或者以其他形式非法转让医疗器械注册证书的，由县级以上（食品）药品监督管理部门责令改正，并处3万元以下罚款。

（二）医疗器械生产企业的监督管理

加强医疗器械生产企业监督管理，规范医疗器械生产秩序是保障医疗器械质量及其安全性的重要手段。我国根据企业生产的医疗器械的不同类别，对生产企业应具备的条件要求及监督办法也不同。开办医疗器械生产的企业必须具备我国《医疗器械生产企业监督管理办法》中所规定的相应条件。

开办第一类医疗器械生产企业，应当向所在地省、自治区、直辖市药品监督管理部门备案。开办第二类、第三类医疗器械生产企业，应经所在地省、自治区、直辖市药品监督管理部门审查批准，并发给医疗器械生产企业许可证。医疗器械生产企业不得生产无中华人民共和国医疗器械注册证的医疗器械。医疗器械生产企业超出批准范围生产医疗器械的，必须履行审批手续。生产第三类医疗器械的企业应建立并有效实施质量跟踪和不良反应的报告制度。医疗器械生产企业不得向无医疗器械经营企业备案表或《医疗器械经营企业许可证的经营单位或无执业许可的医疗机构销售产品。医疗器械生产企业许可证有效期5年，期满前六个月，企业应提出换证申请，按规定办理换证手续。各省、自治区、直辖市药品监督管理部门负责组织医疗器械生产企业许可证的年度验证工作。

（三）医疗器械经营企业的监督管理

加强医疗器械经营企业的监督管理，是规范医疗器械经营秩序、保障医疗器械质量的要求。国家药品监督管理局根据我国《医疗器械监督管理条例》的相关规定，制定了《医疗器械经营企业监督管理办法》。凡在我国境内开办医疗器械经营企业和各级药品监督管理部门，均应严格遵守本办法。

我国根据企业经营的医疗器械的不同类别，对经营企业应具备的条件要求及监管办法也不同。

开办第一类医疗器械经营企业，应当向所在地省、自治区、直辖市药品监督管理部门备案。开办第二类、第三类医疗器械经营企业，应当经所在地省、自治区、直辖市药品监督管理部门审查批准，并发给医疗器械经营企业许可证。

开办第二类、第三类医疗器械经营企业必须具备以下条件：

第一，企业内应配备具备相应的技术职称、熟悉国家及地方有关医疗器械监督管理的法规、规章，具有一定管理能力的专职人员。

第二，企业应当符合以下要求：

①具有相应的经营场地及环境；

②具有相应的质量检验人员；

③具有对经营产品进行培训、维修等售后服务的能力；

④应根据国家及地方有关规定，建立健全必备的管理制度，并严格执行；

⑤应收集并保存有关医疗器械的国家标准、行业标准及医疗器械监督管理的法规、规章及专项规定。

各省、自治区、直辖市药品监督管理部门负责组织医疗器械经营企业许可证的年度验证工作。医疗器械经营企业许可证每满一年企业应进行自查，并将自查报告报送所在地省、自治区、直辖市药品监督管理部门，同时提出验证申请。省、自治区、直辖市药品监督管理部门应对企业重新进行现场审查，审查不合格的企业，应责令其限期整改。换证企业当年不再验证。医疗器械经营企业许可证有效期 5 年，期满前六个月企业应提出换证申请，按规定办理换证手续。

开办第一类医疗器械经营企业应填写统一的备案表，报所在地省、自治区、直辖市药品监督管理部门备案。备案表由备案部门抄送企业所在设区市的药品监督管理部门。

各省、自治区、直辖市药品监督管理部门在收到辖区内开办第二类、第三类医疗器械经营企业的申请后，必须根据企业资格认可实施细则，对企业进行现场审查，并于 30 个工作日内做出是否批准的决定。不予发证的，应当书面说明理由。企业现场审查可以委托下一级药品监督管理部门负责实施。

医疗器械经营企业不得有下列行为：

①伪造、变造、转让、出租医疗器械经营企业许可证；

②经营质量不合格的产品；

③经营未经备案或未取得医疗器械生产企业许可证的企业生产的医疗器械；

④经营无中华人民共和国医疗器械注册证的医疗器械；

⑤经营过期、失效或国家明令淘汰的医疗器械；

⑥法律、法规、规章禁止的其他行为。

（四）医疗器械说明书及外包装管理

凡在中华人民共和国境内生产、销售、使用的医疗器械均应附有说明书、标签和包装标识。

医疗器械说明书是指由生产企业制作并随产品提供给用户的，能够涵盖该产品安全有效基本信息并用以指导正确安装、调试、操作、使用、维护、保养的技术文件。

医疗器械标签是指在医疗器械或者包装上附有的，用于识别产品特征的文字说明及图形、符号。

医疗器械包装标识是指在包装上标有的反映医疗器械主要技术特征的文字说明及图形、符号。

医疗器械说明书、标签和包装标识的内容应当真实、完整、准确、科学，并与产品特性相一致。不得以任何形式欺骗和误导消费者。

生产企业申报的医疗器械说明书应加盖公章并有法定代表人签字，并对其内容的真实性、完整性负责。设区的市级药品监督管理部门负责本行政区域内生产的第一类医疗器械说明书的审批；省、自治区、直辖市药品监督管理部门负责本行政区域内生产的第二类医疗器械说明书的审批；国家药品监督管理局负责境内生产的第三类医疗器械、进口医疗器械说明书的审批。

医疗器械说明书的审查应与医疗器械注册审查一并进行，说明书的内容应与注册审查的有关内容相一致。

1. 医疗器械说明书应当包括以下有关内容

①产品名称、生产者名称、地址、邮政编码和联系电话；

②产品注册号；

③执行的产品标准；

④产品的主要结构、性能、规格，产品用途、适用范围、禁忌证、注意事项、警示及提示性说明；

⑤标签、标识的图形、符号、缩写等内容的解释；

⑥安装和使用说明或图示；

⑦产品维护和保养方法，特殊储存方法，使用期限；

⑧产品标准中规定应当具有的其他内容。

生产企业变更产品用途、适用范围、禁忌证、产品标准及变更产品名称、生产者名称、地址的，应按《医疗器械注册管理办法》的规定履行变更手续后，变更医疗器械说明书的相关内容。

2. 医疗器械说明书不得含有下列内容

①表示功效的断言或保证，如"疗效最佳""保证治愈""包治""根治""即刻见效""完全无毒副作用"等；

②"最高技术""最科学""最先进"等类似绝对的语言和表示；

③说明"治愈率""有效率"及与其他企业产品相比较的词语及绝对性用语等内容；

④"保险公司保险""无效退款"等承诺性语言；

⑤利用任何单位、第三方组织或个人名义做推荐；

⑥使人感到已患某种疾病，使人误解不使用该医疗器械会患某种疾病或加重病情的表述；

⑦淫秽、迷信、荒诞、恐怖的文字；

⑧法律、法规规定禁止的其他内容。

医疗器械产品名称应符合国家药品监督管理局制定的医疗器械命名规则。医疗器械的通用名称应在产品说明书中标明，有商品名称的，应同时标注商品名称。

3. 医疗器械说明书中有关注意事项、警示及提示性说明主要包括下列内容

①产品预定功能及可能带来的副作用；

②产品在使用过程中出现意外时，对操作者和使用者的保护措施及应采取的应急和纠正措施；

③一次性使用产品应注明"一次性使用"字样；

④已灭菌产品应注明"已灭菌"，经过灭菌的产品，应注明灭菌包装损坏后的处理方法，使用前须消毒的应说明消毒方法；

⑤产品必须同其他产品一起安装或协同操作时，必须注明配套使用产品的特性；

⑥在使用过程中，与其他产品相互产生干扰及其可能出现的危险性；

⑦根据产品特点，应提示使用者、经营者应注意的其他事项。

4. 安装的指导性文件的内容

应能保证用户正确安装使用，应包括：

①产品安装说明及技术图、线路图；

②产品正确安装所必需的环境条件及鉴别是否正确安装的技术信息；

③其他特殊安装要求。

原注册审批部门自收到生产企业更改医疗器械说明书的书面告知之日起，在 20 个工作日内未发出有不同意见的书面通知的，说明书更改生效，并由原注册审批部门予以备案；原注册审批部门在 20 个工作日内发出书面通知的，生产企业应当按照通知要求办理。

第二节　药品监督管理

一、药品监督管理概述

（一）药品监督管理的重要性

药品，是指用于预防、治疗、诊断人的疾病，有目的地调节人的生理机能并规定有适应证或者功能主治、用法和用量的物质，包括中药材、中药饮片、中成药、化学原料及其制剂、抗生素、生化药品、放射性药品、血清、疫苗、血液制品和诊断药品等。

药品监督管理是国家药品监督管理部门为保证药品质量、保障人体用药安全有效、维护人体健康，根据国家的法律、法规、政策，对药品的研发、生产、销售、使用、价格、广告等各个环节的全过程的监督管理。它的实质是药品质量的监督管理。

药品质量监督管理是政府为了保证和控制药品质量所进行的监督管理活动，属于宏观质量管理。为了达到药品监督管理的目的，一般来说，国家可通过制定、颁布药品管理法律、法规和药品标准，对药品和药事机构的质量保证体系进行强制监督管理。药品监督管理的重要性主要表现在以下几个方面。

①保证药品质量安全有效。

②保证药品使用的合理性。

③保证药品资源的优化配置。

④保证药品市场的法制化、科学化。

（二）药品监督管理机构

《中华人民共和国药品管理法》规定国务院药品监督管理部门主管全国药品监督管理工作。国务院有关部门在各自的职责范围内负责与药品有关的监督管理工作。《中华人民共和国药品管理法》规定省、自治区、直辖市人民政府监督管理部门负责本行政区域内的药品监督管理工作。省、自治区、直辖市人民政府部门在各自的职责范围内负责与药品有关的监督管理工作。

从以上规定中，我们可以明确我国药品监督管理机构的核心和框架，这就是在国务院药品监督管理部门的领导下，国家药品监督管理局主管全国药品监督管理工作，国务院有关部门在职责范围内负责与药品有关的监督管理工作。

国家药品监督管理局，前身为食品药品监督管理局，成立于 1998 年 8 月，2003 年 4 月 16 日该局改为国家药品监督管理局，负责对药品（包括中药材、中药饮片、中成药、化学原料药及其制剂、抗生素、生化药物制品、诊断药品、精神药品、医疗器械、卫生材料、医药包装材料）的研究、流通、使用进行行政监督和技术监督。国家药品监督管理局的行政监督机构和技术监督机构，各自又分为国家级、省级、地市级、县级四个层次。国家药品监督管理局行政监督机构内设：办公室、药品注册司、医疗器械司、安全监管司、市场监督司、人事司、国际合作司及驻局纪检组监察局等部门。国家药品监督管理局设置的技术监督机构是在行政监督机构领导下，执行国家对药品质量监督、检验的法定的专门机构。

（三）国家药品监督管理局的主要职责

①制定药品、医疗器械、化妆品和消费环节食品安全监督管理的政策、规划并监督实施，参与起草相关法律法规和部门规章草案。

②负责消费环节食品卫生许可和食品安全监督管理。

③制定消费环节食品安全管理规范并监督实施，开展消费环节食品安全状况调查和监测工作，发布与消费环节食品安全监管有关的信息。

④负责化妆品卫生许可、卫生监督管理和有关化妆品的审批工作。

⑤负责药品、医疗器械行政监督和技术监督，负责制定药品和医疗器械研制、生产、流通、使用方面的质量管理规范并监督实施。

⑥负责药品、医疗器械注册和监督管理，拟定国家药品、医疗器械标准并监督实施，组织开展药品不良反应和医疗器械不良事件监测，负责药品、医疗器械再评价和淘汰，参与制定国家基本药物目录，配合有关部门实施国家基本药物制度，组织实施处方药和

非处方药分类管理制度。

⑦负责制定中药、民族药监督管理规范并组织实施，拟定中药、民族药质量标准，组织制定中药材生产质量管理规范、中药饮片炮制规范并监督实施，组织实施中药品种保护制度。

⑧监督管理药品、医疗器械质量安全，监督管理放射性药品、麻醉药品、毒性药品及精神药品，发布药品、医疗器械质量安全信息。

⑨组织查处消费环节食品安全和药品、医疗器械、化妆品等的研制、生产、流通、使用方面的违法行为。

⑩指导地方食品药品有关方面的监督管理、应急、稽查和信息化建设工作。

⑪拟定并完善执业药师资格准入制度，指导监督执业药师注册工作。

⑫开展与食品药品监督管理有关的国际交流与合作。

⑬承办国务院及卫生部交办的其他事项。

（四）省级食品药品监督管理局的主要职责

①在辖区内执行《药品管理法》《实施细则》及相关的行政法规、规章。

②核发药品生产许可证、药品经营许可证、医疗机构制剂许可证；受理新药申报，负责初审。

③对辖区内药品和特殊管理的药品的生产、经营、使用进行监督及监督抽验。

④批准药品广告。

⑤组织培训辖区内的药品监督管理干部。

二、特殊药品管理

根据国家《药品管理法》规定，国家对麻醉药品、精神药品、医疗用毒性药品、放射性药品实行特殊管理。因此，麻醉药品、精神药品、医疗用毒性药品、放射药品是法律规定的特殊药品，简称为"麻、精、毒、放"。另外，根据国务院的有关规定，对药品类易制毒化学品和兴奋剂也实行一定的特殊管理。

上述药品均具有两重性，合理使用是医疗必需品，解除患者病痛；使用不当或滥用会影响到公众身心健康和生命安全。因此，必须对这六大类药品的流向和用途等实施特殊管理。

（一）麻醉药品的管理

1.麻醉药品的定义

麻醉药品是指具有依赖性潜力，不合理使用或者滥用可以产生身体依赖性和精神依赖性（即成瘾性）的药品、药用原植物或者物质，包括天然、半合成、合成的阿片类、可卡因、大麻类。

2.麻醉药品的种植和生产

麻醉药品原植物的种植单位，必须经卫生部会同农牧渔业部、国家医药管理局审查批准，并抄报公安部。麻醉药品的生产单位必须经卫生部会同国家医药管理局审查批准。未经批准的任何单位和个人一律不得从事麻醉药品的生产活动。麻醉药品原植物的年度种植计划由卫生部会同农牧渔业部审查批准，麻醉药品的年度生产计划由卫生部会同国家医药管理局审查批准并联合下达执行，种植和生产单位不得擅自改变计划。对成品、半成品、罂粟壳及种子等，种植或生产单位必须有专人负责，严加保管，严禁自行销售和使用。麻醉药品的生产过程中要加强质量管理，产品质量必须符合国家药品标准。

麻醉药品新品种的研究试制，必须由研制单位编制计划，报经卫生部审定批准后方可进行。研究试制完毕后按有关新药审批的办法办理，并要严格试制品的保管与使用手续，防止流失。

3.麻醉药品的供应

麻醉药品的供应必须根据医疗、教学和科研的需要，有计划地进行。全国麻醉药品的供应计划由国家医药管理局指定的部门提出，报卫生部、国家医药管理局审查批准后下达执行。

麻醉药品经营单位的设置由各省、自治区、直辖市卫生行政部门会同医药管理部门提出，报卫生部、国家医药管理局审核批准。经营单位只能按规定限量供应经卫生行政部门批准的使用单位，不得向其他单位和个人供应。

药用罂粟壳的供应业务由国家医药管理局及各省、自治区、直辖市的医药管理部门指定的经营单位办理，其他单位一律不准经营。罂粟壳的分配必须根据卫生部和国家医药管理局共同审查批准的计划调拨。罂粟壳可供医疗单位配方使用和由县以上卫生行政部门指定的经营单位凭盖有医疗单位公章的医生处方配方使用，不准零售。药品生产企业为配制中成药所需罂粟壳计划，由所在省、自治区、直辖市医药管理部门审核后，报卫生行政部门核定下达执行。

各麻醉药品经营单位必须设置具有相应储藏条件的专用仓库或专柜，并指定专职人员承担麻醉药品的储运和供应工作。

4. 麻醉药品的运输

运输药用阿片时，必须凭卫生部签发的国内运输凭照办理运输手续，原植物的种植单位调给自家医药管理局仓库的药用阿片由发货单位派人押运，由仓库调往药品生产企业的由收货单位派人押运。押运员人数按运输部门的规定确定。

运输凭照由卫生部统一印制。

运输麻醉药品和罂粟壳，除药用阿片外，生产和供应单位应在运单货物名称栏内明确填写"麻醉药品"，并在发货人记事栏加盖"麻醉药品专用章"，凭此办理运输手续。

运输单位承运麻醉药品和罂粟壳，必须加强管理，及时运输，缩短在车站、码头、机场存放时间。铁路运输不得使用敞车，水路运输不得配装舱面，公路运输应当苫盖严密、捆扎牢固。运输途中如有丢失，承运单位必须认真查找，并立即报告当地公安机关和卫生行政部门查处。

5. 麻醉药品的进出口

麻醉药品的进出口业务由对外经济贸易部指定的单位按照国家有关外贸的规定办理，其他部门一律不得办理麻醉药品的进出口业务。麻醉药品进出口的年度计划应当报卫生部审批：因医疗、教学和科研工作需要进口麻醉药品的，应报卫生部审查批准，发给麻醉药品进口准许证后，方可申请办理进口手续。出口麻醉药品，应向卫生部提出申请并交验进口国政府主管部门签发的进口准许证，经卫生部审查发给麻醉药品出口准许证后，方可办理出口手续。麻醉药品进出口准许证由卫生部统一印制。

麻醉药品的国内运输，按有关部门联合颁发的《麻醉药品国内运输办法》之规定办理。进出口麻醉药品必须持有国家药品监督管理部门发给的麻醉药品进口准许证、麻醉药品出口准许证。

6. 麻醉药品的使用

①麻醉药品只限医疗、教学和科研使用。设有病床具有进行手术或一定医疗技术条件的医疗单位，可向当地卫生行政部门办理申请手续，经上一级卫生行政部门批准，核定供应级别后，发给"麻醉药品购用印鉴卡"，使用单位应按麻醉药品购用限量的规定，向指定的麻醉药品经营单位购买。

②教学科研单位所用的麻醉药品，由使用单位向当地卫生行政部门的上一级卫生行政部门提出申请，经批准后，向麻醉药品经营单位购买。

③麻醉药品管理范围内没有的制剂或因医疗单位特殊需要的制剂，有麻醉药品使用

权的医疗单位,经县以上卫生行政部门批准,可以自行配制,其他任何单位不得自行配制。

④使用麻醉药品的医务人员,必须具有医师以上专业技术职务,并经考核能正确使用麻醉药品。进行计划生育手术的医务人员,经考核能正确使用麻醉药品者,在进行手术期间有麻醉药品处方权。

⑤麻醉药品的每张处方注射剂不得超过2日常用量,片剂、酊剂、糖浆剂等不超过3日常用量,连续使用不得超过7天。

⑥麻醉药品处方应书写完整、字迹清晰,开方医师签字。配方时应严格核对,配方和核对人员均应签字,并建立麻醉药品处方登记册。

⑦医务人员不得为自己开处方使用麻醉药品。

⑧医疗单位应对麻醉药品实行专门管理,禁止非法使用、储存、转让或借用麻醉药品。

国家要求医疗单位要做到"五专",即专人负责、专柜加锁、专用账册、专用处方、专册登记。处方保存3年备查。医疗单位对违反规定、滥用麻醉药品者有权拒绝发药,并及时向当地药品监督管理部门报告。

7. 罚则

凡违反《麻醉药品管理办法》的规定,有下列行为之一者,可由当地药品监督管理部门没收全部麻醉药品和非法收入,并视其情节轻重给予非法所得的金额5至10倍的罚款,停业整顿,吊销药品生产许可证、药品经营许可证、医疗机构制剂许可证的处罚。

①擅自生产麻醉药品或者改变计划,增加麻醉药品品种的。

②擅自经营麻醉药品和罂粟壳的。

③向未经批准的单位或者个人供应麻醉药品或者超限量供应的。

④擅自配制和出售麻醉药品制剂的。

⑤未经批准擅自进口、出口麻醉药品的。

⑥擅自安排麻醉药品新药临床,不经批准就投产的。

对利用工作之便,为他人开具不符合规定的处方,或者为自己开具处方,骗取、滥用麻醉药品的直接责任人员,由其所在单位给予行政处分;擅自种植罂粟或非法吸食麻醉药品者,由公安机关按照治安管理处罚条例或者有关规定给予处罚。违反《麻醉药品管理办法》的规定,制造、运输、贩卖麻醉药品和罂粟壳,构成犯罪的由司法机关依法追究刑事责任。

（二）精神药品的管理

1. 精神药品的定义

精神药品是指直接作用于中枢神经系统，使之兴奋或抑制，连续使用能产生依赖性的药品。依据精神药品使人体产生依赖性和危害人体健康的程度，分为第一类和第二类。我国目前生产的第一类精神药品有 6 种，第二类精神药品有 1 四种。各类精神药品的品种由国家药品监督管理局确定。

2. 精神药品的生产

《精神药品管理办法》对精神药品的生产做了规定。

①精神药品的原料和第一类精神药品制剂的生产单位和年度生产计划，由国家药品监督管理局下达；第二类精神药品制剂的生产单位和年度生产计划，由省级医药管理部门确定下达。

②精神药品的生产单位未经批准不得擅自改变生产计划。

③精神药品的原料和制剂，按国家计划调拨，生产单位不得自行销售。

生产单位设立原料和制剂的专用仓库，须指定专人管理，并建立生产计划执行情况的报告制度，按季度报上级主管部门，并报国家药品监督管理局备案。

3. 精神药品的供应、运输、进出口管理规定

《精神药品管理办法》对精神药品的供应、运输、进出口管理都做了具体的规定。

①精神药品的原料和第一类精神药品制剂由国家药品监督管理局指定的经营单位统一调拨或者收购；第二类精神药品制剂，由县级以上药品监督管理局指定的经营单位经营，其他任何单位和个人均不得经营。

②精神药品的原料和第一类精神药品制剂的供应计划，由国家药品监督管理局根据省、自治区、直辖市医药部门提出计划，综合平衡后与生产计划一并下达。第二类精神药品制剂的供应计划由省、自治区、直辖市药品监督管理部门下达。

③第一类精神药品只限供应县以上药品监督管理部门指定的医疗单位使用，不得在医药门市部零售。第二类精神药品可供各医疗单位使用，医药门市部应当凭盖有医疗单位公章的医生处方零售。除特殊需要外，第一类精神药品的处方，每次不超过 3 日常用量；第二类精神药品的处方，每次不超过 7 日常用量。处方应保存两年备查。

④医疗单位购买第一类精神药品，须持县以上药品监督管理部门核发的精神药品购用卡在指定的经营单位购买。

⑤科研和教学机构因科研和教学需要的精神药品，须经县以上药品监督管理部门批

准后，由指定的医药经营单位供应。

⑥运输单位承运精神药品，必须加强管理，及时运输，缩短在车站、码头、机场存放时间。铁路运输不得使用敞车，水路运输不得配装舱面。公路运输应当苦盖严密，捆扎牢固。

⑦精神药品在运输途中如有丢失，承运单位必须认真查找，并立即报告当地公安机关和卫生行政部门查处。

⑧精神药品进出口业务由对外经济贸易部指定的单位按照国家有关对外贸易的规定办理，年度计划应当报国家药品监督管理局审批。进出口精神药品，应经国家药品监督管理局审批，发给精神药品进口准许证、精神药品出口准许证后，按照国家有关对外贸易的规定办理。

4. 罚则

《精神药品管理办法》中规定了违反本办法的处罚原则。凡违反精神药品管理办法的规定，有下列行为之一的，由当地药品监督管理部门没收全部精神药品和非法收入，并视情节轻重，给予非法所得金额 5 至 10 倍的罚款，停业整顿，吊销药品生产许可证、药品经营许可证、医疗机构制剂许可证的处罚。

①擅自生产精神药品或者改变生产计划，增加精神药品品种的。

②擅自经营精神药品的。

③擅自配制和出售精神药品制剂的。

④将兽用精神药品供人使用的。

⑤未经批准擅自进口、出口精神药品的。

对利用职位上的便利，为他人开具不符合规定的处方，或者为自己开具处方，骗取、滥用精神药品的直接责任人员，由其所在单位给予行政处分。

凡违反精神药品管理办法的规定，制造、运输、贩卖精神药品，构成犯罪的，由司法机关依法追究其刑事责任。

（三）戒毒药品的管理

1. 戒毒药品的定义

指控制并消除滥用阿片类药物成瘾者的急剧戒断症状与体征的戒毒治疗药品和能减轻消除牵延性症状的戒毒治疗辅助药品。按照是否含有麻醉药品成分，可以分为麻醉性戒毒药和非麻醉性戒毒药，目前使用较普遍的美沙酮是麻醉性戒毒药。

2. 戒毒药品的研制，临床应用和审批

《戒毒药品管理办法》对戒毒药品的研制、临床研究和审批做了详细的规定：

①凡研制戒毒药品，应填写《戒毒药品研制立项申请表》连同有关资料送经所在地省级药品监督管理部门初审同意，报国家药品监督管理局审查批准后，方可进行研制工作。

②戒毒药品新药按《新药审批办法》的分类原则分五类进行审批和管理。

③戒毒药品在进行临床试验或者验证前，应当向所在地省级药品监督管理部门提出申请，报送技术资料及样品，经初审同意后，报国家药品监督管理局批准在指定的戒毒机构进行临床研究，临床研究分期进行。

④戒毒药品在Ⅲ期临床研究结束后，经所在地省级药品监督管理部门初审同意，向国家药品监督管理局提出申请，经审核批准，发给新药证书及批准文号。

⑤第一、二类戒毒新药经批准后为试生产，试生产期为两年，第三、四、五类戒毒新药经批准后为正式生产。

⑥戒毒药品的国家标准，由国家药典委员会负责审定，报国家药品监督管理局审批颁布。

⑦戒毒新药保护制度按《新药保护和技术转让的规定》执行。

⑧进口戒毒药品除有特殊规定外，由申请进口单位按《进口药品管理办法》将资料直接报送国家药品监督管理局审批同意后，在指定的戒毒机构进行临床试验。戒毒药品的进口检验由中国药品生物制品检定所负责。

3. 戒毒药品的生产和供应

《戒毒药品管理办法》对戒毒药品的生产和供应做了具体的规定。

①生产戒毒药品须由国家药品监督管理局指定的已取得《药品 GMP 证书》的药品生产企业进行生产。

②多个单位联合研制戒毒新药发给联合署名的新药证书。但每个品种只能由持有药品生产企业许可证并已取得药品 GMP 证书的一家生产单位生产。

③省级药品监督管理部门应于每年10月底之前将辖区内下一年度戒毒用美沙酮需用计划审核汇总后报国家药品监督管理局。国家药品监督管理局综合平衡后，将使用及供应计划一并下达。临时需要的少量品种可由戒毒机构直接向所在地省级药品监督管理部门提出申请，经审查同意后报国家药品监督管理局审核批准，经批准后由指定单位供给。除另有规定外，戒毒机构应按有关规定向药品经营单位购买戒毒药品。

④不得利用电视、广播、报纸、杂志等大众传播媒介进行戒毒药品的广告宣传。

4. 戒毒药品的使用

《戒毒药品管理办法》对戒毒药品的使用做了具体的规定。

①除另有规定外，戒毒治疗药品按处方药管理，戒毒治疗辅助药品按非处方药管理。

②医生应根据阿片类成瘾者戒毒临床使用指导原则合理使用戒毒药品，严禁滥用。戒毒用美沙酮处方要保存两年备查。

③戒毒医疗机构购买戒毒用美沙酮只准在本单位使用，不得转售。

④戒毒机构自行配制戒毒药品须制定制备规程和质量标准，并考察安全性和有效性，经所在地省级药品监督管理部门批准后，方可使用。自行配制的戒毒药品只能在本机构内自用，不得进入市场。

5. 罚则

对违反本办法规定的单位或者个人，由县级以上药品监督管理部门按照《药品管理法》和有关行政法规的规定处罚。构成犯罪的由司法机关依法追究其刑事责任。

（四）医疗用毒性药品的管理

根据《药品管理法》有关规定，国务院于 1988 年 12 月 27 日发布了《医疗用毒性药品管理办法》，对毒性药品的管理做了规定。

1. 医疗用毒性药品定义

医疗用毒性药品（以下简称毒性药品）指毒性剧烈、治疗剂量与中毒剂量相近，使用不当会致人中毒或死亡的药品。特殊管理的毒性药品分为中、西药品两大类。国家管理的毒性中药品种共 28 种、西药品种共 11 种。

2. 毒性药品的生产

①毒性药品的年度生产、收购、供应和配制计划，由省级医药管理部门根据医疗需要制订，经同级卫生行政部门审核后，下达给指定的毒性药品生产、收购、供应单位，并抄报国家有关主管部门。生产单位不得擅自改变生产计划自行销售。

药厂必须由医药专业人员负责生产、配制和质量检验，并建立严格的管理制度，严防与其他药品混杂。每次配料，必须经 2 人以上复核无误，并详细记录每次生产所用原料和成品数，经手人要签字备查。所有工具、容器要处理干净，以防污染其他药品。标示量要准确无误，包装容器要有毒药标志。

②生产毒性药品及其制剂，必须严格执行生产工艺操作规程，药厂须由医药专业人员负责生产、配制和质量检验，严防与其他药品混杂。投料应在本单位药品检验人员的监督下进行，配料必须经 2 人以上复核无误，并详细记录生产所用原料和成品数，经手

人要签字备查。毒性药品生产时要建立完整的生产记录，保存 5 年备查。

③生产毒性药品过程中产生的废弃物，必须妥善处理，不得污染环境。

3. 毒性药品的收购、经营、使用管理

毒性药品的收购、经营，由各级医药管理部门指定的药品经营单位负责；配方用药由国营药店、医疗单位负责。其他任何单位或者个人均不得从事毒性药品的收购、经营和配方业务。

收购、经营、加工、使用毒性药品的单位必须建立健全保管、验收、领发、核对等制度；严防收假、发错，严禁与其他药品混杂，做到划定仓间或仓位，专柜加锁并由专人保管。

毒性药品的包装容器上必须印有毒药标志，在运输毒性药品的过程中，应当采取有效措施，防止发生事故。

凡加工炮制毒性中药，必须按照《中华人民共和国药典》或者省、自治区、直辖市卫生行政部门制定的《炮制规范》的规定进行。药材符合药用要求的，方可供应、调配处方和用于中成药生产。

医疗单位供应和调配毒性药品，凭医生签名的正式处方。国营药店供应和调配毒性药品，凭盖有医生所在的医疗单位公章的正式处方。每次处方剂量不得超过 2 日剂量。

调配处方时，必须认真负责，计量准确，按医嘱注明要求，并由配方人员及具有药师以上技术职称的复核人员签名盖章后方可发出。对处方未注明"生用"的毒性中药，应当给付炮制品。如发现处方有疑问时，须经原处方医生重新审定后再行调配。处方一次有效，取药后处方保存两年备查。

科研和教学单位所需的毒性药品，必须持本单位的证明信，经单位所在地县以上卫生行政部门批准后，供应部门方能发售。

群众自配民间单、秘、验方须用毒性中药，购买时要持有本单位或者城市街道办事处、乡（镇）人民政府的证明信，供应部门方可发售。每次购用量不得超过 2 日剂量。

对违反本办法的规定，擅自生产、收购、经营毒性药品的单位或者个人，由县以上卫生行政部门没收其全部毒性药品，并处以警告或按非法所得的 5 至 10 倍罚款。情节严重、致人伤残或死亡，构成犯罪的，由司法机关依法追究其刑事责任。当事人对处罚不服的，可在接到处罚通知之日起 15 日内，向做出处理的机关的上级机关申请复议，但申请复议期间仍应执行原处罚决定。上级机关应在接到申请之日起 10 日内做出答复。对答复不服的，可在接到答复之日起 15 日内，向人民法院起诉。

（五）放射性药品的管理

1. 放射性药品的定义

凡用于诊断、治疗、缓解疾病或身体失常的恢复，改正和变更人体有机功能并能提示出人体解剖形态的含有放射性核素或标记化合物的物质，称放射性药品。亦指在分子内或制剂内含有放射性核素的药品。放射性药品与其他特殊药品的不同之处就在于其含有的放射性核素能放射出 α 、χ 和 γ 射线。

2. 放射性药品的分类

（1）按核素分类

一类是放射性核素本身，即是药物的主要组成部分，如碘 -131+ 碘 -125 等，是利用其本身的生理、生化或理化特性以达到诊断或治疗的目的；另一类是利用放射性核素标记的药物，如碘 -131- 邻碘马尿酸钠，其显像作用是通过被标记物本身的代谢过程来体现的。

（2）按医疗用途分类

放射药品主要用于诊断治疗，即利用放射性药品对人体各脏器进行功能、代谢的检查以及动态或静态的体外显像，如甲状腺吸 131 碘试验，131 碘 - 邻碘马尿酸钠肾图及甲状腺、脑、肝、肾显像等；少量用于治疗如 131 碘治疗甲亢，32 磷、90 锶敷贴治疗皮肤病等。

4. 放射性药品的标准管理

放射性药品是一类特殊药品，它释放出的射线具有穿透性，当其通过人体时，可与组织发生电离作用，因此对它的质量要求比一般药品更需严加监督检查。以保证达到诊断与治疗的目的又不使正常组织受到损害。所谓放射性药品标准管理即指药检机构根据国家制定的标准对药品质量进行监督检查。放射性药品的监督检查可以概括为三个方面：

①物理检查（查性状、放射性纯度及强度）。

②化学检查（包括 pH 值、放射化学纯度、载体含量等）。

③生物检查（要求无菌、无热源、进行生物学特殊实验）。

5. 放射性药品的保管制度

①放射性药品应由专人负责保管。

②收到放射性药品时，应认真核对名称、出厂日期、放射性浓度、总体积、总强度、容器号、溶液的酸碱度以物理性状等，注意液体放射性药品是否破损、渗漏，注意发生器是否已做细菌培养、热源检查。做好放射性药品使用登记。贮存放射性药品容器应贴

好标签。

③建立放射性药品使用登记表册，在使用时认真按账目项目要求逐项填写，并做永久性保存。

④放射性药品应放在铅罐内，置于贮源室的贮源柜内，平时有专人负责保管，严防丢失。常用放射药品应按不同品种分类放置在通风橱贮存槽内，标志要鲜明，以防发生差错。

⑤发现放射性药品丢失时，应立即追查去向，并报告上级机关。

⑥放射性药品用于病人前，应对其品种和用量进行严格的核对，特别是在同一时间给几个病人服药时，应仔细核对病人姓名及给药剂量。

第三节　卫生事业预算管理

一、卫生事业预算管理概述

（一）预算

预算是指经法定程序批准的政府、机关、团体和企事业单位一定期间内的收支计划，是国家管理社会经济事务，实施宏观调控的手段之一，在整个国家的政治经济生活中具有十分重要的地位和作用。

一个预算就是一种定量计划，用来帮助协调和控制给定时期内资源的获得、配置和使用。编制预算可以看成是将构成组织机构的各种利益整合成一个各方都同意的计划，并在试图达到目标的过程中说明计划是可行的。贯穿正式组织机构的预算计划与控制工作把组织看成是一系列责任中心，并努力把测定绩效的一种系数与测定该绩效影响效果的其他系数区别开来。

（二）预算管理

1. 预算管理的概念

预算管理，就是依据核定的单位预算，通过资金活动过程，对单位的业务活动过程进行管理和监督，它贯穿在预算的编制和执行全部过程，加强预算管理，能够保证各项支出都能按照预算的规定合理、节约、有效地使用，做到收入按政策、支出按预算、追加按程序，坚持收支平衡，略有结余。

2. 预算管理的任务

预算管理的任务是为实现预算管理目标，围绕预算管理的内容而开展的各项管理工作。

（1）合理规划预算资金

根据国家法律及政策、经济运行状况、分配体制合理确定财政收支的计划。这是预算管理的首要任务，是发挥财政资金效力的第一步。

（2）组织预算资金的分配与运用

根据确定的预算收支计划，与有关部门配合，积极完成收入任务，确保资金有效供给。在支出上按计划执行，追加资金按程序办理，从财力上保证各项工作顺利进行。对于卫生事业财政管理来说，合理规划预算资金意味着将根据国家可用财力，将卫生财政资金用于优先重点卫生领域。

（3）协调和控制预算资金有效运行

国家财政部门与各职能部门配合，对资金的试用进行协调和管理，发挥资金效用。

（4）收集整理预算信息，为政府决策和年度预算计划提供依据

预算执行中的信息通过收支执行情况表得到及时反馈，并加以分析研究，提交决策机构，为做出决策和制订计划奠定基础。

（三）卫生事业预算管理

1. 卫生事业预算管理的概念

卫生事业单位预算管理，是卫生事业单位根据国家或上级主管部门下达的事业计划，结合本单位具体情况和有关标准、规定，安排预算资金收支计划。它反映卫生事业单位在计划期内业务活动的规模、方向以及与此相适应的经费收支计划的安排。通过单位预算的编制和执行，可以使卫生事业单位财务活动有计划地进行，以保证卫生事业计划和工作任务顺利完成，促进卫生事业单位更好地贯彻执行党和国家的路线、方针、政策和有关法令、制度，坚持卫生事业的社会主义方向；做到合理地组织收入和有效地使用资金，并为卫生事业单位检查和考核资金使用效果提供可靠依据；使卫生事业单位有明确的增收节支目标，以便动员职工群众参加民主理财，实行财务监督。

2. 卫生事业预算管理体系

卫生事业预算管理体系，是指单位预算级次的构成体系，是正确处理各级预算之间的分配关系，确定各级单位预算管理和使用预算资金的职责与权限。

根据国家预算管理体制的"统一领导，分级管理"原则，建立相应的预算管理体系，

以保证国家预算在卫生事业单位的实现。卫生事业单位预算体系现分为三级。

（1）一级预算单位

即主管会计单位。它是直接向同级财政部门领报预算资金，并对所属单位分配或核拨预算资金的单位。

（2）二级预算单位

即二级会计单位。它是向一级预算单位领报预算资金，并对所属单位核定或分拨预算资金的单位。

（3）三级预算单位

即基层会计单位。它一般向二级预算单位，或没有二级单位则向一级预算单位）领报预算资金，它一般没有下属单位（有的有下属单位），不单独建立会计和编报预决算。

各级所属不单独建立会计和编报预算的单位，称为报账单位或报销单位。

二、卫生事业单位预算的审定和执行

（一）卫生事业单位预算的审定

卫生事业单位编制的预算必须报请卫生主管部门审定后才能作为年度的正式预算。卫生主管部门应根据单位预算编制的原则结合卫生事业计划，对所属单位预算收支的安排和内容以及各项数字详细进行核算。对大型设备购置和修缮要认真审查，必要时应深入基层了解情况。最后，按照国家分配预算指标的要求，认真核定所属单位的预算经费。卫生主管部门在核定预算包干经费时，要科学合理地核定包干基数。包干基数原则上按定员定额核定。"定员"系指编制主管部门核定的编制人数；"定额"系指财政部门根据事业发展的需要和财力的可能，以一定的核算对象确定的经费额度。卫生主管部门在核定包干基数的基础上，对实行不同预算包干形式的单位分别核定预算包干经费。

①对"经费和任务挂钩，一年一定"的单位，根据单位的性质、事业发展计划和各项经费定额，按年核定各单位的经费预算。对有收入的全额预算单位，应以其收入的一部分抵消预算拨款。

②对"核定基数，比例递增"的单位，根据单位的性质、事业发展计划和财力可能核定各单位的经费递增比例，每年按比例增拨包干经费。

③对"包死基数，一定几年"的单位，核定的包干基数一定几年不变，单位增收减支不减拨包干经费，减收增支不增拨包干经费。

④对"核定基数，比例递减"的单位，根据单位事业发展、收入增长情况等因素核

定经费递减比例，每年按比例减拨包干经费，直至减完为止。

预算包干经费核定以后，卫生主管部门应以书面文件通知所属单位依据执行。除上级下达的事业计划、工作任务有大的调整，或者根据国家政策、机构、人员发生大的变化，对预算影响较大，需要相应调整外，一般不予调整预算包干经费，单位应通过增收节支，自求预算平衡。

（二）卫生事业单位预算的执行

1. 卫生事业单位预算执行的任务

卫生事业预算的编制只是预算工作的开始。在预算报请上级主管部门或财政部门审查批准后，要正确地实现预算的收支任务，还必须通过各项预算收支的执行工作来完成。

从预算编制和预算执行的关系来看，预算编制工作一般是集中在一个比较短的时间内完成，而预算执行工作则是从年初到年末每天都要进行的一项经常性工作。年度预算是预算执行的依据，本年度预算执行情况和预算执行的结果，又是设计下年度预算的基础。因此，正确地组织预算执行工作，则是从年初到年末每天都要进行的一项经常性工作，认真做好这项工作，才能实现预算收支任务，确保卫生事业计划任务的顺利完成。

卫生事业预算执行的主要任务是：

①按照党和国家的方针政策和卫生事业计划积极组织收入，把应该收的各项收入正确、及时、足额地收进来。通过组织收入工作，加强收入管理，扩大服务面，为发展卫生事业提供较多的资金。

②按照国家核定的支出预算和卫生事业进度，及时地、合理地安排和运用资金，在执行中要贯彻勤俭办一切事业、厉行节约的方针，充分发挥资金的使用效果。

③密切注意卫生事业计划的完成进度，及时地分析反映预算收支的执行情况和问题，保证单位预算收支任务的圆满实现。

④严格执行国家预算管理制度，维护国家财经纪律，遵守和贯彻上级预算单位对执行预算的指示，并接受上级预算单位或财政、审计部门的监督和检查。

⑤遵守预算、财务会计制度，正确、及时地编送会计报告和年度决算。

上级预算单位对所属单位的预算执行工作负有监督和指导责任，为了加强预算管理，认真执行预算，可以在规定的权限内，制定和颁发本部门各项财务管理制度和预算管理制度，定期地对所属单位进行检查和监督其预算执行情况，并给予应有的指导。

各级预算单位在执行预算过程中，如不按照预算规定用途正确使用资金或不按期报送各类会计报告，而受到同级财政部门或上级预算单位停拨或缓拨经费，或因不及时提出经费计划而影响及时用款时，一切责任均由各预算单位自行负责。

卫生事业单位无论属于哪一级预算单位，在预算执行过程中，都要充分调动各种有利因素，克服只重视预算编制、轻视预算执行的思想，依靠领导、依靠广大职工，建立和健全适用于本系统或本单位情况的、必要的收支审批管理制度，定期检查分析预算执行情况，保证预算的正确执行。

2.预算执行中的调整

卫生事业预算在年度执行过程中，由于客观情况的变化，如计划任务发生大的变化或接受新的任务，以致原来核定的预算某些部分与客观要求不相一致。为了使预算符合客观实际，保持预算在执行过程中的平衡，就需要进行必要的调整。

（1）预算的追加和追减

在原核定预算总额以外，增加收入或支出数额，以及要求增加预算拨款的称为追加预算。在原核定预算总额内，减少收入或支出数额，以及减少预算拨款的称为追减预算。在预算执行过程中，由于国家的政策、法令、制度、措施、规定或者事业计划的变更，以及其他特殊情况，必须追加或追减原核定的预算时，应向上级单位或财政部门提出报告，按照规定的审批程序，办理预算的追加或追减。

（2）单位预算的划转

卫生事业单位由于隶属关系的改变，必须同时改变其预算隶属关系的，要报经同级或上级财政部门将核定的全年预算划归新的领导部门或接管部门。划出单位已经缴入国库的预算收入和已经使用的经费，由划出部门和接管部门双方进行资金结算，或财政划转，如地方和中央的财政划转，地区与地区之间的财政划转。

3.卫生事业决算

卫生事业单位在预算年度终了时，要编制决算。预算是预算工作的开始，决算则是单位预算执行的总结。通过编制决算，可以总结一年来执行党和国家的方针和政策的情况；执行财经纪律和法令，遵守制度的情况；考核预算完成或没有完成的原因；检查脱离计划任务、定额、开支标准等的偏差情况及其原因；总结预算管理工作中的经验。决算还为下年度安排预算、编制计划提供了可靠的资料。因此，决算工作是一项政策性很强的工作，必须以财务部门为主，发动群众，进行深入的调查研究，才能做好这项工作。

卫生事业单位在编报年度财务决算时，要认真总结单位的预算安排及执行情况。财务管理及资金使用效果等方面的经验教训，并系统地整理、分析财会基础资料。同时必须做好以下各项基础工作。

①在年度终了前，应主动同主管部门核对各项拨款数额，并做好同开户银行的对账

工作，做到不重不漏。

②认真做好财产物资的清查工作。对固定资产、低值易耗品、库存材料以及专项物资进行盘点，做到账账相符、账实相符，及时清理各种往来款项；按照会计制度规定的会计核算方法和原则，做好决算前有关账务核算、调整工作；对库存现金进行清查核对，确保账款相符。

③编报的年度决算必须分清资金渠道，做到报表齐全，内容完整、准确，账表相符，表表相符，并有详细的决算说明。

年度决算由单位负责人、总会计师和财会负责人、审计负责人签章后及时报送主管部门。

4. 预算包干经费年终结余的留用及分配

财政部规定事业单位、行政机关在保证事业计划、工作任务完成，保证固定资产完好和逐步增加的前提下，自主安排使用包干经费。年终结余留归单位结转下年继续使用。

结余资金中的专项资金结余，结转下年继续按指定的专项用途使用。

属于经常部分的结余，应按照规定比例分别提取事业发展基金、集体福利基金和职工奖励基金。

第五章　社区卫生服务管理

第一节　社区卫生服务机构物资管理

社区卫生服务机构的物资如房屋、设备、药品等是社区卫生服务机构赖以生存的物质基础。资产的安全和合理使用将直接关系到社区卫生服务机构的服务质量和健康发展，因此必须重视对资产的科学管理。

一、社区卫生服务机构物资管理概述

（一）社区卫生服务机构物资分类

社区卫生服务机构的物资按价值可以分为固定资产、低值易耗品、药品和材料。

1. 固定资产

固定资产是指使用期限在 1 年以上，且在使用过程中能基本保持原有物质形态的耐用物品，包括房屋建筑、医疗器械、机电设备、仪器、办公用具、交通运输工具、通信文化设备、图书资料等。其价值范围的标准因物而异，一般设备单价在 500 元以上，专用设备单价在 800 元以上。

2. 低值易耗品

该类物资的主要特点是价值较低、、易损耗、更换频繁。低值易耗品包括医用物品、医用小型器械（如注射器、体温计、镊子、钳子等）、办公和生活用品（如扫帚、拖把、肥皂等）。

3. 药品

药品包括中药、西药等。

4.材料

材料包括医用材料和其他材料。医用材料包括各种敷料，试剂，胶管以及放射、检验等使用的材料和医用记录纸等。其他材料包括各种基建建筑、照明、车辆用材料等。

（二）社区卫生服务机构物资管理的意义和特点

1.社区卫生服务机构物资管理的意义

（1）保障社区卫生服务机构的正常运行

社区卫生服务机构在运行过程中需要使用和消耗大量的物资,如各种医疗设备、仪器、制剂等。如不能保证所需物资按时、按量、按质供应，就会影响社区卫生服务机构工作的正常开展。因此科学的物资管理对于社区卫生服务机构而言十分重要，是保障机构工作的效率和服务质量的重要基础。

（2）有助于社区卫生服务机构取得良好的经济效果

科学的物资管理可以减少物资资金的占用，使得流动资金占用量下降和流动资金周转速度加快，直接或间接地提高社区卫生服务机构的经济效益。同时，良好的物资管理能促进机构物资材料的合理使用，避免浪费医疗材料，从而达到降低医疗成本的目的。

2.社区卫生服务机构物资管理的特点

（1）质量第一

社区卫生服务机构的服务对象是社区所有居民，不仅包括健康的人，还包括患者。在开展服务过程中，其使用物资质量将直接影响服务质量，任何不合格的产品都会给居民健康带来不良影响，甚至危及患者的生命。因此，社区卫生服务机构的物资管理必须强调质量第一。

（2）"保险"储存

社区卫生服务机构必须建立某些物资如急救器材、急救药品、急救材料等的应急储备，以备不时之需。同时，这些应急储备不能集中存放在社区卫生服务机构的库房内，应在各科室都放置一定数量的储备，并注意对这些储备进行常规检查和及时补充。

（3）种类繁多，管理方法各异

社区卫生服务机构的工作内容包括基本医疗服务和基本公共卫生服务，服务项目内容多，因此工作所涉及的物资种类也非常多。不同种类的物资，在采购方式、保存条件、使用条件等方面的要求不同，这就要求社区卫生服务机构物资管理人员应根据各种物资的不同特点，有针对性地采取相应的合理管理措施，以保障物资安全、及时、有效地供应和使用。

（三）社区卫生服务机构物资管理的任务和内容

1. 社区卫生服务机构物资管理的任务

社区卫生服务机构物资管理的任务包括：①建立健全物资管理的相关制度；②按照各种物资的不同特点制定和实施科学的管理方法，在保证各类物资及时供应的情况下，提高效益，杜绝盲目采购，严格控制物资存量；③定期对机构物资的使用和消耗情况进行监督检查和统计分析，加强控制，以减少物资损耗，提高物资利用率；④按照社区卫生服务机构的总体发展要求，制定各种物资预算，强化物资费用管理。

2. 社区卫生服务机构物资管理的内容

社区卫生服务机构物资管理的内容包括物资定额管理、物资供应计划管理、物资采购管理、物资仓库管理等。

（1）物资定额管理

物资定额管理是社区卫生服务机构物资管理体制的基础，包括物资消耗定额管理、物资储备定额管理和物资节约定额管理。

第一，物资消耗定额管理：社区卫生服务机构物资消耗定额是指社区卫生服务机构在一定的技术条件下，为完成某项任务而合理消耗的物资数量标准。物资消耗定额管理可为社区卫生服务机构制订物资供应计划提供依据，是合理利用和节约物资的基本措施。社区卫生服务机构物资消耗定额的确定方法包括统计预测法、技术分析法、经验估计法等。三种方法各有优缺点，在实际中，社区卫生服务机构通常可根据具体情况综合采用。

第二，物资储备定额管理：社区卫生服务机构物资储备定额是指社区卫生服务机构在一定条件下，为保障完成工作任务而规定的物资储备标准。由于物资供应计划主要包括物资消耗量和物资储备量两大部分，而物资储备量主要依据物资储备定额来确定，因此物资储备定额是社区卫生服务机构制订物资供应计划、进行物资采购的主要依据，它能使社区卫生服务机构的物资供应在保证连续使用的前提下，尽量减少资金占用和促进资金流动。

社区卫生服务机构物资储备定额的确定方法主要包括两种：供应期法和经济订购批量法。

①供应期法是指根据物资供应间隔周期长短来确定物资储备定额的方法。物资储备分为经常性储备、保险储备和季节性储备。经常性储备是指经常周转物资储备；保险储备是指为保证物资在货源短缺、采购困难或进货误期等情况下能正常供应使用而建立的储备；季节性储备是指对某种物资应季节性变化而建立的储备。经常性储备定额、保险储备定额和季节性储备定额的总和构成社区卫生服务机构总的最高物资储备定额，社区

卫生服务机构总的物资储备水平不应超过这个限度。三种储备定额的计算公式如下：

某种物资经常性储备定额＝平均每日需要量 × 经常性储备天数

保险储备定额＝平均每日需要量 × 保险储备天数

季节性储备定额＝平均每日需要量 × 季节性储备天数

$$上述平均每日需要量 = \frac{计划期需要量}{计划期天数}$$

②经济订购批量法又称最佳订购批量法，是指物资储备总成本最小的订购批量。经济订购批量的计算公式如下：

$$Q = \sqrt{\frac{2KD}{H}}$$

式中，Q 为每次订货批量，K 为每次订购成本，D 为年需求量，H 为每单位物资年储存成本。Q 的实质是在年需求量确定的情况下，综合平衡订购成本和储存成本而求得的相应订购数量。

③物资节约定额管理：社区卫生服务机构物资节约定额是指在保证社区卫生服务机构业务的前提下，为更有效地利用物资而规定的物资节约指标。节约定额的计算公式如下：

节约定额＝（上期实际物资消耗量－计划期物资消耗定额）× 计划期任务量

该公式适用于消耗可以定额的物资。对于消耗无法定额的物资，可按下式计算：

$$节约定额 = \left(\frac{上期实际物资消耗量}{报告期实际业务收入} - \frac{计划期物资消耗量}{计划期业务收入} \right) \times 计划期任务量$$

（2）物资供应计划管理

社区卫生服务机构物资供应计划是指社区卫生服务机构为保证服务工作顺利开展而科学编制的、旨在保证所需各种物资能及时合理供应的计划。社区卫生服务机构物资供应计划管理的工作包括制定物资供应目录、确定各种物资的需要量、确定储备量和采购日期、确定物资采购量等。

（3）物资采购管理

采购是社区卫生服务机构采办物资的一种方法。采购人员应根据社区卫生服务机构物资供应计划，按时、按量、按质地采办社区卫生服务机构所需的各种物资。要严格管理采购工作，建立健全采购计划与预算、定购采购流程、采购价格管理、采购品质管理等采购相关管理制度。对各级政府采购规定的项目及限额以上的设备物资，要按照《中华人民共和国政府采购法》的规定进行政府采购。

（4）物资仓库管理

社区卫生服务机构物资采购完成后，在使用之前一般需要在仓库中保管储存。物资仓库管理是社区卫生服务机构物资管理的重要组成部分。仓库管理的主要内容包括物资的入库验收、物资保管和物资发货使用三个环节。

①入库验收：根据物资特点指定存放地点、安排接收物资的人力等，从质量到数量逐一进行物资验收，办理入库手续。

②物资保管：从物资的数量、质量、保存条件等各方面进行检查，保证保管安全。

③物资发货使用：物资出库前做好准备工作、出库验收、办理出库手续、物资出库登记等。

二、社区卫生服务机构房屋管理

（一）社区卫生服务机构功能分区

社区卫生服务中心一般分为：①诊疗区，通常包括预检分诊室（台）、候诊室、全科诊室、中医诊室、抢救室、治疗室、日间观察病房、康复理疗室等；②预防保健区，通常包括预防接种室、儿童保健室、妇女保健与计划生育指导室、健康教育室等；③辅助诊疗区，通常包括化验室、B超室、心电图室、放射室、药房等；④行政后勤保障区，通常包括挂号室、收费室、供应室、后勤仓库、健康信息管理室、消毒间、中心主任办公室等。社区卫生服务站的基本分区包括预防保健区和诊疗区。

随着社区卫生服务的发展，其服务功能不断拓展，可根据居民需求设置其他科室。如有的社区卫生服务中心将中医诊室单独划分为一个诊疗区，有的社区卫生服务中心设置健康管理区等。有条件发展成社区医院的社区卫生服务中心，其功能分区将更加多样。

（二）社区卫生服务机构房屋布局的总体要求

①功能布局合理，清污路线清楚，避免或减少交叉感染。在条件允许的情况下把清洁区与污染区、传染与非传染的人员和器物在总平面上的运行路线加以区分。

②布局紧凑，交通便捷，管理方便。城市社区卫生服务机构多位于居民居住比较密集地区，占地面积、业务用房受限，因此各相关科室、部门的布局一定要实用、紧凑。对于新建社区卫生服务中心的选址要注意方便周边居民到达。服务站的设置在考虑居民方便的同时也要考虑物资配送的交通需求。

③保证预防保健、功能检查、手术、日间观察病房等用房的环境安静。

④诊疗室、病室等主要医疗用房应获得当地的最佳朝向。

⑤有利于夏季获得良好的自然通风，多风沙地区应有防风害侵袭措施。

⑥对废弃物的处理应符合环保法规。

⑦出入口一般不少于两处，规模小的可设一处。

⑧充分利用地形、防护间隔和其他空间，布置、绿化庭院。

⑨社区卫生服务机构应设有坡道、扶手、防滑地面等方便老年人和残疾人的无障碍设施。

（三）社区卫生服务机构房屋的知觉环境

1. 社区卫生服务机构房屋的色彩环境

不同的色彩具有不同的功能特性，例如：红色能促进血液流通，焕发精神，对麻痹、抑郁症患者有一定缓解作用；绿色可降低眼压，安抚情绪，松弛神经，适宜于高血压、烧伤、喉痛和感冒患者；紫色可缓解疼痛，对失眠、精神紊乱者有一定的调适作用等。因此，在规划社区卫生服务机构房屋建筑时，应注意正确运用不同色彩的功能特性。

社区卫生服务机构房屋建筑色彩的要点如下：

①除有医疗功能等的专用空间外，一般大面积的色彩宜淡雅，宜用高明度、低彩度的调和色，建筑群体色彩应统一协调形成基调。

②小面积的标志物、引导图标应色彩亮丽，各类标志、铭牌应按照区域对色彩、主体、尺度、图案等进行统一设计，做到协调统一，同时又便于识别。

③北向或北方寒冷地区多用暖色调，南方炎热地区位于南、东、西向的房间宜用冷色调。

④儿童诊室的大面积背景色彩宜淡雅，但可用色彩亮丽、明快的饰物、玩具以活跃气氛。

⑤为使色彩协调统一，同一区域内的顶棚、墙面、地面、墙裙、踢脚线等处的用料色彩应协调一致，不同区域可稍有变化。

⑥避免光色变化、视觉残像对社区卫生服务机构工作造成负面影响。一般诊断治疗用房不用彩色玻璃、深色面砖，以免反射光改变患者的皮肤和体内组织器官的颜色，从而干扰医生的正确判断。

2. 社区卫生服务机构的嗅觉环境

社区卫生服务机构内部往往会产生多种不良气味，如消毒剂的药味，卫生间、脓血的臭味，洗涤剂、杀虫剂等的残留气味等，会给前来机构的患者或居民带来困扰。因此社区卫生服务机构的房屋管理应将不良气味的消除考虑在内。

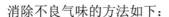

消除不良气味的方法如下：

①卫生间和污物间保证良好的排气通风。

②应及时处理和清洗诊室、病室的废弃物、排泄物，加强通风换气，改善空气质量，可适当喷洒空气清新剂。

③尽可能使用天然建筑材料制品，自然采光通风，使建筑成为"绿色建筑"。慎用刺激性强的消毒灭菌药品，并防止气味外逸。

④经常清洗空调过滤网，消除空调产生的异味。

3. 社区卫生服务机构的音响环境

噪声对人体健康有害，可引起心跳加快、血压波动、胃肠道功能紊乱等，因此减少和避免噪声的危害成为社区卫生服务机构房屋管理工作中应注意的方面。

减少噪声的措施如下：

①控制机构内部通信播放系统的音量和时间。

②加强对音源的管理控制，重点对病房、儿科治疗室、机房等房屋加强音量的隔离屏蔽措施。

③注意门窗选型，尽量减轻震动和碰撞，加强密封隔音性能。

三、社区卫生服务机构设备管理

（一）设备管理的定义

设备是指在工作中可供长期使用，并在使用中能基本保持原有实物形态和功能的劳动资料和物资资料的总称，它是固定资产的重要组成部分，包括机器、仪器、车辆等。设备管理是指围绕设备而开展的一系列技术、经济和组织活动的总称，包括设备规划、计划、论证、选购、建档、安装、调试、验收、使用、维修直至报废的整个过程。

（二）社区卫生服务机构设备管理的特点

1. 医疗设备的安全性、有效性

医疗设备的使用直接关系到居民的身体健康和生命安全，因此设备的质量可靠性和安全有效性必须放在医疗设备管理工作的首位。在设备的采购中要严格把关，确保质量；设备的使用要严格按照管理办法，规范技术使用的范围和对象，避免对患者或居民造成伤害。

2. 医疗设备的效益性

在保证质量和安全的前提下，应该重视医疗设备的效益性。效益包括两方面：一是

技术和疗效方面，能有助于提高医疗水平和满足诊疗工作的需要；二是能给社区卫生服务机构带来经济效益，使机构在竞争中不处于弱势。因此，经济管理是社区卫生服务机构设备管理工作的重要组成部分，主要包括需求评估、技术论证、效益／效果评价三个环节。

3. 医疗设备的计量性

医疗设备计量不准会直接影响疾病的诊断结果和治疗，因此社区卫生服务机构必须重视设备的计量管理和计量认证，加强设备的日常维护和保养工作，并对在用设备的预防性维护、检测与校准、临床应用效果等信息进行分析与风险评估，以保证仪器设备符合规定的标准。

4. 医疗设备管理的前瞻性

前瞻性即超前性，是科学地进行分析判断并对可能发生的问题进行预见性的判断。社区卫生服务机构医疗设备管理的前瞻性是指在设备采购前要预先做可行性论证和充分准备，包括设备的性能和功能怎样、诊治效果如何、设备安装和配套的条件如何、设备的使用和维修上存在哪些困难，即机构对引进和使用某设备的基本条件要有分析、有准备、有预见、有设想、有安排、有控制，以保证取得良好的效益。

（三）社区卫生服务机构设备配置的原则

1. 层级原则

按照医疗卫生机构的不同级别，配置的设备应有区别。社区卫生服务机构应配置与其基本医疗服务、基本公共卫生服务相适应的基本医疗设备。

2. 功能原则

按照社区卫生服务机构具有的功能来配置设备。机构的功能不同，设备应不同。

3. 适宜原则

社区卫生服务机构应选择技术与之配套的适宜设备，应与辖区居民的卫生服务需要、需求及承受能力相适应，不能盲目攀比。

4. 资源共享原则

对于大型高档设备如 CT、ECT、磁共振仪、伽马刀等，社区卫生服务机构可与区域卫生规划内的二、三级医院实现共享共用，以提高设备的使用率。社区卫生服务机构不必配置。

5. 条件具备原则

在购置设备前，应有完善的配套条件，如有掌握该设备操作方法的技术人员、有相应水平的防护人员、有配套的装备条件（如房屋、场地、防护、水电供应等）。

（四）社区卫生服务机构设备管理的主要内容

1. 装备管理

（1）中长期装备规划

社区卫生服务机构应有3年、5年规划，在规划中要考虑机构规模的扩大，业务的增长，设备的更新、改造和投入等问题。由于医疗设备与医疗卫生服务质量密切相关，因此社区卫生服务机构管理者必须高度重视医疗设备的中长期规划。

（2）年度购置计划

年度购置计划是社区卫生服务机构下一年度的装备计划，是社区卫生服务机构管理者根据当年和下一年的社区卫生服务总目标、业务发展计划、需求及资金情况，从全局出发，综合平衡后确定的计划。年度购置计划既要确保重点，同时又要照顾全局，并做到合理安排和利用资金。

（3）平时的临时申购

在执行年度购置计划的过程中，如出现形势、任务的变化等，则需要通过临时申购对年度购置计划进行适当的修正和补充。

2. 技术管理

技术管理是使设备正常运行、发挥效能的关键，包括购置前对设备的性能、可靠性、临床使用效能的技术评价，购置过程中对厂家、型号的选择，到货后的安装、验收、分类、编号、建档、入库保管，以及使用、维修、计量、调剂、统计、报废等各个环节。医疗设备的技术验收、操作技术培训和保养维修是技术管理工作中非常重要的三个方面。

技术验收包括数量验收和质量验收两个方面。数量验收是指根据合同（发票）和装箱单上所列品名、数量，逐一对照实物，进行清点验收。在清点的同时，应仔细检查设备的外观有无破损。质量验收是指按照设备的相应规定要求安装、测试设备，逐个测量技术参数并记录在案，对照设备出厂技术指标及允许误差范围，对设备的质量状况进行分析评估，并做出验收鉴定结论。达不到原定技术指标的设备，可进行质量索赔处理。

设备的操作技术培训内容主要包括设备的基本原理、结构及主要功能，使用操作的规程和方法，正常运行状态与非正常运行状态的鉴别和处理以及测试结果的正确分析等。

设备的正确使用和做好保养维修是提高设备完好率、延长设备使用寿命的关键。设备的日常维护保养与修理应详细记录在设备维修记录本上，以备日后参考分析。

3. 经济管理

设备的经济管理是指运用经济规律和方法对设备寿命周期全过程实施管理，以合理的成本取得设备的最佳使用效益。经济管理工作包括设备使用过程中的成本效益核算、分析以及设备的磨损、折旧、报废等有关内容。

4. 法制化管理

法制化管理是医疗设备管理中非常重要的方面。社区卫生服务机构应根据国家的有关法律法规，建立健全本机构的设备管理的各项规章制度，明确职责，以提高设备的规范化管理水平。此外，还须注意：设备的管理要遵照统一领导、归口管理、分级负责的原则，对单价达到标准要求的设备实施按级审批的方法，对所有设备要查验产品注册证。

（五）设备的理性选择和评价

设备的选择是设备管理的一个重要环节。社区卫生服务机构在选择设备时，必须充分做好以下五方面的评价工作。

1. 需求评价

需求评价包括购置该设备是否合理、工作中为什么要购置、需求的迫切性怎样、有无其他可供选择的替代方法等。

2. 可能性评价

可能性评价主要包括三个方面：一是资金来源，即经费是否落实；二是硬件条件，如场地、后勤保障；三是技术条件，即是否具有使用该设备的技术力量。

3. 技术评价

对设备进行厂商、型号、价格、性能、成本效益等的权衡，选择性价比高的设备。

4. 维修评价

应选择售后服务好的厂商或代理商。设备性价比相同的情况下，如选择本地区产品，可降低售后服务成本，得到更快、更好的售后服务。

5. 经济性评价

计算设备的投资回收期时，在其他条件相同的情况下，投资回收期越短越好。投资回收期是指机构使用设备所获得的效益回收其投资所需的时间。设备投资回收期的计算公式如下：

$$设备投资回收期 = \frac{设备投资总额}{每年工作天数 \times 每天工作次数 \times 每次收费数}$$

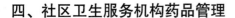

四、社区卫生服务机构药品管理

（一）药品的概念

药品是指用于预防、治疗、诊断人的疾病，有目的地调节人的生理功能并规定其适应证或者功能主治、用法、用量的物资，包括中药材、中药饮片、中成药、化学原料药及其制剂、抗生素、生化药品、放射性药物、血清、疫苗、血液制品和诊断药品等。

（二）药品的分类

1. 现代药与传统药

现代药又称西药，一般是指19世纪以来发展起来的化学药品、抗生素、生化药品、放射性药品、血清、疫苗、血液制品等。现代药一般用合成、分离提取、化学修饰、生物技术等方法进行制备。传统药又称天然药物。我国的传统药是中药，主要是动物药、植物药、矿物药。

2. 新药与仿制药品

我国《新药审批办法》规定：新药是指未曾在中国境内上市销售的药品。已上市药品改变剂型、改变给药途径、增加新的适应证或制成新的复方制剂的，也按新药管理。我国《仿制药品审批办法》规定：仿制药品是指国家已审批正式生产，并收载于国家药品标准的品种。

3. 生物制品与新生物制品

生物制品是应用普遍或特殊生物技术获得的微生物、细胞及各种动物和人源的组织和液体等生物材料制备，用于人类疾病预防、治疗和诊断的药品。新生物制品是指我国未批准上市的生物制品。

4. 处方药与非处方药

处方药是指凭执业医师和执业助理医师的处方才能调配、购买和使用的药品。其包括：①特殊管理的药品；②由于药品的毒性或其他潜在影响使用不安全的药品；③因使用方法的规定（如注射剂），用药时有附加要求，病人自行使用不安全，需在医务人员指导下使用的药品；④新化合物及新药等。非处方药是指不需凭执业医师和执业助理医师处方，消费者可自行判断、购买和使用的药品。在国外，非处方药简称OTC（Over The Counter）。

5. 国家基本药物和基本医疗保险药品目录

世界卫生组织在1975年提出设定国家基本药物的建议，并将基本药物定义为能满足大部分人口卫生保健需求的药物，且应在任何时候都能以充足的数量和合适的剂型提供并应用。其疗效确切，毒副反应清楚，价格低廉，适合国情，在临床上必不可少。我国基本药物的遴选标准：临床必需、安全有效、价格合理、使用方便、中西药并举。

基本医疗保险药品目录分为甲类目录和乙类目录。甲类目录的药品为临床治疗必需、使用广泛、疗效好、同类药品中价格低的药品。乙类目录的药品是可供临床治疗选择使用、疗效好、同类药品中比甲类目录药品价格略高的药品。

6. 特殊管理药品

《中华人民共和国药品管理法》规定，国家对麻醉药品、精神药品、医疗用毒性药品、放射性药品实行特殊管理。特殊管理药品属于处方药，是处方药中管制最严格的药品。

（三）药品管理的目的和手段

药品管理的目的是保证药品的质量和疗效，保障人体安全和维护居民健康。药品管理需要采用多种手段，监督检验和群众参与相结合，实施全面质量管理。

1. 法律行政手段

依据相关法律法规，严厉打击生产假药、销售假药等违法行为。依法行政，严格审批和执行各项规章制度。

2. 先进技术手段

做到准确检测、科学高效。

3. 舆论宣传手段

发动广大群众参与监督、举报违法违规行为。

（四）社区卫生服务机构药品管理的主要内容

药品管理体现在采购、配送、储存、销售等各个环节中。由于我国社区卫生服务机构基本药物实行药品平台采购，故社区卫生服务机构药品管理主要是配送、储存和销售管理。

1. 药品生产（配制）、经营单位资格认证

社区卫生服务机构应对相关单位包括药品生产（配制）、经营单位的资质进行核实确认，包括许可证以及药品生产质量管理规范（GMP）和药品经营质量管理规范（GSP）认证情况等。

2. 实行新药审批制度、生产药品审批制度，对进口药品实行注册审批制度

社区卫生服务机构在药品进入机构前，应查验相关药品的审批手续是否齐全，以进

一步保障药品的质量安全。

3. 执行药品标准

《中华人民共和国药典》是国家关于药品标准的法典。凡是《中华人民共和国药典》收载的药品，其质量不符合规定标准的均不得出厂、不得销售、不得使用。所有社区卫生服务机构应备一本，监督执行。

4. 实行处方药与非处方药的分类管理

处方药必须凭执业医师和执业助理医师处方才能调配、购买和使用。非处方药不需执业医师和执业助理医师的处方即可自行判断、购买和使用。

5. 进口药品的管理

在采购进口药品时需要供货单位提供"进口药品注册证"复印件，并加盖供货单位的公章。"进口药品注册证"是国外药品进入中国市场合法销售的法定凭证。

6. 特殊管理药品的管理

对特殊管理的药品必须实施安全管理。

①使用人员必须严格按照国家要求执行。如使用麻醉药品的医务人员必须具有执业医师专业技术职务并经考核能正确使用麻醉药品。

②特殊管理药品库必须配备保险柜，门、窗有防盗设施，有条件的应安装报警装置。

③门诊、急诊、住院等药房如设周转库（柜），则均应配备保险柜；门诊、急诊、住院等药房调配窗口如存放特殊管理药品，均应配备必要的防盗设施；对储存各环节应指定专人负责，专库（柜）加锁，设立专用账册，明确责任，交接班应有记录。

④对购入、储存、发放、调配、使用实行批号管理和追踪，必要时应能及时查找或追回。

⑤使用的麻醉精神药品空白专用处方应统一编号，计数管理，建立完善的保管、领取、使用、退回、销毁管理制度，并严格执行。

⑥患者使用麻醉药品、精神药品注射剂或贴剂，再次调配时须将原批号的空安瓿或使用过的贴剂如数收回。注射剂应记录收回空安瓿数及批号，贴剂应记录收回废贴数。

⑦社区卫生服务机构内各科室调配使用麻醉药品、精神药品时，须回收空安瓿，核对批号和数量，并做记录。剩余的麻醉药品、精神药品应办理退库手续。

⑧收回的麻醉药品、精神药品注射剂空安瓿、废贴应由专人负责计数、监督销毁，并做记录。

⑨不得为患者办理麻醉药品、精神药品退药。患者不再使用麻醉药品、精神药品时，

应将剩余的麻醉药品、精神药品无偿交回机构，按规定销毁。

⑩如发现以下情况之一，社区卫生服务机构应当立即报告所在地公安部门、药品监督管理部门和卫生行政部门：其一，麻醉药品、精神药品在运输、储存、保管过程中发生丢失或被盗、被抢的；其二，发现骗取或冒领麻醉药品、精神药品的。

7. 建立和执行药品不良反应检查报告制度

社区卫生服务机构需要对药品使用过程中出现的不良反应进行相应的检查，并及时报告不良反应的相关信息。

8. 药房和药库的规范化管理

社区卫生服务机构的药房及其内部设置要有利于药品的安全存放、调配与发放；药房人员的配置要符合规定要求，制定和执行药房相关工作制度，保证药品质量，并正确发到患者手中。药库要配置冷藏、防冻、防尘、防潮、防虫、防鼠、避光、通风等设施设备，保持环境整洁；制定和执行药库相关工作制度，做好药品的出入库管理、库存管理等。

第二节　社区卫生服务机构财务管理

作为社区卫生服务机构的重要工作，财务管理决定着社区卫生服务机构的工作质量和效率。一个运营良好的社区卫生服务机构必然有着高质量的财务管理制度，其不仅能对社区卫生服务机构的物资流转进行良好的控制，而且有助于机构提供高质量的服务，有效实现机构的目标。

一、财务管理概述

任何组织的生产经营活动，都是运用人力、资金、物资与信息等各项生产经营要素来进行的，其中包含了生产经营的业务活动和财务活动两个方面，与之对应地，必然存在两种基本管理活动，即生产经营管理和财务管理。财务是指生产经营过程中的资金运动及其所体现的财务关系。财务管理是处理财务关系的一项经济管理工作。

理解财务管理的基本概念，必须了解资金运动、财务活动及财务关系等相关概念。资金运动是指资金的形态变化或位移。财务活动是指资金的筹集、使用和分配等。前者是通过后者实现的。财务关系则是组织在财务活动中，与内外部有关各方发生的广泛的经济利益关系。

我国的社区卫生服务机构包括事业单位和企业两种性质，相应的财务管理目标和内容也有所不同。事业单位是指不具有社会生产职能和国家管理职能，直接或间接为上层建筑、生产建设和人民生活提供公益服务的载体，其主要特点：一是不直接从事物质资料生产、交通运输和商品流通，实现社会效益是其根本目的；二是自身没有独立的收入来源和资金消耗补偿功能，所需资金主要依靠国家财政拨款；三是这些单位一般是在国家行政机关领导下，其人员和机构不列在国家行政机关编制之内，属国家事业编制的机构。企业是从事生产、流通、服务等经济活动，以生产或服务满足社会需要，自主经营、独立核算、依法设立、具有经济法人资格的营利性经济组织。

（一）财务管理目标

1.事业单位财务管理目标

事业单位财务管理的基本原则：执行国家有关法律法规和财务规章制度；坚持勤俭办事业的方针；正确处理事业发展需要和资金供给的关系，社会效益和经济效益的关系，国家利益、单位利益和个人利益的关系。

根据以上原则，事业单位财务管理目标可以表述为：保障事业单位公益服务效果最大化。从这个意义上讲，社区卫生服务机构的财务管理目标就是在讲求社会效益的前提下，实现社区卫生服务价值最大化。

这种表述虽然突出了事业单位的特性，却与财务管理的本质内容有一定差距。有学者认为，既能反映事业单位的特性，又符合财务管理目标确定原则的事业单位财务管理目标应该是事业单位财务收支平衡。

2.企业财务管理目标

人们对企业财务管理目标的认识主要存在三种观点：利润最大化、资本利润率最大化（每股利润最大化）和企业价值最大化。

（1）利润最大化

这种观点认为，利润代表了企业新创造的财富。利润越多，则说明企业的财富增加得越多，越接近企业的目标。

这种观点的缺陷：①利润最大化是一个绝对指标，没有考虑企业的投入与产出之间的关系，难以在不同资本规模的企业或同一企业的不同期间进行比较；②没有区分不同时期的收益，没有考虑资金的时间价值，投资项目收益现值的大小，不仅取决于其收益将来值总额的大小，还要受取得收益时间的制约；③没有考虑风险问题，追求最大利润，有时会增加企业风险。利润最大化可能会使企业财务决策带有短期行为，即片面追求利润的增加，不考虑企业长远的发展。

（2）资本利润率最大化

这种目标旨在将企业实现的利润与投入的资本或股本进行对比，可以在不同资本规模的企业或同一企业的不同期间进行对比，揭示其盈利水平的差异，但其仍然忽略了资金的时间价值和风险问题。

（3）企业价值最大化

投资者建立企业的重要目的在于创造尽可能多的财富，这种财富首先表现为企业的价值。企业价值的大小取决于企业全部财产的市场价值和企业潜在或预期获利能力。这是现代西方财务管理理论普遍公认的财务目标，人们认为这是衡量企业财务行为和财务决策的合理标准。通过企业的合理经营，采用最优的财务决策，充分考虑资金的时间价值和风险与报酬的关系，在保证企业长期稳定发展的基础上，使企业总价值达到最大。对于股份制企业，企业价值最大化可表述为股东财富最大化。

企业价值最大化是一个抽象的目标，在运用时也存在一些缺陷：非上市企业的价值确定难度较大；股票价格的变动除受企业经营因素影响之外，还要受到其他企业无法控制的因素影响。

（二）财务管理的内容

1. 事业单位财务管理的内容

事业单位财务管理是事业单位在执行事业计划、开展业务活动以及从事经营活动过程中有关资金的筹集、分配、使用等方面一切管理工作的总称。具体来说，事业单位财务管理的主要任务包括：合理编制单位预算，严格执行预算，完整、准确地编制单位决算，真实反映单位财务状况；依法组织收入，努力节约支出；建立健全财务制度，加强经济核算，实施绩效评价，提高资金使用效益；加强资产管理，合理配置和有效利用资产，防止资产流失；加强对单位经济活动的财务控制和监督，防范财务风险。总结为预算管理、筹资管理、资产管理和成本管理四大任务。

（1）资金运动

事业单位的资金运动主要经历了资金筹集、资产储备、资金消耗等过程，包括资金筹集、分配和使用等方面的内容。

①资金筹集：事业单位开展事业活动所需资金主要依靠国家财政拨款。虽有少数事业单位为完成事业计划进行了一定的生产经营业务活动，但其目的是实现社会效益，附带产生一定的经济效益，不足以满足事业活动支出的需要，仍需要国家预算资助。因此，

国家预算是保证和促进事业单位发展的主要资金来源渠道。

随着经济体制和各项事业体制的改革，事业单位资金来源渠道也呈现出多元化的趋势。归纳起来，其在财政拨款以外主要有事业单位在业务活动中取得收入，上级单位和社会各界资助，附属单位收入上交，在开展事业活动或经营活动中取得的借入款、应付款等负债款项等。

事业单位在业务活动中取得的收入主要包括事业单位自身在专业业务活动和辅助活动过程中取得的事业收入、在专业业务活动和辅助活动之外开展非独立核算经营活动取得的经营收入以及对外投资收益等。事业收入和经营收入主要是通过事业单位的服务活动、事业成果或其他商品转让、销售等实现的。投资收益是通过事业单位对外投资获取分利或取得利息收入实现的。

事业单位的各种负债要以自身取得的资金收入予以偿还。

②资金分配和使用：在事业单位资金运动过程中，有部分资金在事业活动中将被直接消耗掉，如用于人员开支、办公费用支出等；还有部分资金作为单位的物资储备，形成一定的资产，以多种形态存在，即将或已经投入使用，如单位拥有的存货、货币资金等，其中有部分资产在单位的业务活动中反复使用，直至丧失其使用价值，如固定资产、低值易耗品等。事业单位以各种形态存在的资产，在其使用过程中均将被全部消耗掉，不可能在资金运动中得到全部补偿。

因此，事业单位资金运动的过程，实际上就是事业单位在开展业务活动过程中，资金筹集、消耗及其所表现的运动过程，且其消耗不可能在资金运动过程中得到全部补偿。

（2）财务关系

事业单位财务关系包括国家与单位、单位与单位、单位内部的经济关系。国家与单位之间的经济关系主要是指国家财政与事业单位之间资金的缴拨关系；单位与单位之间的经济关系体现的是事业单位与上级单位、其他单位之间的经济往来和资金缴拨；单位内部的经济关系体现的是单位内部各部门之间、单位与职工个人之间的经济关系。

2.企业财务管理的内容

企业筹资、投资和利润分配构成了完整的企业财务活动。与此对应地，企业筹资管理、投资管理和利润分配管理便成为企业财务管理的基本内容。

（1）资金运动

企业的资金是生产经营过程中商品价值的货币表现，其实质是企业在生产过程中运动着的价值。资金运动是指组织中实物商品运动和金融商品运动过程中的价值运动，具体表现为两种形式。

①实物商品资金运动：实物商品经过采购、生产和销售三个基本环节，既表现为其使用价值的实现，又表现为实物商品的价值运动。这种价值运动过程可以表示为：

$$G—W < \frac{A}{P_m}P \quad W^{'} \quad G^{'}$$

随着实物商品的采购、生产和销售的进行，货币资金（G）依次转化为商品资金（W），表现为一定数量的劳动力 A 和生产资料 P_m、生产资金（P）、产品资金（$W^{'}$）和更多的货币资金（$G^{'}$）。资金运动的结果实现了资金的增值性要求。

②金融商品资金运动：金融商品是指在金融市场反复买卖，并有市场价格的各种有价证券（如股票、债券等）。企业进行的各种金融商品投资或买卖活动可以表示为：

$$G—G^w \quad G^{'}$$

随着金融商品买卖的进行，货币资金（G）依次转化为金融商品资金和更多的货币资金（$G^{'}$）。

（2）财务活动与财务关系

①财务活动：如前所述，企业资金运动过程是资金形态的不断转化及其增值过程，这一过程是通过一系列的财务活动实现的，其中资金的运用、耗资、收回又称为投资。

筹资活动是资金运动的前提，投资活动是资金运动的关键，分配活动是作为投资成果进行的，体现了投资与筹资的目标要求。

②财务关系：企业财务关系包括企业与国家行政管理者、投资者、债权人、受资者、债务人之间，企业内部各单位之间以及企业与其职工之间的经济关系。政府作为行政管理者，为企业提供生产经营的正常秩序，因此无偿参与企业利润的分配。企业则必须依法缴纳各种税款，企业与国家行政管理者之间的关系体现为一种强制和无偿的分配关系。企业与投资者之间的关系主要是指企业的所有者向企业投入资本形成的所有权关系，具体表现为独资、控股和参股关系。企业与债权人之间的关系主要是指债权人向企业贷放资金，企业按借款合同的规定按时支付利息和归还本金所形成的经济关系。企业与受资者之间的关系主要是指企业以购买股票或直接投资的形式向其他企业投资所形成的经济关系。企业与债务人之间的关系主要是指企业将资金以购买债券、提供借款或商业信用等形式出借给其他单位所形成的经济关系。企业内部各单位之间的关系是指，企业内部各单位之间在生产经营各环节中相互提供产品或劳务所形成的经济关系。企业与其职工之间的关系是企业向职工支付劳动报酬过程中所形成的经济关系。

（三）财务管理工作环节

财务管理工作环节是指财务管理的工作步骤和一般程序。事业单位财务管理一般包括财务预算、财务控制、财务分析、国有资产管理几个环节。企业财务管理一般包括财务预测、财务决策、财务预算、财务控制、财务分析几个环节。

1. 财务预测

财务预测是企业根据财务活动的历史资料（如财务分析），考虑现实条件与要求，运用特定方法对企业未来的财务活动和财务成果做出科学的预计或测算。财务预测是进行财务决策的基础，是编制财务预算的前提。

2. 财务决策

财务决策是企业财务人员按照企业财务管理目标，利用专门方法对各种备选方案进行比较分析，并从中选出最优方案的过程。它是提出问题、分析问题和解决问题的全过程。财务决策是企业财务管理的核心，其成功与否直接关系到企业的兴衰成败。

3. 财务预算

企业和事业单位的财务预算有所区别。对企业而言，财务预算是运用科学的技术手段和数量方法，对未来财务活动的内容及指标进行综合平衡与协调的具体规划。财务预算是以财务决策确立的方案和财务预测提供的信息为基础编制的，是财务预测和财务决策的具体化，是财务控制和财务分析的依据，贯穿企业财务活动的全过程。

事业单位的财务预算应当按照量入为出、收支平衡的原则编制，不得编制赤字预算。

4. 财务控制

实行财务控制是落实财务预算、保证预算实现的有效措施，也是责任绩效考核与奖惩的重要依据。

企业财务控制是在财务管理过程中，利用有关信息和特定手段，对财务活动施加影响和进行调节。

事业单位财务控制重点强调支出管理。除了依法取得国家财政补助外，还应根据自己的现有条件，在国家政策允许的范围内，挖掘潜力，广开门路，多渠道、多形式、多层次筹集资金，促进事业更快发展。在依法组织收入的同时，必须注意节约支出。

5. 财务分析

财务分析是根据核算资料，运用特定方法，对财务活动过程及其结果进行分析和评价的一项工作。财务分析既是本期财务活动的总结，也是下期财务预测的前提，具有承上启下的作用。通过财务分析，可以掌握财务预算的完成情况，评价财务状况，研究和掌握财务活动的规律，改善财务预测、财务决策、财务预算和财务控制，提高财务管理水平。

（四）财务管理环境

财务管理环境是指对组织财务活动和财务管理产生影响的组织内外部的各种条件。通过环境分析，能够提高组织财务行为对环境的适应能力、应变能力和利用能力，以便更好地实现财务管理目标。

财务管理环境按其存在的空间，可分为内部财务环境和外部财务环境。内部财务环境主要包括资本实力、技术条件、经营管理水平和决策者素质四个方面。内部财务环境存在于组织内部，是组织可以从总体上采取一定的措施施加控制和改变的因素。而外部财务环境主要存在于组织外部，无论是有形的硬环境还是无形的软环境，都难以控制和改变，更多的是适应和因势利导。影响组织外部财务环境的因素包括法律环境、经济环境、金融市场环境、社会环境等。由于企业与事业单位的财务管理目标不同，环境对两者的影响程度也不同。事业单位收支相对比较稳定，受市场环境影响不大，企业行为则受到外部环境的强烈影响。

1. 法律环境

财务管理的法律环境是指组织和外部发生经济关系时所应遵守的各种法律法规和规章。一方面，法律提出了组织从事一切经济活动所必须遵守的规范，从而对其经济行为进行约束；另一方面，法律也为组织合法从事各项经济活动提供了保护。

（1）企业财务管理中应遵循的法律法规

①企业组织法：企业是市场经济的主体，不同组织形式的企业所适用的法律不同。按照国际惯例，企业划分为独资企业、合伙企业和公司制企业。各国均有相应的法律来规范这三类企业的行为。

②税收法规：税收法规是税收法律制度的总称，是调整税收征纳关系的法律规范。

③财务法规：企业财务法规是规范企业财务活动、协调企业财务关系的法令文件。目前，我国企业财务管理法规制度有企业财务通则、行业财务制度和企业内部财务制度三个层次。

④其他法规，如《中华人民共和国证券法》《中华人民共和国票据法》《中华人民共和国商业银行法》等。

（2）事业单位财务管理涉及的法律法规

包括《中华人民共和国预算法》《中华人民共和国会计法》《中华人民共和国政府采购法》《行政单位财务规则》《事业单位财务规则》《行政事业单位财务管理制度》等。

2. 经济环境

财务管理作为一种微观管理活动，与其所处的经济管理体制、经济结构、经济发展状况、宏观经济调控政策等密切相关。

（1）经济管理体制

经济管理体制是指在一定的社会制度下生产关系的具体形式以及组织、管理和调节国民经济的体系、制度、方式和方法的总称。它分为宏观经济管理体制和微观经济管理体制两类。宏观经济管理体制是指整个国家宏观经济的基本经济制度，而微观经济管理体制是指一国的企业体制及企业与政府、企业与所有者的关系。宏观经济管理体制对企业财务行为的影响主要体现在：①企业必须服从和服务于宏观经济管理体制；②在财务管理的目标、财务主体、财务管理的手段与方法等方面与宏观经济管理体制的要求相一致。微观经济管理体制对企业财务行为的影响与宏观经济管理体制相联系，主要体现在如何处理企业与政府、企业与所有者之间的财务关系。

（2）经济结构

经济结构一般指从各个角度考察社会生产和再生产的构成，包括产业结构、地区结构、分配结构和技术结构等。产业结构会在一定程度上影响甚至决定财务管理的性质，不同产业所要求的资金规模或投资规模不同，不同产业所要求的资本结构也不一样。另外，产业结构的调整和变动要求财务管理做出相应的调整和变动。

（3）经济发展状况

经济发展总是表现为"波浪式前进，螺旋式上升"的趋势。在经济发展繁荣时期，经济发展速度较快，市场需求旺盛，销售额大幅度上升。企业为了扩大生产，需要增加投资，与此相适应，则须筹集大量的资金以满足投资扩张的需要。在经济衰退时期，经济发展速度缓慢，甚至出现负增长，企业的产量和销售量下降，投资锐减，资金时而紧缺、时而闲置，财务运作出现较大困难。

（4）宏观经济调控政策

政府具有对宏观经济发展进行调控的职能。在一定时期，政府为了协调经济发展，往往通过计划、财税、金融等手段对国民经济总运行机制及子系统采取一些具体的政策措施。这些宏观经济调控政策对企业财务管理的影响是直接的。例如，国家采取收缩的调控政策时，会导致企业现金流入减少，现金流出增加，资金紧张，投资压缩；反之，当国家采取扩张的调控政策时，企业财务管理则会出现与之相反的情形。

3. 金融市场环境

金融市场是资金筹集的场所。广义的金融市场是指一切资本流动（包括实物资本和货币资本）的场所。其交易对象为货币借贷、票据承兑和贴现、有价证券买卖、黄金和外汇买卖、办理国内外保险、生产资料的产权交换等。狭义的金融市场一般是指有价证券市场，即股票和债券的发行和买卖市场。

企业从事投资活动所需资金，除了所有者投入以外，主要从金融市场取得。所以，金融市场环境是企业最为主要的环境因素，它对企业财务活动的影响主要有：

（1）金融市场为企业提供了良好的投资和筹资场所

当企业需要资金时，可以在金融市场上选择合适的方式筹资；而当企业有闲置的资金时，又可以在市场上选择合适的投资方式，为其资金寻找出路。

（2）金融市场为企业的长短期资金相互转化提供方便

企业可通过金融市场将长期资金，如股票、债券，变现转为短期资金，也可以通过金融市场购进股票、债券等，将短期资金转化为长期资金。

（3）金融市场为企业财务管理提供有意义的信息

金融市场的利率变动反映资金的供求状况，有价证券市场的行情反映投资人对企业经营状况和盈利水平的评价。这些都是企业生产经营和财务管理的重要依据。

二、社区卫生服务预算管理

预算是用货币的形式来反映组织机构未来某一特定期间的有效收支、资金需求、资金融通、营业收入、成本及财务状况和经营成果等方面的详细计划。社区卫生服务预算是指社区卫生服务机构根据事业发展计划和任务编制的年度财务收支计划，是对计划年度内社区卫生服务财务收支规模、结构和资金渠道所做的预计，是计划年度内社区卫生服务各项事业发展计划和工作任务在财务收支上的具体反映，是社区卫生服务财务活动的基础。预算包括收入预算和支出预算。

社区卫生服务预算管理则是指根据事业发展计划，对计划年度内社区卫生服务收支情况和相应财务结果进行充分、全面的预测和筹划，并通过对执行过程的监控，将实际完成情况与预算目标不断对照和分析，从而及时指导工作和调整，以最大限度地实现社区卫生服务财务管理目标。

（一）社区卫生服务预算的作用

1. 有助于明确目标和预判

社区卫生服务机构的管理者通过计划具体的行为来明确可行的目标，同时对业务过程中的各种可能性进行预判，便于控制业务。

2. 有助于促进合作与交流

总预算是一个有效的沟通手段，能协调组织的活动，使得管理者全盘考虑整个价值链之间的相互联系，协调各部门的工作安排和进展。

3. 有助于实现目标

预算作为管理者的控制依据，有助于更好地实现组织目标。通过预算管理各项目标预测、组织实施，能促进社区卫生服务机构各项目标的实现和流程优化。

4. 有助于激励员工

预算可以作为评定业绩的依据，有助于激励员工。预算会促进管理者及全体员工面向未来，促进发展，有助于增强预见性，避免盲目行为，激励员工完成社区卫生服务机构的目标。

（二）社区卫生服务预算编制原则

根据《中华人民共和国预算法》《事业单位财务规则》《事业单位会计制度》的有关规定，社区卫生服务预算编制应该遵循统筹兼顾、勤俭节约、量力而行、讲求绩效和收支平衡的原则，不列赤字。除了经批准的预算中的建设投资资金，不得以任何方式举措债务，也不得为任何单位和个人的债务提供担保。

社区卫生服务机构应当按照国务院财政部门制定的政府收支分类科目、预算支出标准和要求以及绩效目标管理等预算编制规定，根据其依法履行职能和事业发展的需要以及存量资产情况，编制本部门、本单位预算草案。所有政府收入全部列入预算，不得隐瞒、少列。所有支出按其功能和经济性质分类编制，贯彻勤俭节约的原则，严格控制其机关运行经费和楼堂馆所等基本建设支出。

社区卫生服务预算还应明确体现或反映社区卫生服务整体目标，综合考虑、全面分析社区卫生服务的业务性质和流程，切合实际，科学管理，留有余地。

（三）社区卫生服务预算的内容

按照预算编制的方法，社区卫生服务预算可以采取事业单位预算或者全面预算。

1. 事业单位预算

使用该方法编制预算，将预算分为收入预算和支出预算。

一般公共预算收入包括各项税收收入、行政事业性收费收入、国有资源（资产）有偿使用收入、转移性收入和其他收入。

一般公共预算支出按照其功能分类，包括一般公共服务支出，外交、公共安全、国防支出，农业、环境保护支出，教育、科技、文化、卫生、体育支出，社会保障及就业支出和其他支出。

一般公共预算支出按照其经济性质分类，包括工资福利支出、商品和服务支出、资本性支出和其他支出。

政府性基金预算、国有资本经营预算和社会保险基金预算的收支范围，按照法律、行政法规和国务院的规定执行。

2. 全面预算

全面预算是通过对组织内外部环境的分析,在预测与决策的基础上,调配相应的资源,对未来一定时期的经营和财务等做出一系列具体计划。主要是预算计划的数字化、表格化、明细化表达,体现了预算的全员、全过程、全部门的特征。社区卫生服务机构使用全面预算管理方法，要求预算编制能反映社区卫生服务机构未来某一特定时期的全部卫生服务、药品经营活动的财务计划。

社区卫生服务机构的全面预算按照预算期的时间长短，可以分为长期预算和短期预算，或根据其涉及的业务领域分为业务预算、财务预算以及专门决策预算。

三、社区卫生服务筹资管理

稳定的社区卫生服务筹资渠道是社区卫生服务机构可持续发展的关键。目前的社区卫生服务筹集渠道主要包括国家财政投入、医疗保险、个人交费及其他来源。

社区卫生服务补偿机制是指对社区卫生服务机构提供卫生服务所耗费的卫生资源进行弥补和充实的方式和途径，对社区卫生服务机构行为有重要的导向作用。稳定的补偿机制是社区卫生服务机构健康发展的重要保证，是实现社区卫生服务功能的重要基础和先决条件。

（一）社区卫生服务筹资管理的原则

社区卫生服务筹资管理需要遵循下列原则。

第一，遵循国家法律法规，合法筹措资金。

社区卫生服务机构的筹资行为和筹资活动必须遵循国家的相关法律法规，依法履行法律法规和投资合同约定的责任，合法合规筹资，依法披露信息，维护各方的合法权益。

第二，分析业务情况，正确预测资金需要规模。

无论通过何种渠道筹资，都要对需要的资金及其使用有科学合理的预测，筹资规模与资金需要量应当匹配。

第三，合理安排筹资时间，适时取得资金。

筹资不仅需要预估资金需要量，也需要合理预测确定资金需要的时间。要根据资金需求的具体情况，合理安排资金的筹集时间，适时获取所需资金，使筹资与用资在时间上相衔接。

第四，深入了解各种筹资渠道，筹资费用适当。

应当在考虑筹资难易程度的基础上，针对不同来源资金的成本进行分析，尽可能选择经济、可行的筹资渠道与方式，力求降低筹资成本。

第五，资金投向合理，提高资金使用效率。

第六，创造良好环境，多方吸引资金。

（二）社区卫生服务筹资与补偿渠道

社区卫生服务将有偿服务、政府购买服务、医疗保险等多种补偿方式结合起来。社区卫生服务的补偿可分为两部分：公共产品补偿和服务补偿。前者属于预防保健和公共卫生范畴的项目，是政府行为，以政府投入或购买为主，必要时个人也应分摊部分费用；后者属于有偿服务的项目，除了从医疗保险获得补偿，个人还须负担部分费用。同时，社区可根据各地的实际情况开展其他形式的补偿，如商业保险。

1. 国家财政投入

社区卫生服务具有公共产品或准公共产品的特点，政府在社区卫生服务筹资中必须承担它应尽的职责，发挥公共财政的作用。对于社区卫生服务机构提供的公共卫生服务项目和部分准公共卫生服务项目，人们普遍认为应该由政府投入，同时认为政府以合适的比例对社区卫生服务进行投入会有积极的促进作用。

关于具体的投入方式，可按照是否制定基本公共卫生服务包，以服务人口的实际需要投入作为划分标准，将政府的投入分为直接投入、政策性投入（筹资）和政府购买。

直接投入包括启动基金、按工作人员数量投入、奖励、科研等。不同城市的投入幅度和针对的社区卫生服务机构不同。

政策性投入包括医保支持政策、宣传政策、房屋（水电）支持政策、税收支持政策、上级对社区卫生服务机构进行业务指导等。这些政策基本上每个城市都提供，但幅度、内容、范围有区别。

政府购买主要是指政府根据地区服务人口进行投入的方式。其具体分为两种：一种是建立基本公共卫生服务包，根据服务包以及地区人口结构、疾病发病等状况进行成本测算，参考政府财政实力进行投入；另一种是没有建立地区基本公共卫生服务包，单纯按照政府财政实力按服务人口进行投入，将社区公共卫生服务的投入纳入财政常规预算的地区一般都采用这种方式。

2. 健康保险

健康保险是社会保险机构根据法令或契约（合同）向参加者收取保险费，建立保险基金，对患病成员给付保险金，履行损失补偿义务的一种保险，是社区卫生服务的重要筹资方式。

按照保险责任，健康保险主要分为疾病保险、医疗保险、失能收入损失保险、护理保险等。

3. 使用者缴费

这是指采取私人直接付费的筹资渠道。我国卫生事业是具有福利性质的公益事业，相对于人群日益增长的健康需求，卫生资源短缺的现象将在未来很长一段时间存在。加之现有补偿机制不够完善，筹资渠道不稳定，补偿不足，社区卫生服务机构对一些非公益项目向服务利用者收费是无可奈何的适应行为。

4. 其他来源

非政府组织和捐赠机构的捐款和资助以及国际银行的贷款是医疗融资收入的重要部分，特别对中低收入国家更是如此。这种筹资渠道在一些医疗融资十分依赖外部援助的国家较为常见，且占总医疗支出较大的比例。

四、社区卫生服务资产管理

由于我国社区卫生服务机构大部分是国家投资，资产管理成为社区卫生服务管理的重中之重。但是由于整体资产管理起步较晚，社区卫生服务机构管理水平不高，社区卫生服务机构普遍存在一些资产管理问题，亟待提高资产管理意识和能力。

社区卫生服务机构的总资产是指机构在过去的业务或事项中形成的并能拥有或控制的、能为社区卫生服务机构带来一定经济收益的经济资源，是社区卫生服务机构用来取得预期收益的各种财产、物资、债权以及其他财产权利的总称。资产主要由流动资产、固定资产以及无形资产三大部分构成。流动资产是指日常运作中所产生的资金投入与支出以及债务债权等；固定资产是指医疗设备、一般设备、图书、房屋与建筑物等物质资产；无形资产是指可长期使用而不具备实物形态，但能为社区卫生服务提供某种权力的资产，如专利权、机构标识、声誉等。相应地，社区卫生服务机构资产管理包括流动资产管理、固定资产管理以及无形资产管理三部分。当前社区卫生服务机构资产管理以流动资产管理为主。

（一）社区卫生服务流动资产管理

流动资产管理主要包括现金、银行存款、应收账款以及存货的管理。

1. 现金管理

《基层医疗机构财务制度》规定，建立健全现金及各项存款的内部管理制度，社区卫生服务机构必须结合社区实际情况，制定出本社区资金管理办法。

根据社区的实际情况制定切实可行的现金管理制度、钱账管理制度以及相应的监督制度，实施库存现金限额管理，完善和健全现金收付复核审批手续，不准坐支现金，完善账款核对及监盘等内容。

2. 银行存款管理

社区卫生服务机构发生的各种结算款项，除按规定允许用现金结算方式直接以现金收付以外，其余必须通过银行转账结算。财务部门做好银行存款的核算与管理，随时掌握存款的收支动态与余额，安排好机构资金的运用，保证各项业务的正常运转及发展的需要。

银行存款管理的内容包括严格按国家有关规定开立和使用银行存款账户，重视和加强与银行的对账工作，认真及时地与银行对账单进行核对，保证账账相符、账款相符。

3. 应收账款管理

社区卫生服务机构的应收账款一般包括应收在院病人医药费和应收医疗款等。根据应收账款规模，会计一般应按照业务收入的一定比例计提修购基金。

4. 存货管理

随着社区卫生服务机构的功能日益完善，医疗体制改革越来越多地重视基层医疗卫生机构的能力提升和服务发展，对社区卫生服务机构财务管理能力的要求日益增加。引入供应链管理的科学方法，指导社区卫生服务机构制订合理的存货计划，解决服务运营过程中涉及的物资采购、库存、使用等供应链管理问题，已经越来越多地得到管理者的关注。

（二）社区卫生服务固定资产管理

社区卫生服务固定资产指使用期在一年以上，并在使用过程中基本保持原有物质形态的资产，包括房屋、建筑物及附属设施、专业设备（单价 800 元以上）、一般设备（单价 500 元以上）、图书以及其他固定资产等。

固定资产管理内容包括固定资产的分类归口管理，建立和完善明细账，严格执行采购、验收、出入库、调拨、变价、报损、报废等手续，建立和执行严格的固定资产清查核对制度等。医疗设备和器械等价值高、更新快、数量多，计算折旧可以避免经营业绩"虚盈实亏"，同时保证固定资产报废后能够有足够的资金重新购置。

五、社区卫生服务成本核算与成本管理

人群对医疗服务的需求日渐增长，国家基本公共卫生服务加快开展，社区卫生服务机构医疗服务量和公共卫生服务量都在大幅度提高。这对社区卫生服务机构的自身管理能力提出了很大的挑战，尤其是成本管理能力。为了生存和发展，社区卫生服务机构必须不断增强经营意识、调整服务结构、改善服务态度、提高服务质量、加强成本管理。

成本管理是对生产经营过程中各项成本核算、成本分析、成本决策和成本控制等一系列科学管理行为的总称。对实施收支两条线管理的社区卫生服务机构，成本核算是其加强经济管理的核心，实行科学管理、实现经济效益和社会效益最大化的有效措施之一。

成本核算是指将生产经营过程中发生的各种耗费按照一定的对象进行分配和归集，以计算总成本和单位成本。成本核算通常以会计核算为基础，以货币为计算单位。成本核算是成本管理的重要组成部分，进行成本核算，首先，审核生产经营管理费用，看其是否已经发生，是否应当发生，已发生的是否应当计入产品成本，实现对生产经营管理费用和产品成本直接的管理和控制；其次，对已发生的费用按照用途进行分配和归集，计算各种产品的总成本和单位成本，为成本管理提供真实的成本资料。

成本核算可以促使社区卫生服务机构加大内部管理力度，提高市场竞争能力，使社区卫生服务全体人员真正树立起成本意识、效益意识，充分挖掘社区卫生服务机构人、财、物的潜力，使社区卫生服务机构有限的资源得到最有效的利用。

（一）社区卫生服务成本核算

成本核算的主要内容包括理解成本的构成及与自身工作的关系，选择有利于成本控制的成本计算方法，通过成本分析有效控制成本，结合自身情况，找到成本控制的关键点。

1. 认识和理解成本

实施成本核算，必须深刻认识和理解成本与自身工作的关系。首先要区分成本和费用这一对概念。财务成本是指财务会计中，根据一般成本管理要求、国家统一的财务会计制度和成本核算规定，通过正常的成本核算程序计算出来的成本，可以是产品成本或劳务成本等。对社区卫生服务机构而言，成本是提供服务时所消耗的社会必要劳动时间的价值，而费用是提供服务所必须发生的实际支出，测算服务成本时我们使用实际开支的费用作为机构的成本记录。

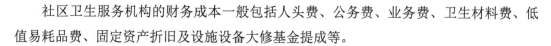

社区卫生服务机构的财务成本一般包括人头费、公务费、业务费、卫生材料费、低值易耗品费、固定资产折旧及设施设备大修基金提成等。

按照计入成本方式，成本又可分为直接成本与间接成本。直接成本是与产品生产或服务提供直接有关的成本，如原料、主要材料、外购半成品、生产或服务人员工资、机器设备折旧等。间接成本是与产品生产或服务提供没有直接关系的成本，如物料消耗、辅助人员和管理人员工资、房屋折旧等。对于社区卫生服务机构，直接成本包括服务提供的人力成本（工资、奖金、福利、津贴、补助、其他劳务和保健等）以及服务消耗成本（卫生材料成本费、低值易耗品费、特殊试剂费、固定资产折旧费以及维修提成费等），间接成本包括公务费（办公用品和房屋维修、装修等）、公共业务开支（具有多科室使用性质的业务开支，如消毒器械、水、电、燃料、共用设备、清洁、护工等）以及管理成本（管理人员人力成本及其工作支出等）。

社区卫生服务成本按照其计算对象，又可分为总成本、科室成本、项目成本、病种成本等。

2. 成本核算的原则

（1）合法性原则

计入成本的费用都必须符合法律、法令、制度等的规定。不合规定的费用不能计入成本。

（2）可靠性原则

强调真实性和可核实性。真实性就是所提供的成本信息与客观的经济事项相一致，不应掺假或人为地提高、降低成本。可核实性指成本核算资料按一定的原则由不同的会计人员加以核算，都能得到相同的结果。真实性和可核实性是为了保证成本核算信息的正确、可靠。

（3）相关性原则

强调成本信息的有用性和及时性。有用性是指成本核算要为管理者提供有用的信息，为成本管理、预测、决策服务。及时性强调信息取得的时间性。及时的信息反馈有利于及时采取措施，改进工作。

（4）分期核算原则

成本核算的分期必须与会计年度的分月、分季、分年相一致。

（5）权责发生制原则

应由本期成本负担的费用，不论是否已经支付，都要计入本期成本；不应由本期成本负担的费用（即已计入以前各期的成本，或应由以后各期成本负担的），虽然在本期支付，但不应计入本期成本。这样可以正确提供各项的成本信息。

（6）实际成本计价原则

所耗用的原材料、燃料、动力要按实际耗用数量的实际单位成本计算，已完成的服务成本的计算要按实际发生的成本计算。

（7）一致性原则

成本核算所采用的方法，前后各期必须一致，以使各期的成本资料有统一的口径，前后连贯，互相可比。

（8）重要性原则

对成本有重大影响的项目应作为重点，力求精确。而对于那些不太重要的琐碎项目，则可以从简处理。

3. 成本核算的流程

社区卫生服务成本核算流程有以下几点。

（1）明确成本核算对象

成本核算对象指的是费用集中方或成本归属方。明确成本核算对象，实质上解决的是成本费用谁来承担的问题。考虑我国大部分社区卫生服务机构的实际情况及成本核算要求，城镇社区卫生服务机构一般设置两个科室，即非项目科室和项目科室。项目科室直接为社区患者提供医疗卫生服务；非项目科室则包括后勤、行政及供应室等，为患者提供间接服务，非项目科室的运行成本仍应体现在卫生服务机构总成本之中。

一般社区卫生服务机构执行一级核算，即以该社区卫生服务机构为成本中心；个别社区卫生服务机构执行二级核算，成本核算的基本单位应该是执行二级核算的科室，再在科室的基础上，核算机构的总成本。无论一级核算还是二级核算，都需要首先核算科室成本。

（2）确定成本核算方法

我国卫生领域的成本核算借鉴企业成本会计方法，核算实践方法主要有以下几类。

第一，粗略型核算方法：在公共卫生服务成本核算起步阶段，成本核算主要采取较为粗略的核算方法，核算不够精细、内容不够全面。例如利用"项目法"对科室进行"不完全二级成本核算"，对现行服务成本按照"投入产出比例划分法"，对规范服务成本按照"单位项目工作综合测算归集法"进行核算等。类似的核算方法的共同特点是没有经过细致的核算，采取方便的措施粗略核算。

第二，完全成本法：完全成本法是根据成本和卫生服务的直接和间接关系，将社区卫生服务机构科室成本划分成直接成本和间接成本；在测算六大类成本之后，将间接成本按照一定的标准分摊到直接成本中，形成直接成本的总成本；最后采用操作时间分配系数法，将各直接成本的总成本分摊到各服务项目上，得到各项目的成本。

第三，作业成本法：作业成本法是把整个服务项目划分为多个作业流程，然后对每个作业流程的成本进行测算，从而得到整个服务项目的成本，适用于复杂的成本测算。

第四，当量法：当量法是先核算各科室成本，再以科室为单位确定本科室各卫生服务项目的成本当量系数，最后根据成本当量系数分配科室成本到各服务项目，计算出项目成本。由于这种方法是以科室为单位，各科室的服务项目数量较总数大为减少，从而可以简化项目成本的计算。

上述方法中，完全成本法更强调总体，对于测算项目或者活动的总成本和平均成本有一定的优势。该方法的缺点：如果测算的项目或者活动涉及多个机构和层级，测算的成本精确性相对较差；由于受到权重和分摊系数的影响，测算的结果可能难以真实反映实际的资源消耗情况。作业成本法是依据实际贡献将相关资源对应的成本分摊到对应的项目或者活动，这在一些间接成本如管理成本等占成本比例较大时表现得更为明显。作业成本法属于自下而上的测算方法，更有助于跟踪相关机构或者个人对项目或者活动的贡献，从而有助于更好地进行成本管理。成本测算的层级越多或者涉及的机构越复杂，则测算的成本越准确。它的不足之处在于对相关部门或者机构的信息系统要求较高，同时要求有详细的活动记录，因此测算的过程比较复杂，收集数据的成本相对较高，对测算者的要求也较高。当量法引入了"标准服务当量值"的概念，将各基本公共卫生服务项目的工作人时数转化为当量值，使得各服务项目的工作量可以直接相加和比较，对新增的国家基本公共卫生服务项目的测算有着不可替代的作用。其缺点是在计算"一个标准服务当量"的成本时多数时候仅考虑了人力成本（人时数）。对于其他成本，如材料成本、公用经费等采用直接分摊的方式影响了成本测算的准确性。

（3）设置有关成本和费用明细账

对城镇社区卫生服务机构所配置的工作人员数量、所开设的服务类型、相关服务工作时间等数据信息进行调查与统计分析，依据调查结果，计算每个服务项目单位服务时间。综合参考社会平均工作成本，则可以计算出在每个单位服务时间内实际具备的社会平均成本，将其成本值与相关服务项目展开对比，获取该项目成本参考值信息。

（4）收集并审核所有已发生费用

收集所有已发生费用依据凭证，按照统一规则审核，剔除不属于成本的费用。

（5）归集直接成本

将全部费用按照确定的成本计算对象予以分配，按成本项目计算各类成本。社区卫生服务的成本归集可能因分析者关心的问题不同而呈现不同的归集结果，例如按科室归集、按项目归集或者按病种归集。按科室归集将科室的直接成本归集汇总形成科室的成本；按项目归集可根据服务性质分为挂号、检查、治疗、预防接种、健康管理等项目，归集相应的直接成本；按病种归集可分为理化检验成本、药品成本、治疗成本等。按病种归集相对更为复杂。

（6）间接成本分摊

间接成本不直接与某一个业务科室挂钩，需要经过分摊才能计入科室成本。分摊的原则是"受益原则"，即根据科室的受益情况分摊间接成本。要求在一定基础上确定分摊方法或分摊系数，可以根据内容选择按使用面积、人员数或使用时间分摊。

（7）计算总成本

根据归集的直接成本和分摊的间接成本，可以计算出科室成本或者项目成本，从而核算社区卫生服务的总成本。

（二）社区卫生服务成本管理需要注意的问题

目前我国城市社区卫生服务机构由于类型复杂，使用的会计制度不统一，会计人员素质水平差异很大，对保证和提升社区卫生服务成本管理水平提出挑战。同时，随着社区卫生服务机构在医疗卫生体系中的重要性不断提升，对其成本管理能力的要求也日益增加，需求与现实的差距要求社区卫生服务机构全面提升成本意识，充分认识到成本管理对机构充分发挥自身功能的重要性，并且在制度建设、人员选聘、常规管理中特别关注与成本管理相关的内容。具体而言，需要注意以下几个问题。

1. 明确会计核算与财务管理制度

截至目前，城市社区卫生服务机构实行什么样的财务和会计制度，如何进行会计核算和财务管理，在政策上还缺少一个明确、统一的规定，导致在实际操作过程中运用的会计制度不统一，会计核算情况复杂多样，财务结果不一致。因此，明确会计核算和财务管理制度是加强城市社区卫生服务机构财务管理和监督的重要前提。

2. 建立完整有效的绩效考评制度

在国家和各级政府部门投入大量资金、城市社区卫生服务机构类型比较复杂的情况下，为保证国家公共卫生政策得到很好的贯彻落实、投入的公共卫生资金产生良好的效益，迫切需要建立一套完整有效的绩效考评制度。这是城市社区卫生服务机构步入良性运转

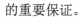

的重要保证。

3. 明确会计核算与财务监督主管部门

加强对社区卫生服务机构会计核算与和财务管理的监督，是专款专用、使国家投入的公共卫生资金产生最大效益的重要保障。

4. 加强会计人员培训

不断提高会计人员的业务素质和会计核算水平，是提高城市社区卫生服务机构会计核算和财务管理水平的重要途径。

第三节　社区卫生服务质量管理

社区卫生服务是基层卫生服务，但并不意味着它是低质量的服务。根据社区卫生服务的功能定位、服务内容和服务特征，相应地，有社区卫生服务特有的质量内涵和质量特性。而质量的产生需要一定的方法和制度作为保障，即通过质量管理最大限度地体现社区卫生服务的质量特性，体现社区卫生服务在整个卫生服务系统中的价值，获得居民和社会对社区卫生服务的信任。

一、社区卫生服务质量

（一）质量概述

1. 质量的概念

对质量的研究由来已久，但并未形成一个统一的质量概念。质量概括为产品的适用性，质量概括为产品符合规定要求的程度。国际标准化组织（ISO）对质量的定义是：一组固有特性满足要求包括明示的、通常是隐含的或必须履行的要求或期望的程度。

总体上，有关质量有五种观点。①质量的卓越观点。该观点认为质量不能被定义，只有通过从反复接触中获得应验才能学会识别质量。②以产品为基础的观点。该观点认为质量是一种精确的、可衡量的变量。质量的差异反映了产品所拥有的某些成分或特征的数量差异，是以可测得的度量为基础，有一个客观的质量标准。③以顾客为基础的观点。该观点认为质量存在于他人眼中，从顾客的角度定义质量，即最大化的顾客满意度，强调质量的适用性。④以供应为基础的观点。该观点认为应该依据顾客的需求和偏好制定质量标准，强调从内部制定规范，这种规范以生产力和成本限制目标为导向。⑤以价值为基础的观点。该观点用价值和价格定义质量，即承受得起的卓越。综合上述五种观点，卓越的质量就是将合适的产品或服务，以合适的价格，在合适的场所提供给合适的消费者。

2. 服务质量的概念

在制造系统，消费者消费的是产品；在服务系统，消费者消费的是服务。两者的存在形式、可贮存性、核心价值的产生者都不同。因此，20 世纪 70 年代开始了专门的服务质量研究。服务质量指服务是否能达到预设的标准。服务质量是消费者对于服务的满意程度，实际服务结果与原来服务期望的差异决定服务质量。此后，更多学者发展了差异服务质量的概念。感知服务质量的概念，此后构建了服务质量感知模型和服务质量差距模型，认为服务质量是顾客对服务期望与实际服务绩效之间的比较。

另有一批学者对服务质量维度进行了研究，分别提出二维度、三维度、五维度及多维度质量内涵。二维度质量内涵提出总的感知服务质量包括技术质量（结果质量）和功能质量（过程质量）两个部分，前者说明顾客得到什么服务，后者指出服务提供者如何提供服务。四维度服务质量内涵，认为服务质量包括设计质量、生产质量、传递质量和关系质量，后来修正为设计质量、生产质量、过程质量和产出质量。服务质量分为内部质量（顾客看不到的质量）、硬体质量（顾客看得见的有形质量）、软体质量（顾客感受到的软体质量）、及时反应（服务的迅速性）和心理质量（服务人员应该对顾客具有亲切、礼貌的应对态度等）。感知服务质量包括技术质量、感情质量、关系质量、环境质量和沟通质量。技术质量指服务结果的质量；感情质量指为顾客着想，关心顾客，以热情友好的服务态度、殷勤礼貌的服务行为为顾客提供充满爱心的服务；关系质量指顾客对服务企业和服务员工的信任感和顾客对买卖双方的满意程度；沟通质量指服务人员是否了解顾客的需要和要求。20 世纪末和 21 世纪初构建了多层次质量内涵模型，该模型认为服务质量由交互质量、实体环境质量和产出质量三个维度组成。交互质量包括态度、行为和专业三个因素，实体环境质量包括周围条件、设计和社会因素三个因素，产出质量包括等候时间、有形和价值三个因素。

总体上，尽管各学者对服务质量的描述不同，但在以下方面达成共识：服务质量就是服务的一组固有特性满足要求的程度；它是一种主观范畴，其本质是一种感知，取决于顾客对服务质量的期望和其实际感知的服务水平的对比；它的质量内涵由多维度组成；顾客是服务质量的最高评价者。

3. 服务质量的特点

服务质量是同时或事后发生在组织与顾客接触过程中，服务特性逐个满足顾客要求的程度。与产品质量相比较，服务质量具有五大特征。第一，主观性。质量由顾客的感知形成。不同的顾客对同一服务有着不同的期望和要求，同时顾客的期望以及心情和环境都会影响对服务的满意度，进而影响对服务质量的评价。第二，全面性。由于主观性，不同顾客对同一服务会有不同的期望和要求，这就要求服务提供者除了能够为一般要求的顾客提供服务之外，还要具有满足顾客特殊需求的能力。第三，互动性。互动性是服务质量最重要的一个特征。服务质量是在服务人员与顾客的互动过程中形成的，互动过程的好坏直接影响着服务顾客的评价。这就要求服务人员具有较为敏锐的观察能力和应变能力，能及时捕捉到顾客的需求，为顾客提供周到的服务。第四，异质性。由于服务是在与顾客的接触中产生的，服务质量会随着时间、地点、服务对象变化而产生相应的变化。第五，整体性。服务质量不只与一线的服务生产和销售人员有关系，也与二线的策划人员、后勤人员对服务直接提供者的支持和实物有关，故服务质量是服务组织整体的质量。

（二）社区卫生服务质量概述

1. 医疗服务质量的概念

医疗服务质量定义为：在现有条件下，在医疗服务过程中利用医学知识和技术，增加患者期望结果和减少非期望结果的程度。以上对医疗服务质量的描述体现了从消费者角度进行定义，医疗服务质量就是医疗服务在恢复患者身心健康和令患者满意方面所达到的程度。从医疗服务扩大至卫生服务，卫生服务质量就是卫生服务提供者所提供的服务与服务利用者的需要和需求的符合程度。

医疗服务质量不同于一般服务质量，它直接关系到服务利用者的生命。因此，人们对医疗服务质量的要求要高得多。世界卫生组织指出，医疗服务质量至少包括四个方面：①服务过程中的有效与舒适性（技术质量）；②资源的利用效率（经济效益）；③危险管理（发现和避免与卫生服务相关的损害和疾病）；④患者的满意度。医疗服务质量要求是：以患者为中心提供可及与连续的医疗护理服务；服务必须安全、规范、有效、及时、高效率；服务提供者应具备良好的服务能力与技术，并拥有法律要求的资质；医疗机构的领导者、管理者重视并参与质量管理；医院要建立持续改进服务质量和安全保证的机制。

因此，医疗服务质量除了具备服务质量的一般特性，如功能性、适用性、可信性、安全性、经济性、时效性、文明性，还包括以下五种特性。①可靠性。医疗卫生机构应运用医学技术知识准确地为利用者服务，并确保满足利用者的卫生服务要求。确保医疗卫生服务以预防为主，治愈疾病，减轻患者痛苦，恢复患者身心健康，满足法规性和安全性的要求。②响应性。强调时间性，特别是急症和危重疾病，要争分夺秒，做到及时、准时和省时。③移情性。强调以服务对象为中心，识别并满足服务对象的医疗卫生需求，严格维护其隐私权，重视伦理性，遵循道德准则和行为规范。④有形性。医疗卫生服务必须满足利用者所需的医疗卫生环境要求，做到安静、卫生及方便，同时在服务过程中应营造和谐、亲切、尊重、友好、自然的医疗服务氛围，确保服务的适宜性和文明性。⑤经济性。医务人员要控制不必要的检查和治疗，降低就医成本，减轻患者负担，使患者花钱最少，看病效果最好。医疗服务的核心就是确保服务质量和服务安全。

2. 社区卫生服务质量的概念

社区卫生服务是医疗卫生服务的一类，具备医疗服务的质量特性，但因服务内容、服务方式、服务对象与通常的医疗服务不同，故有自身的特征。社区卫生服务质量指满足全体社区居民明确的卫生需要和隐含的及潜在的卫生需要，向他们提供最佳可能的医疗、预防、保健、康复等服务，使全体社区居民满意。根据社区卫生服务的功能定位和服务特征，社区卫生服务的质量内涵主要包括以下几方面。

（1）有效预防和控制辖区主要疾病

辖区传染性疾病和慢性非传染性疾病的预防和控制是社区卫生服务机构的工作内容之一。因此防控效果是社区卫生服务质量的重要体现，表现为是否对引起辖区居民早死的疾病和主要疾病的主要危险因素进行了有针对性的干预。

（2）提供合格又舒适的医疗服务

为辖区居民提供基本医疗服务是社区卫生服务机构的另一项工作内容。主要表现在能够对疾病问题进行恰当处理，包括正确诊疗、按时随访和及时转诊，采用生理、心理和社会的综合手段进行干预，明显缓解服务对象的病症、不适和焦虑。

（3）采用适宜技术有效控制疾病防治成本

对于基层卫生服务，经济可及性是重要特征。社区卫生服务机构所使用的技术是有效的，同时还要考虑居民的经济承受能力。

（4）服务对象在家庭、工作场所及社会功能的改善和维持方面，均达到期望的状态

社区卫生服务机构的工作人员，其服务场所不仅在机构，还须延伸至家庭、学校、单位。所提供的服务包含于三级预防的所有阶段，进行生命全周期的健康维护。

（5）改善服务对象的人际关系

社区卫生服务机构的服务半径小，服务人群相对固定，在长期的服务过程中，较容易建立熟悉的人际关系，有良好的沟通渠道，获得居民信任。

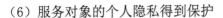

（6）服务对象的个人隐私得到保护

社区卫生服务机构提供的是全面的、长期的服务，获得服务对象的大量健康相关信息，更应做好对服务对象信息安全的管理和隐私的保护。

（三）社区卫生服务质量评价

1. 基于三级医疗质量结构的评价

医疗质量包括基础质量、环节质量和终末质量，三者互相关联，基础质量影响环节质量，环节质量影响终末质量，终末质量同时反映环节质量和基础质量。该评价模型逻辑清晰，可操作性强，在卫生服务质量评价中得到大量应用，是卫生服务评估和质量评估指标体系的框架基础。

（1）基础质量

又称结构质量，主要用来衡量医疗卫生机构的规模和潜在发展能力。它由符合质量要求、满足卫生服务工作需要的各保证要素构成，即能够保证社区卫生服务基本质量和有效运行所需要投入的物质基础和必备条件，包括人力资源、医疗技术、资金、物流、硬件建设、时间、就医环境、信息系统、医疗保障制度、规章制度等内容。具体指标可有社区卫生服务机构建筑面积、万元以上设备、医务人员数、全科医生数、注册护士数、常备药品数等。

（2）环节质量

又称过程质量，通过与所制定医疗卫生服务的各种标准与规范的比较，评估医疗卫生服务机构提供了什么样的服务，服务对象得到了什么样的服务，服务不足还是过度服务。其评价原则就是适应性和必需性相结合的原则。根据社区卫生服务的内容，环节质量评价内容主要包括基本公共卫生服务提供、基本医疗服务提供、中医药服务提供等。以基本医疗服务中处方评估为例，具体指标可有单张处方平均用药数、静脉点滴使用率、抗生素使用率、二联以上抗生素使用率和激素使用率等。

（3）终末质量

又称结果质量，用于衡量卫生服务基础质量和环节质量所产生的直接或间接的影响。它评价服务对象接受卫生服务后所获得的健康效果及其相关指标。常用评估内容包括死亡、疾病、丧失劳动能力以及满意度等。具体指标可有健康相关行为率、生存率、死亡率、复发率、再住院率、血糖控制率、血压控制率、生命质量、满意度、卫生服务费用等。

2. 基于服务质量感知模型和服务质量差距模型的评价

顾客对服务质量的满意度定义为将所感知到的服务与对服务的期望做比较。当感知超过期望时，顾客产生高兴和惊讶的感受，服务被认为是具有特别的质量；当期望与感知一致时，质量是令人满意的；当没有达到期望时，服务质量是不可接受的。在服务质量感知模型中，服务质量要素包括可靠性、有形性、保证性、移情性和响应性。服务期望受口碑、个人需要和过去经验的影响。此后，分析服务质量问题产生的原因并帮助服务企业的管理者改进服务质量，又提出了服务质量差距模型。该模型认为，顾客感知的服务是一系列内部决策和活动的结果。顾客对服务的期望和感知到服务的差距有四个：①顾客预期与管理层感知差距，指管理层是否能够体会到顾客预期。如果不能，顾客预期的服务质量和管理层感知的服务质量之间存在差距。②管理层感知的服务质量与特定服务质量差距，指管理者能够正确感知顾客预期，是否能够将这些预期落实到特定服务上，即提供相应的服务。如果不能提供，就产生了管理层感知的服务质量和特定服务质量之间的差距。③特定服务质量与服务传递质量差距，指管理层能够了解顾客期望，也能够提供相应服务，但这种服务却不能改善顾客的体验，就产生了特定服务质量和服务传递质量之间的差异。④服务传递与外部交流差距。广告和其他的外部交流会影响顾客对服务的预期。如果管理层能够准确传递顾客想要的服务，但外部交流却传递给顾客不同的信息，就产生了服务传递与外部交流之间的差距。

基于上述模型，发展了 SERVQUAL 量表。该量表由五个维度（可靠性、有形性、响应性、保证性和移情性）构成，包含 2 两个条目，对每一个条目分别从期望和感受两个方面进行赋分，感受分与期望分的差值即代表这个条目的服务质量。SERVQUAL 量表作为一种服务质量的评价工具得到了广泛关注和普遍认可，并被认为可以通用于所有服务行业。该量表用于社区卫生服务质量评价时，尚须依据我国社区卫生服务的特征进行本土化修订，验证其适用性和使用性，已有学者在这方面进行了积极探索。

二、社区卫生服务质量管理理念与方法

（一）社区卫生服务质量管理的概念和内容

1. 质量管理的概念

质量管理的定义为：在质量方面指挥、控制和协调组织的活动。该定义包括了质量管理的几个特征：①质量管理具有管理的一般职能，即计划、组织、协调和控制；②质量管理的首要任务是制定组织的质量方针和质量目标，并使之贯彻和实现；③质量管理通过质量策划、质量控制、质量保证和质量改进等基本活动，实现质量目标；④质量管理的核心是建立健全质量管理体系，配备必要的人力和物质资源，充分调动全体员工的积极性，开展各项质量管理活动。总之，质量管理是机构围绕质量而开展的各种计划、组织、指挥、控制和协调等所有管理活动的总和。质量管理是机构管理的重要组成部分，

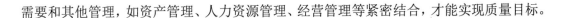

需要和其他管理，如资产管理、人力资源管理、经营管理等紧密结合，才能实现质量目标。

2. 社区卫生服务质量管理的概念

社区卫生服务质量管理是指按照社区卫生服务质量的结构或形成规律，对所有影响服务质量的因素和环节进行计划、组织、协调、控制，以保证和提高服务质量的活动过程。

质量管理的目的是达到一定的目标。根据社区卫生服务的功能定位，社区卫生服务质量管理的总目标是：为居民提供安全、有效、便捷、经济的基本卫生服务，满足居民对基本卫生服务的需要，提高居民的满意度。为实现总目标，社区卫生服务质量管理还须达到以下目标：①合理配置社区卫生资源，充分发挥各种资源的效用；②培养合格的社区卫生工作者，其职业素养满足辖区居民的需求；③不断提高社区医疗卫生服务水平。

与一般质量管理相比较，社区卫生服务质量管理具有一定的特点，具体表现在四个方面。①质量载体的特殊性。社区卫生服务质量体现的是辖区居民的基本卫生服务需要满足的程度，其质量载体是辖区居民。②质量问题的敏感性。社区卫生服务质量关系辖区居民的健康，与性命相关。③质量形成规律的特殊性。社区卫生服务内容广泛，每一项服务都有其质量结构和质量特性，其质量是由基本医疗服务质量和基本公共服务质量综合形成的。④质量控制的个体化特点。一方面，每一位辖区居民的健康问题是不同的，需要提供个体化的疾病防控方案；另一方面，卫生服务的提供者也具有个体化的行为特征。需要在对居民提供个体化的服务中体现质量管理要求。

因此，在社区卫生服务质量管理中须遵循以下原则。①组织管理规范化。社区卫生服务质量内容复杂，具有极强的多元性。需要建立规范化的质量管理体系才可能开展各项质量活动，为实现质量目标奠定基础。②运作实践特色化。辖区居民的经济状况、卫生服务需要、风俗习惯、价值理念各不相同，各机构的发展背景也不同，社区卫生服务质量管理的方式须结合实际情况，有鲜明的运作模式和运作特色。③资料管理科学化。社区卫生服务数据繁杂，需要利用信息化的管理手段，加以收集和利用，提高工作效率和资料的价值。④科学研究系统化。社区卫生服务还在不断发展和探索中，有很多质量问题需要通过深入和系统的研究去解决。

3. 社区卫生服务质量管理的内容

（1）制定医疗卫生服务的质量方针

质量方针是由组织的最高管理者正式发布的该组织总的宗旨和方向。质量方针与组织的总方针相一致，并为制定质量目标提供框架。社区卫生服务机构应首先依据其功能定位和经营目标制定质量方针，如提高辖区居民对本机构服务的可及性。

（2）质量策划

质量策划指制定质量目标并规定必要的运行过程和相关资源以实现质量目标。例如，将质量目标设定为在 3 年内实现辖区居民步行 15 分钟到达机构，24 小时获得机构提供的服务。质量策划是一项活动，其工作内容：①对质量特性进行识别、分类和比较，以确定适宜的质量特性；②制定质量目标和质量要求；③为建立和实施质量体系，确定质量体系的目标和要求；④确定并向服务机构内外公布对服务质量的承诺；⑤基于现有的工作基础编制质量计划。

（3）明确质量管理职责、权限和相互关系

将质量目标分解落实到各项服务、各个工作环节和各个工作岗位，明确全体人员在实现质量目标中的作用。通过开展宣传教育活动，使所有涉及服务质量的社区卫生服务机构人员都要明确各自的质量管理职责、权限和相互关系，都理解质量管理目标和有关要求，并清楚自己应如何去做。有关要求和工作内容应在机构的质量管理体系组织结构图、管理要素与各部门职能关系表和岗位职责中体现出来，并以书面形式表达。

（4）确定基本的质量管理方法

基于对质量不同的理解和定义，有不同的质量管理理念，有不同的质量管理方法。社区卫生服务机构可根据质量目标和自身特点选择适宜的质量管理方法。

（5）管理社区卫生服务质量资源

按照质量要求配置并合理使用资源。保证卫生人力资源、卫生服务经费、医疗卫生设施设备、医疗卫生技术和信息资源的投入和有效利用。

（6）建立并完善质量管理文件

质量管理文件包括服务与管理标准、规章和服务规范等，是服务机构质量管理体系正常运行的依据，用以指导和规范服务。基本医疗服务应借鉴医院质量管理中成熟的关于医疗质量和医疗安全的核心制度，如首诊制度、"三查十对"制度、病历书写基本规范与管理制度、交接班制度、护理制度、院内感染管理制度、检验管理制度等。基本公共卫生服务遵循各项服务的规范要求。此外，根据社区卫生服务发展，不断发展和制定新的管理制度，如家庭医生签约服务管理制度等。

（7）评价、监控医疗卫生服务质量

服务过程是质量控制的主要环节。制定科学、明确、可靠、易行、方便的社区卫生服务质量评价指标，坚持经常性和连续性的质量评价、检查，跟踪质量计划目标实施情况，及时发现问题、分析问题并解决问题，监控服务全程质量，保证兑现质量承诺。

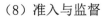

（8）准入与监督

具备行医资格是保证医疗质量的前提，社区卫生服务机构的诊疗科目、人员和技术必须执行相关的准入要求。卫生行政部门担负相关的监管职能，要杜绝非专业技术人员从事专业技术工作、卫生专业技术人员超专业范围执业等情况。社区卫生服务机构在开展重大技术项目前须到当地卫生行政部门进行审批，社区卫生服务机构在科室开展新技术项目前必须获得机构审批通过。社区卫生服务机构应要求科室在开展新技术、新项目前制定保证服务对象安全的紧急预案。

（9）考虑适宜的质量成本

在一定程度上，投入的成本高，服务的效果会好一些。如果质量成本过高，对于许多居民来说可能无法承受；如果质量成本过低，不利于社区卫生服务机构自身的生存和发展。因此，须根据辖区居民的经济承受能力，考虑适宜的质量成本投入，满足辖区居民卫生服务需求。

（10）消除临床诊疗服务差异，避免过度的服务利用

在基本医疗服务过程中，遵照临床诊疗指南，根据患者实际情况提供诊疗方案，避免过度的服务利用。

（11）开展质量管理工作的教育培训

质量管理需要全体人员的参与。提高社区卫生工作人员的业务素质是改进服务质量、提高服务机构运行效益的根本保证，故须将继续医学教育列为常规的管理活动。对各个工作环节的卫生人员开展经常性的有关质量管理的培训，有些重要的专业性比较强的岗位还必须要求从业人员获得培训合格证后持证上岗。

（二）社区卫生服务质量管理理念

20 世纪以来，对于如何改善产品或服务质量，人们一直进行着研究和实践，不断进行总结。质量管理方法也经历了不同的发展阶段，如从质量保证阶段发展到质量改进阶段，从质量检验阶段发展到统计质量管理阶段，再到现代质量管理阶段。

1. 质量保证

质量保证是质量管理最常用的管理理念。质量保证是产品或服务提供者向顾客的保证，致力于提供质量要求会得到满足的信息。质量保证分为外部质量保证和内部质量保证。外部质量保证是使顾客确信组织提供的产品或服务能够达到预定的质量要求而进行的质量活动。内部质量保证是为了使组织内部各级管理者确信本部门能够达到并保持预定的质量要求而进行的质量活动。应采用传统的质量管理方法，即将重点放在对个人绩效、

标准偏离的监督和评价以及问题的解决上。

质量保证采用的方式是质量控制，即事先定下认可的标准，设立质控部门，专职检查产品质量，把不符合质量标准的产品挑选出来。质量控制的内容包括：①确定控制对象；②制定应达到的质量要求和控制标准、控制方法（如操作规范）；③明确所采用的检验方法。质量控制的目的是控制产品或服务在其产生、实现的各个环节中均能达到规定标准，将缺陷控制在其形成的早期并及时加以消除。因此，需要严格控制生产或服务过程中各种质量的影响因素。在社区卫生服务质量管理中，由卫生行政部门制定的关于社区卫生服务能力的标准、基本公共卫生服务规范要求等均是质量保证管理理念的具体体现。质量保证的过程主要是检查直接提供卫生服务的人员的工作，记录服务指标并将其与国家标准或标准比率进行比较，测量是否有差异，询问这种差异的原因，对于没有达到标准的部分做出应对。

质量保证是一种自上而下的管理模式，其优点是简单、容易统一管理；缺点是质量控制只是提供了质量最低标准的保证，当居民的卫生服务需求提高时，这种标准是远远不够的。质量控制只是确保质量的必要条件而不是充分条件，为了保持或达到更高的质量要求，更重要的是与组织有关的每个人的态度和意识。质量控制侧重于事后的检测，而不是更积极地预防问题的发生。

2. 全面质量管理

（1）社区卫生服务全面质量管理的概念

全面质量管理是为了能够在最经济的水平上并考虑充分满足顾客要求的条件下进行市场研究、设计、生产和服务，把企业各部门的研制质量、维持质量和提高质量活动融为一体的有效体系。全面质量管理后来得到进一步发展，成为一种综合的、全面的经营管理方式和理念。ISO 9000 标准中对全面质量管理的定义为：一个组织以质量为中心，以全员参与为基础，目的在于通过让顾客满意和本组织所有成员及社会受益而达到长期成功的管理途径。

社区卫生服务全面质量管理是为了能够在最经济的水平上并考虑充分满足顾客（患者及社区居民）要求的条件下，进行医疗卫生服务市场调查、服务项目设计，提供服务项目，把社区卫生服务机构内各部门的基础质量、过程质量和提高质量活动融为一体的一种有效的质量活动体系、制度、手段和方法的总称。

社区卫生服务全面质量管理意味着把所有卫生服务的活动都纳入，对质量形成全过程管理，各种影响因素均实施质量管理。由此，须不断改善服务项目设计，规范服务流程，降低经营质量成本，鼓舞员工士气和增强质量意识，持续改进服务过程，提高居民的认

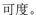

可度。

（2）全面质量管理的原则

全面质量管理的总原则是根据顾客的需要，以最经济的办法研制和提供顾客满意的产品或服务。对于社区卫生服务全面质量管理而言，须在考虑社区卫生服务功能与定位的基础上，提供辖区居民满意的基本卫生服务。具体表现如下。

①以顾客为中心：现代经济活动中，任何一个组织都要依存于顾客。社区卫生服务机构应充分理解辖区居民的卫生服务需要和需求，并进行持续质量改进来满足甚至超过居民的需要和需求。

②领导重视：领导是全面质量管理能否取得成效的关键。社区卫生服务机构领导者应确立组织统一的宗旨及方向，创造并保持使员工能充分参与实现组织目标的内部环境，担负起组织质量体系有效运转的主要责任，促使所有员工都融入全面质量管理之中。

③强调全员参与：员工是服务的具体提供者，是质量的生产者，只有社区卫生服务机构所有员工充分参与，才能获得好的效果。全员的质量教育非常重要。

④系统管理：树立"下一工序是用户"的思想，即上一工序保证不合格的产品不流入下一工序，使机构内所有的上下工序之间形成一个相互协调和相互促进的质量管理有机整体。很多社区卫生服务项目是相互关联、相互影响的。在质量管理中，需要将这些项目作为一个系统加以识别和理解，并统一管理由相互关联的过程所组成的体系，提高质量目标实现的效率和有效性。

⑤预防为主，防检结合：把以事后检验发现问题为主变为以预防改进为主，把以管理结果为主变为以管理质量影响因素为主。采取有效措施实行超前管理和早期预警。

⑥持续改进：追求更高的服务质量是社区卫生服务机构永恒的目标，始终按 PDCA 管理循环进行。

⑦以事实为基础：有效的决策是建立在对真实的数据和信息进行合乎逻辑的分析的基础之上的。依据数据和事实分析社区卫生服务各个质量系统的运行规律，发现存在的质量缺陷，制定质量改进措施和评价质量管理成效。

⑧强化控制：分析全部有可能影响社区卫生服务质量的因素，找出关键因素，采取措施加以重点控制。

（3）全面质量管理的特点

第一，全方位的质量管理：从管理要素看，要对涉及社区卫生服务质量的各类管理要素进行管理；从服务内容看，要对涉及服务质量的所有服务项目进行管理；从质量特性看，要对所有服务质量特性进行管理；从质量内涵看，要对所有社区卫生服务质量要素进行管理。

第二，全过程的质量管理：服务质量有一个产生、形成和实现的过程。社区卫生服务全过程质量管理的范围包括从社区卫生诊断开始，到服务项目设计和服务提供。为了使辖区居民得到满意的服务，不仅要对服务的形成过程进行质量管理，还要对形成以后的过程乃至使用过程进行质量管理。把服务质量形成全过程的各个环节全面地管理起来，形成一个综合性的质量管理工作体系。

第三，全员的质量管理：全方位和全过程的质量管理，自然要求全体员工都参与质量管理。一般形成三级网络质量管理组织机构：第一级是社区卫生质量管理领导小组，负责本机构质量管理规划，组织与领导质量监测与评价，处理重大质量问题等；第二级是社区卫生服务质量管理领导小组，负责质量策划、制定质量管理文件、进行质量监测与评价等；第三级是社区卫生服务机构质量管理小组（QC 小组）。QC 小组指从事具体工作或劳动的职工围绕组织的质量方针、目标和工作现场存在的问题，运用质量管理的理论和方法，以改进质量、提高社会效益和经济效益、提高人的素质为目的。QC 小组是在自愿的原则下，由工作性质相同或相近的员工，以小组形式组织起来，通过定期的会议及其他活动进行质量改进的一种组织。

第四，全方法的质量管理：随着社区卫生服务的发展，影响社区卫生服务质量的因素越来越复杂，有物质的、心理的、技术的，有内部的、外部的。人们需要各种管理方法识别、分析及解决问题。质量管理在长期的实践中也形成了多样化的方法体系，如PDCA 循环、朱兰三部曲、数理统计方法、价值分析方法、运筹学工具等。

第五，全面提高效益：质量管理要让社区卫生服务的利益相关者的需求得到满足和平衡，才能提高经济效益和社会效益。因此，不仅要让辖区居民满意、让机构员工满意，还要让社会受益。

3. 持续质量改进

持续质量改进（Conlinuous Quality Improvement, CQI）是质量管理的途径，将科学的数据支持的方法运用于研究工作流程，以促进长期的系统改善。TQM 是管理组织质量的所有方面的总体方法，而 CQI 是指与过程持续改进相关的整个系统的某一个特定组成部分，关注接受特定服务过程的顾客以及如何改善这个过程。CQI 的目的是持续满足或超过顾客的需要。CQI 需要识别某个过程的每一位顾客。CQI 的顾客是广义的，包括辖区居民、家庭、员工、卫生专业人员和社区。从外部看，顾客可能包括医疗卫生服务机构、社区、患者、照顾者、亲属等。从内部看，所有的员工既是顾客又是服务提供者。所有顾客都有权利参与到卫生服务规划、提供、监督和评价中。

4.CQI 在医疗卫生服务质量管理中的应用

医院采用 CQI 提高保洁员和护理员手卫生依从性。其实施方法如下：

（1）组织计划

由医院感染管理科科长任组长，由医院感染管理科医生和护士长、质控护士组成改进小组，书写 CQI 计划表，包括负责人、小组人员名单、问题名称、原因分析、预期目标、实施方案和评价体系等。

（2）测量分析现状

收集资料，确定存在的问题。采用统一制定的调查表，由调查者协助被调查者一次性完成调查。由医院感染管理科科长、护士长检查评价，依据洗手指证及"六步洗手法"，采用直接观察法，观察统计保洁员和护理员 CQI 前标准洗手次数及实际完成标准洗手次数，计算得出洗手依从性。

（3）制定预期目标

通过 CQI 使保洁员和护理员洗手依从性达到 80% 以上。

（4）整改措施

在护士站、治疗室、诊疗室、医生办公室都安装洗手池，在每个洗手池上方都张贴"六步洗手法"图文。采用非接触式水龙头，配以专用洗手液。在每辆治疗车上、诊疗室、治疗室的显著位置都放置快速手消毒剂。建立健全各项规章制度，经院方批准将保洁员和护理员手卫生达标列入业绩必须考核项目之一。分阶段改进质量，第一阶段主要宣传动员和培训；第二阶段着重于各种措施的实施；第三阶段创建组织氛围，加强监督管理。

（5）效果评价

采用直接观察法，观察统计采用 CQI 后标准洗手次数及实际完成标准洗手次数。评估结果显示，保洁员和护理员洗手率由 26.56% 提高到 82.42%。影响洗手依从性的因素得到改善。

（三）社区卫生服务质量管理工具

1.PDCA 循环

PDCA 循环又称戴明环。PDCA 循环包括计划（Plan）、执行或实施（Do）、检查（Check）和处理（Action）四个环节和 8 个步骤。PDCA 循环是能使任何一项活动有效进行的一种工作程序，按照这样的顺序，循环不止地进行质量管理。

计划（P）就是制订科学合理的质量保证与提升计划，包括方针和目标的确定以及活动计划的制订。计划阶段分为四个步骤：①分析现状，找出存在的质量问题；②分析产生质量问题的各种原因或影响因素；③从各种原因和影响因素中找出影响质量的主要因素；④针对影响质量的主要原因，制订质量改进的计划。执行（D）就是按照所制订的计划和措施去实施。检查（C）就是检查效果，把实际工作结果和预期目标对比，检查计划执行情况，明确效果，发现问题。处理（A）就是根据检查的结果采取措施、巩固成绩、吸取教训、提升质量，并将尚未解决的问题转交下一轮 PDCA 循环。

处理阶段有两个步骤：①巩固措施，把执行的效果进行标准化，制定制度条例，以便巩固；②把遗留问题转入下一个管理循环。

PDCA 循环具有以下几个特点：①管理循环是综合性的循环，四个阶段紧密衔接，连成一体；②每个循环互相关联，大循环套小循环，小循环推动大循环，大循环即机构总体的质量体系的动态管理，小循环即各部门质量体系的动态管理；③不断循环上升，每循环一周上一个新台阶，实现质量持续改进。

2. 六西格玛质量管理

六西格玛质量管理由美国摩托罗拉公司（Motorola）以"全面质量管理"为基础发展起来。希腊字母"σ"西格玛（Sigma）指标准偏差。在质量管理中，可用 σ 度量质量特性总体对目标值的偏离程度。根据 σ 的统计学定义，六西格玛质量管理（6σ 质量管理）的含义是产品达到 99.999 66% 的合格率，即每百万次出错机会中只出现 3.4 次错误。六西格玛质量管理是以"客户完全满意"为目标的管理方法。六西格玛质量管理提供了清晰和务实的解决问题运作方式，其特点如下：

（1）以 DMAIC 循环作为质量环。

①定义（Define，D）：确定改进活动目标，写进"六西格玛项目特许任务书"中。

②测量（Measure，M）：确定目前的质量水准线，制定合理的、可靠的衡量标准，以监督过程的进展。

③分析（Analysis，A）：应用统计工具来指导分析，以确定应用哪些方法来消除当前业绩与目标业绩之间的差距。

④改进（Improve，I）：以项目管理或其他策划和管理工具来寻找新方法，致力于把事情做得更好、更快、更节约成本，并应用统计方法来确认这些改进。

⑤控制（Control，C）：通过修订激励机制、方针、目标等使改进后的体系制度化，并可应用标准化质量管理体系来保证文件化体系的正确性。

（2）整合式的全面质量管理。

六西格玛质量管理的管理理念与全面质量管理相近，强调顾客满意；追求完美，侧

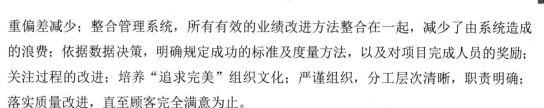

重偏差减少；整合管理系统，所有有效的业绩改进方法整合在一起，减少了由系统造成的浪费；依据数据决策，明确规定成功的标准及度量方法，以及对项目完成人员的奖励；关注过程的改进；培养"追求完美"组织文化；严谨组织，分工层次清晰，职责明确；落实质量改进，直至顾客完全满意为止。

3. 标杆管理

标杆管理又称基准管理，起源于 20 世纪 70 年代末 80 年代初。标杆的定义是：针对相似的活动，其过程和结果代表组织所在行业的内部或外部最佳的运作实践和绩效。标杆管理就是不断寻找和研究同行一流机构的最佳实践，并以此为基准与本机构进行比较、分析、判断，从而使自己机构得到不断改进，进入或赶超一流公司，创造优秀业绩的良性循环过程。其核心就是向业内外最优秀的企业学习，进行模仿创新。具体而言，就是将本单位的主要资源、管理状况、成本、质量指标或工作效果与同行业或其他行业做得好的组织或机构进行比较，以明确自己单位目前所处的地位，找出自身的差距进而加以改进。进行标准管理，首先要选准标杆。标杆有三种类型：①内部标杆，如发现机构内部业务活动最富有成效的部门，将其树立为比学赶帮的标杆；②竞争性标杆，与竞争对手比较产品或服务活动，如服务质量、价格构成、市场份额占有率等；③综合性标杆，比较总体业务活动，并不局限在本行业范围内，也可在其他相关行业发现标杆，进行比较。

4. 流程管理

为了促进国际合作，发展国际的共同标准，1947 年成立了国际标准化组织（ISO）。该组织制定了编号为 ISO 9000 的质量管理系统。ISO 9000 是一套国际标准的质量保证，是针对企业的组织管理机构、人员和技术能力、各项规章制度和技术文件、内部监督机制等一系列体现企业保证产品及服务质量的管理措施的标准。ISO 于 2000 年发布了《ISO 9001：2000 质量管理体系要求》标准，在这一标准中规定了质量管理体系要求，即质量管理体系用于证实组织具有稳定地提供满足顾客要求和适用法律法规要求的产品的能力，目的在于增强顾客满意度。同时，该标准还提出了以过程为基础的质量管理体系模式。质量管理体系总体上分为管理职责、资源管理过程、产品实现过程和测量、分析与改进过程。

过程质量管理是通过流程管理实现的。任何管理的内容都可以按照过程模式来识别和分析，形成流程，找出工作流程中的质量控制点，对质量控制点进行管理，以达到管理系统化、标准化的目标。流程是指为完成某一目标，对确定的一系列逻辑相关活动中的各个环节按计划安排使其紧密衔接和贯通，最终达到预期要求的活动。这些活动可用

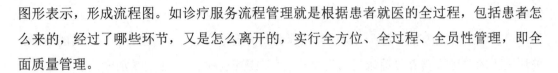

图形表示，形成流程图。如诊疗服务流程管理就是根据患者就医的全过程，包括患者怎么来的，经过了哪些环节，又是怎么离开的，实行全方位、全过程、全员性管理，即全面质量管理。

（1）流程设计与管理

①过程识别：流程设置是基于对某一服务过程的识别。社区卫生服务过程识别一方面将社区卫生服务的大过程分解为若干小过程；另一方面对已经存在的过程进行定义和分解。过程的定义或分解可根据服务对象所寻求的各类卫生服务项目的活动时间顺序进行，可根据每一项具体操作的步骤进行，可根据各部门、专业分工的内容进行。

②提出主要过程，简化一般过程：针对不同岗位，提出其主要过程。如管理人员的主要过程是对社区卫生服务机构的发展战略进行决策，业务部门人员的主要过程是提供基本卫生服务，后勤部门人员的主要过程则是对设施、设备的管理和维护。根据实际情况，对负责的过程进行分解，对不必要的过程进行合并或取消。

③排列过程：按优先顺序排列所识别的过程。

④制定并执行过程的程序：一种是形成文件的书面程序，如技术规范；另一种是工作习惯形式的非书面程序，依靠医务人员自己掌握。

⑤严格确定职责：确保人力资源的有效投入。任何一个过程都规定由谁去执行，执行者必须按照要求完成，对执行者的完成结果进行监督和检查，并给予适宜的奖励或惩罚。

⑥关注接口：很多工作流程往往互相关联或交叉，如基本医疗与慢性病管理密切相关，接口都是管理的重点。需要对存在接口的流程进行协调，对相关事项做出规定，定期检查，对违反规定的及时纠正。

⑦进行控制：过程建立和运转之后，选择适宜的测量方法，对过程进行检控。在质量管理中，可通过 QC 小组实行自我检控、逐级检控和协同检控，其中以自我检控为主。

⑧改进过程：根据运转中发现的问题，对过程加以改进，提高效率和效益。发现的质量缺陷分为警戒性质量缺陷和条件性质量缺陷。前者是可及时采取措施纠正的质量问题。后者是因客观条件不足形成的，需要克服困难，采取补救措施，使影响降到最低；或引起重视，创造条件加以解决。

（2）质量控制点设计与管理

在工作流程中，存在影响社区卫生服务质量的关键点和薄弱点，这些部位需要进行重点质量控制。质量控制点的寻找往往建立在服务接触的概念之上。服务接触指顾客与服务组织直接互动的过程，由顾客、服务员工和服务组织三个要素构成，三者的参与和交互作用决定了服务接触的成功与否，决定了服务质量。接触根据形式分为面对面接触和技术设施接触；根据接触时间与频次分为高接触和低接触；根据接触目的分为功能性接触和技术性接触。服务接触有不同结构：首先是接触点，即组织与顾客接触时的位置；然后是接触线，即由两个或两个以上的接触点所构成的一条连续的接触线，最后是接触面，由众多的接触点和接触线共同构成的一个连续性的接触平面和曲面。这些接触点就是质量控制点。

质量控制点的设置步骤包括：①根据有关质量体系文件和质量产生的过程，确定工作流程的关键环节和部位，明确要特殊控制的主导因素；②编制质量控制点流程图；③编制质量控制点作业规范；④编制质量控制点管理办法。主要内容包括：接触点涉及的岗位及岗位主要职责；招聘或选派适当的人到该岗位；编写岗位行为规范和质量标准，并进行培训；确定岗位的奖惩制度，定期以服务对象满意度为核心进行检查。实际上，质量控制点管理的基本依据就是大量的规章制度、诊疗常规和服务规范。

在医疗卫生服务领域常用的质量管理工具还有病种质量管理、临床路径质量管理、JCI 医院评审标准等。此外，还有各种具体的定性和定量管理方法，如分类法、排列图法、因果分析图法、直方图法、相关图法、调查表法和质控图法等。

三、社区卫生服务风险管理与绩效管理

（一）社区卫生服务风险概述

1. 社区卫生服务风险的概念

安全性是社区卫生服务质量的特性之一。由于医疗卫生服务的复杂性，风险往往伴随着卫生服务的提供，特别是医学新知识、新技术的应用，可能在改善某一特定医疗效果的同时，也产生其他严重的副作用。事实上，所有的医疗行为都是风险和利益并存的，而且贯穿诊断、治疗和康复全过程。严重风险事件一旦发生，将极大影响顾客对服务质量的评价。风险并没有统一的定义，但在风险管理的发展中产生了两种认知。一种将风险视为负向结果出现的可能性。如我国学者王明涛对风险的定义：在决策过程中，由于各种不确定性因素的作用，决策方案在一定时间内出现不利结果的可能性以及可能损失的程度，它包括损失的概率、可能损失的程度以及损失的易变性三方面内容，其中，可能损失的程度处于最重要的位置。另一种认为风险可能是正向的也可能是负向的。如ISO 2009 对风险的定义是：不确定性对目标的影响。只要可能偏离预期目标，无论是正向结果还是负向结果，均视为风险。在卫生服务风险中，更倾向于第一种对风险的认知，认为患者安全是医疗质量的重要组成部分。卫生服务风险管理的目标就是保障服务对象安全，即避免、预防及减少在健康照护过程中所产生的不良反应与伤害。

在此认识的基础上，社区卫生服务风险就是在社区卫生服务活动中客观存在的、可能会导致健康损失、经济损失等一切不良后果的不确定性或可能损失的程度。

风险有三个基本构成要素：①风险因素，导致或增加风险事件发生或扩大风险损失的原因和条件，如诊疗技术水平低；②风险事件，造成风险损失的偶发事件，如诊断失误；③风险损失，即风险结果，如患者死亡。

社区卫生服务风险的内涵：①社区卫生服务风险导致的健康损失，包括身体的、心理的和社会的等各方面；②损失的类型多样，包括健康损失、经济损失、行政处罚和不良社会影响等；③风险的承担对象涉及服务对象、社区卫生服务机构、医务人员；④根据损害程度，不良后果分为医疗事故、医疗差错和医院感染。医疗事故是由于医疗机构及其医务人员在医疗活动中违反医疗卫生法律法规，出现过失直接导致服务对象人身损害的不良后果。医疗差错是由于医疗机构及其医务人员在医疗活动中，违反医疗卫生法律法规，虽有过失情形但未造成服务对象人身损害的不良后果。医院感染指患者在医疗机构中获得的感染，包括医务人员职业活动所引起的疾病。一些严重的医院感染本身就是性质严重的医疗事故。

2. 社区卫生服务风险的特征

社区卫生服务风险具有一般风险的特征，即风险存在的客观性、风险存在的普遍性、大量风险发生的必然性以及风险的可变性。由于社区卫生服务功能的综合性、服务对象的广泛性、服务方式的灵活性、服务场所的多样性，社区卫生服务风险还具备以下几个特征：①风险发生的可能性高；②风险发生的不确定性高；③风险防范难度大；④风险的危害性高。

3. 社区卫生服务风险因素

风险因素存在于机构内外。社区卫生服务风险因素一般分为五大类：①患者因素，主要指个体特征、疾病状况、病史表述、患者期望等，如患者年龄大、病情严重、个体差异、患者态度不好、用药史告知不详、病史叙述不清、期望得不到满足、自带输液药品等；②医务人员因素，主要指医务人员技术水平、服务态度、风险意识、人员数量等，如专业技术人员水平偏低、基本操作规范不熟练、沟通能力缺乏、医务人员风险意识缺乏等；③工作环境因素，主要是设施设备的配置与维护，如诊室布局不合理、设备不能常规维护、常规检查设备不足、房屋条件受限、环境不整洁等；④组织管理因素，主要是制度制定和执行、信息沟通、监督管理等，如各项规章制度虽然健全但缺乏可操作性，核对、消毒、负性事件分析等制度执行不好，医务人员之间的沟通协作不好，人员准入不严，对负性事件处理不当等；⑤宏观背景因素，如法律法规不完善、机构补偿政策不完善等。在各类风险因素中，医务人员因素和组织管理因素的可控制性较强，是须重点关注的领域。

（二）社区卫生服务风险管理

1. 社区卫生服务风险管理的概念

风险管理指机构通过风险识别、风险分析与风险评价等方法，对风险实施有效的控制和妥善处理风险所致损失，期望达到以最小的成本获得最大安全保障的管理活动的目的。社区卫生服务风险管理是将风险管理的原理和方法引入社区卫生服务管理系统中，通过风险分析寻求社区卫生服务风险的防范措施，有组织地、系统地消除或减少风险及其后果的活动过程。

开展风险管理，可以充分体现以人的健康为中心的社区卫生服务宗旨，有效提高社区卫生服务能力，从而提高服务质量，有助于完善和落实社区卫生服务机构的管理制度。

2. 社区卫生服务风险管理的过程与方法

ISO 对风险管理过程的基本要素进行了定义，包括沟通与咨询、创建环境、风险评估、风险处置以及监控与审核。其中，风险评估包括风险识别、风险分析和风险评价。

沟通与咨询指在风险管理的各个阶段，都需要与利益相关方进行沟通与咨询，使其尽早参与到风险管理中，有助于风险的统一认识，确保尽早识别主要风险议题，以及提高结论的可接受性。社区卫生服务风险的利益相关方有机构管理者、员工、服务对象、社区组织、卫生管理与技术专家、卫生行政部门等。成立咨询小组是利益相关方参与的较好形式，其任务是对风险研究的目的和方法提出建议，并最终代表各利益相关方接受风险研究的结果。

创建环境包括了解社区卫生服务机构的运行情况，确定风险管理研究的范围、风险管理目标及风险标准等。

风险识别是确定和记录风险的过程，即对潜在和客观存在的各种社区卫生服务风险进行系统的、连续的、动态的识别和归类，并分析产生风险事件的原因。风险识别是风险管理最重要的一步。识别内容包括社区卫生服务机构内部环境、法律环境和社会环境等。常用的识别技术有文献法、案例分析法、专家咨询法、定量和定性调查法、工作流程分析法等。工作流程分析法往往针对存在风险因素的重点部门和重点环节进行风险识别。社区卫生服务机构的重点环节有全科诊疗、门诊药房、门诊输液、家庭输液、口腔诊疗、检验和计划免疫。

风险分析是在风险识别的基础上，判定风险发生的可能性及风险导致的后果。风险分析可以是定性的、半定量的或者全定量的。定性风险分析涉及系统地考虑风险发生的可能性和后果，以便对整体的风险有一个主观的理解。定性风险分析采用专家咨询法判断风险发生的可能性和后果，采用风险矩阵进行评价，将风险分为高、中、低三类。半定量风险分析扩展了风险矩阵，对发生的可能性和后果的严重程度采用数量分级的方式，将可能性和后果分级组合起来形成一个简单的风险指数。全定量风险分析需要运用概率和数理统计，估计和预测风险发生的概率和损失程度。分析方法的选择取决于度量风险的尺度、可利用的资源和分析结果如何在决策中使用。鉴于定性和半定量评估的结果的不稳定性，在资源许可的情况下，尽量采用全定量方法，或将三者有机结合。

可用的风险识别技术包括危害检查、危险清单、危险和可操作性研究、程序化的危险和可操作性研究、结构化假设技术、失效模式影响和危害性分析以及安全检查和审计。可用的风险分析技术包括风险矩阵、故障树分析、事件树分析、蝴蝶结分析、人因可靠性分析、历史数据分析、结构性概率判断（包括德尔菲法、配对比较法和绝对概率判断）、建立事件后果模型的方法以及蒙特卡罗分析。

风险评价是将风险分析的结果与相应的标准进行比对，从而确定是否需要采用风险应对措施。风险标准指可以用来把风险分析得到的风险估计转化成价值判断的依据，而这种价值判断可以与决策过程中的其他价值判断相对应。根据风险标准，风险评价可分为三类。对于高风险，无论带来多少收益都是不可容忍的，减少风险的措施无论成本多高都必须实施；对于中等风险，减少风险是值得的，但过程成本高于收益可能也不会实施，此时需要进行成本－效益分析；对于低风险，可以忽略的，并不需要减少风险措施，甚至当需要满足其他目标时，可能还会增加风险。

风险处置即风险干预，可能是减少或避免风险，分担或保留风险，也可能是增加风险。风险处置方法有通过终止或不启动活动规避风险；允许风险增加，以确保其他活动目标的收益；通过改变活动设计来消除风险；以预防措施来减少风险发生的可能性；借助应急计划来减轻风险的后果；按不同的水平接受风险；通过保险或风险筹资等方法分担风险的财务影响。社区卫生服务风险管理的目标是尽可能降低或避免风险，即进行风险控制，这也是社区卫生服务风险管理的核心内容，后续部分进一步介绍风险控制的策略。

监控与审核指对风险管理过程中的所有要素进行持续的核查和不断改善。

3.社区卫生服务风险控制策略

（1）预防风险

这是风险控制的首要策略。建立健全各种规章制度并加以落实；风险管理与质量管理同步实施，通过完善的医疗质量控制体系防范风险发生；建立健全风险管理组织体系

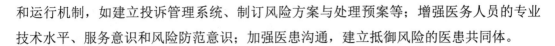

和运行机制，如建立投诉管理系统、制订风险方案与处理预案等；增强医务人员的专业技术水平、服务意识和风险防范意识；加强医患沟通，建立抵御风险的医患共同体。

（2）规避风险

社区卫生服务所开展的项目应与其功能和定义相适宜。不开展不具备人力、物力和技术条件的服务项目。

（3）转移风险

主要指分担风险。通过一定的方式，将风险从一个主体全部或部分转移到其他主体。如对于确实不能诊疗的疾病，通过会诊制度和转诊制度分担风险；通过购买医疗职业责任保险分担经济损失；根据实际情况向药品、医药器械生产商和经销商转移风险。

（4）减少风险

当风险事件发生时，立即启动风险应对机制，及时查找原因，积极与相关方沟通，迅速制订和调整工作方案，采取必要的补救措施，控制风险损失。如患者出现输液反应，立即采用措施积极救治，防止病情进一步发展，减少损失。

（5）承担风险

指风险事件发生后，且无法用规避风险、转移风险等手段应对时，社区卫生服务机构承担风险所造成的部分或全部损失。

（三）社区卫生服务绩效管理的概念与功能

1. 绩效的概念

在管理理论和实践发展过程中，人们对于绩效的概念产生了不同的认知，概括起来有三种观点：第一种观点认为绩效是结果。绩效是在特定时间范围内，特定工作职能、活动或行为产出的结果记录。第二种观点认为绩效是行为。绩效定位为员工所控制的与组织目标有关的行为。第三种观点认为绩效是行为与结果的综合。绩效指行为与结果。行为由从事工作的人表现出来，将工作任务付诸实施。行为不仅是结果的工具，行为本身也是结果，是为完成工作任务所付出的脑力和体力的结果，并且能与结果分开进行判断。绩效结果不仅与行为有关，也与工作能力有关。

在绩效管理实践中，第三种观点得到广泛应用。上述三种绩效观点均是针对个体的。绩效具有层次性，通常归为三个层次：一是组织系统的绩效，包括系统内部子系统的绩效，如卫生系统绩效；二是组织机构的绩效，包括各组织机构内部的绩效；三是个人绩效。绩效的一个综合定义为：机构在积极履行社会责任的过程中，在追求内部管理与外部效应、数量与质量、经济因素与伦理政治因素、刚性规范与柔性管理相统一的基础上，获得产出（服务）的最大化。绩效概念包含以下几方面的含义：①绩效必须与组织战略的要求保持一致，不同组织的战略不同，其绩效重点领域也有差异；②绩效是一个多层次的有机整体；③绩效的最终表现形式是工作行为与结果；④绩效结果用最小的资源获得。

根据绩效的概念，结合社区卫生服务的性质和功能地位，社区卫生服务绩效可定义为：以落实公共卫生服务职能为导向，以有效保障群众享有安全、有效、便捷、经济的社区公共卫生服务和基本医疗服务为中心，利用各种社会资源有效改善居民健康的程度。从整体来说，社区卫生服务绩效包括资源绩效、运行绩效、内部治理绩效和社会责任绩效。对于社区卫生服务绩效的具体体现，很多学者进行了研究，总体包括效果、效率、质量、成本、技术水平等。将绩效分为六个维度：服务效率（单位服务产出所消耗的社会资源）、人均收益量（辖区内所服务人口人均获得的服务量）、成本效果（维持或提高单位健康指数所消耗的社会资源）、功能体现（公共卫生服务量占总服务量的比例接近标准值的程度）、服务质量（基层卫生机构提供的服务能够符合标准及规定、满足患者需求的程度，从机构内部服务质量和居民满意度两个方面衡量）和发展潜力（主观判断机构的发展前景和能力，是否具备强劲发展的基础和条件）。

2. 社区卫生服务绩效管理的概念

绩效需要通过组织实施有效的管理活动才能得以实现。理查德·威廉姆斯在《组织绩效管理》中将绩效管理归纳成三种观点：第一种认为绩效管理是管理组织绩效的系统；第二种观点认为绩效管理是管理员工绩效的系统；第三种观点认为绩效管理是综合管理组织绩效与员工绩效的系统。总之，绩效管理是在特定的组织环境中，管理者将战略、资源、业务和行动有机地结合起来所构成的一个完整的管理系统，使职工与管理者在如何实现一定的目标上达成一致，以及激励职工达到目标的管理方法和帮助员工获得优异绩效水平的过程。社区卫生服务绩效管理是社区卫生服务机构为实现机构战略目标所进行的提高和改进医务人员卫生服务能力和绩效的管理活动。它通过细化分解战略目标，不断沟通和达成共识，对部门和员工绩效进行定期评价，激励各部门和员工的绩效持续改进并最终实现机构发展目标的管理过程。

社区卫生服务机构绩效管理应达到以下目的，这也是绩效管理的意义所在。①战略目的。这是绩效管理的核心目的。绩效管理将员工活动与机构的战略目标联系起来，通过提高个体绩效来提高机构的整体绩效，从而实现机构的战略目标。从整体上看，最终实现社区卫生服务目标。②管理目的。绩效管理通过评价员工的绩效表现并给予相应的奖惩以激励和引导员工不断提高自身工作绩效。③开发目的。绩效管理可发现员工在绩效方面有待改进和提高的地方，以便组织有针对性的培训与开发项目，从而使员工具备完成工作的知识与技能。对于没有达到预期绩效的员工，管理者需要与员工进行绩效面谈，指出问题、分析问题，制定改进措施。

3. 社区卫生服务绩效管理的功能

（1）评价功能

这是绩效管理的最基本功能。通过设计科学、规范的绩效评价体系对组织机构和个人绩效进行评价，可以真实、准确、及时地反映组织中各部分运转情况，准确和客观地反映各岗位员工的工作业绩，使各级管理者在最短时间内获得各级别员工的工作绩效。对于社区卫生服务机构内部而言，可以及时发现机构存在的不足和缺陷，及时改进。对于社区卫生服务机构外部而言，政府部门可以将绩效与政府投入结合，引导社区卫生服务机构开展相应的服务项目，如基本公共卫生服务，起到导向性作用。同时，促进机构服务和管理的规范化。社区居民也可以通过绩效评价增进对社区卫生服务机构的了解和利用。

（2）激励功能

这是绩效管理的核心功能。如何推动员工关注服务质量和服务安全？如果将质量目标作为机构的战略目标，则可通过绩效管理的方法鼓励员工开展提升质量的相关活动。根据员工的绩效进行激励，形式多样，如薪酬激励、机会激励（如职务、职称晋升，培训等）、责任激励（如承担更有挑战性的工作）。

（3）沟通功能

绩效管理重点要求上级管理者和下级管理者、管理者与员工定期对工作行为和结果进行沟通和交流，对被管理者的工作能力进行培训、开发，对业务发展进行辅导和激励。这些活动实际上建立了一个立体的、多层次的信息收集、反馈平台，在部门之间建立了横向沟通渠道，在上下级之间建立了纵向沟通渠道，与外部环境也建立起了内外沟通渠道。绩效管理发挥着纽带和桥梁的作用。

（四）社区卫生服务绩效管理的基本流程

1. 制订绩效计划

绩效计划是整个绩效管理的起点，是社区卫生服务机构的管理者和员工根据社区卫生服务目标、本机构的工作重点与工作职责，通过讨论，确定在一定时期内应达到什么绩效目标以及应该完成什么工作的过程。绩效计划按层次可以分为机构绩效计划、部门绩效计划和员工绩效计划。绩效计划的制订遵循战略性原则、协同性原则、参与性原则和 SMART 原则。绩效计划的制订可采用平衡计分卡法和关键绩效指标法。其主要内容包括：

（1）确定组织机构的绩效目标

绩效目标指管理者和被管理者对组织战略进行分析和细化，具体体现为绩效主体在绩效周期内需要完成的各项工作。绩效目标的制定遵循 SMART 原则，即绩效目标应该尽可能地细化和具体化（Specific），目标要能够测量（Measurable），目标是通过努力可以实现的（Attainable），绩效目标应与战略目标有关联（Relevant）以及目标具有时限性（Time-based）。社区卫生服务绩效目标的来源有机构战略目标、机构自身发展情况、社区居民健康需要和需求、卫生行政部门及专业卫生机构对基本卫生服务的要求等。

（2）确定各级关键绩效指标

通过与被管理者的充分沟通，依据组织绩效目标和各绩效单元职责，建立各绩效单元的关键绩效指标，包括绩效标准和指标权重。关键绩效指标是对组织绩效目标有增值作用的绩效目标，必须是具体的、可衡量的，且有时间限制。如果是具体任务，一般从数量、质量、费用和时间四个方面界定和量化；如果是关键职责，常从关键行为发生的频率、服务对象满意度等方面界定行为化的指标。绩效标准描述绩效指标需要完成到什么程度，反映组织对该绩效指标期望达到的绩效水平。绩效标准有两种形式：一种表现为区间值；另一种表现为一个单一的目标值。

（3）制订行动方案

行动方案是指为实现绩效目标而制订的有时间限制的、自主决定的项目或行动计划，即实现绩效目标、指标和目标值的具体途径，其最终目标是实现组织战略目标。具体包括设计落实行动计划的组织结构、资源配置以及具体的计划活动安排。为实现一个绩效目标，往往有不同的行动方案，这时需要行动方案相互协调，共同助推战略目标的实现。在各种行动方案确定之后，还应根据一定标准，如战略匹配度与收益、资源需求、组织能力与风险等，对行动方案进行评估，确定优先执行方案，提出不合理的方案。

2. 绩效计划的实施与管理

（1）管理重点

在制订了一系列绩效计划后，各部门及员工应按计划实施。管理部门则对执行部门和员工的工作进行引导和监控，及时发现问题，进行分析和解决。绩效计划实施阶段的管理重点在于，根据各部门和各员工的职责，围绕绩效目标，进行质量改进和风险防范。

（2）绩效管理的基础手段

首先，是绩效沟通：绩效管理是一个持续交流的过程。持续的绩效沟通指管理者和员工在工作过程中分享各类与绩效有关的信息的过程。绩效沟通的目的在于通过沟通实现员工绩效的改善和提升。绩效沟通内容包括各项工作进展情况、绩效目标和计划是否需要修正、哪些方面进展顺利、员工在工作中的障碍和问题、各种可能的解决方案以及管理者如何帮助员工等。绩效沟通有几个特征：第一，它是一种建设性沟通，以解决问题为目的，在不损害人际关系的前提下进行；第二，它是一种平等的沟通，双方坚持换位思考，从对方的立场出发思考问题，找到最佳的沟通方式；第三，它是一种有效沟通，所谓有效，即双方传达的信息能够被对方理解，并有相应的反馈；第四，它是一种持续的沟通，贯穿绩效管理的四个环节。绩效沟通方式有书面报告、正式面谈、会议沟通、实地调研等正式沟通方式，以及非正式的会议、闲聊等方式。

其次，是绩效辅导：绩效辅导指在绩效实施过程中，管理者严格遵循绩效计划规定，采用恰当的方式，对员工进行持续指导以确保员工没有偏离组织的战略目标，并最终达到提高员工绩效水平的目的。绩效辅导的内容是提供指导和培训的机会。管理者可根据员工的特征，通过命令、劝说、演示、提供学习和施展才能的机会以及鼓励和表扬等方式实施。

最后，是绩效信息收集与记录：管理者及员工从各个渠道收集工作绩效的信息，把这些资料及时记录下来。其目的是为下一环节绩效评价提供事实依据；也可以通过资料发现优秀绩效和绩效问题产生的原因，从而为改进绩效提供事实依据。特别要记录与关键绩效指标关系密切的信息，包括工作目标完成情况信息、来自服务对象的表扬和投诉、工作绩效突出的行为表现、工作绩效有问题的绩效表现。记录关键事件时，要把事件发生的时间、地点、背景、经过和结果做完整的记录。信息收集的主要方法有观察法、工作记录法、反馈法、定期抽查法、关键事件记录法、减分搜查法等。

3. 绩效考核和评价

绩效考核和评价是依据绩效计划建立的绩效目标和绩效标准，对组织、部门和员工在管理期内的绩效进行考核与评价的过程，其目的是实现组织战略目标和对管理过程的有效控制。

绩效考核主体可分为内部考核评价人员、外部考核评价人员和360度绩效考核评价人员。绩效考核有不同层次，绩效考核对象可大可小，如对某一区域的社区卫生服务绩效考核、对社区卫生服务机构考核、对机构内各部门考核以及对个人考核。绩效考核内容依据绩效目标而定，通常绩效指标是考核内容的重要来源。绩效考核方法有定性和定量方法，较全面的考核是将两类方法综合使用。

4. 绩效反馈

绩效反馈指管理者将绩效评价的结果反馈给被评价者，让被评价者了解自身的工作状况，并帮助其制订工作改进计划，以最终达到提高其绩效的目的。广义的绩效反馈也包括将结果反馈给绩效相关的人员，如社区卫生服务管理机构。

（1）绩效反馈方式

根据绩效反馈信息的内容以及反馈态度，绩效反馈分为四类：对错误行为的反馈、对正确行为的反馈、自我反馈和360度反馈。对错误行为的反馈是一种中立反馈，是一种建设性批评，包括反馈要有计划、要维护对方自尊、反馈在恰当的环境中、以进步为导向、有互动性、采取灵活形式以及能够传递帮助信息。对正确行为的反馈遵循以下原则：用正面的肯定来认同被评价者的进步；明确指出受称赞的行为；当被评价者有所进步时，应给予及时的反馈；包含正确行为对组织整体效益的贡献。自我反馈指员工在明确的绩效标准的基础上主动将自己的行为与标准进行比较，发现并解决问题的过程。360度反馈主要指管理人员从与自己发生工作关系的所有主体那里获得本人绩效信息反馈的过程。这种方法可获得比较客观、公正的信息，提高员工对绩效反馈信息的认同度，主要适用于管理人员。

（2）绩效评价结果应用

评价结果可用于薪酬分配和调整，这是绩效评价结果最主要的用途，可用于人员升迁或降职、工作轮换等人员调配，也可用于为组织绩效改进提供依据。

总体上，绩效计划制订、绩效计划实施与管理、绩效考核和评价、绩效反馈四个环节构成了一个完整的社区卫生服务绩效管理流程。

（五）社区卫生服务绩效管理的主要工具

1. 关键绩效指标

（1）基本概念

关键绩效指标（Key Performance Indicators，KPI）指将组织战略目标层层分解而产生的、具有可操作性的、用以衡量组织战略实施效果的关键性指标。其理论基础是管理学的"80/20"定律和"木桶理论"，即找到少量的起到决定性作用的因素。关键绩效指标具有以下内涵：①它是战略导向的，由战略目标层层分解产生；②它是关键因素，对机构发展具有重要影响；③它是能够体现对组织战略目标有增值作用的绩效指标。关键绩效指标设定仍遵循SMART原则。

（2）建立过程

KPI通常是采用基于战略的成功关键因素分析法而建立的。成功关键因素分析法的基本思想是分析组织获得成功的关键成功领域，再把关键成功领域层层分解为关键绩效要素，最后将要素细化为指标。KPI的建立包括以下步骤：①确立机构的战略目标；②确定关键成功领域，采用访谈法或头脑风暴法，寻找使组织实现战略目标的关键成功领域，并以鱼骨图进行分析；③确定关键绩效要素，仍采用鱼骨图分析法，对关键成功领域进行解析和细化，描述关键成功领域的内容、实施措施和手段、成功的标准等；④确定组织关键绩效指标体系，将关键绩效要素进一步细化，遵循有效性、重要性和可操作性原则；⑤确定部门关键绩效指标，通过承接和分解两种形式将组织绩效指标转化为部门关键绩效指标，指标分解按照组织结构和主要工作流程两种途径进行；⑥确定岗位关键绩效指标，关键绩效指标数量一般控制在5～10个，岗位绩效指标除了关键绩效指标，还包括一般绩效指标，不同岗位，其承担数量不同；⑦制定评价标准，根据岗位性质和要求对每个关键绩效指标设定量化的评分标准；⑧设定指标权重，根据组织的战略目标和工作重点来确定，指标权重通常介于50%～30%；⑨特性和属性测试，关键绩效指标特性测试包括可靠性、可控性、可衡量性、可理解性和共同一致性测试，属性测试包括质量、成本和时间测试，关系测试，指标负载测试和适应性测试；⑩构建关键绩效指标逻辑；⑪建立关键绩效指标词典。

关键绩效指标法操作简单、易于理解，有利于保证组织战略目标的顺利实现。但需要注意，KPI具有很强的导向性，逻辑性不足和考虑不全面的KPI不仅不能达到客观评价的目的，还可能对绩效完成体系造成更大的损害。此外，在指标设计过程中可能忽视长期工作绩效和短期工作绩效之间的平衡，忽视指标之间的逻辑性和关联性，过于关注结果而忽视对过程的监控。

2. 平衡计分卡

平衡计分卡是一种战略管理和绩效管理方法。平衡计分卡建立的理念：机构不仅要重视财务指标，也要重视未来驱动因素，以获得可持续发展和核心竞争力。平衡计分卡始终以战略为核心，重视协调一致，强调有效平衡。其构成要素如下：

（1）使命、核心价值观、愿景和战略

平衡计分卡认为机构应有终极的发展目标，其具体的组织绩效是在终极目标指引下形成的。使命指组织存在的根本价值和追求的终极目标。核心价值观是组织中指导决策和行动的永恒原则。愿景指组织的发展蓝图。战略是组织在实现其使命过程中所接受的显著优先权和优先发展方向。

（2）四个层面

这是平衡计分卡的主体，包括财务层面、客户层面、内部业务和流程层面、学习与成长层面。前两个层面描述了组织所期望的最终成果，后两个层面描述了实现最终成果的过程。

第一，财务层面：对于企业而言，这是组织成功的最终定义，即实现股东价值的持续提升。实现财务层面的战略是收入增长和生产率改进。前者包括增加收入机会和提高客户价值，后者包括改善成本结构和提高资产利用率。

第二，客户层面：该层面描述了目标客户及其价值定位，由组织在市场上的预期绩效成果和驱动绩效实现的客户价值主张构成。卡普兰和诺顿总结出了四种通用的客户价值主张：总成本最低、产品领先、全面客户解决方案和系统锁定。不同组织在综合分析环境因素以及自身情况的基础上，选择一种合适的客户价值主张。

第三，内部业务和流程层面：该层面分为四类——运营管理流程（生产和交付产品／服务）、客户管理流程（提高客户价值）、创新流程（创造新产品／服务）以及法规与社会流程（改善社区和环境）。通过这些流程达到两个目的：一方面，向客户生产和传递价值主张；另一方面，降低并改善成本以实现生产率改进。

第四，学习与成长层面：该层面描述了组织的无形资产及其在战略中的作用，包括人力资本、信息资本和组织资本。该层面是其他三个层面的根基。

平衡计分卡不仅建立起整体的有内在逻辑的管理框架，同时也将管理理念转化为具体的管理措施。每一个层面由目标、指标、指标值、行动方案和预算构成。因此，平衡计分卡提供了一个由纵向因果关系、横向推导关系以及指标关联关系构成的网状结构，推动组织协调一致地实现战略目标。

第六章 公共卫生与疾病预防控制

第一节 基础医学与临床医学

一、基础医学的概念与研究内容

（一）基础医学的概念

医学的定义是"研究如何维持健康及预防、减轻、治疗疾病的科学，以及为上述目的而采用的技术"。医学是认识、保持和增强人体健康，预防和治疗疾病，促进机体康复的科学知识体系和实践活动。从以上的定义中，我们不难看出，医学的结构体系主要包括三大方面：基础医学、临床医学和预防医学。临床医学和预防医学属于应用医学，基础医学是与应用医学有关的各基础学科的总称。目前，还有学者在基础医学和应用医学的基础上提出了理论医学的概念，主要指医学社会学、医学伦理学、医患关系学等人文学科。这一概念的提出，充分表明了医学的双重属性，即医学既是自然科学，也是社会科学。

（二）基础医学的研究内容

基础医学是人类在认识自身及与疾病斗争的过程中产生的重要学科群之一，以正常人体及作用于人体的生物、药物为研究对象，主要研究人体的正常结构与功能、遗传与发育，以及各种因素对机体的影响，探究疾病的发生、发展与转归的规律，并寻求有效的诊断与治疗方法。

基础医学历经16世纪解剖学、17世纪生理学、18世纪病理解剖学、19世纪细胞学和细菌学的发展，如今已经成为一个拥有众多学科的庞大知识体系。根据研究内容和性质的不同，基础医学可分为形态学科、机能学科和病原生物学科三个学科群。其中，描述人体形态和器官构造并研究其规律的学科属于形态学科，主要包括人体解剖学、组织学与胚胎学、病理学等；通过研究机体的各种不同功能来揭示生命活动规律的学科是功能学科，包括生理学、生物化学与分子生物学、病理生理学和药理学等；从疾病的生物学原因进行基础研究的学科称为病原生物学，主要有微生物学和寄生虫学等。

基础医学各学科之间有着广泛的联系和融合，如病理学（又称病理解剖学）和病理生理学，其研究对象都是患病机体，主要任务都是揭示疾病发生、发展和转归的规律，但前者主要从形态学改变的角度来认识疾病，而后者主要从机体功能和代谢变化的角度来揭示疾病。生物化学与分子生物学的知识主要来自生物学、遗传学和有机化学，但随着自身的发展，其理论和技术又广泛渗透到医学的其他学科，产生了分子病理学、分子药理学、分子免疫学等新型学科。由此可见，在进行学科分类的过程中，不能把各学科完全隔离开来，孤立地、片面地去认识它们，而应该把它们有机地结合起来。

医学是一门实践性很强的学科，实验是基础医学非常重要的组成部分。基础医学实验包括形态学实验、机能学实验（机能实验学）、生物化学与分子生物学实验、免疫学实验，以及病原生物学实验等。传统的基础医学实验多与理论课同步，以验证理论知识为主要目的，如形态学的普通光学显微镜技术，机能学的实验动物基本操作技术，生物化学的电泳、层析和分光分析技术等，它们对于医学生基础医学知识的掌握起到了重要的作用。近年来，随着实验技术和方法的革新，基础医学实验课程中不断地推出综合性实验、创新性实验、研究性实验，以及独立开设的实验课程，这些实验的开设可以大大提高学生的实践动手能力和创新思维能力。

传统的基础研究和医学应用存在着一系列的障碍，双方缺乏沟通，导致虽然基础医学研究成果层出不穷，却无法满足临床对疾病防治的需求。在此背景下，转化医学的概念被提出，旨在打破基础医学与临床医学、预防医学、康复医学和药品研发等应用医学的固有屏障，在基础医学研究者和临床卫生工作者之间架起一座有效联系的桥梁，从而缩短从实验室到病床边及从病床边到实验室的双向循环过程。

转化医学可以将基础医学的研究成果迅速转化为临床诊疗手段、疾病防控方案和药物研发产品，使广大民众能直接快速地享受到科学进步的成果，从而推动医学全面、持续地发展。目前，转化医学的意义和价值已引起世界各国的高度重视并催生战略行动。在我国，转化医学虽尚处于起步阶段，但发展很快，全国一些院校和科研单位都相继成立了转化医学研究中心。此外，很多企业也加大了在转化医学方面的投入。

二、临床医学的概念、特征与工作任务

（一）临床医学的概念

临床医学是研究疾病的病因、诊断、防治和预后，提高临床治疗水平，促进人体健

康的科学。根据患者的临床表现，从整体出发，结合研究疾病的病因、发病机理和病理过程、检查结果等进而确定诊断，通过预防和治疗，以最大限度地减少疾病、减轻患者痛苦、恢复患者健康、保护劳动力。临床医学是直接面对疾病、患者，对患者直接实施治疗的科学。它主要培养的是临床医生。临床医学研究的范畴包括内科学、外科学、妇产科学、儿科学、口腔及眼耳鼻喉科学等。在现代医学的结构与体系中，临床医学被归进应用医学范畴。

（二）临床医学的特征

1. 临床医学研究对象的复杂性

医学研究的对象是人，人有生物属性和社会属性。人类漫长的历史告诉我们，医学是在人类长期的生产劳动中、在与自然环境和疾病的斗争中产生和发展起来的。可以说，自从有了人类，就有了医疗保健活动，它从一开始就是以人为对象，围绕人的健康与疾病进行的。人的生物学属性是指人具有生物机体所固有的自然倾向和本能。人是动物，作为生物机体的人，首先是自然的产物。生命的存在，必然受生物自然规律的制约。人具有生物所具有的一切生物学特征，如新陈代谢、满足生理需要的欲望、防卫本能等。人的社会属性是人的自然属性向高级发展的产物，是生物进化的必然产物，人非禽兽，成为万物之灵，是因为人具有动物所没有的社会属性。人类社会使人的自然属性和社会属性统一起来，因此，可以说人是自然和社会的统一体。由于医学研究对象——人和疾病的复杂性，临床医学实践起来必然面临许多难题。

2. 临床医学的应用性

应用医学是指一切应用基础医学的理论知识和医药工程技术，以及前人实践经验来研究正常人群、患者或特定人群，维护和促进人类健康、预防和治疗疾病，使机体康复的一类学科群。它在整个现代医学体系中居于中心地位。它包括临床医学、预防医学、康复医学和特种医学，临床医学又涵盖临床诊断学科和临床治疗学科。在现代医学的结构与体系中，把临床医学归入应用医学范畴，是因为临床医学需要在基础医学所取得的知识基础上诊治患者，是直接面对疾病、患者，对患者实施诊断、治疗的科学。但同一般的应用科学相比，临床医学的活动并不局限于已知理论的应用上，它的研究对象的未知因果相当多。

3. 临床医学的专业性

随着基础医学发展的不断进步，基础医学的众多学科日益深入地阐明了各种疾病的发病机制和病理生理改变。为了提高临床医学诊断、治疗和研究的水平，现代临床医学专业分科越来越细，如在原有内科、外科、妇产科、儿科的基础上又细分为神经科、精神科、心内科、肾病科、内分泌科、消化科、呼吸科、普外科、泌尿外科、矫形外科、胸心外科、神经外科、创伤科、肿瘤科、传染病科、新生儿科、老年病科、放射科、急症医学科和重症监护学科等学科和专业。

4. 临床医学的实践性

临床医学是一门实践性很强的学科，除了要求具有扎实的理论基础之外，还必须具有丰富的临床实践能力。临床思维是分析、综合、比较、概括的结合，其高级阶段是临床创造性思维，是临床能力的核心。临床思维和临床动手能力的培养是临床医学的重点内容。临床工作实际上是一个不断发现问题、分析问题和解决问题的过程，因此必须要求临床医学的学生积极主动并且刻苦地学习。在进行临床教学时，教师应该以问题为中心，运用启发式和参与式的教学方法启发学生的思维。学生在日常临床工作中要勤观察、勤动手、勤思考，调动学习的积极性和主动性，激发求知欲望，对疾病从表面现象到本质进行分析研究，从而提出问题，并进行反复推敲，最终形成正确的临床思维方式。在分析问题的过程中，学生要积极查阅文献，进行讨论，将临床与病理学、生理生化学等基础知识结合起来，综合分析，注重临床工作经验的积累和总结，以便将来更好地为患者服务。

5. 临床医学的前瞻性和探索性

医学的研究对象是自然界最高级的生物——人，而人的生命活动要受到各种自然因素和社会因素的综合影响，其复杂性大大超过其他自然科学。近代医学与自然科学同步发展，但由于研究对象的难度大，生命科学的未知领域要比其他自然科学多得多。对于疾病的认识，至今仍在陆续发现新的未知的疾病，即使对于已知的疾病，许多方面的认识也还有待于深化。然而，疾病总是要治的，患者要来求医，不管医生是否已认识他的疾病。临床医学也不能等待基础医学把未知因素全部弄清后再去治病，必须努力减少这些未知因素的影响，尽可能达到治病救人的目的。即使基础理论尚不清楚，也要试探或凭经验去解决实践中存在的问题，这种实践我们不妨称之为"探索性治疗"。在这种实践中发展起来的临床医学在其历史上和认识上都早于基础医学。事实上，医学中重大的问题往往首先是由临床医学提出来的，这是它同其他应用科学显著的区别之一。回顾医学史我们可以看到，大多数疾病都是由临床医学发现的，一切疾病在人体上的表现及其变化规律，即临床表现、临床特点主要靠临床医生来确认，即使在基础医学研究已取得巨大成就的今天也不例外。在临床上首先发现了新的疾患，确定了它们是未知的特殊的病种，再由基础医学或其他学科深入研究其本质。而人们对疾病的临床表现的认识，也总是先于对疾病的病因、发病机制等基础医学的认识。

值得注意的是，临床医疗中已经发现的许多疾病表现的规律，至今还未得到基础医学的解释，医学对这类临床上无法用已有的知识解释的现象进行探究，往往能导致理论上新的发现。将来随着科学技术的进步，人类将会接触到各种新的物质，或受新的社会生活环境（如紧张的工作压力、快节奏的生活、电磁辐射、气候变化、不良的生活方式等）的影响，这些因素可能对人的健康产生什么影响尚难以预料。因此，临床医学发现新疾病的功能面临新的挑战。

由此可见，临床医学的性质既属于应用科学，又不是单纯的应用科学，它在疾病的科学发现中起着重要的作用。这样，从事临床工作的医生就不应把自己的工作视为简单的重复性劳动，而应看到自己所肩负的科学发现的责任，应该使自己在应用已知理论治病救人的同时，不放过一切科学发现的机会，做探索未知世界的先锋。

（三）临床医学的工作任务

临床医学的基本任务是应用医学方面的基础理论、基本知识和基本技能，对人类面临的疾病进行诊断、治疗、康复和预防。临床医学的研究对象是活着的患者，这一对象的复杂性使得这一领域内存在相当多的未知因素，同时，这一对象还具有不可伤害性。临床医学的目的是保护人的健康，因此，医生虽然可以应用基础医学实验中取得的知识判断患者体内的变化，却常常不能违背不可伤害患者这一至高无上的原则去直接验证自己的认识。这就使得临床医学需要发展一些特殊的方法来达到治病救人的目的。

第二节　公共卫生与预防医学概论

一、公共卫生与预防医学概述

医学是研究人体正常和异常的生命过程，以及同疾病做斗争、增进健康的科学知识体系与实践活动。随着科学技术发展和社会进步，人们对医疗卫生服务的需求已经不是有病就医，而是健康长寿。世界卫生组织将健康定义为身体上、精神上和社会适应上的完好状态。随着健康观念的转变，医学科学的目标已经从减轻病人的痛苦与恢复健康扩展到维护健康，进而发展到促进健康。医学模式已经从生物医学模式向生物—心理—社会医学模式转变，现代医学模式强调影响健康的有多种因素，特别是社会心理因素。

医学学科主要是由基础医学、临床医学、公共卫生与预防医学等一级学科组成，每个一级学科具有自己的研究对象和工作任务。基础医学是用微观方法研究：人体组织结构、生理、生化机制，为疾病诊治和健康促进提供基础资料；临床医学是面对患者进行病因诊断、治疗、个人预防和康复的学科，受益对象仅仅是个人；公共卫生与预防医学的研究对象主要是群体，其研究内容概括了自然环境和社会环境对人群健康危害的各个方面，利用三级预防措施使全人群受益。如针对糖尿病的研究，基础医学主要研究糖尿病发病机制，临床医学重点关注其诊断、治疗，公共卫生则研究糖尿病病因、疾病分布、早期诊断指标、健康教育、病人自我管理及人群行为干预等。公共卫生与预防医学是随着人类健康概念和医学模式发展而产生的医学一级学科，该学科以生物—心理—社会医学模式为指导，以三级预防措施为原则，利用各个学科知识、方法，达到改善和促进人群健康的目的。

（一）公共卫生与预防医学的概念

公共卫生与预防医学的概念经历了漫长的历史演进过程，人们对公共卫生的理解也在不断变化和日益深入。人类在为适应环境而生存，为生存而与疾病斗争的过程中，逐步认识到人类的疾病与环境有着密切关系。早期"公共卫生"的概念主要表现为卫生学。卫生学是研究疾病与环境关系的学科，阐明环境因素对人体健康影响的规律，提出改善环境和利用环境因素的卫生要求，以达到预防疾病、促进健康和提高生命质量的目的。卫生学主要强调自然环境因素对健康的影响，以环境卫生、职业卫生、营养与食品卫生、儿童少年卫生、放射卫生等为主要研究领域。

根据现代医学模式和现代健康观念，从自然环境到社会环境、从生物因素到社会心理因素、从宏观解剖生理到微观的细胞分子水平，全方位关注健康和健康影响因素成为共识，仅仅关注自然环境与健康关系已经不能满足公共卫生需求。在此基础上，预防医学概念替代了早期卫生学概念。预防医学是研究社会人群健康和疾病发生、发展、转归的本质与规律，探讨内外环境和社会活动对人类健康和疾病的影响，制定预防、控制、消灭疾病发生和流行的对策，着眼于优化和改善人类生存环境，创造和维护有利于人类身心健康的最佳劳动和生活条件，保护劳动力、增进人类健康、提高人类生命价值的科学和技术。自从"预防医学"的概念引进到我国，众多的学者将其和公共卫生完全视同一体。预防医学作为医学的一个分支，致力于促进健康、预防疾病和过早的劳动力丧失，促进健康活动可以在个体、社区和全人群水平进行。预防医学要求的能力不仅包括生物统计学、流行病学、管理学（包括卫生项目的计划、组织、管理、预算和评估）、环境卫生，同时要求能够理解和应用社会与行为因素、营养与食品、工作环境中的危险因素对健康和疾病的影响，而且还能够将一级预防、二级预防、三级预防的方法应用于医学。

随着改革开放和社会经济发展，我国疾病模式逐渐从以传染病为主的模式转变为传染病与慢性非传染性疾病共存的模式。这在客观上要求医疗卫生的研究、人才培养和工作能够适应疾病模式转变，在更宽、更广的范围内运用最少的卫生资源，采取最佳的组织模式，最大化地预防疾病，促进人类健康。新的疾病预防控制和健康促进任务，仅仅依靠医疗卫生部门已经无法解决问题。实践证明，预防控制疾病与伤残、改善与健康相关的自然和社会环境、提高医疗卫生服务水平、培养公众健康素养等工作任务，需要政府主导、多部门合作，以及公众广泛参与。公共卫生概念逐渐被世界广为认可。

公共卫生就是组织社会共同努力，改善环境卫生条件，预防控制传染病和其他疾病流行，培养良好卫生习惯和文明生活方式，提供医疗卫生服务，达到预防疾病、促进健康的目的。公共卫生的目的不仅是预防疾病，而且还要进一步促进人类的健康，并且维护与促进健康的活动是有组织的。因此，为了实现这一目的的所有活动都属于公共卫生范畴。

（二）对公共卫生与预防医学概念的正确理解

根据公共卫生概念，我们可以认为公共卫生是社会问题，公共卫生的核心是公众的健康，公共卫生服务于社会全体成员，公共卫生的实质是公共政策，公共卫生实践需要循证。

1. 公共卫生是社会问题

从以上几个有代表性的公共卫生定义可以看出，虽然公共卫生一直被人们理解为医学科学的分支之一，但是公共卫生本身所具有的意义已超出了医学科学范畴，而且有极为重要的社会学意义——公共卫生是体现社会发展的一个重要指标。从严格意义上说，公共卫生其实是政府的一个职能，它主要涉及与公众有关的健康问题，如疾病预防、健康促进、提高生命力。其主要目的是在政府的领导下组织社会共同努力，保护和促进人民群众健康。公共卫生是社会公共服务的重要组成部分，公共卫生服务对于实现经济和社会的协调发展具有重要的作用。

2. 公共卫生的核心

是公众的健康，如疾病预防、健康促进、提高生命质量。随着社会经济的不断发展，它的范围也越来越广，但是核心问题还是公众的健康问题。健康是人世间最宝贵的财富，健康是人类最基本的权利，健康是生存最重要的前提。没有健康，我们将一事无成。保护和促进健康，不仅是卫生事业的根本任务，也是国家和世界发展的重要社会指标。公共卫生工作的使命就是通过对疾病、伤害和残疾等公共卫生问题的预防控制，确保经济发展、社会进步及国家安全，促进人类健康，提高生活质量。

3. 公共卫生服务于社会全体成员

公共卫生不同于个人卫生，也不等同于个人卫生总和。公共卫生的最终目的是通过有组织的社会努力改善环境卫生、控制疾病、开展健康教育，保障每个社会成员个人卫生。它不像个人卫生那样只涉及某个人，而是涉及社会全体成员。公共卫生和医疗保健共同服务于人类的健康，但医疗保健服务的对象是个体（患者），公共卫生则服务于全体社会成员。

在实践中，医疗保健更多的是针对疾病本身，而公共卫生主要是为人们提供卫生服务（如传染病的防治），逐步促进人们健康行为的改变，不断完善健康环境，其范围从传染病防治到社区卫生，几乎覆盖了我们生活中的每一个方面。

4. 公共卫生的实质是公共政策

这就是根本上与具有公共权力和权威的政府直接相关，也需要由政府建立健全公共卫生体系，制定公共卫生政策，颁布公共卫生法律。从历史上来看，公共卫生的发展自始至终离不开政府的介入。政府之所以愿意介入公共卫生，一方面，是公众对健康的需求不断提升，政府为提高其合法性，必须对公共健康不断供给；另一方面，也因为公共健康作为一项重大的公共政策提高了国家控制社会的能力。卫生政策实质上是一项公共政策，涉及全体社会成员。在有限的资源条件下，公共政策的趋向和政府作用就是改善公平、提高效率、促进发展。具体就公共政策而言，是要通过制定和实施旨在投资于人民健康的基本公共卫生服务政策，使有限的卫生资源得到充分利用，促进人类健康发展，保障人类健康安全，缩小健康差距，消除健康贫穷。

5. 公共卫生实践需要循证

公共卫生工作者也逐渐意识到利用循证医学的思想解决工作中存在的问题的必要性。人类的健康受到众多因素的影响。从宏观的自然生态系统和复杂的社会经济环境，到个体微观的庞大的基因体系，复杂的病因网络使公共卫生干预活动几乎无从下手。在卫生资源越来越紧张的情况下，如何利用有限的资源提供最佳的服务，是决策者必须考虑的问题。只有以科学证据为基础、综合考虑资源和价值的情况下进行的决策，才能达到这样的目的。为此，越来越多的人意识到，公共卫生实践同样需要循证。当然，公共卫生领域中的循证实践过程不能完全套用循证医学的那一套理论。与针对患者个体的临床干预相比，公共卫生干预倾向更加复杂和有计划性，并且受干预实施的具体环境、背景的影响。用来评价其干预效果的证据必须足够全面，能够涵盖这些复杂性。

（三）医学（医疗服务）、预防医学和公共卫生的联系与区别

公共卫生是医疗服务的基础，医疗服务是公共卫生的延伸。公共卫生体系包括传染

性疾病、非传染性疾病、职业病等疾病诊治，以及公共卫生突发事件的医疗救助。医疗服务和公共卫生是两种完全不同的经济物品，服从完全不同的经济规律，应该区别对待，具有公共性质的只是公共卫生服务，医疗服务最好由市场供应，而公共卫生必须由政府主导。公共卫生服务是一种成本低、效果好的服务，但又是一种社会效益回报周期相对较长的服务。单纯依靠市场或社会力量提供显然达不到目标，因此，世界各国都采取政府为主要力量投入的方式。

公共卫生既是一个概念，也是一种社会组织、专业学科、技术和实践形式。它包含广泛的服务、组织、专业团队、行业和非技术职业。它是一种思维方式、一系列学科、一种社会组织和实践方式。公共卫生专业体系正在不断扩大，要求其从业人员的专业知识和技能不断提升。公共卫生学科主要包括流行病学、社会医学（健康行为）、卫生服务管理、生物统计学、环境健康学、环境卫生、健康促进和健康教育等；医学的专业主要包括内科学、外科学、预防医学、儿科学、妇产科学和放射学等。因此，医学和公共卫生有着一定的联系和区别，公共卫生实践由医生和其他专业人员协同实施。实际上，在美国，公共卫生更多的是由护士、环保人士、流行病学和健康教育工作者实施，而不是医生。而医学，通常被定义为与照料患者相关的行业，从业人员包括专业技术人员、民间医生和家庭成员。医学是一个广泛的人类活动领域。医学的最高原则是维持健康和预防疾病。但是，在现代发达国家，医学压倒性地致力于疾病治疗。

预防医学作为医学的分支，主要服务于公共卫生。预防医学致力于健康促进，预防疾病和过早的劳动力丧失。健康促进活动可以在个体、社区和全人群水平进行。预防医学要求的能力包括生物统计学、流行病学、管理学（包括卫生项目的计划、组织、管理、预算和评估）、环境卫生等专业知识的学习，同时要求能够理解和应用社会与行为因素、营养与食品、工作环境中的危险因素对健康和疾病的影响，能够将一级预防、二级预防、三级预防的方法应用于医学。因此，预防医学是包含了公共卫生知识和医学技能的一个专科，从事预防医学实践的人必定是医生。预防医学是医学和公共卫生的交集。主要的不同在于公共卫生从业人员包括了大量的非医生，同时当医生从事预防医学实践时，通常发现他们在公共卫生体系中处于领导和权威位置，并承担相应的责任。

许多人认为，医学和公共卫生难以区分，医学主要应用于个体患者的疾病诊断和治疗，公共卫生通常通过健康改善、健康维护、卫生服务达到促进人群健康、提高生活质量的目标。预防医学作为医学的分支，在医学和公共卫生之间起到了桥梁作用，通过预防医学工作者的工作，确保个体、群体和社区健康促进和疾病预防。

公共卫生与预防医学并非同一概念，尽管两者的目标是保证人民健康，两者的工作对象主要是群体，在工作内容上有难以分割的部分，但两者的思维角度、研究方法和工作职能存在一定差距。预防医学是研究社会人群健康和疾病发生、发展、转归的本质与规律，探讨内外环境以及社会活动对人类健康和疾病的影响，制定预防、控制、消灭疾病发生和流行的对策，着眼于优化和改善人类生存环境，创造和维护有利于人类身心健康的最佳劳动和生活条件，保护劳动力，促进人类健康，提高人类生命价值的科学和技术。公共卫生也指公众卫生，它涵盖疾病预防、健康促进、提高生命质量等所有和公众健康有关的内容。它从以患者为中心的临床医学，发展到以群体为中心的社区医学，具有以人为本、以全体人群为对象、以社区为基础、以政策为手段、以健康促进为先导的特点，已演变为一种社会管理职能，严格来说，它已不属于医学范畴。而预防医学是医学的一个分支，不管预防医学的外延多么广阔、社会性多么强，其本质仍属于医学。公共卫生侧重于宏观调控，其工作职能除了疾病控制、环境污染对人体健康影响的控制等与预防医学相重合的部分外，主要是以卫生政策、卫生规划、卫生管理、卫生监督、卫生法规、卫生经济、卫生统计、卫生工程等宏观调控方法为主。而预防医学侧重微观调控和监测，其内容侧重于探究群体疾病病因，防治疾病流行，研究预防疾病的对策，提出具体的保健措施，它既包括群体预防，也包括个体预防，外延虽然很大却都属于医学范畴。

（四）公共卫生与预防医学的研究对象

公共卫生与预防医学关注环境与健康的关系，以影响健康的各种环境因素为研究对象，具体包括以下五个方面。①自身的遗传环境：从分子水平可以研究人体对各种环境危害因素的易感基因。②生活环境：人类居住环境、饮水、食物、学校环境等生活环境中可能存在有利或有害因素，如室内装修环境中的甲醛、不清洁的饮用水、食品中的有机磷超标、学校教室采光不足等均可危害人体健康。③职业环境：长期暴露于生产性噪声、粉尘、有机溶剂等理化因素可导致作业人员职业性病损，包括与工作有关的疾病和职业病。④心理因素：不良心理因素可以导致个体免疫机制受损，进而出现各种心身疾病。⑤社会环境：主要为各种人群的社会支持性环境，包括影响健康的客观支持和主观支持，以及人们对社会支持的利用能力。公共卫生与预防医学学科采用医学、社会学、管理学等学科知识和技能，通过社区组织动员，最大限度地利用各种社会资源，改善人类自然环境和社会环境，实现健康维护、健康改善、卫生服务等公共卫生职能。

二、公共卫生与预防医学的特征

公共卫生的七大特征分别为社会公正、政治内涵、动态扩展的需求、与政府的密切关系、科学性、预防第一、多学科和学科交叉。

（一）社会公正

社会公正是公共卫生的基础和出发点，决定社会的每个成员如何分享其应得的社会利益，承担其应担负的社会责任。每个社会成员分享的社会利益可以包括幸福、收入、社会地位等，其应该承担的社会负担可以包括对个人行为的限制和向政府纳税等。公正决定了在社会利益和社会负担分配时的公平性。现代公正的主要两种形式是市场公正和社会公正。市场公正强调个人的责任是社会利益和负担分配的基础。除了尊重他人的基本权利之外，每个人主要是对自己的行为负责，对集体不承担任何义务。个人的权利是至高无上的，对集体的义务无足轻重。从健康的角度来说，市场公正认为健康是个人的事，社会除了解决个人不能解决的健康问题之外，保护和促进健康完全是每个社会成员自己的事。社会公正认为，许多重要的社会因素影响社会利益和社会负担的分配，如社会等级、遗传、种族等。要消除这些因素的影响需要集体行动，但集体行动通常又被认为会增加社会负担。根据社会公正的原则，公共卫生应该为社会上所有的人提供潜在的生物医学和行为科学的利益，保护和促进所有人的健康。当疾病的负担在人群中分布不均匀时更应如此。很显然，许多现代公共卫生问题对某些人群的影响不成比例地大于其他人群。因此，当需要采取集体行动来解决这些问题时，受疾病影响小的人群要承担较多的社会负担，获取较少的社会利益。当必须采取的集体行动不能落实时，重要的公共政策问题就不能解决，最终只会使社会负担加大，影响整个人群。例如艾滋病，如果公共卫生对客观存在的社会歧视视而不见，一定要收集艾滋病病毒感染者的姓名资料，结果将是许多感染者想方设法不报告感染状态，或者可能感染者不接受艾滋病病毒检验。这时，公共卫生用于防治艾滋病的最基本信息也收集不全。因此，公共卫生作为一种社会事业，必须从社会公正出发，面对现实。

（二）政治内涵

公共卫生的社会公正理念决定了公共卫生与政治千丝万缕的关系。艾滋病流行显示了个人自由和公众健康之间的冲突。在美国，保护个人自由和民权有悠久的传统，政治决定了政府会采取什么行动来平衡这些传统。公共卫生并非仅靠科学就行，还要取决于政治对价值和伦理道德的选择。政治决定了公共卫生如何应用科学，既保障人民的健康，又保护人民的基本权利。

（三）动态扩展的需求

公共卫生的第三个特征是专业的动态扩展。例如，1950 年，我国公共卫生的主要问题是传染病；1980 年以后，慢性病的防治成为公共卫生的重要议题；20 世纪初出现的非典危机和禽流感流行，又一次改变了公共卫生的重点。

（四）与政府的密切关系

公共卫生与政府的密切关系不言而喻。尽管公共卫生活动远不止于政府公共卫生机构的活动，但大多数人认为公共卫生就是政府的事。政府的确也在公共卫生领域发挥了不可替代的作用。政府保证了社会必需的基本公共卫生服务，只有政府才能制定和执行公共卫生法规。

（五）科学性

科学性使公共卫生有别于其他各种社会活动。例如，公共卫生依靠流行病学阐明了艾滋病的基本特性，发现了艾滋病的传播规律；依靠基础医学学科，特别是病毒学和免疫学，确定了艾滋病的传染病原体，搞清楚了发病机制和病理变化，开发出筛选血液病毒感染的方法，找到了抑制艾滋病病毒的药物；依靠生物统计学，公共卫生设计临床试验来检验新药和疫苗的效果；依靠行为科学家，公共卫生试图说服人们避免进行各种传播病毒的危险行为。

（六）预防第一

如果必须用一个词来表达公共卫生，大部分人会想到"预防"二字。"预防第一"是中国政府一贯坚持的公共卫生指导原则。预防的特点是在事件发生之前采取行动减少其发生的可能性，或减少事件发生带来的危害。如果目标明确的话，预防容易被理解和重视。然而，公共卫生的预防努力常常缺乏明确的目标和范围。公共卫生的成功是一些看不到的结果，很难让人理解其价值。公共卫生防预防缺乏明确范围的一个原因来自公共卫生的多学科性。当没有一个主要的学科起主要作用时，要理解公共卫生工作的重要性和价值就更困难。例如，对青少年吸烟的预防涉及健康教育、流行病学、法律学、妇幼卫生、传播学、心理学等。谁发挥主要作用，效果和价值如何，很难被普通人理解。

（七）多学科和学科交叉

连接公共卫生各学科的既不是相同的教育训练背景，也不是类似的工作经验。需要应用不同的学科知识、技术和方法来达到想要达到的目标，才是连接公共卫生不同学科的原因。公共卫生专业人员包括来自医学、管理学、护理学、流行病学、社会学、心理学、人类学、营养学、统计学、卫生工程学、法学、政治学、新闻传播学、老年病学，以及其他许多专业的人员，为的是一个共同的目标：解决公共卫生问题。公共卫生的这个人力资源特点决定了公共卫生的战略战术十分倚重于合作和伙伴关系。公共卫生人员的多学科和学科交叉特点有时令人怀疑公共卫生究竟是不是一个专业，从许多方面来看，把公共卫生看成一个事业的确比看成一个专业更合适。

现代公共卫生理论和实践的五个核心内容包括：①政府应担负起对整个卫生系统的领导作用，忽视了这一点将无法实现全人群的健康改善，卫生部门只会继续按生物医学模式关注与卫生保健有关的近端问题；②所有部门必须协作行动，忽视这一点只会恶化健康的不平等现象，而政府领导是协作行动、促进全人群健康的核心保障；③用多学科的方法理解和研究所有的健康决定因素，用适当的方法回答适当的问题，为决策提供科学依据；④理解卫生政策发展和实施过程中的政治本质，整合公共卫生科学与政府领导和全民参与；⑤与服务的人群建立伙伴关系，使有效的卫生政策能够得到长期的社区和政治支持。

下面对现代公共卫生的理论和实践特征进行总结。公共卫生是以持久的全人群健康改善为目标的集体行动。这个定义尽管简短，但是充分反映了现代公共卫生的特点：①需要集体的、合作的、有组织的行动；②可持续性，即需要可持久的政策；③目标是全人群的健康改善，减少健康的不平等。

三、公共卫生与预防医学的职能

公共卫生与预防医学的基本职能或核心职能指的是消除影响健康的决定因素，预防和控制疾病，预防伤害，保护和促进人群健康，实现健康公平性的一组活动。公共卫生基本职能涉及的活动不仅限于国家卫生健康委员会管辖的公共卫生领域，很多活动还需要政府的其他部门及非政府组织、私营机构等来参与或实施。公共卫生基本职能属于公共产品，政府有责任保证这些公共产品的提供，但不一定承担全部职能的履行和投资责任。但是，由于公共产品的特性，私营机构和个体可能不愿意为公共卫生服务付费，因此，政府还是需要投资大部分的基本公共卫生职能，或者至少要保证这些职能能够获得足够的社会资金。尽管公共卫生基本职能的范畴远远超出了国家卫生健康委员会的管辖范围，但是在职能的履行过程中国家卫生健康委员会应该发挥主导作用。国家卫生健康委员会负责收集和分析本部门及其他部门、民间社团、私人机构等的信息，向政府提供与人群健康相关的、涉及国家利益的综合信息；国家卫生健康委员会是政府就卫生问题的决策顾问，负责评价公共卫生基本职能的履行情况，向其他部门负责的公共卫生相关活动提供必要的信息和技术支持，或展开合作，负责健康保护的执法监督活动。

医学研究所和卫生及公共服务部制定了卫生服务 10 项基本内容，被认为是公共卫生实践的核心内容。包括：①通过监测健康状况，找出社区健康问题；②诊断和调查社区中的健康问题和健康危害；③通报、教育，增强人们对健康问题的应对能力；④动员社区合作伙伴找出和解决健康问题；⑤制定支持个人和社区为促进健康而努力的政策和规划；⑥切实执行为保护健康和确保安全而制定的法律法规；⑦加强人们与必需的个人卫生服务之间的联系，并确保这种基本卫生服务的可及性；⑧确保有一支称职的公共卫生和个人卫生保健的工作人员队伍；⑨评估个人和群体健康服务的效果、可及性和质量；⑩研究发现解决健康问题的新方法和新思路。为了能够提供这些领域广泛的服务，公共卫生部门要求从业人员来自多种专业。

结合我国的现状，公共卫生体系履行的基本职能主要涉及三大类的卫生服务。①人群为基础的公共卫生服务，如虫媒控制、人群为基础的健康教育活动等。②个体预防服务，如免疫接种、婚前和孕产期保健。③具有公共卫生学意义的疾病的个体治疗服务，如治疗肺结核和性传播疾病等，可减少传染源，属于疾病预防控制策略之一；再比如，治疗儿童腹泻、急性呼吸道感染、急性营养不良症等。在此基础上，我国现代公共卫生体系的基本职能包括以下 10 个方面。

（一）监测人群健康相关状况

①连续地收集、整理与分析、利用、报告与反馈、交流和发布与人群健康相关的信息。②建立并定期更新人群健康档案，编撰卫生年鉴。其中与人群健康相关的信息包括：a. 人口、社会、经济学等信息；b. 人群健康水平，如营养膳食水平、生长发育水平等；c. 疾病或健康问题，如传染病和寄生虫病、地方病、母亲和围产期疾病、营养缺乏疾病、非传染性疾病、伤害、心理疾患，以及突发公共卫生事件等；d. 疾病或健康相关因素，如生物、环境、职业、放射、食物、行为、心理、社会、健康相关产品等；e. 公共卫生服务的提供，如免疫接种、农村改水改厕、健康教育、妇幼保健等，以及人群对公共卫生服务的需要和利用情况；f. 公共卫生资源，如经费、人力、机构、设施等；g. 公共卫生相关的科研和培训信息。

（二）疾病或健康危害事件的预防和控制

①对正在发生的疾病流行或人群健康危害事件，如传染病流行、新发疾病的出现、慢性病流行、伤害事件的发生、环境污染、自然灾害的发生、化学物理辐射和生物危险物暴露、突发公共卫生事件等，开展流行病学调查，采取预防和控制措施，对有公共卫生学意义的疾病开展病例发现、诊断和治疗；②对可能发生的突发公共卫生事件做好应急准备，包括应急预案和常规储备；③对有明确病因或危险因素或具备特异预防手段的疾病实施健康保护措施，如免疫接种、饮水加氟、食盐加碘、职业防护、婚前和孕产期保健等。

（三）发展健康的公共政策和规划

①发展和适时更新健康的公共政策、法律、行政法规、部门规章、卫生标准等，指导公共卫生实践，支持个体和社区的健康行动，实现健康和公共卫生服务的公平性；②

发展和适时更新卫生规划，制定适宜的健康目标和可测量的指标，跟踪目标实现进程，实现连续的健康改善；③多部门协调，保证公共政策的统一性；④全面发展公共卫生领导力。

（四）执行公共政策、法律、行政法规、部门规章和卫生标准

①全面执行公共政策、法律、行政法规、部门规章、卫生标准等；②依法进行卫生行政许可、资质认定和卫生监督；③规范和督察执法行为；④通过教育和适当的机制，促进依从。

（五）开展健康教育和健康促进活动

①设计和制作适宜的健康传播宣传材料；②设计和实施健康教育活动，发展个体改善健康所需的知识、技能和行为；③设计和实施场所健康促进活动，如在学校、职业场所、居住社区、医院、公共场所等，支持个体的健康行动。

（六）动员社会参与，多部门合作

①通过社区组织和社区建设，提高社区解决健康问题的能力；②开发伙伴关系和建立健康联盟，共享资源、责任、风险和收益，创造健康和安全的支持性环境，促进人群健康；③组织合作伙伴承担部分公共卫生基本职能，并对其进行监督和管理。

（七）保证卫生服务的可及性和可用性

①保证个体和人群卫生服务的可及性和可用性；②帮助弱势人群获取所需的卫生服务；③通过多部门合作，实现卫生服务公平性。

（八）保证卫生服务的质量和安全性

①制定适当的公共卫生服务的质量标准，确定有效和可靠的测量工具；②监督卫生服务的质量和安全性；③持续地改善卫生服务质量，提高安全性。

（九）公共卫生体系基础结构建设

①发展公共卫生人力资源队伍，包括开展多种形式的、有效的教育培训，实现终身学习；建立和完善执业资格、岗位准入、内部考核和分流机制；通过有效的维持和管理，保证人力资源队伍的稳定、高素质和高效率。②发展公共卫生信息系统，包括建设公共卫生信息平台；管理公共卫生信息系统；多部门合作，整合信息系统。③建设公共卫生实验室，发展实验室检测能力。④加强和完善组织机构体系，健全公共卫生体系管理和运行机制。此项是对公共卫生体系基础结构的建设。公共卫生体系的基础结构是庞大的公共卫生体系的神经中枢，包括人力资源储备和素质、信息系统、组织结构等。公共卫

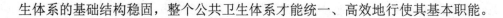

生体系的基础结构稳固，整个公共卫生体系才能统一、高效地行使其基本职能。

（十）研究、发展和实施革新性的公共卫生措施

①全面地开展基础性和应用性科学研究，研究公共卫生问题的原因和对策，发展革新性的公共卫生措施，支持公共卫生决策和实践；②传播和转化研究结果，应用于公共卫生实践；③与防国内外其他研究机构和高等教育机构保持密切联系，开展合作。此项职能为公共卫生实践和公共卫生体系的可持续发展提供科学支撑。

上述 10 项职能的履行又可具体分解为规划、实施、技术支持、评价和质量改善、资源保障（包括人力、物力、技术、信息和资金等）等五个关键环节，不同的环节需要不同的部门或机构来承担。

第三节　公共卫生与预防医学人才培养

我国公共卫生人才队伍的结构与分布 ed 进一步优化。按照逐步实现公共卫生服务均等化的需要，以培养疾病预防控制、卫生监督、健康教育、精神卫生、妇幼保健、应急救治、采供血等专业人员为重点，大力加强公共卫生人才队伍建设。

一、公共卫生与预防医学人才的知识结构

在我国经济、社会深刻变革，以及全球化进程的背景下，一些传染病死灰复燃，新发传染病不断出现，慢性病问题日益突出，突发公共卫生事件频繁发生，公共卫生工作面临前所未有的挑战。为适应经济、社会变革和公共卫生新形势，我国对疾病预防控制体系、卫生监督执法体系、社区卫生服务体系等公共卫生体系进行改革，改革后的公共卫生服务体系对公共卫生与预防医学专业人才培养提出了六点新要求。

（一）要求公共卫生专业人才建立、维护和强化公共卫生的专业价值

公共卫生专业人才应认识到公共卫生职业的基本道德规范、伦理原则和法律责任，认识公共卫生对人类生存和社会发展的作用。

（二）要求公共卫生专业人才具有学习和正确运用基础医学与临床医学知识的技能

公共卫生专业人才要熟悉正常人体结构和功能，理解维持机体平衡的生理学和生物化学机制，掌握遗传和环境因素对机体的作用机制，了解人类生命周期的生理、心理和行为特点及其对健康的影响，掌握机体结构和功能在疾病状态下的异常改变，具有常见

疾病的诊断及防治能力。

（三）要求公共卫生专业人才具备疾病预防控制、现场流行病学调查和突发事件应急处置的专业素质

公共卫生专业人才要牢固树立群体观念，深刻理解生态健康模式，具有调查、监测疾病和公共卫生事件在人群中的分布及其影响因素的技能，具备制定干预策略并评估干预效果的基本能力，具备生物和理化因子的现场采样和快速检测，以及开展卫生学和安全性评价的基本技能，具备诊断社区公共卫生问题、提出健康促进策略、开展健康教育及疾病预防服务的能力，以及开展健康风险评估与控制的基本技能，具备识别和预警各类突发公共卫生事件和危机的基本知识和处置能力。

（四）要求公共卫生专业人才具备现代管理理念、知识和技能

公共卫生专业人才应有利用卫生相关资源的意识和能力，了解卫生系统尤其是疾病预防控制和卫生监督执法部门的各种要素及其运行机制，熟悉公共卫生服务管理的基本原则，了解分析和评估卫生资源配置、卫生服务公平基本原理，具备公共卫生项目设计、实施和评估的基本知识和技能，具备卫生政策开发意识，了解卫生政策分析和评估的基本知识，熟悉卫生相关法律和法规、技术规范和标准，具备依法实施卫生监督、监测和疾病控制的基本能力，具备与政府部门、相关机构和组织、媒体、公众、同事及其他卫生专业人员进行口头和书面有效沟通与互动的基本技能，具备促进政府及相关部门应对公共卫生问题的意识，具有从专业角度策划和动员卫生相关资源的基本能力，了解全球公共卫生状况及动态，熟悉各类国际卫生组织和相关非政府组织的作用。

（五）要求公共卫生专业人才能正确收集和分析各类卫生相关信息，并能在实践中合理运用

公共卫生专业人才应具备社会学定性调查技能，以及整理、归纳、总结和提炼定性资料的能力，具备收集、分析、解释和表达定量资料的能力，具有运用现代信息技术从各种数据源检索和分析卫生相关信息的能力，具备比较和判断不同来源和性质的各类信息，从中发现问题，并在分析或解决问题中有效利用信息的能力。

（六）要求公共卫生专业人才能批判性评价现有知识、技术和信息，在职业活动中开展科学研究

公共卫生专业人才应具有职业敏感性、探索未知或不确定事物的好奇心，具备科研思维方法，以及提出研究问题并开展科学研究的基本能力，具备综述文献、总结并报告研究结果的能力。

二、公共卫生与预防医学教育的现状与未来

（一）公共卫生教育的途径

当前，世界各国公共卫生服务内容和服务体系发展不平衡，对公共卫生与预防医学人才需求亦不太一致。目前，世界范围内公共卫生教育主要表现为三种形式。

1. 以公共卫生学院为基础的毕业后教育

这是欧洲和北美培养公共卫生专业人才的最基本形式。它是在大学毕业后进行的、以授予证书或第二级和第三级学位为目标的进修教育与研究生教育。受训者主要来自具有 2 ～ 3 年卫生工作经验的医科、牙科、护理、兽医院校的毕业生，以及理工科和文科院校的毕业生。

2. 以培养普遍公共卫生医师为目标的基础水平的公共卫生教育

普通公共卫生医师的培训有两种方式：一是在医学院校实施定向教育；二是医学院与公共卫生学院联合举办医学博士 - 公共卫生学硕士（MD-MPH）双学位教育。

3. 以培养全科医生和服务社区为目标的公共卫生教育

为实现人人享有卫生保健的目标，无论是发达国家还是发展中国家，都把培养全科医生作为发展本国医学教育的重点，它已成为医学教育同社会需求相联系的重要途径。

为培养更多的全科医生，许多国家的医学院校都从传统的、以医院和疾病为中心的教育制度转向以社区和健康为中心的教育制度。为实现这一目标，其改革策略之一是加强医学生的预防医学教育，开发以社区定向的医学课程。

为加强对医学生的预防医学教育，世界各国医学院校共同的策略是：①限定医生在社区中的角色和任务，并以此作为制订课程计划的依据；②学生有机会通过卫生中心或社区诊所、家庭访视等途径学习社区卫生服务；③加强社区医学和预防医学培训；④接受卫生服务管理的训练；⑤强调初级保健的方法；⑥让学生接受多学科、多专业团队作业的训练。

（二）我国公共卫生与预防医学教育存在的问题

随着社会经济高速发展，我国公共卫生服务内容和服务体系正在融入国际化。然而，长期以来，中国公共卫生与预防医学本科教育主要采用 5 年制的普通公共卫生医生教育模式，课程体系、教学方式明显滞后于我国公共卫生事业发展需求。主要表现为：

1. 公共卫生人才的知识结构不合理

高校预防医学专业课程设置以五大卫生为专业主干课程，缺乏管理学、教育学、社会学等方面的内容，现有公共卫生人才的知识结构已经不能满足日益增多的食品安全、

环境污染等公共卫生事件应对的需要。

2. 公共卫生人才创新应急能力低

公共卫生人员处置的对象不仅是环境和个体患者，更多的是对公共关系的组织和协调。尤其在突发事件来临时，公共卫生专业的人才更须具备对事件的判断能力，以供行政管理部门决策，同时还要具备对事件的现场指挥能力。从现有公共卫生人员能力来看，其应急能力和实践能力亟待加强。

3. 公共卫生人才培养模式不适宜社会要求

传统的教学模式着重强调基本知识和技能的训练，毕业生理论知识掌握全面，综合素质和解决问题能力较差。普遍表现为适应能力差，应急能力、现场调查能力和分析问题、解决问题能力不足，社会适应和沟通能力不够等。

4. 公共卫生高等教育师资的现场实践能力有待提高

公共卫生高等教育的教师除了要精通本专业的相关理论知识之外，还应有相应的公共卫生现场实践能力和经验，但目前高校从事公共卫生教育的教师普遍缺乏现场工作经验和解决现场问题的能力。

（三）公共卫生与预防医学高等教育的发展趋势

随着现代健康概念和医学模式的改变，公共卫生概念和服务内涵不断发生着改变。为了适应现代公共卫生职能和不同公共卫生服务体系对人才培养的需求，我国公共卫生与预防医学高等教育必须顺应公共卫生教育改革形势，当务之急是公共卫生学院必须组织卫生管理人员、流行病学家、人口学家、社会工作者、经济学家和计算机专家共同讨论公共卫生人才知识、能力培养要求，在课程开设上大胆开发跨学科的、范围广泛的社会医学课程。除开设各种传统性课程之外，还要大力开设当代主要社会卫生问题的相关课程。

随着中国越来越多地参与国际行动，国内全球化人力资源严重不足的问题凸显，其中最重要的是缺乏全球化的高层次人才。

与此同时，在全球化背景下，世界人口和流行病学形势出现巨大变化，公共卫生体系面临着一系列新的挑战，国家内部及国家之间的健康差异和不公平、新发传染病、环境风险、行为风险威胁着人的健康安全。公共卫生体系正变得越来越复杂，成本也越来越高；随着形势发展，社会对公共卫生人才培养要求会越来越高。因此，加快培养具有全球化视野的我国公共卫生人才是公共卫生教育改革的必然趋势，其内涵包括五个方面：

对全球政策、经济和社会发展的深入理解；对全球卫生问题历史、现状与发展趋势的掌握；对公共卫生国际治理与公共卫生专业本身关系的理解与感悟；在多元文化环境中对多元价值的理解、适应及自我发展；具有为全球卫生治理提供中国案例的能力。

为了适应全球化公共卫生事业的要求，中国的公共卫生教育不论在学制、学位上，还是在课程设计和教学方法上，都应进行改革，建议成立中国公共卫生教育改革联盟，联合开发课程，推进公共卫生高等教育的改革。要设立示范课程，加大公共卫生硕士（MPH）的培养力度，推出公共卫生博士（DrPH）的培养指导意见，借鉴美国培养模式，区别 DrPH 与博士（PHD）的培养模式，引进证书式培养模式及认证方式，加大中国公共卫生高等教育进行评估和认证的力度。综观全球公共卫生教育改革研究和我国公共卫生改革形势，我国公共卫生高等教育发展趋势是：

1. 构建结构合理的多层次公共卫生人才培养格局

利用现有高等教育资源，挖掘公共卫生现场资源，以 5 年制本科预防医学教育为基础，合理布局公共卫生专业硕士、科学硕士和博士研究生培养基地，满足国家、省市县和社区服务中心对不同层次公共卫生人才的迫切需求。

2. 加强多学科复合型公共卫生人才培养

长期以来，我国公共卫生现场主要为医学专业人才，缺乏卫生信息、卫生工程、卫生管理等其他学科人才。人才专业单一严重制约了公共卫生现场工作质量和效率。

高校特别是具有医学院校的综合性高校，应在管理学院、文法学院、工学院等学科中开设卫生事业管理、卫生法学、卫生经济学、卫生工程学等专业，以充实我国公共卫生机构急需的相关专业人才队伍。

3. 改革现有公共卫生与预防医学学科课程体系

利用综合大学优势，大力开设多学科的综合性课程，包括公共卫生与预防医学学科和临床医学、社会学、管理学、法学等学科的交叉融合课程，增强公共卫生人才人文、社科、管理、心理学等方面知识技能。学习西方发达国家公共卫生课程设置经验，在完成理论课程学习的基础上，强化社区卫生、疾病预防控制、突发公共卫生事件的见习实习，培养学生分析问题和解决问题的能力，使学生更好地适应公共卫生现场工作需求。

4. 整合公共卫生与预防医学高等教育教学内容

公共卫生与预防医学学科兼顾医学背景和社会学特征。在改革课程体系的基础上，公共卫生课程内容应紧密结合人才培养知识能力的基本要求，将基础医学知识、临床诊疗技能、病因识别理论、现场流行病方法、沟通交流技巧等知识能力培养贯穿于课程教学内容中。通过纵向联系和横向交叉，培养理论知识面广、动手能力强，并特别善于沟通交流的公共卫生人才。

5. 建立院校与现场联合办学的公共卫生人才培养模式

公共卫生学科是社会性、实践性非常强的学科，只有充分组织案例教学才能强化学生解决现场实际问题能力的培养。传统的专业教师理论教学和现场老师实践指导，存在理论教学缺乏实际案例、实践指导缺乏理论支撑的客观情况，应该鼓励高校教师深入公共卫生现场从事实践工作，并挑选优秀公共卫生现场工作者走入高校课堂。只有这样，才能提高公共卫生教学适应现场的针对性。

第七章　疾病预防控制及服务

第一节　社会心理行为因素与健康

一、社会因素与健康

人类社会进入 21 世纪，人们对健康变得更为关注。健康是人类的基本需求，拥有公平的卫生资源、享有公平的健康水平是全世界人民的共同追求。全球不同国家之间的健康分化情况日益严重。不仅如此，在发达国家内部同样也存在着健康分化现象。传统的生物医学模式已经不能解决人类所面临的健康问题。社会经济地位、教育水平、居住状况、营养和卫生设施比起卫生服务对于人群的影响更大，如果认为提供高水平的充足有效的卫生服务就是对抗社会和个体的疾病的万能药，是非常荒谬的。健康社会决定因素的概念，认为人们的健康主要取决于那些直接导致疾病的因素之外的因素，由于人们的社会地位和所拥有资源所决定的生活和工作的环境及其他对健康产生影响的因素，即"社会因素"，它包括个人收入、受教育水平、饮用水及卫生设施、居住条件、工作环境、文化宗教及社会融合程度等不同方面。本节主要就社会经济、社会发展、社会文化与健康的问题进行论述。

（一）社会经济与健康

社会经济是指处于特定区域和时期、享有共同文化并以物质资料的生产和再生产活动为基础，按照一定的行为规范相互联系而结成的有机总体。社会经济是人类一切社会活动的物质基础和前提条件，人类社会伴随着社会经济的发展而发展，从原始社会走到了现代的文明社会。良好的社会经济状况，可以显著提高人群的健康水平；反之，健康的人群可以提高劳动生产力，从而促进社会经济的发展。社会经济发展与人群健康的关系是辩证统一的关系，两者互相促进。

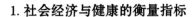

1. 社会经济与健康的衡量指标

（1）经济发展的衡量指标

反映一个国家和地区经济发展水平常用的衡量指标主要包括国内生产总值（Gross Domestic Product，GDP）或国民生产总值（Gross National Product，GNP），以及人均 GDP 或人均 GNP 等。其中，国内生产总值指一个国家或地区的经济在一定时期内（通常是 1 年），所生产出的全部最终产品和劳务以货币形式表现的价值总量，反映出一个国家或地区的综合经济实力；而人均 GDP 作为相应的人均量化指标，则排除了人口数量的影响，便于不同国家和地区间的比较，更能说明一个国家的财力和富足程度。

人类社会发展进步的本质是人与环境（包括自然环境和社会环境）全面而和谐的发展。单纯用 GDP/GNP、人均 GDP/ 人均 GNP 等指标来衡量经济发展具有一定的局限性：以牺牲环境为代价换来的高增长，无异于变相鼓励了对自然资源的浪费和生存环境的破坏，而且淡化或贬低了那些与可持续发展和大多数人幸福关系最为密切的内容诸如教育、卫生等的重视。

为了适应社会经济发展的新要求，更好地显示社会经济发展的真实状况，近年来，现代经济学开发出了一些新的经济发展指标，对不同国家或地区经济发展程度进行对比和评价。如人类发展指数（Human Development Index，HDI）、真实发展指标（Genuine Progress Indicator，GPI）、全球幸福指数（Global Happiness Index，GHI）等一系列新指标。这些新的指标在美国、澳大利亚、日本、加拿大等国家已得到广泛推广和应用。

（2）健康的衡量

指标随着社会经济的不断发展，影响人群健康的因素发生了很大的变化。过去很长时间深刻影响着人类健康的生物医学模式——"没有疾病即是健康"的健康观，存在相当程度的局限性和片面性。健康不仅是没有疾病或虚弱，而且是一种身体、心理和社会的完好状态，这是对"生物-心理-社会"这一现代医学模式的全面诠释，将人的躯体、精神、心理与社会适应作为统一的整体来看待，它反映了健康的本质与规律，因而是科学的、全面的健康观。

传统的健康评价指标常见的有出生率、死亡率、平均期望寿命、婴儿死亡率、孕产妇死亡率等。其中，出生率、死亡率是反映人口变化情况的指标；平均期望寿命是反映社会成员健康状况的综合性指标；婴儿死亡率、孕产妇死亡率则是反映社会成员健康状况和社会卫生状况常用的指标。

上述传统的衡量指标随着人群健康水平的进一步提高，其敏感性逐渐在降低。近年来，一些新的评价指标广泛应用，如健康期望寿命（Healthy Life Expectaney，HALE）、减寿人年数（Potential Years of Life Lost，PYLL）、伤残调整生命年（Disability Adjust Life Years，DALY）等开始被广泛应用以弥补传统指标的不足，并已被许多国家作为制定卫生政策与预防措施的依据，为目前应用较为广泛、代表性较好的人群健康状况评价指标。

2. 社会经济发展对健康的作用

纵观人类历史的发展，人群的健康水平与其所处阶段的社会生产力发展水平相联系，社会生产力水平决定了人群的健康状况；同时人群的健康水平对社会生产力的发展具有反作用，它促进或阻碍社会生产力的发展；社会经济发展与人群健康是辩证统一的关系。

（1）社会经济发展对健康的促进作用

人类社会跨入近代，特别是西方工业化国家，由于先进科学技术的广泛应用，在极大地提高劳动生产率的同时，创造出了巨大的物质财富，提高了人们的物质生活水平，改善了生活质量。不同经济发展水平的国家，其人群健康水平存在着显著差异。

社会经济发展在保障人们物质基础的同时，促进了人群健康水平的提高，通过以下途径得以实现。

①有利于改善物质生活条件。经济发展为人们的衣、食、住、行提供了保障，居民有基本的房屋居住、充足而丰富的食物营养摄入、安全的饮用水、便利的出行条件等，改善了居民的健康状况，提高了生活质量。而经济落后，则严重影响人们的健康。

②有利于增加卫生投入。经济发展为增加卫生投入提供了条件；医疗卫生事业发展依赖医学科学技术的进步和医疗条件的不断改善；一个国家或地区人群健康水平与其卫生事业发展状况密切相关。

③有利于提高人们的受教育程度，树立正确的健康理念。经济发展为人们接受良好的教育提供了可能；有研究表明，人们接受教育的程度越高，获得相关健康知识的机会就会越多，自我保健能力就会越强，从而远离毒品、吸烟、酗酒、不健康性行为等不良行为，合理搭配各种膳食。注重平衡营养摄入，选择适宜的身体活动方法，其健康水平也就会得到不断的提升。

（2）经济发展对健康的负面影响

经济发展对健康的影响实际上是很复杂的，除上述的促进作用外，它还对人类赖以生存的环境生态产生了不容忽视的负面影响，并带来一些新的健康问题。表现如下：

①环境问题。现代化的工业发展为我们创造了丰富多彩的物质生活，同时，产生的

大量"三废"(废气、废水、废渣)以及汽车尾气、噪声、光污染、辐射等,对空气、水源、土地、植被等自然生态环境造成巨大破坏。环境中的有害物质通过空气、水、土壤等环境介质对人体产生各种各样的有害影响,造成"致癌、致畸、致突变"等隐患,对人群健康造成了严重的威胁,产生的健康危机和潜在危害广泛存在。据世界卫生组织公布的十大环境问题为全球变暖、臭氧层破坏、酸雨、淡水资源危机、能源短缺、森林资源锐减、土地荒漠化、物种加速灭绝、垃圾成灾、有毒化学品污染等众多方面,它无疑将对人类健康和社会发展产生深远的不利影响。

②现代病、社会病涌现。现代化和全球化助推经济快速发展的同时,伴随而来的"现代病""社会病"也如潮水般涌来,如吸烟、酗酒、吸食毒品、随意的性行为、青少年妊娠、自杀、失业、卖淫嫖娼等"社会病"层出不穷;家庭主妇综合征、随身听型耳聋、拖拽性脱发、啤酒肚、网络依赖综合征、长期熬夜、静坐生活方式、超重肥胖、睡眠不足、人体生物钟节律紊乱等引发的种种身体不适;电脑病、空调病、汽车病、节假日综合征等"现代病"纷至沓来;心理紧张、情绪消沉、焦虑恐惧、人格障碍、变态心理等消极不良的心理精神问题越来越严重。面对这些状况,人们逐渐意识到,"现代病""社会病"困扰并威胁着人们的健康。

③负性社会事件频发。经济发展造成的交通拥堵,使交通事故、车祸发生率大大增加;而经济发展不平衡造成的贫富差距增大、家庭关系紧张、教育功能失调等,是导致仇富心理、家庭暴力、青少年犯罪等事件的社会根源;工作压力大、生活节奏加快、人际关系复杂、应激事件增加,使心身疾病、精神疾病、自杀现象呈快速上升势头,严重损伤人群的健康。

3. 国民健康水平对经济的作用

①健康水平的提高有助于延长劳动力的工作时间,创造更多的财富。

②健康水平的提高有助于降低病、伤、缺勤的损失。

③健康水平的提高有助于提高劳动效率。身体健康是智力发展和学习科学文化知识、掌握工作技能的先决条件。没有人群健康就没有工作的高效率和社会经济的高速发展,在一定的社会经济条件下,人群健康对于经济发展具有积极的促进作用。人均期望寿命每增加1年,将会使产出上升4%。所以,人群健康水平的提高也是有助于经济的发展。

(二)社会发展与健康

社会发展是指构成社会的各种要素前进的、上升的变迁过程。社会构成要素主要由自然环境、人口、生产方式和文化四个方面组成。自然环境是构成社会的物质空间条件。没有自然环境,社会的存在就是不可思议的;人口是构成社会的必备要素,没有人口就没有人类社会；生产方式（包括生产力、生产关系）是社会生存与发展的最终决定因素，没有生产方式人类社会就无法生存和发展；文化是人类区别于动物，人类社会区别于动物社会的主要标志，没有文化就没有人类社会。下面从社会制度、科技进步、人口、城市化等四个方面来叙述社会发展给人群健康造成的影响。

1. 社会制度与健康

社会制度是指在一定历史条件下形成的社会关系和社会活动的规范体系，是社会政治、经济、法律、文化、宗教制度的总和。社会制度是一定历史条件下的产物，如当今世界的资本主义制度、社会主义制度等。人类社会发展至今，世界各国的政治、经济、法律、文化、宗教等社会制度以及与之相关的政策往往各不相同，这也成为各国和各地区间人群健康水平存在差异的重要原因之一。社会制度对健康影响的途径有以下四个方面。

（1）不同分配制度对居民健康的影响

不同社会形态的国家分配制度不同，分配制度的不公平性可导致贫富差距的加大，也加剧地区间发展的不平衡。从卫生角度来说，在政府缺乏有效的调节和较完善的社会保障体系的情况下，低收入人群的卫生条件和健康状况较差，卫生服务的公平性很难保证，这也是各国政府和国际社会长期以来关注和致力解决的问题。中国属于中低收入国家，而人群健康水平却明显高于发展中国家，接近发达国家水平。但近年来，我国居民收入的差距呈扩大的趋势，重视社会分配制度对健康的影响很有意义。

（2）社会制度对卫生政策的决定作用

提高人群健康水平，经济是基础，政策导向是决定因素，而社会制度对卫生政策及人群健康影响最广泛、最深远的是政治制度。政治制度是经济、法律、卫生等一切制度和政策的制定、实施、落实的保证。我国的经济水平不高，但居民健康水平较高，其重要原因之一就是社会制度的优越性。

（3）社会制度对行为的影响

社会制度实质上是一种社会规范体系，它对人们的行为具有广泛的导向和约束调适作用。社会制度通过规定的行为模式，如禁止吸毒、控制烟草生产、规范食品的生产、加工和销售等，以保持和促进社会健康行为。

（4）法律对人群健康的影响

法律对人群健康的影响，政府通过法律法规推行或禁止某些行为，以规范人们的生活行为方式。如我国的《环境保护法》《食品安全法》、酒驾处罚等有关规定。

2. 科技进步与健康

科学技术的高速发展，在短短几十年内所创作的生产力比以往几百年所创作的生产力总和还要多。科学技术是推动人类社会进步的强大动力，它改变和影响着人类的生活，同时也在不停地促进、改变和影响着人类的健康。

（1）科技进步促进健康的发展

高科技医疗仪器设备的出现为诊疗疾病提供了有效手段。如 CT、磁共振为诊断提供了清晰可靠的影像资料，提高对疑难疾病的诊疗水平；微创、介入治疗的应用，在提高治疗效果和精确度的同时，显著地减轻了患者的痛苦；正在兴起和不断发展的生命科学技术（如基因工程、生殖工程）和纳米技术等在医学中的应用，对解除患者的病痛、防病治病、延长寿命、提高生命质量发挥应有的作用。

信息技术和互联网的高速发展，对医疗卫生事业的发展产生了巨大而深远的影响。计算机辅助网络教学，使远程医学教育成为可能；人工智能技术辅助诊治系统（医疗专家系统），帮助医生提高诊断的准确性，降低漏诊误诊；远程会诊对医疗条件较差的边远地区、海岛或舰船上的伤病员进行远距离诊断、治疗和咨询，实现了专家与病人、专家与医务人员之间异地"面对面"的会诊，节约医生和病人大量时间和医疗成本。

（2）科技进步对健康的负面影响

然而事物的发展往往有它的两面性，科技的发展进步在促进了人类的健康的同时，也带来了一系列的负面影响。众所周知的瑞典化学家、工程师、发明家诺贝尔，他发明的炸药提高了劳动生产率，为人类社会的发展进步做出了重大贡献；但是，当有人把它制造成武器弹药用于战争、枪杀无辜的时候，对人类、对生命的伤害却是极为残酷的。当然，这不是科技发展的错，而是那些没有了道德底线、唯利是图的不法商贩的错。

高科技的大量应用提高了医院的收费标准，但对于大多数慢性复杂疾病，例如像心脑血管疾病、糖尿病、癌症等，虽然增加了医疗成本和患者的经济负担，却最终并不能解决病人疾病治愈的问题，是医疗费用快速上升的原因之一；强化了医患双方对医疗设备的依从性，疏远了医患关系，提升了患者对疾病治愈的期望值，是医患关系紧张的原因之一；还有广泛存在的有意或无意的过度医疗问题、大量使用化肥农药及其他化学制品而造成的环境内分泌干扰物、核能使用可能造成的核污染等，都对人群的健康构成了现实的和（或）潜在的威胁。

3. 人口与健康

人口是指居住在一定地域内或一个集体内的人的总数。人口既是社会存在和发展最基本的因素，也与人类健康密切相关。人口的数量、质量、结构、分布、流动等对健康有着重要的影响。

（1）人口数量与健康

对于一个国家或地区而言，人口数量过多，不能与生产资料匹配而造成"人口过剩"，大量人员失业，居民收入下降，生活质量降低，最后对人群身心健康造成严重损害。

（2）人口质量与健康

人口质量又称人口素质，是"人本身具有的认识、改造世界的条件和能力"。它包括身体素质、科学文化素质、思想素质三个方面。身体素质是人口素质的基础，身体素质的高低反映了人群整体健康水平；科学文化素质是人口素质的组成部分，具有较高科学文化素质的群体对健康更为重视，能树立科学的健康理念，注重预防保健，自觉养成良好的行为生活习惯，远离吸烟、酗酒、吸食成瘾物质、超重等不健康的生活方式，因而具有更高的健康水平；公民思想道德素质的提高，有利于良好社会支持网络的形成，构建和谐社会，对于提高全社会人群的身心健康具有重要意义。

（3）人口老龄化

人口老龄化是指一个国家或地区 60 岁以上人口占总人口的 10% 以上，或 65 岁以上人口占总人口的 7% 以上，即表示这个国家或地区处于老龄化社会。人口老龄化意味着老年人在人群中比例增大、老年人口数量增多，伴随而来的除了社会抚养比提高、社会负担加重而外，首先，是心脑血管、呼吸系统、肿瘤、失能等老年性、衰老性、退行性疾病的高发；其次，是孤独、焦虑、抑郁等精神心理障碍，严重影响这个群体的身心健康，影响他们的生活质量。

4. 城市化与健康

城市化亦称都市化，是指城市数量增加或城市规模扩大的过程。这一过程是现代工业化的必然结果。随着世界迅速城市化，我们的生活水平、生活方式、社会行为和健康都发生了重大变化。虽然城市生活继续提供众多机会，例如良好的卫生保健服务机会，但今天的城市环境集中了众多健康风险，带来了新的危害。城市化是一把"双刃剑"，在促进经济社会繁荣的同时，也带来了许多不容忽视的如下健康问题。

（1）环境污染

城市化和工业化相伴而生，工业生产"三废"（废气、废水、废渣）的大量排放，成千上万机动车的"尾气"排放，高密度人群造成"垃圾"堆积如山，生活污水大量排放，等等。这些都严重地破坏了人们的生存环境，并对居民健康产生了直接或间接的不良影响。

（2）城市"现代病"

工业化大生产使人如生产的"机器"，"白领级层"高度紧张的生活节奏，使人整日处于高度精神紧张状态，长此以往就会产生乏力、胸闷、头晕、失眠、多梦、记忆力减退、易激动等"紧张病"；家用电器的普及，使得人群中已经出现诸如电视、电脑综合征，空调综合征等所谓的"现代病"；高盐、高脂肪、高蛋白等"三高摄入"，直接导致了诸如高血压、高血糖、高体重的"三高富裕病"；因工作紧张、生活压力大、人际关系不协调、睡眠不足而导致的各种焦虑、忧郁等精神（心理）障碍。这些城市"现代病"都成为危害都市人群的高发疾病。

（3）流动人口

流动人口是指离开户籍所在地的县、市或者市辖区，以工作、生活为目的在异地居住的成年人员。国外一般称为"国内移民"。流动人口是城市化过程中的"副产品"，在全世界所有国家的发展进程中，都会伴随有大量农村劳动力向城市迁徙的过程。在我国，由于"二元"社会结构的特点，造成了每年一次的"人口大迁徙"。流动人口为城市的建设、发展和繁荣做出了巨大贡献。但是，这个群体由于文化水平普遍较低，出卖的是廉价的体力，其劳动收入偏低，饮食供给、居住条件、劳动生活环境较差，背井离乡、远离亲人、缺乏归属感，卫生保健意识不强，缺乏应有的医疗保障，是一个生活风险很高的社会群体，因而存在着许多健康隐患。

（三）社会文化与健康

文化是一种人类社会现象，涉及物质、精神、观念等许多方面。广义的文化，是指人类在其生产和生活活动中所创造的一切社会物质财富和精神财富的总和。例如，名胜古迹、劳动工具、各种产品等都属于物质文化；而语言、文字、观念、艺术等则属于精神文化。狭义的文化，特指精神文化，指人类一切精神财富的总和，包括思想意识、文学艺术、道德规范、法律制度、风俗习惯、教育、科学、技术等。下面仅从教育、风俗习惯等对健康的影响予以叙述。

1. 教育对健康的影响

教育是人社会化的重要手段；教育水平是反映一个国家和民族文化水平及素质的重要指标。教育不仅包括学校教育，也包括家庭、社会、自我（学习）教育。

对不同受教育水平的国家进行比较研究，发现教育水平与健康水平呈现一定的正相关趋势。从健康的角度看，教育水平的高低影响着人们健康生活的能力及生活方式，诸如自我保健能力的提高、良好的生活习惯、正确的求医行为等都与教育水平有密切关系。受教育水平不但与自身的健康有着密切的关系，而且对下一代的健康也有明显的影响。

2. 风俗习惯对健康的影响

风俗是人们在长期的共同生活中约定俗成世代相传的风尚；习惯是指由于重复或多次练习而巩固下来的行为方式。风俗习惯是与人群健康极为密切的文化范畴，贯穿于人们的衣、食、住、行、娱乐、体育、卫生等各个方面，主要包括民族风俗、节日风俗、传统礼仪等，其形成与地区、种族、信仰等因素密切相关。

良好的风俗习惯有益于健康，例如我国的茶文化、饮用开水等习惯对人的健康是有益的；西方人的分餐进食方式显得更卫生一些。而不良的风俗习惯则损害健康，如很多国家，包括我国某些贫困山区存在的近亲结婚或换亲现象，热带小国汤加以肥胖为美，缅甸巴洞地区女子以长颈为美等，这些不良风俗，对人群健康都造成了危害。

二、心理行为因素与健康

人类的行为不是无缘无故发生的，它是在一种隐藏的心理活动的指示下，通过人的大脑而表现出各种各样的行为特征，我们对人们心理的观察分析也正来自我们表现在外部的行为，心理的表现和行为是密不可分的，只有通过观察研究人们的外部行为才可以更好地去分析和揭示他的内心活动。

（一）心理因素与健康

社会经济的发展使得营养不良、传染病和寄生虫疾病基本被控制，心脑血管疾病、肿瘤等成为最常见的死亡原因，而这些疾病被认为与心理社会因素有密切关系。据统计，在发达国家的综合性医院的门诊患者中，单纯的躯体性疾病约占 1/3。与心理社会因素有关的神经症和心身疾病约占 1/30。我国上海地区调查发现，约 60% 的求医患者声称有各种躯体不适，检查却没有发现躯体病变，但有程度不等的焦虑、烦恼、郁闷等情感障碍，接受心理治疗和处理后，90% 左右的患者有明显的症状改善。

1. 心理因素的概念

所谓心理因素是指运动、变化着的心理过程。包括人的感觉、知觉、情绪和个性等。人的认知、情绪、人格特征、价值观念以及行为方式等，能够影响人类健康和疾病的发生发展过程。认知、情绪、人格特征与生物遗传有较密切的关系，为内在心理品质；生活方式、应对方式与后天获得性有关，为外在心理品质。

2. 心理特征与健康

人们的心理因素由感觉、知觉、情绪和个性等心理特征所构成，下面仅介绍人格特征、认知因素与健康的关系。

（1）人格与健康

人格是一种十分复杂的心理现象，因心理学家所持有的理论观点或研究角度的不同，他们对人格概念的理解也就不一致。生物学家或部分医学家关注人格的物质基础，提出了"气质"概念；行为学家和社会学家从行为习惯上考虑，提出了"性格"概念。一般认为，人格即是指人的个性，它是个体在先天生理素质的基础上。在一定社会历史条件下，通过社会交往而逐渐形成和发展起来的个人稳定的心理特征总和。人格由遗传和环境共同决定，不同的人格特征表现出不同的行为习惯和待人处事特点，也与人们的健康密切相关。

（2）认知与健康

认知是指通过形成概念、知觉、判断或想象等心理活动来获取知识的过程，即个体思维进行信息处理的心理功能。认知主要有以下形式。

①价值观是人们认定事物、辨别是非的一种思维或取向。价值观不仅直接决定人们的生存状态，也通过各种途径对健康产生影响。积极向上、乐观进取的人生态度往往表现出良好的健康状态；不思进取、消极的价值观必然导致生活懒散、精神萎靡，从而产生各种健康问题，流行广泛的"现代病"无不与此有关。

②健康理念就是人们的健康意识、健康信念，是对健康所持有的看法，往往决定人们健康状态。"小病早治，无病预防"的理念，"绿色、环保、低碳"的理念，"健康需要投资"的理念，"健康是一种责任"的理念，"健康需要管理"的理念等，都是科学的、积极的、有利于健康的理念；而那些"无病不进医院"、静坐生活方式的"宅族""饱口福"不顾超重等观念则是消极的、不利于健康的理念。持有何种健康理念，决定他们的健康状态和健康水平。

③自我效能指一个人在特定情境中从事某种行为并取得预期结果的能力，它在很大程度上指个体自己对自我有关能力的感觉。自我效能也是指人们对自己实现特定领域行为目标所需能力的信心或信念，简单来说就是个体对自己能够取得成功的信念，即"我能行"。自我效能高的人能积极有效地应对困难和挑战，会付出更多的努力来追求健康目标。相反，自我效能较弱的人表现比较差，常常感到无助，当出现健康问题时，往往以消极的态度对待。

3. 心身疾病

心身疾病也叫作心理生理性疾病。心身疾病是指那些心理社会因素在疾病的发生、发展、演变、转归与治疗预防中起主导作用，并有病理改变的一类躯体疾病。常见的心身疾病有神经性皮炎、支气管哮喘、过度换气综合征、冠心病、原发性高血压或低血压、偏头痛、胃及十二指肠溃疡、月经紊乱、经前期紧张症等。心身疾病具有以下特点。

①心理社会因素在疾病的发生与发展过程中起重要作用。

②在患者躯体上可以检查出器质性疾患或具有已知的病理生理过程，如呕吐、偏头痛等。

③疾病的开始不是躯体病变引起的，但症状往往从躯体上表现出来。

心身疾病的治疗原则是：首先，要阻断应激源造成的心理和生理的应激状态，进行心理疏导治疗；其次，使用适当的精神类药物；最后，还可以选择中医中药疗法。心身疾病预防应注意：要有健康的心态、合理的膳食、科学的工作和休息，坚持运动。这样才能预防心身疾病的发生，获得健康的身体。

（二）行为生活方式与健康

1. 行为与健康相关行为

（1）行为的概念

人的行为是多学科研究的课题。按照生理学家的观点，行为是人体器官对外界刺激所产生的反应。如吃饭、睡觉等生活行为，读书、看报等学习行为，等等，不一而足，这些都是狭义的行为。广义的行为分为内在行为和外显行为，内在行为即人的心理活动；外显行为是可以被观察到的行为。行为具有目的性、可塑性和差异性的特点。

（2）健康相关行为

是指个体或群体与健康和疾病有关的行为。健康相关行为可分为两大类：促进健康的行为和危害健康的行为。

常见促进健康的行为有：①保健行为；②避免有害环境的行为；③戒除不良嗜好的行为；④预警行为；⑤求医行为；⑥遵医行为；⑦病人角色行为等。危害健康的行为是个体或群体在偏离自身、他人和社会健康期望的方向上表现的一组行为。该行为对自己或他人的健康构成直接或间接、明显或潜在的危害。危害健康的行为由后天习得，故又称为"自我创造的健康危险因素"。危害健康的行为通常可分为以下类型：①不良生活习惯；②高危险行为（如吸毒、性乱）；③致病性行为模式（如"A型行为"和"C型行为"）。

2. 行为因素与健康

随着经济社会的发展、人们生活水平的不断提高，现代生活方式在带给人们尽可能多的精神愉悦、物质享受的同时，不可避免地给人类带来了前所未有的健康隐患。饮食结构的改变、食品添加剂的大量应用、农作物生长过程中各种化学物质的使用、工作压力及社会竞争的加剧等，诸多不利于健康的因素极大地危害着人们的健康。世界卫生组织统计数字显示，冠心病、癌症、脑血管疾病是造成全世界死亡人数最多的三大疾病。影响这三种病的主要因素不是病毒，也不是细菌，而主要是人们不合理的生活方式。这些由不良生活方式导致的心脏病、高血压、脑血管病和恶性肿瘤等，也常被称为生活方式病。根据国外流行病学、社会学和临床的社会调查表明，影响人类健康的主要因素和所占比例分别为：行为生活方式60%，环境状况17%，遗传因素15%，医疗保健条件8%。

（1）世界卫生组织提出的健康生活方式

①不吸烟。

②不酗酒。

③平衡膳食，减少热量、脂肪、盐和糖的摄入。

④适当地锻炼身体。

⑤心理平衡。

⑥定期体检。

⑦遵守交通规则。

（2）我国提倡的健康生活方式

①不吸烟，不酗酒。

②营养适当，防止肥胖。

③坚持锻炼，劳逸结合。

④生活规律，善用闲暇。

⑤心胸豁达，情绪乐观。

⑥与人为善，自尊自重。

⑦家庭和谐，适应环境。

⑧爱好清洁，注意安全。

（三）行为和心理问题的干预

行为和心理因素对人群健康的影响已经被人们所熟识和认同，而仅仅阐明这种因素与结局的关系是不够的，研究行为和心理问题的主要目的是要解决由此带来的健康问题，也就是要通过采取有针对性的干预措施，达到防治疾病和提高健康水平的目的。近年来，国内外对行为和心理问题的干预进行了大量研究，并取得了丰硕成果。常见行为和心理问题的干预措施如下：

1. 政策法规干预

政策法规是在国家和各级政府层面上制定的关于处理政府事务工作的文件。一般包括立法部门及其他部门制定的法律、规定、办法、准则以及行业的规范和条例规章等。政策法规干预普遍被认为是一种效益较高的干预措施。例如，很多国家通过增加烟税和提高烟价来减少和约束人们的吸烟行为；美国通过立法强制摩托车驾驶员上路必须佩戴头盔，这些措施都具有显著的效果。我国通过法制建设，保障人群健康方面也做了大量的工作，是适应新形势发展需要，从制度上解决现实生活中存在的食品安全问题，更好地保证食品安全而制定的，对打击和遏制诸如染色花椒、毒生姜、镉大米、毒皮蛋等层出不穷的恶性食品安全事件的发生，"重点治乱"起到了很好的作用。通过补贴健康食品生产，提高烟草、酒类等产品价格，加强交通基础设施建设，优化道路，改善住房条件，减少损害环境的排放，降低交通伤害，扩大初级卫生保健层面的慢性病防治服务的覆盖等措施的实施。对保障我国人群健康发挥了应有的作用。

2. 组织干预

组织干预是通过对不合理的组织结构和行为进行改变，达到干预的目标。在整个社会的构成中，机关、事业、企业、社团及其他依法成立的单位占有重要的地位。这些组织机构中，管理结构及其行为与其成员的健康状况有着密切的关系。例如，一个组织严密、高速运转的现代化企业，其员工在相对封闭的状态下从事流水作业，长此以往，必然会产生烦躁、焦虑、工作倦怠、感到有压力等行为心理问题。诸如此类的行为心理问题，通过对组织结构的调整与优化，如通过培训提高管理人员的管理水平，建立和完善人力资源的各种管理和激励机制，充分发挥工会组织协调企业与员工的关系、反映员工的诉求和呼声、关心员工的业余生活等作用，就可以有效降低和缓解他们的工作、心理压力，减少各类负性事件的发生，改善和提高职业人群的健康状况。

3. 大众传媒干预

大众传媒是在信息传播过程中处于职业传播者和大众之间的媒介体，包括报刊、广播、影视及互联网等，它以广泛的人群作为受众。在现代社会，大众传媒无处不在，人们已经无法摆脱它的影响。大众传媒因其具有对千千万万受众的广泛影响，因而可以充分利用它进行健康知识的传播，如养生保健、烟草控制、低碳环保等，以此来进行健康教育，树立科学的健康理念，养成良好的行为生活习惯，促进人群健康水平的提高。除了传统媒体，手机、网络等新媒体具有独特的传播优势，特别适用于年轻人的健康教育干预形式。

4. 工程干预

工程干预是指通过对环境的改善和产品的优化等，从而增进人群健康的措施。如将水源进行净化，然后通过输水管道（自来水），安全饮水问题就解决了；将桌椅做成钝角、使用安全的容器来装药、用防火的材料给孩子做衣服等，就可以预防孩子的意外伤害。交通事故的流行病学研究显示，汽车安装安全气囊、安全带、骑摩托车佩戴头盔可以显著降低驾驶员的死亡率、降低受伤的严重程度。研究表明，居民家中有无体重秤、限盐勺、限油壶，与居民的高血压、肥胖症和冠心病有明显的相关性。显而易见，舒适的生活环境、清新的空气、安全洁净的饮用水源，优化道路、交通和住房规划，减少损害环境的排放以及降低交通伤害等，对居民的身心健康无疑是一种有力保障。

5. 社区场所干预

社区是相对独立的地域性社会，是社会的"细胞"单位，是宏观社会的缩影。社区是居民生活的家园，是人群聚集活动的主要场所。人们已普遍认识到，对于常见病、多发病采取社区预防、疾病管理、健康教育与咨询等干预措施具有良好的效果。研究表明，社区有无活动场地、场地与居民的距离，与居民的锻炼行为、肥胖症和冠心病有密切关系。加强社区行动，充分利用社区卫生服务等社区资源，规划、建设活动场所，设置锻炼设施，广泛动员，人人参与，对居民的行为心理问题进行干预，就能不断提高他们的健康水平。基于社区的冠心病、高血压、糖尿病等疾病的干预研究，通过健康教育改变居民的行为习惯，最终使这些慢性病发病和死亡减少。社区慢性病管理模式已经在包括我国在内的许多国家得到推广。

第二节　心身疾病的预防与控制

随着社会、经济的高速发展，人们生活水平的不断提高，生活节奏日益增快，社会竞争日趋激烈，带来一系列的心理和社会因素，使人们的心理和躯体健康受到明显损害，导致心身疾病的发生，也使躯体疾病患者的病情复杂、疗效降低、病程延长。随着生物—心理—社会现代医学模式的广泛认同，心身疾病越来越受到医学界的重视。

一、心身疾病概述

（一）心身疾病的概念

心身疾病是与心理社会因素密切相关的一组躯体疾病或综合征，又称心理生理疾病。心理社会因素是心身疾病的病因或主要病因，对心身疾病的发生、发展、预后、转归以及预防和治疗都起决定性作用。

心身疾病有狭义和广义两种理解。广义的心身疾病是指心理社会因素在疾病发生、发展、防治及预后过程中起重要作用的躯体器质性疾病和躯体功能性障碍。前者即为狭义的心身疾病，例如原发性高血压、溃疡病；后者称为心身障碍，例如神经性呕吐、偏头痛。

身心疾病是因人的机体发生了生理变化引发了个体心理、行为上的变化所致的疾病。例如老年性痴呆、经期精神紧张、更年期综合征等。

（二）心身疾病的特点

①心身疾病必须具有躯体症状和躯体症状相关的体征。

②心身疾病的发病原因是心理社会因素或主要是心理社会因素；心理社会因素的存在与心身疾病的发生有时间上的相关性。

③心身疾病通常涉及植物神经所支配的系统或器官。

④同样强度、同样性质的社会心理因素影响，对一般人只引起正常范围内的生理反应，而对心身疾病易患者则可引起病理变化。

⑤遗传和个性特征与心身疾病的发生有一定的关系，具某种个性特征的人易罹患某一"靶器官"的心身疾病。

⑥多数病人不熟悉心理社会因素在发病过程中的作用，感到某种心理因素能加重自己的病情。

⑦心身疾病的诊断应涉及躯体和社会心理等方面的内容。

⑧心身疾病的治疗以心理治疗为主要手段。

（三）心身疾病的范围

心身疾病范围广、种类多，几乎涉及全身各器官系统及临床各科，对人体健康危害大，给社会、家庭带来沉重的精神压力。

1. 内科心身疾病

（1）心血管系统常见疾病

包括原发性高血压、冠心病、心肌梗死、心源性猝死、充血性心力衰竭、心脏神经症等。如原发性高血压是最早被确认的心身疾病之一，躯体因素和心理因素皆对高血压的发病起着重要作用，被强烈压抑的愤怒、不安全感、严重焦虑、紧张等常为诱发因素。冠心病的发生、发展与许多生物行为和社会因素有关，包括遗传、高血压、高血脂、大量吸烟、

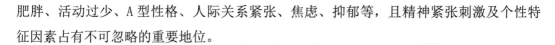

肥胖、活动过少、A 型性格、人际关系紧张、焦虑、抑郁等，且精神紧张刺激及个性特征因素占有不可忽略的重要地位。

（2）消化系统常见疾病

包括消化性溃疡、溃疡性结肠炎、慢性胃炎、弥漫性食道痉挛、神经性呕吐、神经性厌食等。如消化性溃疡常与紧张的生活事件（如亲人分离、丧偶、失业和任务繁重、时间紧迫感等）有关。

（3）呼吸系统常见疾病

包括过度呼吸综合征、支气管哮喘、神经性咳嗽、心因性呼吸困难等。

（4）内分泌系统常见疾病

包括肥胖症、糖尿病、甲状腺功能亢进、神经性烦渴等。如典型疾病糖尿病的患者常具有情绪压抑、自卑、心胸狭窄、倔强、急躁易怒等特点，病人的情绪状况对本病的发生、发展与治疗有很大的影响。

（5）神经系统常见疾病

包括偏头痛、植物神经功能紊乱、紧张性头痛等。

（6）其他内科心身疾病

包括系统性红斑狼疮、类风湿性关节炎、坐骨神经痛、痛风、书写痉挛和各种恶性肿瘤等。如恶性肿瘤的发生和病人存活时间都与心理因素有密切关系。忧郁、失望和难以解脱的悲哀是癌症发生的重要原因，恶劣情绪可能是癌症的活化剂。

2. **妇科心身疾病**

包括功能性子宫出血、月经失调、围产期抑郁症等。如学习或工作过于紧张，或遇到紧张事件时，常发生痛经或经期紊乱，以致停经。对妊娠和分娩的影响也很明显，甚至有些不育症也与紧张情绪有关。

3. **儿科心身疾病**

包括儿童溃疡病、溃疡性结肠炎、儿童肥胖、遗尿、神经性厌食等。

4. **皮肤科心身疾病**

包括神经性皮炎、瘙痒症、银屑病、多汗症、慢性荨麻疹、湿疹等。

5. **其他科心身疾病**

包括复发性口腔黏膜溃疡、口吃、心因性牙痛、神经性耳鸣、突发性耳聋、梅尼埃综合征等。

（四）心身疾病的分布趋势

由于心身疾病界定的范围不同，心身疾病发病率的报道数据差异甚大。在综合性医院的初诊病人中，略高于 1/3 为躯体疾病，不到 1/3 为神经官能症，其余 1/3 即为心身疾病。内分泌科约占病人的 75.4%，心血管专科约占病人的 60.3%，呼吸科约占病人的 55.6%，普通内科约占病人的 30.8%，皮肤科约占病人的 26.6%。

1. 地区分布

城市高于农村；经济发达地区高于经济发展落后地区。

2. 性别分布

女性高于男性，但有些病种如溃疡病、冠心病、支气管哮喘等则以男性患病率为高，而甲状腺功能亢进以女性为多。

3. 年龄分布

65 岁以上的老人和 15 岁以下的少年患病率较低，青年人略高，患病率高峰为更年期。

4. 职业分布

脑力劳动者高于体力劳动者。

（五）人体对社会-心理刺激的应对机制

1. 认知评价

认知评价是指个体对遇到的生活事件的性质、程度和可能的危害情况做出估计，并对面对刺激时可动用的资源进行评估。认知评价直接影响个体对生活事件的应对活动和心身反应。积极的评价可使生活事件成为激励人奋发向上的动力，将人引向健康；消极的评价将不愉快的体验指向自身，可使生活事件成为人生无法摆脱的阴影，将人引向疾病。有许多因素影响认知评价过程。

（1）人格特征

人格特征通过影响个体的适应能力、对生活事件的感知、认知评价、应对方式等方面对心身疾病的发生、发展和转归产生重要的影响。病人依其人格特征来体验疾病，并建立了对特殊应激的反应模式，产生不同的应激反应及心身反应结果。

（2）应对策略

指个体针对生活事件及其影响所采取的各种策略，不同的应对策略对生活事件给机体造成的影响各异。可采用应对方式问卷测量被测者的应对策略。个体采取的应对策略，与人格特征有着密切关系。一般来说，内向和情绪不稳定特征的人，其应对策略的有效

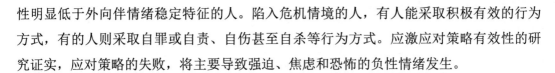

性明显低于外向伴情绪稳定特征的人。陷入危机情境的人，有人能采取积极有效的行为方式，有的人则采取自罪或自责、自伤甚至自杀等行为方式。应激应对策略有效性的研究证实，应对策略的失败，将主要导致强迫、焦虑和恐怖的负性情绪发生。

（3）社会支持

社会支持指个人通过社会联系所获得的能减轻心理应激反应、缓解精神紧张状态、提高社会适应能力的影响，其中社会联系是指来自家庭成员、亲友、同事、团体、组织和社区的精神上和物质上的支持和帮助。社会支持通过影响个体对生活事件的认知评价，改善个体应激适应和应付能力等方面，降低心身疾病的发生、促进疾病的康复。

（4）生活经历

同一类生活事件发生次数越多，心理应激的强度越低，这是个体积累了多种适应和应付能力的结果。

2. 情绪调节

不良的社会刺激可引起消极的情绪体验，如愤怒、焦虑、悲伤等，这是人适应环境的正常心理反应，人体可以通过情绪调节系统使情绪活动恢复正常；但在负性认知评价作用下，情绪调节屏障遭到破坏时，会出现焦虑、抑郁、否认、猜疑等负性情绪反应，达到一定程度时将导致躯体病理活动的变化。

（1）突然性的超强度紧张刺激

具有无法预料和难以接受的特点，这种应激刺激达到极高程度，可以突然突破情绪心理防线，使机体丧失适应能力，进而导致躯体生理学方面变化。比如亲人突然死亡、威胁生命安全的突发事件、无辜的冤枉等。

（2）持久性的恶性刺激

恶性刺激接踵而来，或某种恶性刺激导致长期的不良心境，或压抑的情绪反应得不到必要的疏泄等，以持续累积的方式逐渐攻克心理防线，损害自我调节功能，导致植物神经系统功能紊乱，并引起机体器官或组织的病理性改变。同样应激刺激条件下，人与人在情绪反应的程度上有很大差异。影响情绪反应程度的因素有性格特征、社会支持、社会经验、价值观以及躯体健康状况等。

3. 生理屏障

社会因素通过激发负性情绪体验而引发一系列躯体生理生化变化，特别是植物神经系统功能的改变，导致肾上腺素和肾上腺皮质激素分泌增加，心率加快，血压升高，呼吸加深，等等。这些生理反应是人体动员全身潜能以应对面临遭遇的生理屏障。在心身疾病的病因学和发病过程研究中，生理因素的研究主要有两个方面。

（1）生理始基

指心身疾病患者在患病前机体的生理学特点，或生理屏障的特点，是心身疾病躯体症状的生物学基础，决定着对某种心身疾病的易感性。不同的生理始基，使个体具有不同的相应心身疾病的易得性。在地震、洪水、战祸、灾荒等社会心理刺激下，并不是多数人均会罹患心身疾病，对患者而言也不是罹患同一种心身疾病，这主要是由患者的生理特点不同所致。溃疡病的生理始基是胃蛋白酶增高，即发病前患者的胃蛋白酶前体胃蛋白酶原水平高出一般人，但并非有溃疡病生理始基的人一定会得溃疡病，只有生理始基和社会心理刺激同时存在的情况下，才会导致溃疡病的产生。研究发现高甘油三酯血症是冠心病的生理始基，高尿酸血症是痛风症的生理始基，小动脉收缩敏感性增高是高血压的生理始基；支气管平滑肌的痉挛是支气管哮喘的生理始基，高蛋白结合碘者则为甲状腺功能亢进的生理始基。

（2）生理中介机制

心理社会因素作用于机体后，通过神经系统、内分泌系统和免疫系统的中介作用使靶器官发生生理改变，产生机体反应，在刺激程度、刺激持续时间和靶器官易感性等共同作用下，进一步导致躯体功能障碍，进而导致躯体器质性疾病的发生。例如当人们长期处于紧张情景时，交感神经系统兴奋，导致心跳加速，血压升高，随之可能使全身细小动脉长期痉挛而硬化，血压持续上升，最终导致不可逆病变。可见导致心身疾病的生理中介机制涉及中枢神经系统、内分泌系统和免疫系统。这三条中介途径其实是一个整体，它们相互影响、相互作用，在心身疾病的发生、发展、转归中起着重要作用。

（六）心身疾病的发病学机制

心身疾病的发病学机制是医学领域正在深入研究的课题之一，有多种理论对此做出解释，主要学说有三种。

1. 心理动力理论

指应用心理分析的理论和方法阐述心身疾病的发病学机制。该理论重视潜意识心理冲突在各种心身疾病发生中的作用，认为潜意识心理冲突导致精神紧张，改变了植物神经系统功能活动，从而造成某些脆弱器官的病变。代表人物亚历山大认为心身疾病的发生必须具备三个条件，即潜意识中压抑的心理冲突、遗传性器官易感性特点、自主神经的过度活动性，按照亚氏理论儿时受过心理创伤，在器官易罹患性基础上，成人后如再受强烈的心理刺激，则依据心理刺激的性质或活化交感神经而产生心脑血管病、甲状腺功能亢进症、糖尿病、高血压病等心身疾病；或活化副交感神经而产生哮喘、溃疡病、

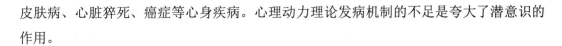

皮肤病、心脏猝死、癌症等心身疾病。心理动力理论发病机制的不足是夸大了潜意识的作用。

2. 心理生物学理论

该理论认为心理社会因素在原有生理始基基础上，通过生理中介机制影响生理过程，最终引起心身疾病。他们主张心身疾病的发生必须具备三个条件：①有意识的心理冲突或心理应激；②经由生理中介机制（神经、内分泌、免疫）；③生理始基。该理论不仅重视心理刺激、生理中介机制和生物特异性化导致心身疾病发生、发展中的各自作用，也重视其共同性和关联性的致病作用。心理社会因素对不同的人可能产生不同的生物学反应，导致不同的器官组织出现病理反应，呈现不同的心理生理中介途径。

3. 学习理论

该理论认为不但正常的行为能够由学习获得，而且那些异常的行为也同样可以通过学习获得，问题的关键是学习过程中的强化或奖励。拉茨曼用上述观点解释心身疾病，他提出心身障碍是从对紧张刺激的生理反应中学习得到的，即个体在紧张刺激情景时出现的心身障碍，如果在强化的基础上建立后，即使脱离原来的情景，只要有类似的刺激或者是情绪反应，则心身障碍就会发生或者持续下去。

二、心身疾病的诊断、治疗和防治

（一）心身疾病的诊断

心理疾病应由执业心理医生做出诊断。但是多少心身疾病患者就诊的第一位医生是临床医生，而不是心理医生，这样病人出现的临床症状和体征可能作为医生治疗的重点，而心理社会因素的影响容易被忽略。临床医生应掌握心身疾病的知识，在诊断疾病过程中要注意识别心身疾病。

心身疾病是一类心理社会因素在其发生、发展、防治及预后过程中具有重要作用的疾病，它不同于单纯的躯体疾病，也不同于单纯的精神疾病或神经症。它的诊断程序与一般的临床生物医学诊断有所不同。心身疾病的诊断既包括生物医学的内容，也要有心身医学的内容。

1. 心身疾病的诊断原则

①疾病的发生与心理社会因素有关，二者之间有时间相关。②躯体症状有明确的器质性病理改变。③排除神经症和精神病。

2. 心身疾病的诊断步骤

①病史采集与临床各科疾病的病史采集具有类似的地方，同时具有一定的差异性。

询问主诉和现病史时要注意患者的表情（焦虑、痛苦、忧郁、严肃等）、讲话方式（话多话少、声大声小、语速快慢等）、态度（随便、拘束、敏感、亲昵等）及情绪状态等；病史采集须详细询问患者个人生活史、家庭史、既往史等以了解可引发心身疾病的心理发展情况、个性形成环境、个人遭遇经历、不良社会心理因素等，此外还应了解患者的人际关系、社会生活事件及家庭支持等资料。

②体格检查与临床各科体检相同，但在检查过程中应对患者心理行为方式给予重视，通过患者的特殊反应发现其心理素质上的特点，如在体格检查过程中是否表现出过分拘谨、紧张、敏感等。由于心身疾病的特殊性，有时症状和体征不符或不平行，此时需要临床医生从心身联系的观点进行全面分析和正确诊断。

③心理评估可通过医生与患者面对面交谈，即晤谈了解患者的思想情况和心理过程，也可通过侧面观察，或借助于患者书写的书面材料，了解其精神状态。内容包括收集患者意识状态、仪态、态度、注意、睡眠饮食等情况，了解其是否存在感知觉障碍、思维障碍、定向障碍、情感障碍、记忆障碍、意志和行为障碍等。

④心理生理学检查为了明确心身疾病的诊断，可采用生理学方法在给患者一定心理刺激的基础上记录患者的躯体反应，包括心率、心电图、呼吸、血压、皮肤电反应、肌电图等。还可采用自主神经功能检查法以测定其稳定程度，常用的有眼球颈动脉压迫实验、皮肤划纹征、皮肤温度测定、乙酰甲胆碱测验等。此外，为排除其他器质性疾病，避免误诊和漏诊，必要时还须做实验室检查、X线检查、肺功能测定、计算机X线断层扫描等。

⑤心理负荷试验即给受试对象以种种心理负荷，如有应激意义的言语刺激、看恐怖电影、听惊吓声音、重复感情冲击试验等，观察其在应激状态下的身体功能反应，并可同时进行生物化学检查，如检测其血、尿液内肾上腺激素分泌量的变化，探究受试者在应激状态下，肾上腺及交感神经系统的反应水平。

⑥心理社会因素调查对患者发病前是否存在心理社会因素，以及此类生活事件对患者产生影响的严重程度进行调查评估，有助于心身疾病的诊断。主要评估内容包括：就诊前一年内的应激水平、应对能力和社会支持情况、人格类型、目前心理状态。常采用特制的量表进行评估。

（二）心身疾病的治疗

心身疾病是由心理社会因素诱发表现为躯体症状的疾病，原则上应按照心身相结合的治疗原则，采取心理和躯体同时治疗或综合治疗。心身疾病由心理因素导致躯体症状，

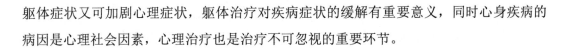

躯体症状又可加剧心理症状，躯体治疗对疾病症状的缓解有重要意义，同时心身疾病的病因是心理社会因素，心理治疗也是治疗不可忽视的重要环节。

1. 心身疾病的治疗原则

（1）消除社会－心理刺激因素

针对病人受到的不良社会－心理因素刺激使用干预手段，如通过调节家庭矛盾、协调邻里或工作单位人际关系等方法解除矛盾，必要时可请病人短期住院或更换环境。

（2）消除心理学病因

应在心理医生的指导下采用适宜心理干预手段和心理疏导措施。

（3）消除生物学症状

主要通过心理学技术直接改变病人的生物学过程，提高身体素质，促进疾病的康复。如采用气功疗法、瑜伽疗法，利用自己的意志去控制或调整内脏的活动以达到治疗强身的目的。通过自我训练控制自己的情绪，如每天有一定的时间松弛紧张情绪，听轻音乐、练书法、画画、栽培花草以及运用生物反馈疗法等，使患者学会在某种程度下调节这些功能，以达到预防发作和治疗的目的。

（4）心身同治原则

对于急性发病而又躯体症状严重的病人，应以躯体对症治疗为主，辅之以心理治疗。例如，对于急性心肌梗死病人，综合的生物性救助措施是解决问题的关键，同时也应对那些有严重焦虑和恐惧反应的病人实施术前心理指导。对于以心理症状为主、辅以躯体症状的疾病，或虽然以躯体症状为主但已呈慢性经过的心身疾病，则可在实施常规躯体治疗的同时，重点安排好心理治疗。

2. 心身疾病的治疗方法

（1）心理干预疗法

在心身疾病的治疗中，心理干预疗法是心身疾病心身相结合综合防治措施的主要组成部分，应贯穿始终。该疗法主要是应用心理学的理论和方法，以良好医患关系为桥梁，在比较充分了解病人的病史及心理状态下，通过心理医生的语言、表情、姿势、态度和行为，影响或改善患者的认知、情感和行为，提高病人对疾病的认识，消除或缓解患者心理的问题，增强战胜疾病的信心，促进其人格向着健康、协调的方向发展。心理干预疗法包括：认知疗法、心理分析疗法和催眠疗法等。

（2）生物反馈和行为治疗

生物反馈疗法指通过学习来改变自己的内脏反应，使通常人们意识不到的生理活动如血压、心率、胃肠蠕动、皮肤温度等，通过灵敏的电子仪器予以显示，如此反复进行，使患者学会在某种程度上调节这些功能，以达到预防发作和治疗的目的。临床已使用的反馈信息有肌电、皮肤温度、肌电波、心率，血压、胃肠道活动产生的压力、胃酸度等。在治疗时应设法寻找和使用那些特异性的生理信号作为反馈信息使用，如对高血压患者而言，血压就是特异性反馈信息；至少也要找到与所患心身疾病最密切的特异性生理信号方能达到治疗目的。

行为疗法治疗者认为病态行为与正常行为一样，是在日常生活经历中通过学习并经条件反射固定下来的，既然可以通过学习获得异常行为，那么也可以通过相反的或替代的再学习、条件反射或强化手段，消除或纠正病态行为，建立正常而健康的行为。行为疗法的种类繁多，主要包括系统脱敏疗法、厌恶疗法、放松疗法、冲击疗法、强化疗法、模仿疗法等。

（3）环境治疗

对病人的社会 - 心理因素，如家庭、邻里或工作单位做适当的调整，通过解释、指导以解除矛盾、协调关系，必要时可考虑请病人短期住院或更换环境。

（4）药物治疗

在进行躯体治疗、心理治疗的同时，某些心身疾病患者存在严重忧虑、抑郁或躯体形式障碍，此时辅助药物治疗十分必要。临床常可根据病情配合使用一些抗焦虑药，如安定、利眠宁等，或抗忧郁药，如阿米替林或多虑平等药物。注意用药前必须经过专科医生诊断，根据患者心身疾病的种类、病情、情绪障碍状况、个体耐受能力选择适当的药物；应严格掌握各类药物的适应证，相对和绝对禁忌证以及与其他药物配伍禁忌；应关注弱安定类药物所产生的依赖性和突然停药所产生的戒断症状；起始剂量要小，加药速度要慢，总量不宜过大。

中医治疗强调整体观念，在此基础上创立了不少治疗心身疾病的方剂，有疏肝解郁的柴胡疏肝散、重镇安神的朱砂安神丸、养心安神的酸枣仁汤、祛痰的二陈汤、祛瘀的血府逐瘀汤、清热泻火的龙胆泻肝汤、补益的四君子汤等。

（三）心身疾病的三级预防

1. 第一级预防

即防止心理社会因素长期反复刺激并导致心理失衡。第一级预防就个体预防而言，应从以下方面着手。①不断提高自我认知能力，培养健康的心理素质。儿童期，家长和老师应为孩子们创造和谐、温馨的生活和学习环境，培养儿童乐观、自信、积极向上的精神，耐心纠正可能产生的心理偏差，防止儿童时期情感障碍；青春期，家长和老师应教会他们通过学习现代科学知识，加强个人修养，提高自身辨别能力，从不同视角观察各种问题，培养健全的性格，同时培养他们独立、有效处理生活中遇到的各种困难和挑战的能力，这些均有助于他们人格社会化的形成，可预防危险行为的发生。②改善社会适应能力。有针对性地完善个人生活经验，学会正确认识挫折、困境和社会不合理现象，培养乐观豁达的人生态度，提高社会忍耐力；学习舒缓心理压力的方式和掌握应对心理刺激的技巧，如自我安慰、自我摆脱、注意力转移、找人倾诉等，培养兴趣爱好，以提高自身的社会适应能力。③建立友善的人际关系。良好的生活环境、和谐的人际关系是心理健康的"防震器"，可以增加社会支持，营造安全、温暖、信任的氛围，促进个体认知能力的提升，减轻心理应激反应，缓解生活事件所引起的内心冲突，达到恢复心理平衡的目的。

就社会预防而言，家庭是每个人所接触到的第一个最重要的外界环境，和睦而健康的家庭生活、良好的家庭环境、优良的天赋是人一生中心理健康的根源。学校教育是家庭教育的继续，应注重培养学生正确的世界观，塑造良好的性格，提高综合素质，使学生能够心身健康地完成学业。倡导以社区为范围，建立全科医疗网络，积极宣传健康生活理念，开展社区精神卫生教育，普及精神卫生知识，提高公众心理健康意识；通过社会力量创造一个良好的工作条件和环境，形成和谐的社会氛围，达到预防心身疾病的目的。

此外，还应有精神卫生立法及精神卫生机构，建立心理咨询室，提供心理咨询服务，做好个体和群体精神卫生工作。对社区高血压、冠心病、糖尿病、肥胖症等慢性病患者的精神卫生状况进行必要的心理咨询，对存在的不良行为进行心理干预。

2. 第二级预防

即防止社会心理因素导致的心理失衡阶段发展成为功能失调阶段。因而早期诊断、早期治疗是第二级预防的核心。

现代临床医生必须了解心身疾病是由心理社会因素引起心理失衡，进而导致功能失调，最终发展为躯体疾病的发病规律，积极采取第二级预防措施，通过临床心理咨询和治疗，消除患者的心理冲突，调整其功能失调，阻断病情向躯体疾病方向转化。如采用行为治疗指导矫正吸烟、酗酒、多食、缺少运动及A型行为等；采用心理疏导法调整长期处于不良应激刺激环境的人，以减少或消除其心理刺激；采用认知疗法指导那些有明显心理素质缺陷的人，帮助其改善个体认知能力，缓解情绪体验的强度；开展癔症集体发作心理干预工作；开展自杀的心理干预；灾难事故等事件的心理危机干预。

3. 第三级预防

是针对患者在经历了心理失衡，功能失调，进入躯体疾病阶段情况下防止病情恶化所采取的措施。这个阶段要在治疗躯体疾患的基础上，充分发挥心理干预治疗、生物反馈和行为治疗、环境治疗等的作用，必要时根据心身疾病种类、情绪障碍类型等结合药物治疗。

第三节　社区预防服务

一、社区卫生

个人、家庭、社会和国家要联合起来建立持续的卫生保健网；全球的卫生服务要贯彻"社区化"的原则，发展以社区为基础的卫生系统，重新合理分配卫生资源，以适应整个社会的需求。为了使人群健康的策略实施更有针对性，许多人群健康的措施都落实在社区。

（一）社区的概念

社区是指若干社会群体（家庭、氏族）或社会组织（机关、团体）聚集在某一地域里所形成的一个生活上相互关联的大集体。

一个社区必须具备五个最基本的要素：①一定数量的人群；②一定范围的地理空间；③社区内的各种服务设施；④特定的精神、文化氛围或背景；⑤相应的管理机构和制度。

社区是个人及其家庭日常生活、社会活动和维护自身健康的重要场所和可用资源，也是影响个人及其家庭健康的重要因素。就预防工作来讲，服务的群体一般都是以周围人群为对象的，有它特定的服务半径和范围；许多疾病的传播和流行常带有地域性；当地环境条件的优劣直接影响人的健康；从文化上讲，一定区域有着特定的风土人情，直接影响着人的健康行为等。所以，以社区为范围开展健康促进和疾病防治就有非常明确的针对性。从卫生服务来讲，以社区为范围，则便于医患交往，便于家庭成员、亲属对患者的照顾。对卫生资源消费来说，加强社区卫生也有利于节约和减轻患者的负担。更为重要的是，通过社区服务网络，能有组织地动员群众参与，依靠社区群众自身的力量，改善社区的卫生环境，加强有利于群体健康发展的措施，达到提高社会健康水平的目的。在社区内还可依靠群众的互助共济解决个人无力承担的疾病问题，这既反映着我国民族的优良传统，也是健全社会健康保障体系的有效手段。

（二）社区卫生及其实施的原则

社区卫生是人群健康的策略和原则在社区水平上的具体应用，即强调了解社区全体居民的健康和疾病，通过确定优先项目、消除不同群体间健康的不平等来促进健康和提高生活质量。社区全体居民健康的改善和维持应突出强调社区预防，强调通过社区预防服务，针对社区须优先解决的健康问题，以全体社区居民为对象开展疾病预防和健康促进活动来促进社区的整体健康。按照促进人群健康策略的八大要素，在促进社区全体居民健康的实践中应遵循以下原则。

1. 以健康为中心

人群健康策略的第一要素是关注全体人群的健康。确定社区预防服务以人的健康为中心，要求我们的服务应超越治疗疾病的范围，用更宽广的眼光去关注人群的健康问题。另外，健康不仅是卫生部门的责任，也是全社会的共同责任，所有部门都要把自己的工作和社区居民的健康联系起来，树立"健康为人人，人人为健康"的正确观念，努力维护和增进健康，促进社会的发展。对卫生部门来讲，必须将工作重点从疾病治疗转移到预防导致疾病的危险因素上来，促进健康和预防疾病，在扮演的角色上也应从提供者转换为参与者。

2. 以人群为对象

强调社区预防服务应以维护社区内的整个人群的健康为准则。如以提高社区人群的健康意识，改变不良健康行为特点的社区健康教育、社区计划免疫、妇幼和老年保健、合理营养等，都是从整个社区人群的利益和健康出发的。

3. 以需求为导向

这里所指的需求是由需要转化而来的需求。社区预防服务以需求为导向强调了服务的针对性和可及性。针对性是因为每个社区都有其自己的文化背景和环境条件，社区预防服务应针对社区本身的实际情况和客观需要，确定居民所关心的健康问题是什么，哪些是他们迫切想解决的问题，然后确定应优先解决的健康问题，寻求解决问题的方法，并根据居民的经济水平及社区自己所拥有的资源，发展和应用适宜的技术为居民提供经济有效的卫生服务；另外，通过社区诊断，制定适合于自己社区特点的社区卫生项目，在执行项目过程中加强监测和评价，这样就符合社区本身的需求。坚持以需求为导向的原则，就要一切从实际出发，自下而上，克服长官意志和专家说了算的传统思维模式。从关心老百姓的需求着手，应用社会市场学去开辟服务的领域。

4. 多部门合作

在社会和经济高速发展的今天，许多相互关联的因素如环境污染、不良生活行为习惯、社会文化因素等共同影响着人们的健康。如果要降低社区内孕产妇死亡率，除需要社区内卫生人员做好产前检查，教会孕产妇自我保健知识外，家庭的经济收入、卫生保健制度、夫妻双方的文化程度、卫生设施的远近都与孕产妇死亡有密切的关系。解决这些问题涉及各个不同的部门，如仅靠卫生部门一家是无能为力的。再者，社区内许多部门如民政、教育、体育、计划生育、商业等都在从事与健康有关的工作。但可利用的资源总是有限的，只有通过建立有效的合作程序，明确各自的职责，避免重复，才能产生更高的效率和更优的效果。解决社区的任何一个健康问题都需要打破部门的界限，社区内民政、教育、计划生育、环卫、体育、文化、公安等部门要增进了解，明确职责、齐心协力、优势互补，共同促进社区卫生和人群健康工作。卫生部门在社区卫生的责任体系中，承担组织和管理功能，对社区卫生服务中心和各站点的设置标准、技术规范、人员配备等进行业务指导和监督。

5. 人人参与

社区健康的重要内涵是支持社区确定他们自己的卫生需求，帮助群众解决自己的健康问题。动员全社区人员的参与是社区预防服务的关键环节。要群众参与首先要让群众自己明确与他们切身利益密切相关的健康问题，行使自己的权利去改造环境，控制与健康有关的因素以确保健康的生活和促进健康。人人参与不仅是要老百姓开展与自己健康有关的事情，还应让他们参与到确定社区的健康问题、制订社区预防服务计划和评价等决策活动中来。这样既能有效地提高服务的水平和扩大服务的覆盖面，同时又能激发个人和社区对促进和改善健康的责任感，以及提高社区居民促进健康和自我保健的能力，起到"授人以渔"之良性循环的效果。

二、社区预防服务

（一）社区预防服务的概念

社区预防服务是以健康为中心、社区为范围、全人群为对象的综合性健康促进与疾病预防服务。其特点是以社区全人群而不是以个体为服务对象，强调社区内多部门的合作和社区的参与，目的是促进健康，预防伤害、疾病、失能和早逝。

社区预防服务项目按目标人群或场所可分为社区健康促进、学校健康促进、职业人群健康促进和医院健康促进等。

（二）社区预防服务的内容

1. 卫生信息管理

（1）社区诊断

在开展社区调查及诊断的基础上掌握社区居民总体健康状况、主要健康问题及影响健康的主要危险因素，以便针对居民主要健康问题及危险因素，制订和协助事实社区健康促进计划。

（2）健康档案管理

为已经和即将接受服务的社区居民建立健康档案，包括居民基本信息、个人和家庭主要成员健康状况及卫生服务记录，对健康档案进行及时更新和维护管理，逐步实行健康档案计算机管理和信息共享。

（3）日常信息收集

根据国家相关规定，经常性地收集、报告社区疾病预防控制、妇幼保健等有关卫生信息。

2. 健康教育

（1）卫生知识普及

对社区居民进行个体及群体的健康管理；通过咨询、讲座、提供宣传材料、播放影音资料及板报、橱窗等有组织的传播方式，开展预防保健常识、心理健康宣传，指导居民纠正不利于身心健康的行为和生活方式，配合社区开展控烟、无偿献血、禁毒、卫生法律法规及突发公共卫生事件应对的宣传教育；结合主题宣传日，开展卫生宣传活动。

（2）重点人群及重点场所健康

教育对妇女、儿童、青少年、老年人、流动人口等重点人群及重点疾病高危人群开展有针对性的健康教育；定期到辖区中小学校、托幼机构、工地等重点场所开展健康教育。

3. 传染病防治

（1）疫情报告和监测

依据《中华人民共和国传染病防治法》《突发公共卫生事件与传染病疫情监测信息报告管理办法》等相关法律、法规报告传染病病例和突发公共卫生事件；协助开展疫情流行病学调查和传染病漏报调查；协助开展传染病及其传播媒介监测等工作。

（2）预防接种

负责社区内适龄儿童预防接种登记及管理；开展适龄儿童预防接种和补种；协助开展应急接种和强化免疫；及时向上级疾病预防控制机构报告预防接种中遇到的疑似异常反应，并协助调查处理；负责辖区居民免疫接种的统计、报告。

（3）爱国卫生指导

协助指导社区有关单位和居民开展病媒生物控制和环境卫生整治。

4. 慢性非传染性疾病防治

（1）重点慢性病筛查

开展高血压、糖尿病等重点疾病的筛查。

（2）重点慢性病病例管理

为社区已确诊的重点疾病如高血压、糖尿病、冠心病、脑卒中等患者建立档案；定期随访，给予有针对性的指导。

5. 精神卫生

重点是对重性精神病患者的管理，对辖区已确诊的重性精神病患者登记、建卡、报告。在专科医疗机构指导下对在家居住的建卡重性精神病患者进行治疗督导、康复和管理等。

6. 妇女保健

（1）孕前保健

开展孕前卫生咨询与指导。

（2）孕产期保健

①为辖区孕早期妇女建立保健手册（卡），并指导其进行定期产前检查和孕期保健；②提供产后家庭访视；③为孕产妇提供产后保健、营养、心理、康复及计划生育等方面的咨询与指导等。

（3）更年期保健

为更年期妇女提供有关生理和心理卫生知识的咨询和指导。

（4）妇女常见病筛查

①配合开展妇科常见疾病的筛查；②常见妇科疾病的随访等。

7. 儿童保健

（1）新生儿保健

①建立儿童保健手册（卡）；②提供新生儿家庭访视，开展新生儿健康检查，以及母乳喂养和新生儿护理指导等。

（2）婴幼儿保健

①开展婴幼儿生长发育监测和评价，提供营养指导、心理咨询；②指导常见病预防、五官保健、意外伤害预防；③开展儿童早期综合发展的咨询与指导；④对体弱儿实行病例管理；⑤配合开展托幼机构卫生保健指导。

8. 老年保健

指导老年人进行疾病预防和自我保健；指导老年人进行常见伤害的预防、自救和他救等。

9. 残疾康复

对辖区残疾人进行登记；指导残疾人进行家庭和社区康复训练及生活环境改造。

10. 计划生育技术服务

开展计划生育技术指导与咨询，国家保障公民获得适宜的计划生育技术服务的权利，向社区内实行计划生育的育龄夫妻免费提供避孕、节育技术服务。

三、社区预防服务项目实施

根据社区预防服务以需求为导向的原则，社区预防服务强调社区要根据他们各自的需要来确定健康问题的重点，寻求解决问题的方法，并根据自己所拥有的资源制定适合于自己社区特点的健康项目，在执行项目过程中加强监测和评价。无论拟开展的社区预防服务项目的大小如何，社区预防服务项目的计划制订与实施的基本步骤、过程、基本要求、基本理念都是一致的，其操作过程分为五个连续的步骤：社区动员、社区诊断、制订社区预防服务计划、社区预防服务计划的实施和社区预防服务的评价。

（一）社区动员

社区动员是指通过发动社区群众的广泛参与，依靠自己的力量实现特定社区健康发展目标的群众性运动。群众的参与和支持，是任何一项社区预防服务成功的基础。解决社区的主要健康问题，首先要宣传动员那些在社区和家庭起关键作用的人，让他们了解社区预防服务项目的意义，然后通过自身的积极参与来促进社区健康的发展。

社区动员的目的是：①使社区人群主动参与社区预防服务项目的整个管理过程，包括需求评估、计划、实施、评价的过程；②获得社区预防服务工作所需要的资源；③建立强有力的行政和业务技术管理体系。社区动员的意义在于使社区预防服务成为社区的一个有机部分，获得社区的支持，使社区预防服务具有可持续性的发展。社区动员虽然始于社区预防服务项目的第一阶段／步骤，但应让其贯穿于社区预防服务项目的全过程，使其成为一个持续的、不断进行的行动。

社区动员的主要对象包括：社区领导、社区的关键人物或"舆论领袖"（如成功的企业家、明星、劳动模范、部队的首长、在政府任职的官员、德高望重的长者、孩子王等）、医务人员、非政府组织、普通居民等。进行动员时应根据不同对象采用有针对性的交流技巧和形式。常见的社区动员技巧包括：组织和行政方式、社会市场学技术、传播学技术、培训、组织管理技巧等。

（二）社区诊断

1. 社区诊断的概念

社区诊断借用了临床上"诊断"这个名词，指的是社区卫生工作者通过一定的定性与定量的调查研究方法，收集必要的资料，通过科学、客观地分析确定并得到社区人群认可的该社区主要的公共卫生问题及社区现有资源状况，为社区预防服务计划的制订提供科学依据。

2. 社区诊断的目的

社区诊断目的：①确定社区的主要公共卫生问题；②寻找造成这些公共卫生问题的可能原因和影响因素；③确定本社区预防服务要解决的健康优先问题与干预重点人群及因素；④为社区预防服务效果的评价提供基线数据；⑤为社区其他工作打下基础。

3. 社区诊断的步骤

（1）确定所需要的信息

根据工作的目的来决定，一般包括以下内容。

①人口学信息：人口数、性别、年龄构成；流动人口的比例等；文化程度、民族、职业、就业状态、抚养人口；人口增长率；人口构成的变化和发展趋势等。

②卫生信息包括卫生结构的数量、性质，服务提供和利用情况；全体居民的健康状况及他们的主要健康决定因素等。

③背景信息包括自然资源；社区的类型（居民社区、企业社区、城市社区、农村社区）；地形、地貌、地理位置；风俗习惯；经济状况（人均收入和消费支出构成，医疗费用的支付方式、支付数量）；交通、通信情况（如电话普及率）。

④相关机构如社区内有哪些政府机构、民间团体、学校、幼儿园等。

（2）资料来源与收集方法

①资料的来源主要包括：利用现有资料和专项调查（定性调查和定量调查）。

②资料的收集与分析方法：可分为定性调查研究与定量调查研究两种方法。

第一，定性资料的收集：定性调查方法是一类非常重要的研究方法。它们是指通过观察、询问和分析资料等途径，找出人们做了什么、知道什么、在想什么及有什么感受。定性调查有三种资料收集方法：①深入、非限制性的访谈；②直接观察；③书面文字资料。访谈资料由能反映被访谈者实际经历、观点、感情和知识的原话组成；观察资料是有关人们的活动、行为、动作，各种人际交流和组织改变过程的详尽描述资料。

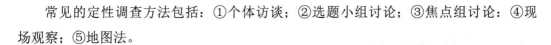

常见的定性调查方法包括：①个体访谈；②选题小组讨论；③焦点组讨论；④现场观察；⑤地图法。

第二，定量资料的收集：定量资料收集主要通过抽样调查或普查来完成。其收集资料的方式可以有下面几种：询问调查、信函调查、电话调查、自填式调查等。

（3）资料的整理和分析

①数据的整理：对收集到的社区诊断资料，在开始分析之前应先完成收集资料的质量评价工作。也就是说，先评价收集到数据的可靠性，并通过数据的整理、逻辑检错、垃圾数据处理等手段，把数据变为可供分析的数据库。数据收集的来源不同，质量评价的内容也各异。

对现有资料应注意评价不同年代的资料所选择的诊断标准是否一致；原收集资料的目的与本次社区诊断目的是否一致；收集资料有无先天缺陷，如缺失指标或缺失数据；资料是否完整等。在应用定量资料时应注意：从调查表设计、调查员质控、被调查者应答态度和调查环境控制四个方面进行评价，以确定收集到的数据质量是否合格、可靠。定性资料的应用应注意：访谈对象或小组成员的态度与合作程度；访谈环境；主持人访谈技巧及记录的质量等，以此来评价访谈资料的质量。

②资料的统计分析：根据数据的不同性质（计量资料、分类资料和文字资料等）和特点选择适当的统计分析，计量资料和分类资料的统计。有关定性调查所获得的资料可采用地图分析法、归纳综合法及索因分析法（在描述性分析的基础上，对于发现的一些问题，为了寻找进一步的原因可用此法）等来进行分析。

（4）做出诊断并写出诊断报告

发现了社区所存在的问题后，应把发现的问题反馈或报告不同部门或阶层，为下一步的工作打好基础。诊断时一定要抓住要点，至少须明确该社区的以下问题：社区内主要的健康问题清单有哪些？谁是某问题的高危人群；卫生服务的可及性及覆盖面如何？卫生服务的组织与管理方式、效率如何？拟采取的干预策略、措施是什么等。

第一，报告原则撰写诊断报告时应注意如下原则：①问题尽可能具体；②采用形象、生动的方式；③让尽可能多的人了解情况；④对不同的对象用不同的方法。

第二，报告内容及格式写报告的目的是为了向不同的部门或政府反馈发现的问题，为进一步制定政策和干预措施提供信息，报告的内容应有针对性，突出问题，格式可随内容的不同而有所变化，没有一个固定模式。一般包括：①社区基本情况，人口、卫生、教育、环境、健康；②调查内容，针对什么问题进行调查；③调查方法；④调查人群；⑤调查结果与分析，分析方法、结果；⑥发现的主要问题及原因；⑦解决问题的策略和方法（对主要问题提出建议）。

（三）制订社区预防服务计划

社区诊断可以帮助我们确定社区的主要健康问题有哪些。社区预防服务计划的制订就是以社区诊断所获得的信息为基础，先确定其中须优先解决的健康问题，然后设定出解决优先问题的目标、策略和方法。

1. 明确社区重要问题及优先顺序

有了社区诊断的信息之后，我们很容易得到一张有关社区迫切需要解决的重要问题的清单。这时我们将面临新的问题：先解决哪个或哪些问题，以什么原则来确定这些问题的优先顺序呢，主要考虑是根据其重要性、可改变性及可行性。

2. 设定目标

目标的确定对确定策略、选择干预措施、制订具体行动计划、评估方案及评价健康社区预防服务计划实施后的影响非常关键。目标是为了减少或消除某社区问题所制定的预期要达到的标准。目标至少包括三大要素（指标、时限、变化量）：某指标（What）应该在何时（When）对谁（Whom）产生多大（How much）的改变。一个好的目标应该具有五个特征，这五个特征的英文首字母缩写为SMART：Specitic（特定性）、Measurable（可测量性）、Sappropriate（现实、恰当）Reasonable（合理）、Timebound（特定的时间框架）。

3. 找出实现目标的策略、措施

策略是为实现既定的目标而采取一系列措施的原则。措施或行动指的是根据问题发生的每一原因和制定的策略提出减少和消除问题的具体的、可操作的活动。明确的策略和措施是接下来制订详细的行动计划并实施的关键。

实现目标的策略、措施一般根据问题的可能原因、社区的资源和现状来提出。至少有四点应注意。①集思广益（Brainstorm）找到可能的策略：通过大家集思广益、多方的共同参与讨论来回答"为了实现某个目标，根据健康促进的要求我们应该怎么做"。②选择最佳策略及具体措施：针对上述每个目标，在分析问题的决定因素的基础上，选出可能的策略及最佳策略，并找出每个最佳策略指导的具体行动措施（谁将执行什么行动）。③回顾社区现有的措施，找出哪些措施可以继续，哪些措施要取消，哪些措施需要改进，还需要增加哪些新的措施。④回顾社区现有的资源，找出"需要的资源"与"已有资源"之间的差距，然后考虑用什么办法去获得所需的资源。

（四）社区预防服务计划的实施

有了具体的社区预防服务计划之后，就到了将具体行动计划付诸实施的阶段了。社区预防服务计划的实施由于涉及人员广泛、须落实到细致的活动，包括资金、人力、时间、设备等许多东西的管理，因此实施往往是对社区工作者的最大挑战。特别是当实施过程中要求机构内部现有服务模式或机构之间原有关系发生巨大改变时，更是如此。尽管有许多影响因素，但根据已积累的经验，也有许多方法、工具、建议可帮助我们尽量做到最好。

社区预防服务项目只有针对人不同生命周期、不同年龄阶段的特点在不同的场所（家庭、幼儿园和学校、工作场所、社区居住场所）实施综合性的社区预防性服务措施，才能保证整个社区人群在人生的不同生命阶段获得有效的、有针对性的预防服务，也不造成不必要的重复或遗漏，达到促进人群健康既高效又节省的目的。

（五）社区预防服务的评价

社区预防服务项目的监测和评价是整个项目的一个重要组成部分，它贯穿于项目的每一个阶段之中，其目的是通过监测了解各阶段活动的进展情况，通过评价了解预防／服务的效果，进行信息反馈，这对调整不符合实际的计划，保证社区预防服务项目的成功是非常重要的。

评价主要包括三种类型。

1. 形成评价

是对将要实施的项目的合理性、可行性、科学性进行评价。主要用于计划设计阶段，以确保所制订的服务计划是基于各相关人员的需求，所选择的干预策略、措施和干预材料有效且适合所在社区的实际情况。

2. 过程评价

是测量项目的进展情况、实施质量，以了解项目确定的工作计划与实际执行情况是否一致。

3. 总结评价

关注的是正在实施或已经完成了的项目。它调查的是服务项目的作用（无论是预期的，还是非预期的）。总结评价又可分为影响评价和结局评价两部分，它们主要为回答"各具体干预措施产生了什么作用"（影响评价）及"服务项目是否实现了它既定的目的和目标"（结局评价）。

评价本身不是目的，而是通过评价进一步改进和调整项目的活动，用成功的信息鼓励参与者，使更多的人投入到干预活动中来。评价结果的解释与传播，即对分析结果做出合理解释，向有关人员和部门报告结果与他们一起分享这些结果，也是评价工作的一项重要内容。只有将这些评价结果用于指导社区预防服务项目的进一步改进和提高，才能使之更广泛、更有效地持续开展。

第四节　中医预防服务

一、中医预防服务适宜技术

中医适宜技术通常是指安全有效、成本低廉、简便易学的中医药技术，又称"中医药适宜技术"。相对于现代医学而言，"中医适宜技术"也称为"中医传统疗法""中医保健技能""中医特色疗法"和"中医民间疗法"，此方法内容丰富、范围广泛、历史悠久，是我国传统医学的重要组成部分，是由历代医家的实践和探索而形成。这些适宜技术和方法有些侧重于疾病的预防和保健，有些则用于疾病的治疗，或者兼而有之，现就中医适宜技术中，主要用于疾病预防部分的内容做简要介绍。

（一）中药预防

中药预防是指在中医理论指导下，应用中药或复方内服或外用而达到强身健体、御邪防病作用的相关保健方法。在中医理论辨证施防的基础上，药物内服能达到增益正气、强壮体质、却病延年的目的；外用则起到辟秽御邪，防止疾病侵身的作用。常见的中药预防方法有药膳、香囊和膏方等。

药膳是在中医学、烹饪学和营养学理论指导下，严格按药膳配方，将中药与某些具有药用价值的食物相配伍，采用我国独特的饮食烹调技术和现代科学方法制作而成的具有一定色、香、味、形的美味食品，简言之，药膳即药材与食材相配伍而做成的美食。它是中国传统的医学知识与烹调方法相结合的产物。寓医于食，既将药物作为食物，又将食物赋以药用，药借食力，食助药威，二者相辅相成、相得益彰；既具有较高的营养价值，又可防病治病、保健强身、延年益寿。养生保健药膳有补益气血类、调补阴阳类、调补五脏类、延年益寿类等。

中药香囊源自中医里的"衣冠疗法"，民间有"戴个香草袋，不怕五虫害"之说。佩戴香囊，既是一种民俗，也是一种预防瘟疫的方法。香囊常用的是具有芳香开窍功能的中草药，如芳香化浊驱瘟的苍术、白芷、菖蒲、川芎、香附、辛夷等药，含有较强的挥发性物质。现代研究认为中药香囊里的中草药浓郁的香味散发，在人体周围形成高浓度的小环境，而中药成分通过呼吸道进入人体，芳香气味能够兴奋神经系统，刺激鼻黏膜，使鼻黏膜上的抗体，即分泌型免疫球蛋白含量提高，其香味不断刺激机体免疫系统，促进抗体的生成，对多种致病菌有抑制生长的作用，还可以提高身体的抗病能力。让儿童经常将香囊置于衣兜、枕边，对于流感、白喉、水痘、流行性脑膜炎、麻疹等传染病均有一定的预防和辅助治疗的功用。

中医膏方又称膏剂，属于中医丸、散、膏、丹、酒、露、汤、锭8种剂型之一。膏方一般由20味左右的中药组成，具有很好的滋补作用。中医理论认为春生、夏秋收、冬藏。因此，冬季是一年四季中进补的最好季节，而冬令进补，更以膏方为最佳。中医认为膏方是一种具有高级营养滋补和治疗预防综合作用的成药。它是在大型复方汤剂的基础上，根据人的不同体质、不同临床表现而确立不同处方，经浓煎后掺入某些辅料而制成的一种稠厚状半流质或冻状剂型。其中，处方中药尽可能选用道地药材，全部制作过程操作严格，只有经过精细加工的奇方最终才能成为上品。膏方防治作用有补虚扶弱、纠正亚健康状态及防病治病的功能。

（二）针灸预防

针灸预防包括针刺预防和艾灸预防。针刺预防法是指运用针具及不同手法刺激人体经络和腧穴，调整人体经络脏腑气血的功能，使人体阴阳平衡，从而达到预防保健目的的方法。灸法预防是利用艾条灸人体穴位，以起到预防疾病、强健身体及延年益寿作用的方法，由保健灸穴和其相应的施灸法组成。

针刺保健是用毫针刺激人体一定的穴位，以激发经络之气，使人体新陈代谢旺盛起来，从而起到强壮身体、益寿延年的作用。针刺保健与针刺治病的方法虽基本相同，但着眼点不同，针刺治病着眼于纠正机体阴阳、气血的偏盛偏衰，而针刺保健则着眼于强壮身体，增进机体代谢能力，旨在养生延寿。也正因为二者的着眼点不同，反映在选穴、用针上亦有一定差异。若用于保健，针刺手法刺激强度宜适中，选穴不宜多，且要以具有强壮功效的穴位为主，如合谷、足三里、人中、内关等。

保健灸法也是我国独特的养生方法之一，不仅用于强身保健，也用于久病体虚之人的康复。保健灸法是在身体某些特定穴位上施灸，以达到和气血、调经络、养脏腑、延年益寿的目的。

（三）推拿预防

推拿是一种不用针、药，单凭手掌和手指等技巧，在人体的一定部位和穴位上运用抚、擦、压、叩、振动等多种手法连续动作，从而达到预防疾病的方法。推拿作为一种非药物的自然疗法、物理疗法，中医师运用双手作用于病患的体表、受伤的部位、不适的所在、特定的腧穴、疼痛的地方，运用推、拿、按、摩、揉、捏、点、拍等形式多样的手法，达到疏通经络、推行气血、扶伤止痛、祛邪扶正、调和阴阳和提高免疫力的防治疾病效果。

（四）气功预防

气功是中国传统的保健、养生、祛病的方法。以呼吸、身体活动和意识的调整（即调息、调形、调心三调）为手段，以强身健体、防病治病、健身延年和开发潜能为目的的一种身心锻炼方法。中国古代气功文献资料浩如烟海，在道家、佛医、儒医、医家书籍中也有大量气功文献记载。气功的种类繁多，主要可分为动功和静功。动功是指以身体的活动为主的气功，如导引派以动功为主，特点是强调与意气相结合的肢体操作，如汉代名医华佗创编了五禽戏功法流传后世；而静功则是指身体不动，只靠意识、呼吸的自我控制来锻炼的功法；大多气功方法常常动静结合。中国气功来源于道家养生法，距今有 4000 年历史，道家称为导引、内丹术气功法等。当代医家李少波创建了"真气运行法"气功锻炼方法，经科学研究和人群验证，对慢性病防治具有重要作用，是防病治病、延年益寿的中医预防方法。

（五）中医体质预防

体质是指在人的生命过程中，在先天禀赋和后天获得的基础上，逐渐形成的在形态结构、生理功能、物质代谢和性格心理方面综合的、固有的一些特质。综合了古今中外各家学说，进行了大量的流行病学调查，最终形成目前最成熟的"九分法"中医体质分型学说，即平和质、阴虚质、阳虚质、痰湿质、湿热质、气虚质、瘀血质、气郁质、特禀质 9 种中医基本体质类型，并对体质特征进行了详细表述，建立了中医体质文献数据库及标准化体质辨析量表。

根据中医体质进行预防保健，首先，是生命前期的防护，即把"治未病"提到在母体中时；其次，是临床前期的调控，即对亚健康人群的防护；最后，在个体化养生保健中，改善体质，提高人体对环境的适应能力，从而达到健康长寿目的。这样可以更好发挥中医"治未病"的优势。目前，在国家中医药管理局确定的"治未病"中心，均已经应用 9 种体质分类建立了体质辨识中心和体质调整方案。《中医体质分类与判定》标准作为体质辨识、心理评估和亚健康状态评估，能使受检者了解自己的体质类型、易患疾病和健康状态，医务人员据此提出相应的健康保健原则，实现中医"治未病"所倡导的"治其未生、治其未成"的核心理念。

三、中医社区预防服务

中医社区预防服务是指医务工作者在社区环境中开展中医药预防保健工作。中医社区预防服务重在一级预防的效果，同时有助一些疾病的二、三级预防，是一种投入低但健康产出高的预防服务。近年来，中医社区预防服务受到了国家的高度重视。

（一）概述

1. 中医社区预防服务要旨

即在社区预防保健服务的各个环节体现中医药服务，坚持中西医并重，突出中医药特色，充分发挥中医药的优势与作用，以社会需求为导向，不断拓宽中医药预防保健服务领域，提高中医药预防保健服务能力，并在社区预防保健服务网络建设中，合理配置和利用中医药资源，完善社区中医药预防保健功能，同时，把中医药和社区预防保健服务理念、服务模式、服务内容等方面给予整合，丰富社区卫生服务的内涵，促进中医药的繁荣和发展。

2. 中医社区预防服务目标

国家中医药管理局《关于积极发展中医预防保健服务的实施意见》提出：到 2015 年，初步建成满足人民群众不同层次需求的中医预防保健服务体系，形成多元化的中医预防保健服务格局，为广大人民群众提供安全、有效、方便的中医预防保健服务。

3. 中医社区预防服务初步框架

现阶段，初步探索完善以"治未病"理念为指导的融健康文化、健康管理、健康保险为一体的健康保障服务模式，创新"治未病"社区预防保健服务内容和方法以及规范技术方案，建立与完善评价体系，建立较为系统和完善的"治未病"预防保健服务提供、服务技术（产品）和服务支持示范体系。

（二）社区中医预防服务支持

1. 政策支持

统筹协调中医药在公共卫生工作中的应用，将社区中医药预防保健、康复项目和相关经费纳入公共卫生体系建设计划。提高中医药参与突发公共卫生事件应急处置和重点传染病防控等工作的比重。

2. 体系构架

以现有的医疗卫生服务机构为主要依托，按区域需求进行规划，各级中医院及有条件的综合医院设立中医预防保健服务科室（"治未病"中心），社区卫生服务中心、乡镇卫生院等城乡基层医疗卫生机构将中医预防保健服务与"六位一体"服务功能有机结合，按照规定发展独立的中医预防保健机构。

3. 价格政策

区域卫生行政部门制定《社区中医预防保健服务项目和价格表》，并开展相关收费工作，辖区内各社区预防保健服务提供机构可在规定的价格范围内，自主确定试行服务价格并上报上级卫生行政部门及物价部门备案，接受社会监督，做好明码标价的工作。

（三）社区卫生服务中心中医预防保健科（室）的建设基本标准

1. 基本标准

①每个中医科至少配备 1 名能够熟练运用"治未病"预防保健服务技术的中医技术骨干，具有大专以上学历。

②中医科业务负责人应具有主治以上专业技术职务任职资格，并接受"治未病"相关知识培训合格者。

③社区公共卫生人员和中医临床护士应当接受过"治未病"中医药知识技能培训，能运用"治未病"技术。

④负责"治未病"工作的管理人员接受中医药政策和"治未病"知识培训。

2. 服务区域

（1）健康状态信息采集与管理区域

主要用于采集和录入服务短信的健康状态信息。健康检查（体检）区域应当满足设备与功能需要，可整合本单位的其他相关资源。

（2）健康状态编制及其风险评估区域

主要用于分析服务对象的健康状态信息并进行状态辨识及其风险评估。风险评估区域相对独立，每间房间面积不少于 $10m^2$，至少 1 间。

（3）健康咨询与指导区域

主要用于格局服务对象的健康咨询。

（4）健康干预区域

主要用于健康干预方案，为服务对象提供各种中医特色的健康干预服务。干预区域应当相对独立，区域面积应当满足开展业务工作的需要。各种干预方法的服务区域应当相互隔开，服务环境的私密性能有效保护服务对象的隐私。

（5）辅助区域

主要用于服务对象的等候休息，开展健康宣教、服务管理以及特许服务等。区域面积应当满足开展业务工作的需要。

3. **基本要求**

①社区卫生服务中心建立"治未病"分中心（健康小屋）：每所"治未病"分中心（健康小屋）应设置在相对独立的中医药综合服务区，房屋建设标准为 15m³ 以上，悬挂古代中医人物画像或竖立中医人物塑像，通过文字、图片、实物塑像、宣传版面、电子屏等多种形式介绍"治未病"基本知识和古代健康养生保健诗词。

②基本设备：办公桌、办公椅、脉枕、诊查床、听诊器、血压计、医用体重指数（BMI）仪、量尺、血糖仪等。

③用于支持自助检测、数据管理和信息互动的计算网络系统。

④有条件的可配备中医舌象仪、脉象仪及健康评估软件等。

⑤健康干预设备：各类针灸、火罐、刮痧板等。

（四）社区中医预防服务模式

1.KY3H 健康保障服务模式

以人（未病、已病）为中心，健康文化、健康管理、健康保险三位一体的健康保障模式，简称 KY3H 模式。其中的 K、Y 分别是提出这一健康保障模式的两家机构——昆仑（K）与炎黄（Y）；3H 代表健康文化（HC）、健康管理（HM）、健康保险（HI），健康文化是基础，健康管理是核心，健康保险是保障。三者融合联动、同步运营，追求健康管理和服务的最佳效果。

2. 服务的基本内容和项目

包括中医预防、中医养生、中医保健。

主要内容为：

①制订中医预防与养生保健方案并提供服务；

②开展中医药健康教育及实施干预措施；

③开展传统中医药养生保健科普活动；

④开展季节性、传染性疾病的干预措施；

⑤开展社区中医"治未病"工作；

⑥开展孕产妇中医保健。

具体的项目有：中医体质辨析、饮食调理、健康咨询与指导、运动调理（太极、气功等）、情志调理（音乐养生等）、手法调理（穴位按摩等）、内服药物调理（膏方等）、外用药物调理（药物、敷贴等）、非药物调理（针灸、推拿等）、设备器材调理（经络调理等）、中医健康档案的建立。

（五）社区中医预防服务的运行机制

1. 社区中医卫生诊断

包括中医专题社区诊断项目。运用社会学、人类学和流行病学的研究方法对一定时期内的社区主要健康问题以及影响因素，社区卫生服务的供给与利用以及社区综合资源环境进行客观、科学的确定和评价；发现和分析问题，提出优先项目，并有针对性地制订社区卫生服务工作规划，从而充分利用现有卫生资源，动员社区参与，实施社区干预，逐步解决社区主要卫生问题。

2. 中医健康档案的建立

包括个人、家庭和社区健康档案。其中具有中医特色的全科医疗健康档案是社区居民健康档案的重要组成部分，用于动态观察居民对社区中医药服务的需求，达到提高社区居民的健康水平的目的。

3. 发挥中医"治未病"的优势

开展中药、针灸、推拿、按摩、火罐等中医药适宜技术服务，开展按"冬病夏治"理论对鼻炎、哮喘等慢性疾病的预防性治疗。

4. 开展基本医疗和公共卫生服务相结合的卫生服务

（六）社区中医预防服务整合网络式

1. 概念

整合网络是指以区中医院、区医疗预防中心、社区卫生服务中心和社区卫生服务站单位组织网络，向家庭提供中医预防保健服务的形式，是目前比较先进的模式。

2. 机构网络

包括组织机构网络、服务机构网络、服务网络建设。

3. 协作内容

包括协作中医院定期到社区举行学术讲座；协作中医院定期开展业务指导，专家会诊、专家坐诊、查房等；协作中医院派专家参与社区卫生服务中心举办的义诊、健康教育；双方实施双向转诊等；社区卫生服务中心人员可以免费到协作单位进修、学习等。

四、中医临床预防服务

中医临床预防服务是指医务工作者在临床环境中对患者或健康人群危险因素进行评价，然后结合个体情况采用中医干预措施促进健康和开展中医药预防保健工作。中医临床预防服务重在二、三级预防的效果，同时有助于某些疾病的一级预防。

临床医生在临床场所将中医临床医疗工作和预防保健工作结合具有可行性。首先，临床医生由于其特殊身份与患者或健康人群进行面对面接触，临床检查、询问病史等渠道容易获得该人群真实的资料，通过掌握的真实资料能够第一时间采取个体化预防保健措施；其次，由于临床医生队伍数量上的庞大及该职业的特殊性，接触很多需要公共卫生工作服务的人群，临床医生发挥中医临床的预防保健服务，其受众面巨大；最后，临床医生面对的健康者或患者在临床诊疗过程中，由于这些人群自身的需要，在医嘱执行时均能表现出很好的依从性，使得中医临床预防服务的优势得以发挥。

中医临床预防服务的对象是患者、亚健康人群和健康人群。针对不同人群采取的中医临床预防服务措施也不尽相同，中医临床预防服务的主要内容有：中医养生及保健咨询、中医体质筛查与辨证、中医临床预防性治疗等。

（一）中医养生及保健咨询

中医养生是中华民族的瑰宝，是中华民族传统文化的一个有机组成部分。养生，又称摄生、道生、养性，是指通过养精神、调饮食、练形体、慎房事、适寒温等各种方法实现的一种综合性的强身益寿活动。所谓"养"，是指保养、调养、补养之意。所谓"生"，是指生命、生存、生长之意。养生的现代含义是指以追求身心健康、生活和谐幸福为目的的体验性的实践活动。

中医养生是社会发展的需要、人类自身发展的需求和学科发展的要求。中医养生是中医"治未病"的基础和根本出发点，是对生命的养护，养生的目的旨在维护和促进健康，只有掌握和运用正确的养生方法并持之以恒，才能真正做到"恬淡虚无，真气从之""阴平阳秘，精神乃治"，维持机体内外环境的协调有序，实现理想的健康状态，达到延长寿命和提高生活质量的目的。

中医养生是我国先民在长期的生产、生活实践中通过探索脏腑盛衰及人体阴阳气血的变化，揭示人类生老病死之规律，探求防病抗衰的原理及方法的智慧结晶。历代医家在《周易》《黄帝内经》基础上从不同方面丰富了中医养生学的内容，增加了优生优育、调理五脏、食疗等内容，当代医家又将养生理论与中医临床结合起来来防治一些疑难疾病，使得中医养生学内容更加丰富和完备。

临床中医保健知识咨询模式能较好地指导咨询者主动采取健康保健措施，对咨询者起较好的指导、督促作用。例如为加强生殖保健服务，帮助指导育龄女性提高自我保健意识和能力，提高出生人口素质，稳定低生育水平，开展专家热线咨询服务；还譬如妇产科领域中涉及女性隐私，"一对一"的健康咨询模式在很大程度上让咨询者大胆地咨询并接受指导，通过"一对一"当面咨询和电话咨询等过程，使医患之间的距离拉近，建立了信任平台，有利于各项中医预防服务措施的落实。

（二）中医体质的筛查与辩证

体质现象是人类生命活动的一种重要表现形式，是人类在生长、发育过程中所形成的与自然、社会环境相适应的人体个性特征，其表现为结构、功能、代谢以及对外界刺激反应等方面的个体差异性，表现为对某些致病因子和疾病的易感性，以及疾病传变、转归中的某些倾向性。

在体质的形成过程中，先天因素是体质形成的基础，父母的体质对子女的体质影响很大，父母身体的健康状况、胖瘦与肤色，父母的性格与气质都会对子女有很多的影响，父母的先天生理缺陷和遗传性疾病，如癫痫、哮喘等很有可能遗传给后代，后天因素可以使体质发生变化，我们的饮食营养、生活起居、精神情志以及自然环境和社会环境等都可以影响体质。

现代中医对体质的分型研究，一般是从临床角度根据疾病群体中的体质变化、表现特征及与疾病的关系等方面对体质做出分型。虽然国内不同学派对体质的分类具有差异，但较有代表性的分型方法为王琦的九分法。不同的体质有不同的形态特征、常见表现、心理特征、发病倾向、对外界的适应能力等，值得注意的是，体质是可调可变的，这正是中医治未病的基础和切入点，也是中医治未病的重要手段和方法。

（三）中医临床预防性治疗

在临床治疗过程中，根据疾病的发生发展规律，还要在治疗当前疾病主证的基础上，有针对性地截断疾病的不利变化趋向，达到"已病防变"的预防效果。如在治疗高热性的疾病时，要在清热的同时预防高热伤阴，所以《伤寒论》中治疗高热的白虎汤中，以生石膏为主的同时，还要辅以清热而兼能生津的知母。这都体现了预防性治疗的思想。

对于某些慢性疾病患者及易于反复罹患某种疾病的人群，根据其患病或病情变化的时间规律，提前予以预防性的治疗，可以取得更好的临床疗效。常用的有"冬病夏治""夏病冬治"等方法。

"冬病夏治、夏病冬治"是根据"春夏养阳，秋冬养阴"的中医理论，利用夏季与冬季人体阳气与阴气最旺盛之际，治疗某些属于虚性、寒性与实性、热性的疾病，以达到标本兼治、预防保健的作用。

　　"冬病"指某些好发于冬季，或在冬季加重的病变，如支气管炎、支气管哮喘、风湿与类风湿性关节炎、老年畏寒证以及属于中医脾胃虚寒类疾病。"夏治"指夏季这些病情有所缓解，趁其发作缓解季节，辨证施治，适当地内服和外用一些方药，以预防冬季旧病复发，或减轻其症状。冬病夏治的方法很多，如针刺、艾灸、理疗、按摩、穴位贴敷以及内服温养阳气的中药和食物等。经历代中医学家的反复实践、反复研究，证明于炎热夏季用中药穴位贴敷治疗冬天发作或容易发作的疾病疗效显著。贴敷疗法一般在夏季三伏天贴敷为最好，于三伏天各敷一次，连贴 3 年。病史较长或病情较为顽固者可适当增加贴敷次数，贴敷时间一般不超过 24 小时。

　　"夏病"指某些好发于夏季，或在夏季加重的病变，一般为慢性衰减性疾病，如过敏性鼻炎、经常性感冒、慢性咳嗽、慢性咽炎、慢性胃炎、结肠炎、颈肩腰腿痛、肠功能紊乱、病毒性肝炎、尿路感染、甲亢、复发性口腔溃疡，以及美尼尔氏综合征、癫痫、红斑狼疮等，均适宜在冬天诊治。如果能在冬季将身体调养好，可以改善体质，增强免疫力，所谓"正气存内，邪不可干"，就可以防患于未然。常用的夏病冬治方法众多，有药膳食疗、中药汤剂、穴位敷贴、针灸耳针、中药熏浴、药酒膏方等，但均须辨证论治。

第八章　现代医院卫生人才管理

第一节　现代医院人才招聘管理

一、医院人才招聘管理系统的优化

（一）招聘管理系统的优化设计

招聘管理系统结构上主要分为招聘信息管理、招聘考核管理及招聘考核评估三大平台。

1. 招聘信息管理平台

招聘信息管理平台主要为应聘者提供应聘工作的相关功能，包括用户管理和单位管理两个模块。

用户管理由账号管理、简历管理、查看招聘进度及打印准考证三个单元组成。在保留账号管理和简历管理两大传统模块的基础上，增加了查看招聘进度及打印准考证的环节。应聘者登录个人账户后能及时查看招聘进度，通过简历筛选者可自行打印准考证。

单位管理由招聘信息发布、岗位信息管理及招聘考核通知三个单元组成。招聘信息发布后招聘专员根据岗位要求在岗位信息管理模块中进行简历搜索和简历状态设定。完成简历筛选后，招聘专员可将简历状态设定为审核通过和审核不通过。通过简历筛选的，以短信和邮件告知应聘者自行登录系统打印准考证参加招聘考核；未能通过简历筛选的，则作为人才储备。

招聘信息管理平台的实施使医院与应聘者在招聘过程中始终保持顺畅的沟通状态，在一定程度上弥补了招聘信息不对称的问题，让招聘工作更加快捷、高效。

2. 招聘考核管理平台

招聘考核管理平台主要协助用人科室顺利完成招聘考核工作，包括制订招聘考核计划、招聘考核评价及招聘考核成绩管理三个模块。招聘专员根据各用人科室的应聘情况制订总体的招聘考核计划，包括面试、理论和技能考核时间安排，再以短信、邮件形式发送给科室负责人。负责人打开邮件进入考核管理平台后可查看考核时间安排及应聘人员简历信息。待负责人反馈时间安排后招聘专员按照计划启动招聘考核程序，招聘考核评价在面试考评单元基础上增加技能考核考评单元。招聘专员设计好技能考核评分表后发送至各科室负责人账号，由科室自行组织技能考核。招聘考核成绩管理单元主要实现考评分数汇总、计算功能。系统支持 Excel 格式的数据导入，招聘专员将理论考核成绩导入管理单元，自定义各项招聘考核环节分数系统会自动进行分数匹配、汇总、计算及排名，考核结果可以 Excel 表格呈现出来。

招聘考核管理平台的实施使人事部门和用人科室在考核过程中降低了内部沟通成本，全自动化的业务流程处理不仅有效缩短了招聘考核周期，更提高了考核结果的准确性。

3. 招聘考核评估平台

招聘考核评估平台主要通过分析招聘数据为医院提供招聘决策，包括报表分析和招聘效果评估两个模块。招聘专员可灵活定制不同类型的分析报表，如用数量指标分析应聘生源、应聘人数、初试人数、复试人数与录用人数；用效率指标分析招聘周期、初试通过率、复试通过率；用招聘成本指标分析招聘有效成本、人均招聘成本，即时生成自定义报表，开展招聘效果评估。利用分析报表的数据，对各项指标进行横向和纵向的对比分析，总结出同一年度不同岗位的招聘效果及不同年度同一岗位的招聘效果，检验招聘工作的有效性。招聘考核平台的实施有利于医院找出各招聘环节中的薄弱之处，有助于改善与优化后续招聘工作。

（二）招聘流程再造与优化

1. 细化工作分析

工作分析是对组织中某个特定工作职务的目的、任务或者职责、权利、隶属关系、工作条件、任职资格等相关信息进行收集与分析，以便对该职务的工作做出明确的规定，并确定完成该工作所需要的行为、条件、人员的过程。各医院在具体操作时可结合岗位内容、技能要求、综合素质等方面进行分析，编写岗位说明书。

2. 制订招聘计划

招聘计划的好坏直接影响医院招聘工作的成效，清晰明确的招聘计划是招聘工作有章可循、有序可行的前提。完整的招聘计划应包括招聘人数、招聘渠道、招聘时间、考核方案、专家组成员、费用预算、招聘宣传等方面。招聘计划应以医院人才发展规划为指导，以科室需求为参考。

3. 成立招聘专家组

专家组成员由院领导、医院专家评委、科室专家评委三方组成,这样可避免科主任"一言堂"的情况,同时利于对应聘者进行横向比较。各场次面试专家成员应从该学科群的核心组成员中随机抽取,尽量避免人情关系,确保招聘工作的公平、公正。

4. 设计表格

科学设计应聘人员登记表、面试评价表和面试结果汇总表。应聘人员登记表主要反映求职者的基本情况,可补充简历中个人信息的不足。面试评价表主要对照岗位要求,对应聘者仪容仪表、教育背景、工作经历、人际沟通能力等方面进行百分制比重设置,以便面试专家进行结构化面试。面试结果汇总表用于面试评价信息记录汇总,方便人事部门对所有的应聘者进行总体评价,决定最终录用。

5. 信息发布与接收

发布招聘信息除利用好医院官网外,还应选择一些知名度高、影响力大、关注群体多的网站。此外,可充分利用新兴宣传工具如微博、微信等平台进行招聘信息发布,获得更多优秀人才的关注。招聘信息发布后就进入简历接收与筛选阶段。招聘系统的研发使用可节约时间,提升效率。

6. 考核招聘考核分笔试、面试和实操考核三个环节

随着招聘工作的专业化发展,在笔试前可增加心理测评环节。心理测评是一种比较先进的测试方法,是指通过一系列手段,将人的某些心理特征数量化,衡量个体心理因素水平和个体心理差异的一种科学测量方法,包含能力测试、人格测试和兴趣测试等。通过对应聘者的性格及职业兴趣测试,可将其作为能否胜任工作岗位的参考因素。

笔试试题的质量直接决定笔试环节的成败,笔试内容应经各科室专家撰写、教育处评估、专家建议修正调整等程序后予以确定。此外还须注意笔试题库的知识更新,每年组织科室专家撰写学科最新理论、技术相关题目。

根据结构化程度,可将面试分为混合式面试、结构化面试和非结构化面试三种。不同人员招聘,应采取不同的面试方式,从而达到事半功倍的效果。例如,对医师、护士和医技等专业人才的考评,可采取半结构化面试方式,既可通过结构化问题了解应聘者的基本情况,又可以通过开放性问答考查应聘者其他综合能力。

临床医技人员还应进行实操考核,实操考核可反应应聘者的临床操作能力。由于每个应聘者实习医院或毕业学校要求的差异,导致实操水平各有高低。

7. 背景调查

"用人德为先",对于肩负救死扶伤职责的医务人员,良好的职业品德比医疗技术更为重要,因此背景调查在医院招聘工作中应重视。背景调查是指通过从外部求职者提供的证明人或以前工作的单位搜集资料,核实求职者个人资料的行为,是一种能直接证明求职者情况的有效方法。应届毕业生通过加盖学校公章的就业推荐表,即可完成调查。对于有工作经历的应聘者,可从人事档案中进行核实。

8. 体检

体检目的是确定应聘者的身体是否健康,是否适合所应聘岗位及工作环境的要求,是人才招聘中的最后一个测评。新职工入职体检除常规检查外,还应对不同岗位人员进行有区别性的检查,如从事影像放射工作人员,由于影像工作环境必然会受放射性的影响,就须进行特殊的检查。

9. 培训

新员工入职培训的内容应包含医院组织结构、规章制度、远景规划、福利报酬、学科专业发展等各方面,培训方式除讲座、授课、观看影片外,还可融合拓展训练等先进培训方式。通过拓展训练,可增进新职工间的相互了解,增强团队合作意识,产生医院文化认同感。

10. 信息储备库

人才信息储备库资料包含通过招聘系统接收的简历、招聘候选人的各项考核记录,以及由于各方原因导致未能成功应聘的优秀人才备案。构建人才信息储备库应把握三点:一是加强与医院高层的沟通,了解医院战略发展方向;二是加强与科主任的联系,及时获知科室人员需求;三是对医院当年的人员离职情况进行汇总分析,包括离职原因、离职时间、离职科室等。

11. 评估总结

招聘工作结束后,应对招聘工作的全过程进行活动评估、经验总结。招聘评估包括针对招聘费用的成本效益评估、针对录用人员质量的录用人员评估以及针对招聘合格率和新职工满意度的招聘工作评估。通过评估,总结经验和教训,可促进招聘工作日臻完善。

三、医院人才的选拔

(一)转变传统招聘观念,理顺招聘工作思路

1. 积极沟通,保证人才引进工作的针对性和实效性

招聘工作作为人力资源系统的一部分,其作用在于选人,如何选择正确合适的人对

医院的影响是十分大的。结合医院实际和各大招聘专场的举行时间，人事科提前将《人才引进计划表》下发各科室，及时了解及汇总各科室的人才需求情况，包括需求人员类别、人数、学历、专业、工作经验要求等。汇总科室的需求后，人事科还根据医院的实际情况和发展趋势进行初步分析，并结合科室的编制情况和人才队伍梯队配置情况与各科室进行积极沟通，最后编制成详细的年度人才引进计划提交医院讨论。招聘工作不是人力资源部单个部门的工作，需要各个部门的通力协作才能顺利进行，人事科在工作中始终与各科室保持紧密的沟通，认真做好人事招聘与配置工作，保证了人才引进的针对性和实效性。

2. 工作细致，树立"为求职者服务"的思想

医院是提供医疗服务的场所，每一位应聘者不论能否成为医院的一员，都可以通过努力使他们成为医院的认同者或者宣传者。因此，必须在工作中树立"为求职者服务"的思想。对收到的每份求职简历，无论是电子邮件、信件或其他方式的简历，我们均第一时间进行分类整理并登记，在进行资料筛选与确定初试时间后，提前通知应聘者，便于其做好相应的准备。我们的初试一般是面试，由于种种客观原因，大部分应聘者都有在面试等候区长时间等待的可能。因此，我们尽可能在应聘者到达等候区时告知其面试的具体事项和时间安排，给应聘者简单介绍医院的情况、发展趋势，加深应聘者对医院的了解与印象。同时，对等待时间长的应聘者耐心地加以解释和关心，比如交流互动、提供茶水等。通过细致的工作、贴心的服务感染每一位应聘者，使他们受到充分的尊重，从而接受、认同医院的理念和文化。

（二）扩展招聘渠道，提高招聘效率

1. 有针对性地选择招聘渠道，吸引各层次人才

近年来，医院的招聘渠道主要是常规的网络招聘和现场招聘，并且逐步形成了"网络招聘宣传先行，现场招聘为主，人才推荐为辅"的招聘模式。应将相关岗位的招聘信息适时地发布在专业的医学论坛上，尽量做到多渠道宣传。另外，根据年度的人才引进计划积极参加各大院校的医学专场和综合专场的招聘会、不定期大型人才中心组织的校园招聘会等，现场收集应聘简历，并与应聘者进行沟通交流，扩大对医院的宣传。对于一些急缺人才，医院主动联系专业对口的院校，请导师推荐，同时也接受医院或外院的专家或同学推荐，做到多渠道吸引人才。

2. 联系对口专业学校，建立长期合作关系

学校有培养学生并推荐就业的义务，医院因发展需要逐步扩大员工队伍，和学校保持长期合作关系是招聘工作的长远目标之一。医院应整理重点医学院校的名单，并

与之取得联系，在短时间内建立了良好的合作关系。通过到学校办招聘讲座和在校园网络发布招聘信息等方式扩大医院人才引进的宣传力度，为医院选拔高素质人才打下良好的基础。

（三）细化工作环节，确保招聘流程科学合理

1. 合理确定考官队伍

为了能对考生的综合素质进行考察了解和对考生专业知识和业务能力进行全面考核，面试考官组由医院分管领导、医院专家、人事部门领导、科主任组成，面试选拔事项包括人员基本素养、外语水平、专业知识、科研能力等方面的内容。考官队伍的合理确定保证了面试公平公正，使各环节高质量、高效率地完成。

2. 合理认定人才

基于胜任力的医院人才招聘与选拔体系是医院人力资源管理的重要环节。我们按每个岗位1：2～1：3的比例确定面试人选，筛选的时候从重点院校、专业对口、成绩突出和科研能力强等几个方面进行筛选，先由用人单位对简历进行筛选，再报人事部门。对于特别优秀的人才，在征得本人同意的情况下，可以同时参加多个岗位的面试；而对于没有达到比例要求或者没有合适人选的，我们也宁缺毋滥，放弃面试，尽可能吸纳优秀人才。

3. 科学公平地面谈面试

医院的面试采取面谈的形式进行，包括"自我介绍、考官提问、互相交流"三个环节。考官提问要求提1～两个专业问题，也可就应聘者的个人情况进行了解。同时，应聘者对医院或科室，甚至工作岗位需要更多了解的也可以在面试过程中提出来。总而言之，面谈面试在一种轻松和谐的气氛中进行，能够较好地达到增强沟通、彼此深入了解的目的，也可彰显医院吸纳人才的诚意。

4. 科学确定拟录取人员

面试结束后，每个考官进行无记名打分，由人事部门汇总面试情况并计算面试分数，经医院领导讨论研究后，确定拟试人员名单。试用期为两周，试用后由科室3名专家进行考核评分。人事部门汇总面试成绩和试用成绩，再交医院讨论研究以确定录取人选。

人才招聘是医院人力资源管理工作的基础，是促进人职匹配、人尽其才的关键。如何吸引更多的高层次人才，如何做好医院的人事招聘和配置工作，是我们今后的一项长期而艰巨的任务。

四、医院人才的培养

（一）人才效益性的认识

医院人才培养首先深刻认识投资与效益的关系。不难理解，医院人才的知识转化可给医院带来显著的经济收益与社会效益，但值得注意的是这些效益的产生具有间接性与长期性的特点，加上医院管理者任期制影响，一些医院往往对人才培养存在短期效益的思想与行为，采取"拿来主义"（主要靠引进人才）、"实用主义"（缺什么人才，引进或培养什么人才，什么时候缺，什么时候引进或培养）。人才培养缺乏规划性、目标与延续性。这必然影响了医院人才培养工作的正常开展与医院远期目标的实现。所以医院人才培养应有规划性与目标性，建立完善的人才培养管理制度，并长期开展工作。

（二）实行点与面相结合的人才培养机制

点的培养，即指重点人才的培养，做法一般是从中级、高级职称的中青年人员选择重点人才苗子，其后定目标、给任务、加压力、重投资，强化品德与学术的造就。培养目标是专业学科带头人，培养目的是使其较好掌握新技术，跟上现代医学发展的步伐，使医院保持某方面的先进性。

面的培养是培养医院人才的基础，也是最重要的方面，其理由是：其一，医院人才结构是一种由高、中、初档次医学人才互补形成的合理、稳定的能级结构，只有各级人才的合理存在，功能互补，才能发挥医院人才的最佳效果；其二，由于现代医学专业分工的精细化与病人的疾病、心理、社会因素的复杂化，使得医院人才群体性特征更显重要。医疗工作的完成有赖医院各部门之间的协调合作与有序配合。所以只有搞好面上的人才培养才能使医院功能得到正常发挥，才能提高医院总体服务水平与医疗技术水平。

（三）服务技术型人才的培养

医疗卫生工作突出的服务性要求人才培养必须改变重技术轻服务的传统观念与做法，培养相适应的具有专业技术素质与服务素质的服务技术型人才。服务技术型人才的培养必须注重两个"三基"的训练。第一，"技术三基"的训练，即通过医学专业基础、基本知识、基本技能的训练，提高专业技术素质。第二，"品德三基"的培养，这可概括为：首先，道德基础培养，培养其良好的公民道德意识与职业道德意识，培养其事业心与奉献精神，培养其集体亲和意识、个体互补意识、勤奋钻研精神；其次，法制基础教育，当前医疗卫生、法规正在逐步建立与完善，通过法制教育，尽快提高医务人员法律观念与意识，使之能自觉地依法行医，规范医疗行为已成当务之急；最后，心理、社会基础知识教育，通过医学与社会人文知识的教育，使之懂得病人心理因素的作用，掌握与病人沟通的技巧，提高服务社会、服务病人的意识与水平。

（四）注重临床型医学人才的培养

医院人才培养应面向病人，面向临床，培养大批能解决临床实际的临床医学人才。由于临床医学是一门实践性很强的学科，其人才的成长周期较长，只有在临床第一线，与病人直接沟通，严密观察疾病发生的全过程，并坚持在诊疗工作中长期实践，不断积累，才能培养出合格的或优秀的临床型医学人才。人才培养的重要性，具体可从以下几点来着手：第一，要想充分认识临床型人才培养的重要性，强调临床能力培养与科研能力培养并重，建立严格的规范的临床培养制度，以有利于临床型医学人才的培养；第二，改革人事有关制度，建立与临床人才培养相适应的新的人事体制；第三，设想建立临床医学人才培养的双轨道模式，即实行临床专业医师规范化临床培养与临床研究生培养同时并存的两种制度。临床研究生培养以临床科研为主要方向，临床专业医师规范化培养以临床技能与水平为主要方向，临床专业医师规范化培养并且与学位制相结合。

（五）注意医院管理人才的培养

观念上，对医院管理干部常看成"脱产干部""非专业人员""不产生效益的行政干部"；人事制度上，未得到专业技术人员的同等待遇，技术职称评定缺乏专门的科学的管理制度，从而产生了轻视医院管理、不安心医院管理的现象，影响了医院管理人才的正常培养。尤其在新的形势下，医院运行机制上明显的市场性与经营性，以及内涵建设上的质量效益的要求，使医院管理作用显得更重要。只有搞好医院管理人才的培养，搞好医院科学管理，才能使医院各系统功能放大，提高医院的医疗技术水平、医疗服务水平，才能给医院带来明显的社会效益，才能使医院正常经营与发展得到保障。

新时期医院管理人才培养工作应做到：第一，充分认识管理人才在医院经营与发展中的作用与地位，使管理人才培养工作的重要性成为共识；第二，把管理人才的培养纳入医院人才培养的规划之中，选择有医学专业基础、有管理素质的人员，进行有计划的目标培养；第三，改革人事管理制度，建立管理人员科学的技术职称评定制度，同时注意提高管理人员的生活水平与待遇。

第二节　现代医院人才激励

一、人才激励机制分析

（一）理论概述

管理就是要创造和保持一种有利环境，使在群体中一起工作的人们能够完成共同的目标，而做出良好成绩的过程。所以管理者必须利用一切方法，以调动被管理者的积极性。积极性是一个内在的变量，它由内在动力、外在压力和吸引力三部分组成。其中内在动力是由世界观、价值观与个体因素决定的，外部压力是外界有形或无形施加到个体身上的一种力量，譬如管理上的批评、惩罚、竞赛等措施就是给被管理者施加一定的压力。吸引力是外界环境产生的某种引起人们兴趣，满足人们物质或精神需求的力量，比如，管理中的表扬、奖励、奖金、荣誉等。要激发人们的积极性，就必须在这三种力上下功夫。影响积极性的因素很多，而有效的激励恰恰是提高员工积极性的不可缺少的重要因素。

1. 激励的内涵

"激励"一词是从英文 Motivation 翻译而来的，意为"使人产生行动的动机"或"激发人的行为动机"。一般是指一个有机体在追求某些既定目标时的意愿程度，它包括激发动机、鼓励行为、形成动力三方面的内容。激励是行为的发动机，又是行为的按钮，选择什么样的按钮就会产生什么样的行为。根据现代组织行为学理论，激励的本质是使员工产生去做某件事的意愿，这种意愿是以满足员工的个人需要为前提的。激励的核心在于对员工内在需求的把握与满足。而这种需求意味着使特定的结构具有吸引力的一种生理或者心理上的缺乏。激励就是通过精神或物质的某些刺激，促使人有一股内在的工作动机和工作干劲，朝着所期望的目标前进的心理活动。通俗地说，激励实际上就是通过满足员工的需要而使其努力地工作、实现组织目标的过程。

需要是动机的源泉、基础和出发点，动机才是驱动人们去行动的直接动力和原因。需要只有跟某种具体目标结合起来，才能转化为动机，并在适当的外部条件下显现为外在的可见行为。在不断出现的、未获得满足的需要推动下，人们才会去从事新的追求、活动、探索和创造。需要一经满足，便失去作为动机源泉的功能，行为也终止了，需要的不满足是激励的根源。

生理或心理上的匮乏或不足会产生需要未被满足的一种心理张力，这种心理张力刺激产生个人内在的驱动力，这些驱动力产生寻求特定目标的行为。如果目标达到，则需要得以满足，心理张力也就缓解降低。员工受到激励后，就会产生心理张力，为了缓解张力，他们就会忙于工作。心理张力越强，越需要做更多的工作来缓解它。所以，当员工努力工作时，我们认为员工是被他们所看重的目标的实现欲望所驱动的。

2. 激励的作用

首先，激励是打开人们心扉的钥匙，是启动人们行为的键钮，激励可以吸引有才能的、组织所需要的人，并使其长期为组织工作。从世界范围看，美国为吸引人才，不惜支付高额的酬金、创造好的工作条件等多种激励方法，从世界各国吸引了很多专家、学者。

这也是美国在许多科学技术领域保持领先地位的重要原因之一。

其次，激励可以使已经就职的员工最充分地发挥其技术和才能，变消极为积极，从而保持工作的有效性和高效率。

最后，激励还可以进一步激发员工的创造性和革新精神，从而大大提高工作的绩效。

3. 激励机制

激励机制是指组织系统中，激励主体通过激励因素或激励手段与激励客体之间相互关系的总和。也就是组织激励内在关系结构、运行方式和发展延边规律的总和。它包括两个要素：第一，发现员工需要什么，然后用这个事物作为激励客体完成工作的报酬；第二，确定员工的能力是否可能完成这项工作，即需要和能力是激励的两个因素。激励并不是无条件地简单满足激励客体的任何需要，而是要以能在一定程度上促使组织提高绩效的方式满足激励客体的需要，要对需要满足的方式和程度予以控制。

（二）现当代人们对激励机制的有益探索

以往的激励机制虽从不同角度研究了激励问题，但由于它们的片面性，由于视野和时代的局限，都缺乏系统性和发展性，应用起来效果不佳、范围不广。于是人们在前人研究成果的基础上，去其粗劣，取其精华，将其完整化系统化。其主要观点是：个人努力程度取决于机会、成就需要和个人目标的引导。个人通过努力得到的最终目标，是按照努力—绩效、绩效—奖励、奖励—个人目标的路径展开的。努力能否取得绩效，取决于能力高低和绩效评价系统的公平、客观程度。评估标准影响个人对绩效和奖励关系的认识，而强化组织的奖励也会刺激个人绩效的增加。公平性对个人努力程度产生较大影响，奖励与个人目标之间的联系程度取决于主导需求的满足程度。这一机制融合了前人观点，在实践中取得了较好效果，但没打破垂直式的操作、调控行为的框框，是单方面的、操纵性的，不能取得长期效果。所以许多企业综合运用这些理论和机制建立了"全方位激励机制""系统的激励机制"，比如，理想目标制度、工作目标制度、分配激励制度、劳动用工制度、业绩考评激励制度、奖励激励制度、晋升激励制度等激励机制。

（四）激励机制的发展趋势

管理者应该把人看成创造者而不仅是劳动力，更不能把人当作挣钱的工具甚至"摇钱树"，必须树立"以民为本"与"以人为本"的思想。任何工人的生活都是一个整体，而不是分裂的，不是上午 9 时到下午 5 时是机器，而在这段时间之前和之后则是人。人道化的工作条件不仅能提高劳动生产率和为公司增加利润，也使雇员感到自尊。心情舒畅能使每一个人作为人而更好地进行工作。医院管理者必须把人当作一切管理活动的出发点和归宿点，要顺人之意、从人之欲、恤人之苦、惜人之力，从而博人之心、取人之信，进而求医院之稳定、谋医院之发展：要"以人为价值的核心和社会的本位，把人的生存与发展作为最高的价值目标；一切为了人，一切服务于人"；关注员工的本质、价值、地位和使命，强调员工个体的自主、自由、利益、人格、个性、幸福等基本权利，称颂员工的智慧、能力和品德，在分析、处理和解决具体事务时要坚持"以人为目的、以人为根本"的价值准则，热忱关怀员工自身的生存境况及生活意义。由此看来，未来管理必将以"以人为本"和"以民为本"为核心，必将是人性化的管理。

人性化管理包括管理目的、机制、手段的人性化以及管理差异化、自主化、规范化等内容，而其核心内容则是激励机制的人性化。人性化激励机制的最大特点是：以人为核心，以重视人的情绪、情感和需要为基础，让员工在工作中保持一种愉悦的心情、满腔热情、向上的激情，以充分发挥人的积极性、主动性、创造性，其基本点就是尊重人的个性，满足人的个性需求。显然，以往的激励机制都不完全符合人性化管理的要求，为适应人性化管理的需求，势必改变以往那些单方面控制式的、一成不变的激励机制，应该有与之适应的人性化激励机制，而真正的人性化激励机制则是以满足人的个性需求为核心。激励主体与客体之间通过激励因素互相作用，在双向交流、自主选择的基础上实施激励，绝非垂直的调控与操作关系，而应是符合人的个性需求（承认人性差异的）的协商式的、自助餐式的有差异的激励机制。

三、医院人性化人才激励机制

（一）医院内部人性化激励机制的含义

任何有效的激励机制均得符合员工的心理和行为活动的规律。人类的行为是由各自的人性和需要引起的，所以激励机制必须是人性化的，是以满足员工的基本需求为基础的，医院的激励机制自然更应如此。

人性化激励就是以正确的人性观为指导，按照现代人的本性进行激励。医院内部人性化激励机制是在医院组织系统中，以促进医院和员工的共同发展为目标，以满足员工的需求为核心，在细致的调查研究的基础上，通过对医院员工的不同需求特征进行系统的分析，总结出不同的激励因素，并以此为依据设计各种激励措施和方式，让员工根据自己的需要进行自主的选择，让员工通过选择适合自身需要的激励措施，激发员工的工作积极性、主动性和创造性，进而达到激励的目的，实现医院的经营目标。这种激励机制完全打破了传统的医院单方面垂直操作调控的关系，是一种极富弹性的协商自助式的激励机制。

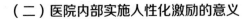

（二）医院内部实施人性化激励的意义

1. 有利于增强医院凝聚力提高激励效果

人性化激励的精髓在于"把人当人看"，依据人的本性及需求实施激励，满足人的要求，从而使员工怀着一种满意或满足的心态以最佳的精神状态全身心地投入工作中去，进而提高医院的激励效果。实践也已经证明，医院人性化激励将会使医院员工空前团结，成为一个极具战斗力的团队，从而提高医院工作效率。

2. 有利于提高医院核心竞争力

知识经济时代，医疗服务中的技术、知识含量成了竞争的基础和决胜关键，医院的发展对技术和知识等创新承担者的依赖性也将空前提高，医院之间围绕人的竞争也必然加剧。如何提高调动人的积极性，提升医院核心竞争力，应是现代医院管理者的重要研究课题。通过推行人性化激励，满足员工各层次的基本需要，依靠人性化、差异化的激励机制培养员工的责任感、使命感和主人翁精神，把员工的利益和医院利益紧紧捆在一起，重视员工的需求和自我价值的实现，使人的积极性得到充分发挥，其结果必然是不断提高自身的核心竞争力，并在竞争中立于不败之地。

3. 有利于实现医院的可持续发展

医疗行业是知识分子相对集中的行业，而知识工作者的特点是：有知识，有自尊，追求自我管理，能不断创新，有自主权，不被看作成本而被作为资本。实施人性化激励，真诚地尊重人性与关心人的发展，医院就能发现、培养和造就更多、更优秀的人才，并充分调动全部人才的积极性和创造性，使其能量得以充分释放，并不断转化生成新的生产力，从而更加充分地发挥医院高智能、集约化人力资本的作用，最大限度地发挥整体人力资源的作用，奠定医院可持续发展的基础，形成竞争优势。激励是否人性化理所当然地被作为医院能否实现可持续发展的决定性因素之一，成为当前医院实现科学发展的一个重要着力点和突破口。

4. 有利于医院文化建设

实施人性化、差异化激励必然影响职工主观能动性的发挥，能充分调动人的积极性，在医院形成"积极向上、和睦相处"的工作环境，让员工怀着愉快的心情工作，形成民主的、突出个性的、鼓励创造的医院文化和制度，使医务工作者成为思想开放、有责任感、富于创造精神的自主人、文明人，最终在医院创建"院兴我兴，院衰我耻"的文化氛围。

5. 有利于缓解医患、医际、医管矛盾

由于人性化及差异化激励机制的建立和推行，医院里一定会形成一种积极向上、和睦相处的氛围，工作环境好，员工工作心情愉快、思想开放、责任感强，必定促使员工

为实现促进医院发展和满足病人需求的双重目标而奉献聪明才智，把主要精力集中到工作上去，进而缓解医患、医际及医管矛盾。

6. 有利于医院员工全面发展

人是人性化激励管理的出发点和归宿点，其核心就是尊重人、发展人、培养人。人性化激励充分尊重人的个性需求和自主选择，根据员工的需要设置差异化的激励机制，让员工根据自我需要做自主选择，缺什么选什么。这样就能满足不同员工的不同需求、满足同一员工不同时期的不同需求，最终促使员工自身得到全面和谐的发展。

（三）人性化是设计激励机制的首要原则

激励实际上就是通过满足员工的需要而使其努力工作实现组织目标的过程。激励必须从人本主义思想角度出发，以尊重和满足员工需求为导向进行激励，以争取最大的员工满意度为目标，针对不同的个体进行激励。任何有效的激励机制必须是针对不同的个体需求而综合设计的，人的需求往往是不同的，一个符合员工需求的激励行为才能引起员工的重视，使员工产生共鸣，导致高水平绩效的产生。因此，医院在设计激励机制时必须从医院员工的实际出发。认真分析员工的需求，掌握好员工需求的层次性，分析不同员工到底有何种不同的需求。并在此基础上本着人性化的观点，通过人性化的制度规范员工的行为，调动员工的工作积极性，谋求管理的人性化和制度化之间的平衡，以达到有序管理和有效管理。

（四）医院内部实施人性化激励的必要性

随着社会的不断发展，管理科学也日新月异，传统的管理方法越来越不能适应现代管理的需要，特别是那些非人性化的管理已走进了死胡同，不仅不能促进企业的发展反而成了其发展的障碍。组织中的每一个人同每一个团体，正好像人体中的一个器官一样，如果眼睛同手之间的协调机制被破坏了，那么无论眼睛或手怎样努力工作，也不能使它们共同的生产率得到提高。组织中的人正是组织的器官，如果管理制度限制了其自由发展，非但不能提高企业的生产率，反而会制约企业的发展，由此可见人性化管理是何等的重要了。

管理界呼唤着人性的回归，于是，人性化管理成了管理发展的新趋势，作为管理核心的激励自然也必须是人性化的。医院虽不同于企业，有其特殊的一面，但由于医院所服务的对象是病人，这就意味着医院的管理更需要人性化，其内部激励机制就更不能例外。

1. 人性的必然要求

人性是人同动物的本质性的区别，是一切社会关系的总和，是自然之性与社会之性的统一。人性受不同历史阶段的生产力水平及生产关系制约，不是一成不变的，是随着

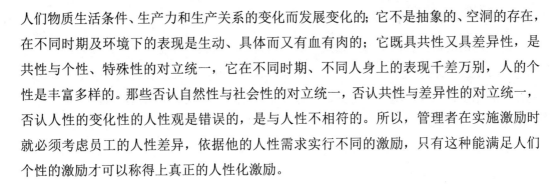

人们物质生活条件、生产力和生产关系的变化而发展变化的；它不是抽象的、空洞的存在，在不同时期及环境下的表现是生动、具体而又有血有肉的；它既具共性又具差异性，是共性与个性、特殊性的对立统一，它在不同时期、不同人身上的表现千差万别，人的个性是丰富多样的。那些否认自然性与社会性的对立统一，否认共性与差异性的对立统一，否认人性的变化性的人性观是错误的，是与人性不相符的。所以，管理者在实施激励时就必须考虑员工的人性差异，依据他的人性需求实行不同的激励，只有这种能满足人们个性的激励才可以称得上真正的人性化激励。

2. 激励机制发展的要求

由于对人性的认识存在偏颇，对人的需要了解不充分，使得依此建立起来的激励机制存在以下先天性的局限：第一，受视野和时代的局限，缺乏系统性和发展性；第二，剥夺了员工的选择权，而只能被动接受，使得激励起不到应有的作用；第三，由于工资奖金不能无限增加、晋升名额有限使其激励效果难以持久。在这些局限性的制约下激励机制很难发挥应有作用，甚至阻碍了医院的发展。然而，在市场经济条件下，以人才竞争为主的医院竞争日趋激烈，医疗人才的流动性不断加强，医院要在这种白热化的竞争中取胜就离不开人才，医院的存亡全系于人才。因此，医院必须创新激励机制，且新的激励机制必须以满足员工个性需求为目的。

3. 人性化管理发展的要求

随着社会与经济的发展，管理理论也日新月异，未来管理必将趋向人性化，人是管理的出发点和归宿点，是管理的目的，任何组织都离不开人。人性化管理的最大特点是：以人为核心，以重视人的情绪、情感和需要为基础，让员工在工作中保持愉悦的心情、满腔的热情、向上的激情，以充分发挥人的积极性、主动性、创造性。其基本特点就是尊重人的个性，满足人的个性需求。为适应人性化管理的需求，医院势必有与之适应的人性化激励机制，而真正的人性化激励机制则是以满足人的个性需求为核心，激励主体与客体之间通过激励因素互相作用。在双向交流，自主选择的基础上实施激励，绝非垂直的调控与操作关系，而应是符合人的个性需求（承认人性差异）的协商式的、自助餐式的有差异的激励机制。

4. 医院员工多种需求的必然结果

客观世界是丰富多彩的，个体心理也是千姿百态的，这就决定了人的需求具有多样性。同时，作为客观存在的人，其需求不仅是社会存在的反映，而且还受社会现实的制约，这又决定人性及人的需求具有现实性和差异性。所以医院在实施激励时必须把握医院的现实情况，了解员工需求的层次特点和员工需求的差异性，并依靠这些焦点实施激励，只有有的放矢才能达到事半功倍的效果。

医院知识型员工普遍认为的激励因素依次为薪金福利、技能发展、外界认可、工作成就、与上级关系、工作意义、工作挑战性、各类晋升、社会地位、权力授予；稳定因素有职业稳定、工作环境、同事关系、管理监督等。这反映出：第一，技能发展、外界认可等内容成了激励因素，表明当代医务人员积极的价值取向；第二，通常认为只能保持员工工作状态的"薪金福利"却成为激励机制，反映出员工对现有的经济收入尚未满足；第三，通常作为稳定因素的"与上级关系"，在当前中国医院内却成为激励因素，表现出我国知识型员工特有的价值观。也就是说，当前医院员工依然有身心健康、社会交往、获得尊重、自我实现和物质生活等基本需求。既然有多种需求存在，那么实施有差别的人性化激励肯定是十分必要的。

三、医院人才激励机制的构建

（一）建立以学术权力为主导的管理模式

管理模式是在管理人性假设的基础上设计出的一整套具体的管理理念、管理内容、管理工具、管理程序、管理制度和管理方法论体系并将其反复运用于企业，使企业在运行过程中自觉加以遵守的管理规则。在综合型医院这种机构，存在着行政权力与学术权力两大权力主体，正确处理这两大权力主体的关系是整个医院管理体制改革的重中之重。医院医务工作者所从事的工作包含临床医疗诊治，传授医学知识及研究科研课题，这些工作无不体现着学术价值和追求真理的主题，因此学术价值是医务工作者的基本价值，也是他们一切工作的基本动力来源。而医院各职能部门的管理行政人员的工作任务，主要是通过履行工作责任来维护和保证学术价值的实现，因此学术价值体现了医院的核心价值。然而，在现行的医院管理模式中，往往是医院的行政权力起了决定权的作用，学术权力占弱势。这就容易导致非学术的行政权力在以学术为主的管理方式上出现偏差，严重地导致学术专业人才的不稳定，阻碍医院学科发展。因此，医院应建立以学术权力为基础的医院文化，创造医务工作者与行政人员平等交流和沟通的环境，促进医务人员和行政人员之间的相互理解与合作，保持学术自由和追求真理的良好传统，从而促进医院学科持续健康发展。

建立以学术权力为主导的管理模式，一是要正确处理行政权力与学术权力的关系，明确划分两者的界限，建立相互制衡的管理机制，坚决杜绝以行政权力替代学术权力；二是建立健全学术组织，充分发挥其作用，加强学术权力管理。如建立健全学术委员会及其制度，明确学术委员会的职责与权限，确保学者专家参与学术事务决策的权力落到实处；三是增强服务意识，清除管理层群"官本位"思想。医院的管理层应逐步从行政

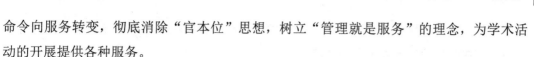

命令向服务转变，彻底消除"官本位"思想，树立"管理就是服务"的理念，为学术活动的开展提供各种服务。

（二）物质激励与精神激励相结合的激励形式

激励形式的运用在人才激励机制中发挥的作用是不可忽视的。物质激励与精神激励相结合的形式对于人才激励机制发挥最大效应，充分调动人才工作积极性，促进人才不断成长，加强学科建设起着非常大的作用。

实例的人才激励机制存在着对人才重物质激励、轻精神激励的问题，赫茨伯格（Herzberg）的双因素理论和马斯洛的需求层次理论指出，满足各种需求所引起的激励深度和效果是不一样的。满足人才物质需求是基本条件，没有它会导致人才不满，但是即使获得满足，它所发挥作用的影响力和时限都是很局限的。要持续长久地充分调动人才的积极性，不仅要注意物质利益和工作条件等外部因素，更重要的是要注意对人才进行精神鼓励。譬如，成绩上给予认可，工作上给予支持，提供个人成长、发展的机会等。在将两种激励形式结合起来进行激励时，要能够准确判断人才所处的阶段，有针对性地制订以某种激励方式为主体的激励方案。对不同的人才进行不同的激励，使人才充分发挥其潜能，从而有利于医院的人力资源发展。

（三）科学合理地建立绩效评价体系

绩效评价体系是指由一系列与绩效评价相关的评价制度、评价指标体系、评价方法、评价标准以及评价机构等形成的有机整体，由绩效评价制度体系、绩效评价组织体系和绩效评价指标体系三个子体系组成。绩效评价是医院绩效管理的核心内容，它通过对绩效管理工具的充分运用，准确地对人才的工作和成绩进行评价分析，进一步为人才的成长指明方向，同时为学科建设发展培养优秀人才。绩效评价是医院内部管理价值链的关键环节，通过有效的评价，能够有力地促进医院管理水平不断提升。建立科学合理的绩效评价体系，可从以下三个方面入手。

1. 健全绩效评价制度体系

建立完善的相关制度体系，明确人才的范畴，从人才的引进、培养及管理三方面制定人才管理制度。同时制订切实有效的人才培养计划，并定期对人才进行考核，将考核标准量化，与人才的待遇挂钩，有奖有惩，真正达到促进人才发展、加速学科建设的目标。

2. 建立合理的绩效评价组织体系

成立人才绩效评价组织，由医院的学术权威组成，实事求是地对人才进行客观评价。

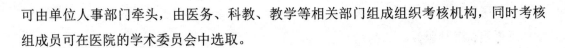

可由单位人事部门牵头，由医务、科教、教学等相关部门组成组织考核机构，同时考核组成员可在医院的学术委员会中选取。

3. 设计科学的绩效评价指标体系

绩效评价体系的指标设计要保证具体化，具有操作性和可衡量性。第一，要具体而明确，即考核指标直接与人才的工作内容挂钩，不同类型的人才评价指标不一样；第二，要操作性强，即每项指标均可采用数学方法进行量化评分；第三，要可以衡量，即各项指标是可以证明并观察到的，其信息具有可获得性。为此，在设置指标体系时，要对各类岗位认真进行分析和评估，对不同技术职务工作内容及要求进行认真分析，明确工作岗位的职责，使人才的工作内容与业绩考核一一对应，从而达到公平公正的目的。而且，考评方法力求多样化。以全方位的、动态的观点来设计考评制度，将定期考评与不定期考评、过程考评与结果考评结合起来，使考评结果与工作实际情况更加接近。通过考评，医院管理人员可根据环境的变化及人才的进步，适时调整目标体系，使人才积极地为实现目标而努力工作。

以省级综合型医院为例，在设计具体的人才考评体系时，一定要区分对待临床型人才与科研型人才，既要注重临床技能及水平的提高，也要保证科研成果的不断创新，提高人才培养质量。同时，要根据医院实际和学科发展的动态，准确判断人才经过努力后可达到的目标，合理设置相应考评分值。在设计临床型人才的考评体系时，将考评标准侧重点放在临床指标上，例如临床治愈增长率、开展新技术新项目数、超手术基数率、抗生素使用率等作为考评项目，将临床指标分数的权重加大，特别是对于开展高难度手术、新技术新疗法等充分体现人才创造性的指标要给予较大的分值。设计科研型人才的考评体系时，要充分体现人才的科研水平，以所承担的科研课题数及等级，所发表各级文章数量及获得的科研奖励等作为考评项目。为了充分激发高精尖科研人才的潜能，将国家级或省级重大项目设置较高的分值，一方面，大力激励其申报科研项目的积极性；另一方面，促进学科科研水平的提升。随着科技发展的全球化以及论文期刊的不断变化，论文水平的体现已不仅是发表几篇文章，更重视发表文章的质量与档次，以及代表论文成果水平的因素，如国外发表和 SCI 引用次数的影响力等。通过对以上项目量化考评，可引导人才发表高水平的原创性论文，获得高水平的成果。同时，在整个考评体系中，始终要体现：第一，综合型医院是集医、教、研为一体的医疗机构，医疗、教学、科研是本职工作。因此，任何一种考评体系的指标中都应包含以上三项因素，根据人才类型不同，每项指标的权重不一样；第二，医院以医疗任务为整体目标，科研及教学任务均服务于或支撑医疗工作，在对临床工作的科研型人才进行考评时，注重将科研成果反哺于临床，实现"临床工作一票否决制"，即凡是在临床工作的人才，无论他是不是临床型，

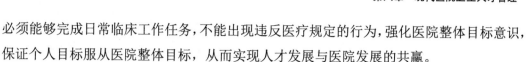

必须能够完成日常临床工作任务，不能出现违反医疗规定的行为，强化医院整体目标意识，保证个人目标服从医院整体目标，从而实现人才发展与医院发展的共赢。

（四）医务人才的激励机制须动态长效

人才的激励机制要时刻体现人才在不同阶段和时代所能承担的工作量及创新能力，因此要有能够时刻鞭策人才的作用，而且评价体系中的各因素要紧密相关，这就要求人才的激励要有动态性的长效机制，要根据人才的数量与质量不断予以完善。

在实施人才的激励机制时，能够定期对其设计方案进行评价，并对其中不合理的项目进行修改，以适应不同时间对人才的不同要求的需要。同时，激励机制中的考评体系要有考评周期，在固定时间周期内完成对人才的评价。再者，根据不同的岗位层次，实施分类动态的薪酬管理。同时，要根据人才的不同类型，设立适合临床型、教学型不同人才类型的绩效考评标准。医院管理层依据不同的绩效考评标准，结合绩效考核结果动态兑现薪酬，实行全员动态绩效考核。将考评结果与职称聘用、职务升降、奖励惩处等挂钩，形成待遇能上能下的激励局面，真正达到"岗变薪变""绩变薪变"的动态奖惩目标。同时，绩效考核的侧重点放在医院重点学科建设及发展上，要充分体现医院的发展战略。另外，为了稳定人才队伍，激励人才努力工作，对所有岗位的薪酬按一定的时间周期给予一个正常的增长，使得安心工作的人才都能得到一个薪酬不断增加的机会，形成全员努力工作，形成合力的局面，从而保证了人力资源的持续稳定增长。

（五）为人才提供高效的可持续的发展平台

医院的人才是典型的知识型员工，无论治病救人、传播知识，还是科研创新，人才自身的专业必须不断成长与发展。因此，必须建立健全人才培训体系，为人才提供完善的可持续发展的平台，以不断满足人才对知识更新和职业成长的需要。

我国许多医院对人才的在职提高环节普遍重视不足，这就在很大程度上影响了人才及学科的发展。鉴于这种情况，可以根据人才的不同需要，提供不同的培训方式，有效地利用资金，使其发挥最大的作用。加强新进人才的岗前培训教育，使人才通过培训，能够了解医院的现状及发展前景，培养他们的集体荣誉感。了解医院的规章制度及相关业务知识，帮助他们迅速融入医院环境中。对已有的人才，一方面，要充分发挥"传、帮、带"作用，要求老专家将其所能传授给这些人才，将医院好的光荣传统传下去。同时鼓励人才继续学习，倡导"干中学"模式，使人才在实践中学习提高。充分利用学习培训机会，加深临床经验和学术交流，提高自身业务水平，将在医院所学的知识与外院学习成果结合起来，取长补短，不断提高学术专业水平。另一方面，要加强学术骨干的培养，以带动整个学科梯队建设。

同时，要充分利用绩效评价结果作为人才培养的依据。绩效评价结果可为人才培养提供大量的与人才专业成长相关的信息，利用这些信息可帮助管理者较客观地分析人才在思想、学术等方面所处的阶段，以制定相应的激励措施鞭策人才进步。对于绩效较差的人才，经过分析后，发现是由于其所具备的知识和技能水平较低而导致工作完成不够理想，或者在能力提高过程中出现短暂的"高原现象"，就应对他们进行有针对性的培训，进一步提高其专业知识和技能水平；对于业绩优秀者进行激励性培养，准确分析其专业发展和研究阶段，借助合作项目或课题研究，选派其去发达国家做访问学者开展研究，进一步提升学术水平。在人才的培养中，还要充分挖掘本单位内在资源，努力创建院内培养条件，使人才培养更自主化、个性化。

四、医院人才激励机制的创新

（一）医院激励的基本原则

激励措施多种多样，医院基本激励的措施应遵循以下原则。

1. 精神层面激励与物质激励相结合

物质激励，顾名思义是薪酬、奖金、福利等方面的可以量化的激励措施，精神层面的激励措施如荣誉、鼓励、晋升等是不可量化的激励措施。两种激励措施是一种相辅相成的关系，缺一不可。物质激励是精神激励的基础，精神激励是保持医院持续健康发展的必要措施。两种激励措施应相互结合使用，不可偏废一方。如果只重视物质激励措施，那么就会使医务人员过分看重物质，一切向钱看，当医院由于某种原因，物质给予无法满足医务人员的期望时，那么在医务人员中便会产生不安的情绪，不利于医院渡过难关。如果只重视精神层面的激励，医务人员基本的物质需求无法得到保障，失去了物质基础，医院也是不稳定的。所以物质激励和精神激励要结合使用，不偏向任何一方，才能保证激励机制的平衡。

2. 正反向激励措施相互结合

正向激励措施达到的效果可以是使医务人员的工作积极性和创造性得到很大的提高，也可能造成医务人员的骄傲自满，影响其工作效率。反向激励措施达到的效果可以使医务人员自信心下降，只是为了生存和生计而苟且偷生，丧失了工作的积极性，但是对于有些医务人员可能更是一种鞭策，激发出前所未有的能量，可能会达到意想不到的效果。由于正向激励和反向激励都有可能产生推动力和破坏力，如何能够正确使用两种激励措施，使医院能够朝着正确的方向发展，就是对两种激励措施要有一个合理度的把握和应用情况的正确判读。正向的激励措施是医院经常使用的，但是并不是所有的医务人员都能够很好地完成任务，这个时候便需要反向的激励措施，但是反向激励措施不可过重。能够使医务人员痛定思痛，并仍然充满信心地继续努力，为了医院的共同目标更加奋发向前，这样的效果才是管理者想要的。所以在医院中，正向激励措施和反向激励措施必须合理正确使用，相互结合才能达到更好的效果。

3. 静态激励措施和动态激励措施相互结合

如果一个医院的激励措施都是静态措施，那么整体医院的激励机制一直都是一成不变的，缺乏创新和活力。而如果一个医院的激励措施都是动态的，则医务人员缺乏安全感，没有明确的目标，是医院一个很大的不安定因素。所以静态的激励机制需要有动态的激励措施作为补充来提高医院活力，动态的激励措施需要由静态激励机制作为基础，提供一个稳定健康的环境。只有静态激励措施与动态激励措施的有机合理结合，才能实现医院的不断发展。

4. 短期激励机制与长期激励措施的结合

长期的激励措施能够使医务人员长时间内保持较好的工作态度，对医院的长期发展是非常有利的。短期激励措施则能够使医务人员感受到医院的人性化管理，提高医院凝聚力使医务人员工作兴趣突增。因此如果只是一味地重视长期激励措施，很容易使医务人员在漫长的奋斗时间中产生疲惫感，如果只重视短期激励措施，则会因没有长期的目标而心生去意，难以留住医院的核心人才。而且两种激励措施对于处于创建初期、成长期、成熟期等不同发展阶段的医院有不同的侧重。所以医院管理者应在实际工作中，根据自身所处的发展阶段，合理地结合应用短期激励机制和长期激励机制，使医院能够较快地发展。

（二）建立全面的薪酬体系

随着医院管理的不断变化，复合的薪酬模式将取代单一的薪酬模式。经济性与非经济性的薪酬有机结合构成了全面薪酬管理体系，它发挥了薪酬的整体作用，能够提高医务人员的满意度，同时增强医院的整体竞争力。

建立全面的薪酬体系，最大的好处就是保持了薪酬制度的活力，而且要与医院整体的发展战略相互适应，全面的薪酬体系包含以下几个方面。

1. 固定薪酬

固定薪酬，顾名思义是指员工完成工作得到的周期性发放的经济性报酬，它具有保障性的特点，同时也应符合国家或当地政府现行的最低工资标准。

2. 可变薪酬

可变薪酬，指员工因达到某一既定的工作目标而得到的奖励，极其具有不稳定性。

面向广大医务人员实行可变薪酬计划，能够对医务人员和医院所面临的动态环境做出灵活的反应，不仅对医务人员所完成的绩效提供了奖励，而且能有效控制医院的成本开支。多种可变薪酬形式的灵活运用及由此产生的激励性，是全面薪酬战略的一个重要特征。这些可变薪酬主要包括奖金分成、慰问金和补助等。

3. 间接薪酬

间接薪酬，是固定薪酬和可变薪酬的一种补充，而不是替代者，主要措施就是实行合理的福利成本分摊。这些福利包括：第一，法定福利，用以保障或改善医务人员的安全和健康、维持家庭收入和帮助家庭渡过难关；第二，弹性福利，包括补充退休金，健康保障，为医务人员提供带薪假期，培训费报销、支付交通费用，提供班车、住房福利，饮食福利和弹性工作制等。

4. 非货币性经济薪酬

非货币性经济薪酬，包括安全舒适的工作环境、良好的工作氛围和工作关系、引人注目的头衔、上级的赞美和肯定等。

5. 非经济薪酬

非经济薪酬，实际上就是员工从工作本身所获得的心理收入，即对工作的责任感、成就感、胜任感、富有价值的贡献和社会影响力等。医院可以通过工作设计、宽带薪酬制度及组织扁平化来让医务人员从工作本身得到最大的满足。

（三）改革职称晋升机制

1. 狠抓员工业务培训

一般对新员工进行培训，因为对于医生来说，基本功是最重要的因素，狠抓基础，培养医务人员主动为患者服务的意识。

2. 制定晋升基础要求

根据各科室的工作特点来制定职称晋升的要求，不能千篇一律。提高整体技术实力，加强医院竞争力。

3. 加强学科间学习交流

医院讲究的是一个整体，所以要加强各学科、各科室的交流合作，为开展医院各项活动的顺利进行打下良好的基础。

4. 创造条件促进学习

针对不同人群职称晋升面临的压力，人事部门可以根据不同人群评职称的需求，提前提供计算机、专业培训等相关信息，为晋升人员提供科研的机会。

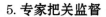

5. 专家把关监督

充分发挥专家的带头作用，把符合晋升人员的各项综合指标交给专家评审讨论，严格把关，提高职称的含金量。为了做到公开、公平、公正，评议结果接受全院人员的监督。

6. 奖励先进，破格晋升

对于业绩突出、在专业领域有突出贡献的人员，政策适当倾斜，提供破格晋升的机会。

7. 评聘分开，能上能下

打破职称的终身制，对于达标、病人满意度高的要提拔奖励；对于那些不达标的，可以适当进行惩罚，必要的情况下可以低聘考察。

（四）完善绩效考核体系

医院的绩效管理，是人力资源管理的重要内容，也是重要的人力资源管理激励措施，是医院在运行过程中，既要保证医院能够为广大患者提供优质、热情、便捷、廉价的医疗服务，同时也要保证医院的运行和发展，又能够充分调动广大医务人员的工作积极性的手段，它应以经济核算为基础，通过全面管理，业绩考核，权衡与决定职工个人的绩效工资是多少。

绩效工资，又称绩效加薪、奖励工资或与评估挂钩工资，以工作岗位为主，根据岗位劳动强度、责任大小、技术含量、环境优劣确定岗级，凭医务人员的劳动成果发放报酬。绩效工资由四部分组成：基本工资、年龄工资、岗位工资、奖励工资。

医院应建立分层次、分类考核标准。把门诊、急诊、住院、检查、手术等医疗工作量指标，把住院率、床位使用率、床位周转率、平均住院日、手术台数、诊断符合率、治愈率、抢救成功率等医疗质量和效率指标，把病人投诉率、就诊病人满意率、住院病人满意率、病历合格率等医德医风指标，把住院人数、住院人均收费、科室人均纯结余、人均收益等经济指标作为医院绩效考核的主要内容，从而使得绩效考核和绩效工资达到最公平、最合理的程度。

绩效工资的实行也是激励理论中的一种措施。根据现代组织学理论，激励的本质就是医务人员去做某事的意愿，这种意愿以满足医务人员的个人需要为条件，其核心在于对医务人员内在需求的把握与满足。所以医院人事部门应做好每一个职位的责权分析，制定工作说明书，为绩效考评打好基础，防止绩效工资的发放不均。

绩效考核还要注重目标管理，即制定考核目标，以达到目标的程度来确定奖金的调整、奖罚的依据以及晋升或降级的指标，以便养成医务人员的竞争意识和危机意识，从而提高医院的服务水平。有效的激励机制不仅可以调动医务人员的积极性，激发他们的创造力，而且可以增强医院的凝聚力和竞争力，提高医院在市场中的整体竞争能力，进而促进医院的不断发展和效益增长。

（五）重视对医务人员的情感激励

医务人员的道德责任感和事业成就感胜过其他任何一种职业的从业人员，所以很大程度上医务人员的执着更多来自道德的激励。一般来说，医务人员所承受的工作压力是最大的，很多员工都有了心身耗竭综合征、职业倦怠、失眠、忧郁症等病症。因此，医院在员工激励方面要加强人文关怀，多为职工想想。

1. 进行心理减压

由党小组、工会、团委等组织座谈等活动，开展多种形式的减压活动，使压力得到释放。

2. 照顾职工需求

了解各层次职工的需求，特别对"三期"的女职工给予照顾，对年龄偏大的员工适当减轻其门诊工作量，对科研量繁重的职工适当给予调休，对新同志给予生活上的便利等。通过这些情感交流，能够减少员工的顾虑，激励员工更好地投入工作当中。

3. 表彰先进职工

营造"学先进、树标兵"的氛围，表彰先进个人，用先进的事迹感染员工，发挥模范标兵作用，激励员工立足本职工作，在平凡的岗位上做出不平凡的业绩。

第三节　现代医院人才引进与测评管理

一、医院人才引进的措施

（一）医院人才引进工作存在的不足

1. 诚信机制的缺乏

医院人才引进工作一般都是由医院的院长负责，而具体的操作则是由人事部门来完成，人事部门在实际的面谈中会对人才享受的职务和待遇、科室设备、业务收入等优势情况加以强调，希望能对人才进行挽留。一方面，在人才进入科室后，如果发现实际情况和预期存在落差就会出现不信任感，最终对人才引进成功率造成影响；另一方面，人才为了让自身的价值提升，往往会在专家推荐信或者履历上夸大其词，这样让人才引进后不能有效胜任医院安排的工作岗位，从而导致人才流失。

2. 医院缺乏正确的定位

医院在人才引进时存在较高的期望，认为人才的职称、学历越高越好，但是却没有正确认识医院的自身环境。部分医院在对高学历人才进行引进时，并没有考虑自身的硬件设备和自身业务水平，让人才的自身优势不能得以有效发挥，进而导致人才萌生跳槽的念头。

3. 人才缺乏清楚的定位

传统官本位等旧观念会对专业技术人员的自我定位造成比较严重的影响，医院所引进的人才虽然职称和学历较高，但是却从来没有从事过相关的管理工作。来院后人才就要求担任学科带头人或者行政职务，人才因为不清楚自身的管理能力和科室的复杂环境，进而让人才不能和科室和谐相处，最终导致人才产生跳槽的想法。

4. 重视外部引进，轻视内部培养

医院在对外部人才进行引进时，需要消耗大量的物力和精力，因此医院领导比较重视，院部也给予人才非常好的待遇，存在"外来和尚好念经"的现实状况。因为对内部人才的开发和培养不够重视，进而让内部人才产生嫉妒心理，导致整个科室环境出现人际冲突，最终让外部引进的人才在孤立无援的情况下产生跳槽的念头。

5. 重视引进，轻视使用

医院在对人才进行引进时，消耗了大量物力和精力，但是却并没有重视外部引进人才在科室的发展和成长，进而导致医院和人才承受损失。医院因为缺乏人才计划，并没有有机结合人才引进和人才使用，让外部引进人才随意发展，让人才在彷徨或者遇到挫折时无法及时得到帮助，人才缺乏准确的定位，最终导致人才不断流失。

（二）完善医院人才引进工作的措施

1. 观念先行是完善医院人才引进工作的基础

现阶段，大部分医院都属于公立性质，在一定程度上医院缺乏人员管理、人事任免和人员使用的权限，进而让医院领导在观念方面不能主动寻找解决人才引进的方法。作为医院管理者来讲，应该树立"政以才治、国以人兴"的理念，针对人才问题应该树立良好的危机意识和忧患意识。树立现代人力资源管理的观念，首先，应该树立人力资源是第一资源的观念，开发人才资源要具有增值和升值的作用，能让医院的利润显著提升。

其次，应树立人才资本投入优先的观念，人才作为投资客体之一，医院的财力资源和物力投入，会对人才开发的水平产生直接影响。最后，应利用竞争来选拔优秀人才，树立良好的人才战略理念。

2.认真落实相关的措施

制定完善的人才引进制度、构建合理的人才脱颖平台、认真落实人才引进的待遇、创造良好的工作氛围对于人才引进工作的有效开展非常关键。医院应从制度方面来对人才引进工作进行规范，针对引进人才的条件、范围、考核方式、引进渠道、人才管理以及待遇等应制定科学合理的措施，为了让人才引进能为医院提升效益，医院领导层应达成共识，从硬件方面和软件方面为人才创造良好条件。首先，应对学科建设进行强化，在科内人员配备和科室设备方面大力支持，并在工作政策、培训学习以及科研启动基金等方面给予一定的倾斜，让人才有事能做、有事可做；其次，应加强宣传，将医院引进人才积极推荐到相关人才库，并积极开展院内外讲座、义诊、橱窗、院报以及医院网站等，进而向患者和同行进行宣传，提高人才知名度，让人才的社会需求得以有效满足。

应对医院职工进行教育和引导，让其尊重人才、尊重知识，并对创新进行大力支持和鼓励，尤其是中层干部，应该养成良好的引才、容才和爱才的观念。积极开展中层干部会议，告知人才引进的重要性和必要性，对引进人才的工作情况进行定期了解，医院领导应加强和引进人才的交流沟通，医院人事部门也应定期征求科室主任的意见。医院应构建良好的团队工作氛围，利用员工岗前培训、拓展训练和人才引进等来加深信任和了解。

人才引进是一个复杂的工程，对人才的评估应该结合多种因素，包括实际能力的考核，调动原因的分析，情商情况以及与医院现有文化融合情况，等等。应该认真收集待引进人才的各方面信息，包括到其原单位调查等。只有这样，才能基本保证引进人才的实用性。

二、医院人才引进的测评模式

（一）根据测评要素引进目的和对象进行调整

对已确定的医院引进人才测评要素可以借鉴，但不能套用。不同的引进目的以及不同层次、不同岗位的人才引进，其测评要素的构成是不尽相同的。在具体应用时，还应根据人才引进对象和目的的不同，对测评要素框架进行一定程度的修正，适当地调整和修改测评要素，并有针对性地界定其层级权重和量化标准。

（二）各种测评技术的运用要合理

要使人才测评在医院人才引进中真正发挥作用，就要综合运用各种测评技术。目前，尚难找到一种测量方法可以全面评价引进人才知识技能、综合素质和个性品质的所有方面，因此应采用档案分析、心理测验、纸笔考试、情境模拟及面试等各种测评手段进行多元化的评价。同时，各种评价方法所得的结果在人选确定中的权重应该合理，不能仅以面试情况就决定考察对象的去留，也不能仅凭心理测验结果就一锤定音，而应该综合各种测评结果，在设计合理权重的基础上比较综合得分，这样才能保证测评结果的全面性和可靠性。同时，还要注意控制心理测验结果的知情范围。

（三）要正确认识人才测评的功能

一方面，不是所有的能力要素都能通过人才测评来有效地检验，随着大家对人才测评的熟悉与了解，越来越多的被测者具备了一定的"反侦察"能力，他们在测试中的表现并不是完全真实的，而是通过揣测测评者的意图，主观迎合，这在一定程度上会误导测评者的判断。例如，对职业道德、价值观等，只依赖测评手段来了解是有风险的。另一方面，人才测评只是为医院决策提供参考信息，并不能取代用人决策。最终必须由医院相关领导做出决断，人才测评只是在一定程度上降低了决策失误的可能性。

（四）加强医院人才测评的专业化水平

现代人才测评已经发展成为一项专业性很强的技术工作，目前不少医院的人事管理者未接受过系统的人才测评理论知识与操作技能的培训。因此，在人才测评的某些环节中倾向于借助外部力量。实际上，医院的人事管理者在对医院的组织环境与文化的理解上具有得天独厚的优势，更能体会医院在人才引进上的真正需求。因此，今后要加强医院人事管理者的专业化水平，一方面，加强人才测评的科学性；另一方面，在借助外部机构帮助时提高鉴别能力。

三、医院人才引进的思考

（一）制定科学的人才评价和引进机制

人才引进工作成功与否，在于引进的人才是否与医院的发展需求相匹配。应制定科学的人才评价体系，以知识、医德、能力和业绩为主要指标，不唯学历和资历，注重专业技术水平、管理能力及团结协作能力。同时，规范人才评价程序，成立专家委员会，制定严格的选拔流程，审阅工作履历和业绩成果，通过专家评议确定是否引进。实行试用期制，对引进人才进行定期考核，择优聘用，从而有效防止盲目引进人才。

（二）合理使用人才，充分发挥引进人才的作用

人才引进和人才使用是一个整体。人才引进后，要创造条件给平台，提供发展机会，大胆地使用人才，发挥引进人才的"传帮带"作用，实现"引进一个人带动一个科"的目标。

对于优秀的人才要委以重任，担任学科带头人或行政职务，敢于"压担子"，下达合理的工作目标。同时，建立科学有效的激励机制，对工作表现突出的人才，提高薪金，给予外出培训学习的机会，不断提高其自身专业技术水平，充分调动人才引进工作的积极性，发挥引进人才的最大潜能。

（三）搭建平台引进团队

医院要改变只注重引进优秀个体的传统理念和做法，做好优秀人才群体和团体的引进规划。在医院成立新科室或者科室发展比较滞后时，可优先考虑引进优秀团队。引进优秀团队可通过多方式、多渠道进行，医院要打造引进平台，像招商引资一样筑巢引凤，吸引优秀团队。除了在招聘网站发布需求信息外，还可通过猎头来招聘人才。树立"不求所有，但求所用"的观念，针对急需的高、精、尖等紧缺实用的团队，可采取"柔性引进"方式。

第九章　医疗质量基础

第一节　医疗质量概述

一、质量和医疗质量

在了解医疗质量管理之前，首先要知道什么是"质量"。虽然关于"质量"一词的概念和定义众说纷纭，我们仍可以从中找出相似的观点。能否将质量的定义直接运用到医疗质量上？答案是否定的。长期以来，医疗质量的概念比其他服务质量的概念更令人困扰，最主要的原因除了医疗服务"方法专业性"与"场合艺术性"的本质之外，也和我们从哪个角度看待医疗质量有很大关系。医疗服务除了是一种特殊的服务之外，还具备几个不同于其他服务业的特性。

（一）专业性

医疗有其专业性，自然会对其专业分工制定一定的要求或标准，符合这些标准的分工就具有一定的专业质量。但专业质量有一个特性——非此专业的人没有了解的必要。

（二）有效性

医疗服务和其他服务的不同之处除了专业性之外，还讲求有效性。和住旅馆不一样，一个病人不仅要求有舒适温馨的环境和待遇，还会要求达到就诊的目的——有效治愈疾病。所以，只要治疗的有效性未达到，那么无论病人在住院期间享受的服务有多好，对病人来说也没有更高的价值。更何况，病人住院本来就不是自愿的，对有效性的要求也比对一般行业要高。因此，除非病人本身对有效性有自己的看法，否则对医疗质量一定没有绝对的期待，更没有清楚的认识。

（三）不确定性

医疗技术无法治愈所有的疾病，即使是已知可治愈的疾病受各种因素的影响也有无法治愈的可能。除此之外，很多疾病的发生、发展和转归还会受到社会、环境、心理等各种因素的影响，即使在医疗技术层面已经达到了治愈的目标，但病人的感受可能还会停留在疾病状态。太多的案例让医疗专业人员认识到，完全靠医疗技术无法治好所有的病。俗话说"偏方气死良医"，就是这个道理。由于医疗具有不确定性，"风险"一词在医疗或医疗管理上才有一定的地位和意义，所以能够降低医疗的不确定性就被视为一种质量的表现。但是要降低多少不确定性才算是"有效的降低"，是医疗质量定义争议的焦点，由于欠缺明确公认的标准，大家对医疗质量的看法才无法达成一致。

（四）比较性

医疗服务和其他服务相似，服务质量由于医疗本身的无形性造成了"有比有差"的横向比较和"昨是今非"或"昨非今是"的纵向比较，更进一步导致了医疗服务质量没有令人信服的、所谓的绝对质量。而因为不同的人、事、物及时空在比较上难以达成一致，决定了医疗质量"没有最好，只有更好"的特性。

综合以上这些特性及前述第三产业的特色，医疗质量的定义虽然没那么明确，但也逐渐有了轮廓。在这些前提下定义医疗服务的质量，仍然是一项艰巨而"全方位"的工作。"全方位"是指医疗质量的定义不仅要能符合医疗服务本身专业的要求，还必须符合外在环境的一般期待。而外在环境的期待通常是指：医疗服务的可及性，获得医疗服务的成本，对医疗服务结果期待的稳定性。

如果在考虑以上诸多因素后再定义医疗服务的质量，或许以下的定义是非常合适的：在考虑专业的要求下，以最低的成本在可接受的风险之内，满足医疗服务用户心中预期目标的程度，越接近者，其医疗质量越好，反之，医疗质量越差。

二、医疗质量的可操作性

虽然医疗质量可以用文字来定义，但是在实际执行医疗质量管理工作时，文字的定义和现实的医疗质量之间可能无法全面贯通。因为要把医疗质量的观念纳入执行的工作中，必须先将医疗质量的定义变得可操作，而顺利完成这种转变必须满足几个前提条件。

（一）医疗质量必须可测量

医疗质量可测量就必须有一个大众可接受的医疗质量尺度，在这个尺度之下还要能找到测量单位，并且，这个尺度在一定的期间内非常稳定、不易变化，再就是虽然处于多重维度，这一尺度却可以通过一个单一维度归纳测量的结果。

如此一来，将医疗质量变得可操作化就成了医疗质量管理的第一项工作，而发现医疗质量定义和测量的方法正是转变的第一步。

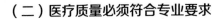

（二）医疗质量必须符合专业要求

医疗质量必须符合专业的要求是毋庸置疑的。医疗服务的供给者本身，无论是为了自己的权益还是为了符合社会的期望，都会提出其专业认可的标准，以别于没有标准。但是专业的要求放到具体的医院到底应该怎么确定，常常引起争论。在医疗技术发达的今天，这个问题似乎可以得到解决。最常见的标准制定方法是专业的学会、协会、委员会或公会参考循证医学的原理和其他国家相关的标准来制定。但符合专业要求基本上是比较偏向医疗技术上的结果，如血压或血糖的指标，而非符合服务者心中的期望。

（三）医疗质量必须由医患双方共同决定

服务是人和人之间的关系，所以参与医疗服务的双方应该共同决定彼此可接受的医疗质量标准。决定的过程中会有多次谈判，才能逐渐达成某些共识。这个过程中有一个特别困难的地方：找出供给方的代表和接受方的代表。前者人数较少比较好找，后者人数众多，且很难找出代表，所以政府介入的角色就非常多。近年来，许多医院管理水平先进的国家加深了患者代表的参与程度，也减少了政府在其中承担的责任。

（四）医疗质量应该可以再造

医疗质量可以再造是指在相似的情况下，以相同的方法，能够产生相似的结果。不同于其他行业，医疗服务过程无法重新来过。除了外在环境有差异，服务者与被服务者都已经处在不同的情况中，无法以相同的条件再来一次。最接近的方法也不过是再一次产生相似的结果（再造）。经过再造产生的结果相似度越高，医疗质量的水平也就越高。但这一点一般针对的是正向的结果，如疾病被治愈或效果良好而言。

在满足上述前提条件之后，就要思考医疗质量的操作化了。一般说来，医疗质量定义操作化的过程大致可分为以下几步。

医疗质量有形化，使医疗服务成为具体的"东西"。如前所述，服务业的产品本身是无形的，这种特质除了造成"产品"切割上的困难，也导致"产品"难以确定完整性。DRGs（Diagnosis Related Groups）就是以资源耗用为基础，通过疾病分类的原理，将各种医疗服务项目以不同的收费标准来呈现"产品"的不同。医院通过统一的疾病分类制定支付的标准，达到医疗资源利用的标准化，有助于激励医院加强医疗质量管理，迫使医院主动降低成本，缩短住院天数，减少诱导性医疗费用支付，有利于费用控制。近年来，这些"产品"在美国政府大力推动之下，已经逐渐有了更清晰的"产品"轮廓。在这种制度之下，医疗服务逐渐有形化，中国大力推动的临床路径也是医疗服务实现标准化、路径化、产品化和有形化的过程。当然，不少医护人员反对临床路径，认为临床路径禁锢了医护人员的自由。

切割有形化的服务，形成不同的"模块"（Module）或"产品"。医疗服务有形化之后，可以透过适当的方法予以切割，成为不同的"模块"或"产品"。在这个"模块"之下，产品除了可以用书面的形式加以形容、描述，比较起来也更加有意义。切割服务时需要注意一件非常重要的事情——产品的完整性。"完整性"是指整个服务除病人入院至出院之间的服务外，还要包括接受医疗服务者本身的期待。近年来，医院大力提倡的个案管理中的事件管理就是以病患的期望来设计医疗服务的全程或相关"产品"，切割"有形化"的医疗服务，更有利于医院对医疗服务进行质量管理。

针对"产品"提出可接受的技术标准。在"产品"被定义清楚后，医疗专业人员可以就其中和医疗专业有关的部分提出"科学依据"。这些项目符合客观的医学要求，所以一般来说不会引起争议。此时，这些专业依据组成的标准将被视为医疗质量的最低要求。医疗质量至少要有符合这些标准的能力。不过，这些最低要求常会随着人、事、物及时空的变化产生改变，所以这些要求只能视为合理标准或可接受的标准，而不是绝对标准。

将技术标准统一化并书面化，形成操作要求。技术标准常常会受人及机构因素的影响，所以标准统一化就成为医疗质量可操作化的一个重点。统一化的方法最常见的有三种。

第一，参考法——参考国内外专业团体公布的标准或循证研究报告中提出的临床结论。

第二，命定法——由某医疗专业的权威机构或权威人士命定，有时又称为黄金准则。

第三，协议法——由各种利益团体依照一定的程序商议，确定一种（或多种）医疗服务必须达到的目标。

这三种方法各有利弊，但只要能达到统一化的结果，都可以使医疗质量在可操作的过程上向前迈进一大步。统一化实现之后，应当进一步加以书面化，形成操作要求。如此，技术的标准逐步具体化，也能降低医疗质量观念的变异。

操作要求需要与接受医疗服务的一方协调。如果单纯地将医疗专业提出的可操作要求视为医疗服务质量的唯一基准，在消费者维权意识高涨的今天，可能行不通。主要原因有两方面：一方面，病人，即医疗服务的消费者，了解了更多的医学知识，单方面决定医疗质量的标准可能无法满足其心理期待；另一方面，虽然病人了解了更多的专业知识，但医疗服务的双方都是人，除非拉近双方的期待，否则只是技术上的专业无法令人信服。因此，专业一方提出操作要求时应当和消费方协商，将消费者的意见纳入操作要求制定之中，才能使操作要求更有意义。协议达成共识的操作要求即可视为医疗质量定义的操作化结果。经过协商达成的操作要求即可视为医疗质量的定义。这些操作要求基本上符合专业一方及消费者的期望（就医目的）。唯一比较困难的是，消费者常常会因外在环境的改变而推翻原定协议的初衷，所以，某些国家常常定期将医疗质量需要共同协议的部分提出，重新进行讨论。

第二节 医疗质量管理者的定位

一、医院管理者的角色

大部分医院管理者对医疗质量管理并不陌生，因为在他们学习医疗专业技术的过程中，医疗质量一直被挂在嘴边。因为各个专业对医疗质量的定义和看法一直无法达成一致，所以晋升到管理决策层的某些主管在医疗质量管理方面常犯"以偏概全"的错误。下面列举的几种错误看法已成为现代医疗质量管理发展的主要障碍：

①在全面医疗质量管理对医院经营管理成败的重要性上存在错误认知；

②虽然知道全面医疗质量管理，却对其实施情况不关心；

③反对实施全面医疗质量管理，认为只会增加成本；

④全面医疗质量管理实施不彻底，却自认为非常成功。

这四种看法其实代表了管理者对医疗质量管理的四种态度：第一点代表的是对医疗质量管理的认识不足；第二点表示管理者对医疗质量管理的重要性非常清楚，但仍将其优先级别转移；第三点代表医院的管理者对医疗质量管理的看法依旧停留在旧观念上；第四点表示医院管理者沉浸在"半调子"医疗质量管理的乐趣中，尤其是一味追求"通过××认证"的医院管理者，多是如此。

为了避免用错误的观念指导医疗质量管理，医院管理者一定要改正这些错误的观念，并时刻提醒自己在医疗质量管理上应承担四大角色。

医疗质量管理工作的信仰者：信仰医疗质量管理是医院管理最重要的工作之一，也是一件很难做到的事。因为这代表的是医院管理者自身对医疗质量管理的价值认识。传统的医疗服务有利他、慈善、无害、尊严的特性，这些特性都要融入一名医院管理者的价值观之中。所以，信仰实际上就是将质量当作医院经营的座右铭。

医疗质量管理工作的指导者：医疗质量管理需要时时刻刻有类似导师的人提醒医院所有员工做好医疗质量管理，这既是一名高层管理者的例行工作，也是一种战略行为。

医疗质量管理工作的规划者：医院管理者必须规划好质量管理工作，就像时时刻刻记着规划医院的未来一样。如果医院的管理者无法规划医疗质量管理未来的发展蓝图，马上就会被竞争环境淘汰。

医疗质量管理工作的执行者：规划和执行是一体两面的工作，一名医院主管想要有效地实现医疗质量管理工作的目标，并不是委托专业人员执行工作就可以，而是必须亲自负责协调不同专业和管理人员之间的执行步调，两者一致方能做好医疗质量管理的工作。

以上四大角色意味着医院管理者必须从树立对医疗质量管理的正确态度着手，秉承真正实践医疗质量管理的精神。只有这样，医院管理者才算是在医疗质量管理上担起了应尽的责任。

二、医院管理者的任务

为了保证管理者担起医疗质量管理的责任，医院管理者需要完成以下四方面的任务。

（一）定义并设计医疗质量管理目标，指导医院员工正确开展医疗质量管理

定义医疗质量管理的目标指的是从医院的技术和产品之间找到一个均衡点：医院的管理者将机构的技术与市场加以分类，再参照医院的营运任务，就可以找出正确的质量管理方向和目标。

医疗市场分为现有市场、关联市场和新市场。现有市场是指医疗机构所在地正在运营的医疗市场；关联市场指的是和现有市场相关的其他类似产业的市场，可能是养老市场，也有可能是其他与医疗服务相关的市场，如居家照护市场或长期照护市场。在技术上也有现行技术、关联技术和新技术，现行技术是指现在掌握的各种业务可以顺利推行的技术；关联技术是指为了更顺利地提供现有医疗服务所增加的医疗或管理技术；新技术则是指与目前医疗业务完全无关的技术——横空出世的技术。

医疗质量管理的改善方向有三大类：维持质量、改善质量、重新定义质量。维持质量是尽量不要对目前现有的质量标准做出重大调整；改善质量是对现有的医疗服务质量标准加以调整，或增加服务的数量，或减少医疗服务的浪费，只要在现有基础上去修正都是改善质量；重新定义质量是指不在现有基础上改变质量标准，而是另找一套新的质量标准重新定义并管理质量。简单地说，维持质量是在做修正工作，改善质量是在做改进工作，重新定义质量则是在做颠覆性工作。

（二）指出近期出现的医疗质量问题，根据问题的重要性排序，并逐一解决

医院管理者除了指出质量问题，还需要将指出的问题结合医疗机构所处的环境因素进行改善。但是投入质量管理的有限资源决定了问题改善会有优先次序，管理者需要综

合各种因素（竞争、政策、患者要求等），排列问题的优先级，并逐一改善。这个责任存在的最主要原因是质量改善或增进与问题的大小并非全然相等，有些质量问题可能关系到医院的竞争成败甚至生死存亡，有些只会妨碍局部的质量安全。因此，管理者对质量管理问题的排序是很重要的，只不过会因每一家医疗机构的环境和背景的不同而影响排序的结果，当然也意味着为改善或增进质量能投入的资源分配的优先级。

从质量管理的角度来看，这些被排序的质量问题可能多是短期的改善目标，长期目标是在问题发生之前杜绝。医院管理者必须有这样的认识，才不至于让医院员工对质量管理有"解决这些现有问题就能获得好的质量"的误解。

（三）检查确保医疗质量管理工作的效果，规划并做好改善措施

医院管理者对质量管理工作的另一个责任就是监督或检查医疗质量管理的成果。质量管理的过程是一个 PDCA 的过程，这一步是重要的检查和改善。由于医疗机构的内、外环境在不断改变，医疗质量管理的重点也一直在变。之前有效的医疗质量管理系统可能在短短几个月后就落伍了，管理者对质量管理系统的监督就非常重要。不断对医疗质量管理的结果加以监督才能发现目前的质量问题究竟是渐进的还是突发的，是来自管理面还是作业面。有了必要的监督和检查，才能有效地规划及改善质量管理系统。

（四）拟订医疗质量管理的长期组织计划，顶层设计医院制度，以杜绝医疗质量管理问题的产生

医院管理者的另一个重要任务是以长期组织设计的原理设计并改善医疗机构的组织结构，以配合质量管理的环境，从系统上改革医院的质量。这是一个庞大且复杂的任务与责任，所以管理者本身除了对质量管理要有正确的认识，还要懂得运用组织内外部的资源，以求全面质量管理能够长期实现，这也是医疗质量管理者对机构的长期承诺。

三、质量管理目标

在具体实践质量管理时，医院的管理者应该实施"目标管理"。通常目标管理有些类似营运任务管理，也有些类似指标管理。也有一些学者将目标管理视为组织的"结果管理"。通常，目标管理比较具体地指明了医院的运营方向和任务。

由于医疗行业是"利他"的行业，所以一切目标都要在追求病患权益最大化的前提下，确保符合医疗机构合理生存的目标。

（一）目标管理的内容

目标管理包括三个部分：

①目标拟定；

②目标选取；

③战略设计。

目标是战略的具体化，而战略是目标实现的手段，所以目标管理最忌讳的就是将类似"精实""卓越""创新""效率"之类的词作为管理目标，因为这种目标定义模糊，难以实现，更容易因为对事物认知的不同而发生意见不一的现象。凡是不能清楚描述和衡量的目标都是无法实现的目标。所以在设定目标时需要注意：

①目标需要符合机构发展的目的与生存现况；

②目标必须让机构的生存和质量密切关联；

③目标的文字叙述简洁易懂；

④目标完成的时限必须明确；

⑤目标必须体现可行性；

⑥目标最好由上下级共同决定；

⑦管理目标和作业目标必须比经营目标更具体清楚。

（二）目标管理的过程

目标管理通常有几个步骤：

①设定经营目标；

②将经营目标转换成可量化的目标；

③配合量化目标做出资源预测，包含人力、物力、财力及其他所需资源的预测；

④做出管理规划，其中包括作业目标和管理目标；

⑤目标管理的实施；

⑥目标实施结果的评估。

其中，第⑥步最需要管理者注意，因为在这种评估中，医院管理者经常会忽略自己应当承担的责任。若管理者无法以身作则、约束自己，所有的评估将会随着目标管理的推进演变为"斗争大会"，也就失去了目标管理的本意。可量化目标的确定，要根据机构内外部的实际，必须是经过必要努力之后能够达到的目标：不可过低，轻而易举就实现，没有激励作用；也不可过高，拼尽全力也无法做到，打击积极性，让人望而却步。

四、管理质量的几点思考

许多医院管理者在将精力投入医疗质量管理时，忽略了医疗质量管理应有的"管理质量"。医院的管理者对管理质量的错误认知有两种：许多医院管理者以为只要形成质

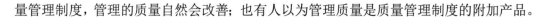

量管理制度，管理的质量自然会改善；也有人以为管理质量是质量管理制度的附加产品。

持第一种看法的管理者过于相信质量管理制度对医院员工工作模式与行为的约束力度。制度不能落到实处，不能变成工作人员自觉自愿遵守的准则，再完美也只是一堆废纸。有些医院为了应付检查或评审临时修订的一堆制度，没有形成落实的常态化机制，等评审检查一过，医院就又回到评审之前，这样的评审徒劳无益，这样的制度也没有价值。

持第二种看法的管理者往往过于相信质量管理制度和管理质量是一体两面的。管理质量的好坏，不可否认受质量管理制度的影响颇大，但更多的是以下几方面。

（一）医院管理者有正确的管理态度

如果管理者遇到质量问题均以比较积极的态度来面对，那么医疗机构在质量上的任何问题都会转化为医疗机构质量改善的机会，若抱着消极的态度也就失去了质量改善的机会。所以管理者要想提升管理质量，应该先改变自己的管理态度，增强质量意识。

（二）医院有良好的管理文化

组织文化原本就是比较抽象的名词，因为它牵涉的范围太广。良好的管理文化就是在医疗机构内可以感受到每一个员工对管理的重视，并不是出自主管的特别要求，而是员工发自内心的自我约束。要在员工心中形成自觉自愿的质量意识是很不容易的，这对组织文化建设来说是很大的挑战。组织中出现质量问题，常常是因为这种文化氛围的缺乏，员工对危险、对制度都抱持一种侥幸或过分自信的心理。同仁堂有这样一句话：修合无人见，存心有天知。每个员工都应该有一种慎独精神，无论管理者是否在面前监督，无论制度是否有过明确的规定，都能够自觉遵守最基本的原则，守住底线，做正确的事情。没有形成这样的文化，就算投入很高的管理成本，也不一定会有好的管理效果。很多时候，质量瑕疵就出现在一个个微小的细节上，这些细节很难通过监督和管理杜绝，只能通过个人主动自发地杜绝。这种特殊的文化对机构内的医疗质量管理工作有非常大的帮助，主管部门推动任何质量改善计划时不仅速度会快，也会比较容易落实。也就是说，经营管理者可以用最少的投入达到最好的质量管理效果。

（三）医院管理者对员工素质的要求很高

员工素质来自工作前的准备和工作中的提高，前者需要人力资源管理部门在招募员工时认真筛选，而后者需要通过持续不断的质量管理培训来实现。因此，在质量管理的素质方面，医院的管理者必须对参与质量管理工作的每一个员工都有相应的要求，才有可能增进管理质量。所以要想提升医疗质量管理的效果，一定要同时提升医疗机构的管理质量。

要做到以上这些重点其实也不难,首先医疗机构要将设定标准化。从管理的角度上看,标准是个名词,要让标准变成一个动词就需要标准化。一个标准的标准化需要动用到医院最原始的核心价值。首先,要将医院的核心价值具体化,在具体化的过程中"严谨度"是关键,有些医院反复推敲医院的价值使之成为数字化的目标,实现这种目标的过程可以长达十年。我国公立医院目前最大的问题就在于此。公立医院院长的任期太短,院长无法在任期内将医院的核心价值转变成目标,再将目标转换为操作过程,是很可惜的事。短暂的时间只能让医院的领导者抄短线,没有经过严谨的转变,核心价值很难成为操作的标准。

医院的核心价值融入医院的操作标准后,仍要注意在转换的过程中保有医院的价值观。如医院的核心价值中有提高效率的字眼,那么即使在医疗废物处理这种工作中也应有减少浪费的标准。医院应严格按医疗废物的分类要求进行分类,不需要作为医疗废物处理的垃圾作为生活垃圾处理,尽可能将医疗废物减量化处理,更加环保和高效。

标准要纳入医院的质量管理制度,这个阶段最重要的是如何纳入。医院质量管理系统要纳入各种标准,医院领导心中必须有准备,因为纳入标准意味着用同一套方法和同一种要求管理医院。所幸目前所使用的 ISO 评价制度可以协助医院将标准植入质量管理系统。这时管理者还须注意,力度和密度是这个阶段很重要的事。力度是指标准在操作时需要投入的资源,而密度是指标准操作的时效性,密度越高,操作的频率越高。

医院的质量管理系统要和其他管理系统有机结合,才不至于使自身变成孤岛。结合的时候,管理者要思考如何融入整个管理体系,其中最重要的是心态,因为质量管理不是医院管理的全部,让质量管理与全院管理系统结合起来必须依靠医院信息系统与绩效制度。

好的医院信息系统能够主动抓取医院运营过程中的关键指标,进行大数据分析和预测;发现风险能够及时预警,定期抽取数据,做质量监控和评价。没有信息系统的大力支持,要做好质控工作很难。因为质控人员手工上报的质量管理数据往往是有水分的,而且质控人员现场督查获取数据的成本很高,只能看到有限的时点,不能做到全程、全面管理。

绩效制度的执行需要信息系统辅助,信息系统助力精细化绩效考核制度,能够精准记录每个医护人员的每个操作的质量情况。绩效制度是指挥棒、是引航灯,规范着医护人员朝着既定的质量目标前进。一些医院投入大量的资源,打造智慧化信息系统,就是希望能够深入挖掘医院的相关数据,通过信息化实现精细化管理的目标,以期能够提高医疗质量,提升患者就医安全。

医院的质量管理制度必须和这两个制度配合才能发挥功效。当下一些医院在尝试院长直接领导下的大质控,质控部门独立于医务部或护理部之外,有超越医务部的管理范围。大质控考虑的是全院所有工作的质量控制,包括医疗、护理、感控等,同时还要考虑财务、后勤等方面管理的质量。

最后,融入管理系统的标准必须接受评审的考验,才能使标准真正标准化,否则标准在缺乏适当激励的情况下很难实践;同时,评审过程其实就是医院和其他机构比较的过程,可以呈现医院制度的战略高度;此时的标准可以进一步演变,真正成为医院推动标准化的结果。

医院管理者常常着迷于质量管理制度的设计,以及依照质量管理制度做好医疗质量管理。但是,医疗质量管理改善的效果往往来自管理者本身的自我要求和对医疗质量管理的坚持。唯有利用管理者对医疗质量坚定的信念,医疗机构才能培养出质量管理的习惯和文化,医疗机构也就无须为了医疗质量而做医疗质量,医疗质量管理的效果才会慢慢显现。这不仅对质量管理有帮助,对医院其他方面的管理,如成本控制,也有莫大的帮助。

对未来的医院管理者而言,测量质量和整合质量将会成为最重要的 2 项工作。前者是以数据化的方式客观而具体地呈现质量管理的结果,而后者获取的是医疗机构通过内部整合呈现的更整体的质量管理结果。两者虽然都是呈现质量管理结果,但是实现起来也有差异。前者需要的是大量的信息和临床管理技巧,后者需要医院的各级主管发挥彼此协助的能力创造协同效益。无论是前者还是后者,都是医院管理者在未来医疗质量管理上必须了解的知识点。尤其是最近几年,在质量报告卡等工具的推波助澜之下,清楚地认识自己的角色与任务,已经成为管理者在测量医疗质量前要做的重要工作。尤其是美国的医疗机构在医院协会等机构的主导之下,成立了 QIP(Quality Indicator Program),甚至近期的 VBP(Value-based Purchasing)等计划,使得医疗质量管理越发重要。所以,医院质量管理者非常有必要深入了解自己的角色与任务。

第三节 医疗质量的影响因素

一、医疗质量的标准

在对医疗质量的影响因素进行深入探讨前,首先要对医疗质量的"标准"一词有一定的认识，因为没有质量标准就无法将质量纳入实用的境地。标准并不是指亘古不变的真理，通常是指约定的、一般性的原则。但是，当标准运用在医疗质量管理中时，除了要能满足以上原则，还要能满足以下五个条件。

（一）能被完整定义

如果医疗质量的标准不能满足专业的要求或"科学"的基础以及专业团体的特殊规定，将无法成为标准。医疗质量的标准应当是可以用文字、数据、图像加以清晰界定的。由于标准本身容易受到外在因素的影响，因此标准也常常被视为被外在环境认可的专业意见。

（二）可以测量

医疗质量的标准应当是通过分析临床的准确记录和每位医疗专业人员的表现，比较、整理出来的规则，并不是漫无目的的想象。在测量的过程中，专家主观意见的影响力应降到最低，标准要避免变成主观意见的集合。比如针对某一疾病，相关领域的专家在循证医学和临床经验的支持指导下，结合当下技术水平达成共识，是可以在一定时期内作为质量标准的。

（三）集中

任何放诸四海皆准的准绳，基本上都无法用来做医疗质量的标准。因为标准本身必定会被限制在一定的范围内，放诸四海皆准的标准常常很难被顺利操作。医疗质量的标准是视人、事、时、地、物的不同而有所调整的具体原则。所谓的黄金标准并不是医院的真正标准，只是参考标准。因为环境简化了很多临床上看不见或具有文化性质的因素，因此黄金标准通常只是最低的标准。

（四）有弹性、可修正

医疗质量的标准并不是亘古不变的真理，它可以随着时间的改变、技术的进步、政策的变化等有所修正。并非全盘推翻，因为能够被全盘推翻的标准本身就不可靠，而且可修正应该是局部变动而非全盘改变，所以医疗质量的标准应该具有弹性。

（五）可实施

无论是自动自发去做还是被迫去做，其结果都能达到事前规定的要求，才可以被称为医疗质量的标准。可见标准应该是可以被执行的动态产物，而不只是可参考的静态产物。

所以，医疗质量的标准不只是在概念上满足对医疗质量的定义，还是把医疗质量具体化、可操作化的结果。它把医疗质量的概念和定义融入医疗质量的执行（或操作），使医疗质量不再是抽象的概念。

从产品的操作面来看医疗质量标准，通常分为以下三个层面。

1. 作业层面

是指医疗服务的组成安排，通常以流程的方式出现。医疗服务并非单一产品，而是复合产品，在作业程序方面的标准就必须符合简单、迅速、安全和精细的条件。这个层次面多体现在医疗服务的效率上，如门诊人次、平均住院日、病床周转次数等。

2. 人际关系层面

医疗服务是人服务人的行业，服务提供方必须具备良好的人际关系处理能力，否则医疗服务的质量容易打折扣。因此在人际关系层面上必须有标准，以免造成核心技术满分、人际关系零分的窘境，导致病人满意度低、投诉率高、纠纷发生率高等。医疗服务要打造人性化的一面，才能更好地满足患者内心的需求和渴望人性化的服务更具有物质吸引力，智能化、社交性、情感吸引力强。

3. 核心技术层面

医疗服务的真正中心是医疗技术。有些人认为核心技术才会有标准，但是近年来在JCI等评审的推波助澜之下，核心技术层面慢慢被制度化和书面化，在比较上更有意义和差异。因此，技术层面的标准也越来越容易被认定和接受，核心技术层面的标准逐渐成为医疗服务最基础的标准。

二、组织结构对医疗质量的影响

综合目前医疗质量管理的研究文献可以发现，组织结构对医疗质量的影响有以下几方面。

（一）医院的教学资格

毫无疑问，医院的教学资格很容易影响医疗质量。因为教学医院通常会提供比较系统且有计划的医疗服务，同时教学医院受到政府或相关单位更为严格的监督。教学医院提供的医疗服务在质量上必须符合相关教学评审单位的要求，久而久之，就形成了一定的标准，国内外皆如此。近年来，我国一般教学医院的临床医疗服务工作随着住院医师规范化培训任务的增多，教学或科研工作比重增加，但医疗服务的给付并未随之调整，对医疗机构的教学数量和质量产生了一定的影响。部分患者去教学医院看病，并不希望实习或进修的医生为其诊治，担心其没有经验。但年轻人必须有学习成长的机会，每个实习进修的年轻人一般都有指定的带教老师负责带教和监督。再加上最近几年医学教学以"实证医学"和"问题导向学习"为主导，教学医院的做法也必须随之而变，这也直接影响了教学医院教学服务质量的改善和教学标准的制定。

（二）医院的服务组合与病患数量

医疗机构提供医疗服务的组合也会影响医疗质量。尤其在当下，医学科技水平一日千里，医疗专业分工越来越细。过去的医疗专业很快就被"专科"甚至是"亚专科"取代。在一般的综合医院，口腔科可能只是一个科，而在大型综合医院或口腔专科医院，口腔科可以细分为口腔颌面外科、牙体牙髓病科、牙周病科、黏膜病科、口腔修复科、儿童口腔科、口腔预防科、口腔正畸科、口腔种植科、口腔影像科、口腔病理科等。在护理方面，专科护师制度的建立也意味着不仅在治疗方面需要专业的分工，在照护方面也需要专业的分工。大型综合医院之间进行比较的时候，可能会比较彼此之间 DRGs 分组的组数，组数越多，可开展的医疗服务就越多。通常情况下，一家大型综合医院要有自己的优势专科或重点专科，任何医院都不可能在所有学科上全都优秀：在医疗资源有限、投入有限的情况下，医院不可能均衡发展所有学科，而是要根据自身的实际情况选择一些专长来发展，这也是医院进行战略分析和定位的重要性所在。所以，如果一个医疗机构在提供医疗服务时没有择其专长提供服务，即使服务组合很多，医疗服务的水平（标准）通常也会下降。在某些医疗质量的研究文献中可以发现，相似的医疗机构在比较时，专科数较少者医疗质量较佳。但是判定服务组合较少的医疗机构医疗服务质量的好坏，还必须考虑到这家医疗机构的服务量。

医疗界有一句名言：Practice Makes Perfect（熟能生巧）。且不论这句话是否正确，但医疗服务并非绝对的科学，专业人员在很多情况下确实需要依靠自己累积的工作经验做出诊断结论或制订治疗方案。虽然目前有"医疗决策支持系统""专家系统""人工智能 AI""3D 打印"等技术可能提高专业技术水平，但是从医学和科技的角度来看，这些所谓的高科技产物在关键时刻往往都不如医务人员的专业经验有效。因为医疗是"有专业知识的人服务缺少专业知识的人"，几乎没有哪两次服务是相同的。而且目前的医学科技无法做到将所有的决策因子（包括经验）纳入信息系统，那么，经验的重要性就被提高，而经验的累积必须靠医务人员亲自操作，从服务中一次次领悟、学习。这些都和医疗机构的服务量有关，所以病患的数量也会影响医疗质量。

（三）医疗人员的水平

另一个和医疗质量有关的因素是医疗人员的专业水平。这里的"水平"有三个层面。

基础层面。指的是医疗人员自身的专业修养是否良好。通常这个层面又指医疗专业人员的"结构"条件是否优秀——学历和职称的高低等。

技术层面。针对医疗专业人员在经验上的资格（或水平）而言。通常这个层面比较看重医疗人员在执业时具备的一些条件。技术层面可以通过专家意见和客观数据加以比较，所以技术层面常常与医疗服务的"过程"和"结果"挂钩。医师从医的最基本要求是具备执业（助理）医师资格，随着经验的积累逐渐具备开展更高级别的技术和操作的资格。这也是手术分级管理的理论基础——医师在达到一定经验、技术的要求后可以开展相应级别的手术和诊疗操作。

系统层面。指整个医疗服务过程——从规划、实施到结果评估的有效整合程度。这个层面强调的重点在于医疗团队或组织经过整合，能够使在其中工作的医疗专业人员最大限度地发挥自身能力。多学科协作就是最好的整合成果的代表，现实中的临床路径也是很好的代表。

以上三个层面对医疗质量的影响各有不同，基础层面的水平将主导医疗质量的最低标准，技术层面将决定临床上最高的技术境界，而系统层面能左右医疗质量的发展方向。

通过对医疗专业人员的资格进行研究，整理出 9 种和医护人员资格有关的因素，依其隶属的层面排序如下：

①医学院就读时的成绩（基础层面）；

②医学院的评审排名（基础层面）；

③工作人员的年龄和专业经验（基础层面）；

④是否为国外医学院毕业（基础层面）；

⑤取得医师执照后的训练（技术层面）；

⑥专科医师阶段住院医师规范化培训的资格（技术层面）；

⑦继续教育的满足（技术层面）；

⑧执业场所的评审通过成绩（系统层面）；

⑨执业专一程度（系统层面）。

（四）管理风格

管理风格对医疗质量的影响，一般可以从三方面来观察。

医疗机构的联络系统。医疗机构的联络系统，即信息反馈系统，对医疗质量的影响呈正相关。国外研究发现，医疗机构的联络越是向事前化、自动化、规范化发展，其医疗质量通常会越好。如果医疗机构的联络是改正型，出了问题后才改正，那么医疗服务的质量通常较差。当然也有些研究显示，医疗机构的联络工作在高度信息化的环境之下，联络工作标准化的程度越高，其医疗质量越好。在低水平的信息化环境之下，采取自主性较强的联络方式，则比较容易产生较好的医疗质量。

医疗机构中非医疗部门的管理效率。非医疗部门管理效率的高低往往决定医疗机构的整体支持系统能否发挥其支持医疗质量的功能。尤其是在病患就医的前后，非医疗部门的管理效率往往是决定病患对医疗机构整体印象的关键性因素。同时，非医疗部门的管理效率是创造医院文化的来源之一。这种文化建立之后，医疗机构提供的医疗服务就不会被患者视为"医疗 + 服务"，而是一个整体。以医院的保洁服务为例，如果保洁服务做不好，会给病人留下很差的印象，因为保洁工作不规范，可能导致病菌在医院传播，保洁服务不到位还可能导致病人跌倒等不良事件的发生。

医疗机构的权力分配机制。医疗机构对权力和控制的严谨度，会对医疗质量产生很大影响。首先，这种影响可能来自权力的分配方式。以分权程度为例，当医疗机构将管理医疗服务质量的权力分配到各科室，很明显，医疗机构的管理核心会失去大部分对医疗质量设计面的权力，转而将大部分的精力集中在监督与改善。此时，除非监督系统十分完善，否则难免出现质量管理不够严谨的问题。假如医疗机构的权力集中在管理核心团队中，可能出现的情况是当医疗服务的现场出现质量异常的状况时，无法迅速排除，甚至可能影响其他科室的医疗服务质量。这就需要一个适度的权力分配机制，不应将全部权力分配到科室，行政管理层面也要有适度的集权。

（五）医院规模

医院的规模也是影响医疗质量的一个重要因素。医院的规模非常庞大，组织内部的联络就变得困难，医疗质量的管理容易僵化、官僚化甚至流于形式。过去的许多研究表明，大型医疗机构在质量管理上的优秀程度往往不如中小型的医疗机构，但小型的医疗机构在医疗质量管理的"一致性"上不如大型医疗机构，其实最主要的原因是"人治"的关系。

（六）医学新技术的开展

医学技术也被视为影响医疗质量的重要因素之一，尤其是最近几年医学新技术发展迅速，CT/MR1 等早已被引进临床医学检查的仪器设备，就是最好的证明。由于信息和基因医学的引进，医疗质量在定义上已经发生了一些"质"的变化。过去的医疗质量往往集中在服务端，强调的是从较好的医疗技术中萃取精华提供服务。如今的医疗质量却是将病患的医疗服务需求和生活质量要求结合在一起。所以医学技术不再是服务医疗本身，更重要的是服务病患的各项生活功能，这样才可以使医疗服务更具有成本效益。医院对新技术的引进必须经过严格的论证和伦理审查，人员、设备、技术等准备工作都做好了，确实具备开展新技术的条件才能够开展，开展之后还必须做好监督和评价。新技术的管理也是医疗质量管理的重要核心制度，新技术引进不规范、不合理有可能给病人带来意外伤害。医疗技术的分类管理包括：对禁止临床应用的医疗技术实施负面清单管理，对部分需要严格监管的医疗技术进行重点管理，其他临床应用的医疗技术由决定使用该类技术的医疗机构自我管理。禁止类技术包括：临床应用安全性、有效性不确切，存在重大伦理问题，该技术已经被临床淘汰，未经临床研究论证的医疗新技术。

医学技术进步对医疗质量的影响除了将医疗质量由过去的照护质量扩展至生活质量外，也使过去对医疗质量的重视前移至对预防医学质量的重视。预防医学的质量集中在健康保健、健康促进和健康素养。当然医学技术进步也使医疗质量的测量变得更具体，反映在现实中就是将医疗质量的测量转换成具体指标。医学技术对医疗质量的影响除了在临床上改变了过去临床医师执行医疗业务的习惯与认知外，在管理上也改变了过去临床医师执行医疗业务的方法和工具。特别值得强调的是，我国医疗质量伴随着医疗技术的快速发展实现了快速提升。在医疗行业内，随着科学技术的不断发展，医疗技术进步非常迅速，表现在以下几方面。

在交叉融合方面，现代科学的新技术、新设备、新理论与方法相继进入临床实践，并与计算机、分子生物学、遗传工程、高能物理技术等交叉融合。

在专业发展方面，随着对疾病认识的逐步深入，专业之间的交叉、渗透、融合日益增多，多专业联合攻关、跨专业融合创新成为解决医学难题的有效途径。现代临床医学的发展呈现出内科外科化、外科微创化、诊疗个性化的趋势。

在微创化方面，微创手术器械与设备的应用，改变了传统手术的方式。在微创领域，胸外科几乎所有的手术都可以通过微创的手段实现。与传统手术相比，微创、内镜、介入等技术降低了手术风险，病人创伤小、疼痛轻、康复快。微创理念已经深入外科手术的各种领域，并向其他学科领域延伸。近年来，加速康复外科逐渐兴起，缓解了优质医疗资源的紧张状态，减少了投入，降低了病人负担，提高了床位周转率。微创外科技术是加速康复外科发展的核心之一，加速康复外科需要多学科合作，在保证医疗质量的前提下加速康复。

在个体化方面，疾病的诊断、治疗不再停留在病原学和病理学的层面，面向病人及病原体的基因层面上迈进了一大步，从基因、分子水平了解疾病的发生、发展过程，为病人提供个体化诊疗方案，同时，以患者为中心的多学科诊疗模式不断推进，为病人提供更加全面、合理、科学的诊疗方案。医疗质量不断提升的过程中，医疗技术水平也有了非常大的提高。

三、成本与医疗质量的关系

几乎所有的医务人员都认同这一点：成本和质量之间有相当明显的关系。这也是公共卫生学上的三大主题——可及性、质量和成本之间的三角关系。但是关于成本和质量之间的关系是正向还是负向的，人们之间的看法并没有达成一致。造成这个现象最主要的原因是大部分对成本和质量之间的实证研究都很少提到成本的定义。

成本的定义有很多种，不仅有会计学的定义、经济学的定义，也有质量管理的特殊定义，例如隐藏成本、外部成本、预防成本等。所以如果在成本的定义未明确的情况下直接观察成本和质量之间的关系，很容易就会相信质量和成本之间的简单关系。但两者之间的关系在理论上和实务上是不同的。要知道质量和成本之间的真正关系就必须树立"质量成本"的观念。"质量成本"是指医院协助员工做对的事情或生产出可接受产品时付出的成本，再加上任何组织和消费者因为产出不能满足标准或消费者期望的成本，全部的成本都会出现。

管理质量的过程可以归纳出三种会影响医疗质量的"显性成本"。

（一）预防成本

指为了防止医疗服务产生错误、接近错误或不符合规定的现象而花费的成本。预防成本经常和损失或失败成本成反比，通常预防成本越高，表示医院在质量管理系统建设上付出的成本越高。

（二）评估成本

指医院在规划和监督医疗质量管理绩效系统上付出的成本。这些成本通常会带有很浓的专业色彩，用在专家意见上的会比较高。因为科学的评估结果都需要人去做出有意义的解读，所以评估成本是医疗质量管理中无法避免的成本。

（三）损失或失败成本

指医院在服务上产生失误的时候必须提出的补偿或付出的代价，通常和预防成本成反比。损失或失败成本不一定全部是有形的物质或金钱损失，还有很多看不见的损失，如商誉的损失、病人的流失、品牌价值的损失等，所以计算起来很复杂。有形的经济损失可以直接用货币来计算，而无形的成本很难准确估计。比如，一起严重的感染事件引来全国的关注，对医院造成严重的负面影响。这个负面影响的成本就很难被准确计算或衡量。

还有三种"隐性成本"也会左右医疗质量。

第一，机会成本。指医疗机构不将资源投入质量管理而投注在其他地方，两者之间的差异产生的成本。在短期内医院没有损失发生，投资医疗质量管理成本的效益会小于不投资，因此有些医疗机构的管理者自然不愿意投资医疗质量管理。但是从长期来看，不投资医疗质量管理的成本可能更高，因为有可能产生医疗纠纷和病人安全问题，衍生出很高的赔偿（代价），所以医疗服务的机会成本和质量之间的关系很密切。

第二，边际成本。指的是增加一分的产出必须多（少）支付一分的成本。质量管理初期是投入一分成本产生一分收获。随着质量管理不断完善，医院质量管理进行到某种程度时如果想要继续完善，恐怕要付出更高的投资才能够有所提高，也就造成了边际成本增加。

第三，总成本／平均成本。如果医疗质量管理的投资可以通过大规模的产出或某种服务的定价分摊，医疗总成本虽然会高但分摊后的平均成本会较低（或处在可以控制的程度）。反之，如果分摊的量少（或分摊的空间小），成本的高涨恐怕是许多医疗机构无法负担的。

以上成本定义多样性给医疗机构管理者带来了很大的困扰——如何在医疗质量和成本之间做抉择。但是从医疗质量管理的角度来看，质量和成本之间的平衡工作可以彰显质量管理工作的挑战性。

四、医疗环境对医疗质量的影响

医疗环境对医疗质量的影响通常来自四方面。

（一）文化面

就医人群对医疗服务质量的期望从一个国家的民众对医疗质量的要求可以看出一个国家的进步程度。随着人民生活水平的不断提高，患者对医疗服务提出了多元化的需求。医疗服务多元化需求主要表现在医疗服务需求的内涵不断扩充，从传统的单纯治疗疾病向预防、医疗、保健、康复全方位拓展；需求层次不断提升，从基础服务到特需服务到个性化服务。如果医院的各项工作仍按照传统模式继续将患者放在"求"诊的被动地位，会很难适应患者提出的这一系列新的需求。纵观国内外优秀的医疗机构，无一不真正践行"把患者放在第一位"的理念，为患者提供优质服务。可见医疗需求模式对医疗质量的要求已经逐渐走向多元化。从另一个角度来看医疗质量管理可以发现，因为医疗服务对质量要求的差异化，服务细分市场逐渐形成。一家医院不可能满足所有病人的需求，不同的医院要根据自身资源的优势，选择为更加细分的人群提供优质的专业服务。比如，公立医院不能满足病人对较高服务性、便利性的要求，部分高端私立医院能够提供"个性化"的服务；因为技术、设备、人员各方面的水平有限，社区医疗机构只能提供基础的医疗服务，而疑难杂症和重症患者需要到专科医院或大型综合医院去就诊。

（二）法规面

主管部门对医疗质量的要求。全世界发展中国家的医疗界都有一个共同的现象，各国政府对医疗产业几乎都采取高度规范化的模式来管理，但是对一般的产业多采取反规范化的管理。政府对医疗行业的管理无论是在法律法规上还是在卫生行政上都从严执行。这样的管理自然会影响提供医疗服务的机构，使得它们对医疗服务质量的最低标准有所反省。为加强医疗质量管理，规范医疗服务行为，保障医疗安全，根据有关法律法规，《医疗质量管理办法》自 2016 年 11 月 1 日起施行。办法明确医疗质量管理是医疗管理的核心，各级、各类医疗机构是医疗质量管理的第一责任主体，应当全面加强医疗质量管理，持续改进医疗质量，保障医疗安全。这也是我国医疗质量管理方面最重要的一个部门法规。

（三）竞争面

市场供需之间的平衡。市场竞争也是影响医疗质量的一个重要环境因素。竞争的来源主要有两个：供给面之间的竞争、供给面与需求面之间的平衡。前者有可能因生存压力增大而朝服务差异化（质量管理多元化）发展，而后者直接影响医疗服务需求的量。值得注意的是，供给或需求之间的平衡并不一定代表民众对医疗服务质量满意，反而有可能因为医疗差异化的结果造成医疗资源无法有效率或有效能地使用，从而降低医疗服务的质量。

（四）科技面

医学技术对医疗服务的影响力。医学技术对医疗质量的影响主要体现在两方面：医疗质量的结构面和医疗质量的结果面。结构面的影响是指医疗质量的基本需求即最低的质量要求要达到什么水平。结果面的影响则来自医疗质量验证了医学技术的效力。医学技术在医疗服务上扮演的角色越重，医疗服务的质量越容易被医学技术左右。

除了以上四种因素会对医疗质量有所影响，生态环境、政治环境和经济环境、建筑环境、社区环境等都影响着医疗质量。尤其是政治、经济环境改变后，医疗和生态环境的结合成为医院质量管理的另一个思考重点。最近几年国外医院兴起一股"绿色建筑"风，期望可以通过绿化、美化的方式将医院建筑从过去冷冰冰的形象转变为既可以节省能源也可以美化环境的复合建筑。当然，过去的医疗废物并不是这么受重视，可是在生态环境的要求之下，医疗废物的规范化处置就成为医疗质量的一部分。此外，医院的建筑物本身及外观和社区整体规划或与都市建筑新貌相结合，都是未来医疗质量管理的重点。

影响医疗质量的因素基本上可以分为机构内和机构外两类。这两类因素之间的关系错综复杂，使得影响医疗质量的因素很难被看清楚。但是对于对医疗质量管理有兴趣的医务管理人员来说，能够从各种复杂的关系中找出各因素的影响力并加以排除，反而是一种质量管理的挑战。最近几年，医学科技的改变使得医疗质量的定义不断变更，方向也不断变化。医疗质量的管理人员能够感受到：医疗质量的变化越来越快、越来越复杂。尤其是在患者安全成为新的医疗质量管理的主题后，医疗质量管理的核心越来越向"个人化"医疗质量的方向倾斜。在这一点上，医院的质量管理人员更是不可大意。

第十章　医疗质量专项活动

第一节　临床路径管理活动

一、临床路径活动的背景及传统医疗模式的区别

（一）背景

为加快推进公立医院改革，进一步推广临床路径管理工作，使临床路径管理真正起到规范医疗行为、提高医疗质量、降低医疗风险和减少医疗费用的作用，卫生厅根据卫生部颁布的《关于进一步加强临床路径管理试点工作的通知》，制定了《省实施临床路径管理暂行办法》，要求全省二级以上医院应积极开展临床路径管理工作。

（二）临床路径与传统医疗模式的区别

传统的医疗模式是每一位医师个人根据既往的医学知识、诊疗经验逐渐形成的诊疗流程或过程——自己的个人"路径"进行临床工作，产生不同的结果，通常由医务部门或质量管理委员会评估，由于没有统一的标准，难以保证评价的客观、公正、有效，医疗质量也难以改进。

临床路径是根据目前病种诊治的最新研究资料对各个病种所有诊疗项目进行科学有效组织；综合专家的意见，对诊疗措施、护理项目进行最优化的设计或安排，形成科学的标准路径；临床路径管理是指临床医师依据此标准路径开展诊疗；临床路径评价小组依据标准路径进行监督；实施临床路径管理将保证患者所接受的治疗项目精细化、标准化、程序化，减少治疗过程的随意性；提高医院资源利用，加强临床治疗的风险控制；缩短住院周期，降低医疗费用。

二、临床路径管理活动的内容、步骤和考核要求

（一）制订活动方案

1. 成立活动相关组织

（1）成立临床路径管理工作领导小组

组长：院长

副组长：医疗副院长

成员：院领导班子成员与医疗区执行院长

下设临床路径管理联合办公室，办公地点设在质量部，质量部主任任办公室主任。

（2）成立临床路径管理工作技术指导小组

组长：医疗副院长

副组长：护理部主任

成员：医疗区执行院长、医疗区医疗副院长、职能科室负责人

（3）成立临床路径工作小组

第一工作小组

组长：医院副院长

副组长：中心医院医疗副院长

成员：相关职能科室负责人

第二工作小组

组长：北院执行院长

副组长：北院医院副院长

成员：北院相关职能科室负责人

组长：南院执行院长

副组长：南院医疗副院长

成员：南院相关职能科室负责人

第三工作小组

组长：各科室主任

副组长：各科室护士长

成员：医疗、护理等科室全体成员

（4）个案管理员

由科室业务能力强、工作认真负责、热爱临床路径管理工作的高年资主治医师以上专业技术职务医师担任。

（5）信息报送员

质量部干事。

2. 工作职责

（1）临床路径管理工作领导小组职责

①制订本医院临床路径管理工作实施的规划、方案和相关制度；

②协调解决临床路径管理工作实施过程中遇到的问题；

③审查临床科室提出的病种临床路径调整文本；

④组织临床路径管理相关的培训工作；

⑤审核临床路径管理工作的评价结果与督促落实改进措施。

（2）临床路径管理工作技术指导小组职责

①制订医院临床路径管理工作实施方案；

②审查临床科室提交的临床路径调整文本；

③制定临床路径管理工作的评价指标和评价程序；

④对临床路径管理的实施效果进行评价和分析；

⑤定期检查临床路径管理工作并提出改进措施；

⑥提交临床路径管理的阶段总结报告。

（3）临床路径工作小组职责

①负责审查本医疗区临床路径病种及调整文本；

②督促本医疗区临床科室临床路径的实施；

③审核本医疗区临床管理工作的评价结果与督促落实改进措施。

（4）临床科室实施小组职责

①负责选择拟实施临床路径管理的病种；

②负责提出实施临床路径管理病种进入路径的第一诊断标准；

③负责提出临床路径文本的调整建议；

④负责临床路径管理工作相关资料的收集、记录和整理；

⑤参与临床路径管理工作的实施过程和效果评价与分析，并根据实施情况对科室医疗资源进行合理调整。

（5）个案管理员职责

①负责指导本科室临床路径管理诊疗项目的实施；

②负责指导下级医师分析、处理患者变异、出径，加强与患者的沟通；

③负责定期汇总、分析本科室实施临床路径管理的情况；

④负责收集对临床路径文本调整的建议；

⑤负责督促经治医师记录变异、出径的原因与理由。

（6）信息报送员职责

于每季度的最后一个星期三将医院实施临床路径管理的专业、病种、病例数、出径率、变异率的统计报表报省医学会。

3. 确定工作内容及活动步骤

（1）制定规范

第一，制定《医院临床路径管理制度》《医院临床路径评价与改进方法》。

第二，明确路径管理的相关技术要求：

①临床路径的入径和退出标准，便于控制临床路径患者实施范围；

②临床路径各项目内容的完成标准，便于规范诊疗行为；

③出院标准，便于统一患者转归处置；

④临床路径实施效果的评价指标体系，为临床路径的效果评价和持续改进提供科学的依据。

（2）组织学习

医院及科室分别组织医务人员进行临床路径基础理论、相关制度、主要内容、实施方法和评价标准的学习。

（3）选择病种

调整本科室临床路径文本，制定临床路径表单。

各科室组织全科医务人员讨论，多个科室结合前段时间试行临床路径的情况，至少选择一个病种，其中心内、神内、骨科应分别包括心血管介入、神经血管介入和骨关节植入治疗各一个病种。选择的病种必须结合医院实际情况为常见病、多发病，治疗方案相对明确、技术相对成熟、治疗费用相对稳定，疾病诊疗过程中变异相对较少的病种。制定所选病种临床路径管理的文本和临床路径去单，将已经实施临床路径管理病种的文本或拟扩大实施临床路径管理病种的文本、各科室个案管理员人员名单报质量部，由质量部统一收集临床科室的文本调整建议，并报医院临床路径管理工作技术指导小组，由专家讨论，确定调整的文本样稿。

（4）组织实施

按省卫生厅医政处确认的临床路径文本，各科室对符合标准的病例实施临床路径。经治医生应会同个案管理员对出径病例进行分析、处理，并做好记录，在3日内将出径病例情况报告医院临床路径管理办公室。

《临床路径表单》随同纸质病历进入病案管理：科室、病案室应建立专门的记录本，记录临床路径管理病例的相关资料。

质量部、护理部将对临床路径管理作为医疗质量检查必查项目，对应进入临床路径管理而没有进入或出径、变异退出不严格、不规范的病例，病历质量评价视为有重大质量缺陷。

（5）持续改进

临床各科室对实施检查过程中发现的问题，要及时反馈，不断改进，并修改形成更完善、更规范的临床路径表。

（二）明确活动目标、技术标准与工作要求

1. 工作目标

各临床专科原则上至少选择一个病种试行临床路径，实现医疗服务、诊疗护理常规的标准化，达到省卫生厅的相关要求，要求年内进入临床路径管理的病例争取达到入组率不低于50%、入组后完成率不低于70%的目标。

2. 临床路径管理的相关技术标准

（1）选择实施临床路径病种的原则

①常见病、多发病。

②治疗方案相对明确，技术相对成熟，诊疗费用相对稳定，疾病诊疗过程中变异相对较少。

③结合医院实际，优先考虑卫生部已制定临床路径推荐参考文本的病种。

（2）入径处理

初步诊断符合入径标准的都做入径处理，如最终确诊与初诊不符则退出路径，但该病例不统计为入径和出径的病例；外科双侧手术按一次入径处理，在路径表单备注说明。

（3）变异认定

在保证治疗效果的前提下，所有有利于费用减少、时间缩短的变化都属于正变异；

反之，则属负变异。在进行变异统计时，须区分变异病例数和变异项目，即变异病例数为统计区间内发生变异且完成路径病例数加上发生变异且退出路径病例数，该变异例数主要是指发生了变异的病例数，不论该病例发生了正变异项目、负变异项目或两者都发生；正（负）变异率是进一步区分正（负）变异的比例，正（负）变异率＝正（负）变异数／变异数×100%，此处的分子正（负）变异数是指发生了正（负）变异项目的病例数，分母是指发生了变异项目的病例数。

3. 临床路径管理质量控制标准

（1）重度缺陷

①医院申报并经省级卫生行政部门确认实施临床路径管理的病种，符合入径标准而未实施入径管理。

②临床路径实施过程中未严格按照路径确定的诊疗流程和时限要求步骤执行和记录，又未进行说明。

③实施临床路径管理过程中，对病情变化须调整诊疗路径，因未及时发现或报告上级医师未给予及时指导，造成调整不及时而影响诊疗。

（2）中度缺陷

①实施路径管理的病例，无明确理由说明，而缺漏路径要求项目。

②实施路径管理病例，因医院管理方面的原因（手术安排、辅助检查、会诊等）等，导致非正当理由出径。

③实施路径管理病例，未经实施小组讨论擅自退出。

④实施路径管理病例因负变异退出路径管理，实施小组未对导致变异因素进行分析讨论。

⑤路径管理记录不及时，或填写不规范，或对路径管理中出现的变异情况无原因分析记录。

（3）轻度缺陷

①实施路径管理病例的记录表单项目填写有遗漏。

②实施路径管理病例资料归档不及时。

4. 工作要求

①临床各科室要认真学习临床路径知识，严格按照路径要求开展工作。

②临床各科室要严格执行医疗核心制度，严格遵守医院感染控制方案，确保医疗质量和安全。

③相关职能部门要严格实行"检查、备案和督查"制度,定期对实施病种进行质量检查、定期考核和评价,定期对临床路径管理效果进行通报,及时总结经验,持续改进。

(三)具体实施考核

1. 临床路径的制定

临床路径实施小组根据卫生部发布的路径文本,结合近年来入选病种患者的平均住院日、治疗、护理、辅助检查、用药、可能的并发症等诊疗信息,并在此基础上,结合国内外的相关指南和患者的需求两个方面对诊疗活动进行充分循证,调整所选病种临床路径管理的文本和临床路径表单、患者告知单调整后的临床路径文本及表单,通过医疗质量与安全管理委员会循证,确定调整的文本样稿后,上报省医学会、省卫生厅,三个医疗区共上报 2 三个病种。其中包括心血管介入、神经血管介入和骨关节植入治疗各一个病种。

2. 临床路径实施

临床路径文本得到省厅专家认可后,2 三个病种所在科室统一时间开始实施临床路径,要求只要收治符合临床路径入径标准的患者就必须进入临床路径管理。

在实施临床路径过程中,各部门、各环节的医务人员各尽其职,协同合作。其中,临床一线的医护人员是实施临床路径的主体,负责临床路径入径的判定、变异分析和处理、总结评价和改进等。辅助科室人员主要是配合临床路径的开展,确保辅助检查检验按时、按质完成。另外,药剂科人员负责科室用药情况监测和合理性分析,指导临床合理用药。临床路径实施后,科室临床路径实施小组收集实施有关信息,尤其是变异情况,及时总结分析并改进自身医疗服务,同时反馈医院临床路径指导小组。院科两级小组定期督导解决医疗服务过程存在但可避免的问题,并讨论分析、修订完善临床路径的文本,从而促进医疗服务和临床路径制定两者的持续性改进。

3. 临床路径评价

实施小组每月常规统计病种评价相关指标的数据(开展例数、费用、变异率等),并上报评价反馈组。评价反馈组每季度对临床路径实施的过程和效果进行评价、分析并提出质量改进建议。临床路径实施小组根据质量改进建议,制订质量改进方案,并及时上报评价反馈组。

①建立临床路径统计工作制度,由病案统计室每月定期对进入临床路径患者进行平均住院日、住院费用、药品费用、非预期再手术率、并发症与合并症、死亡率等指标进行统计分析,报给医院信息报送员。

②每季度由财务科对临床路径管理病种的单病种总费用进行统计分析，如出现总费用升高情形时，医院组织相关人员讨论分析原因，并采取相应的措施。另外，对心血管介入、神经血管介入、骨科等重点科室实施临床路径管理的病种，加强对高值耗材的使用管理，规范诊疗行为，控制不合理医疗费用。

③质量部会同各党支部每季度对开展临床路径管理相关的医务人员和患者进行满意度调查，总结分析影响病种实施临床路径的因素，不断完善和改进路径标准。

④由药学部加强对临床路径抗菌药物合理使用的管理，纳入每月重点检查工作中。

⑤由医院信息报送员于每季度的最后一个星期三将医院实施临床路径管理的专业、病种、病例数、出径率、变异率的统计报表报省医学会。

4. 考核办法

①实施临床路径的科室考核合格后，科主任年终考核分加 × 分。

②对符合第一诊断标准的临床路径管理病种的病例进入并完成路径，经检查评价合格后，每一例奖励科室 ×× 元。

③对应进入临床路径管理而没有进入或出径、变异退出不严格、不规范的病例，病历质量评价视为有重大质量缺陷，依照即将出台的新增《病历书写规范要求》内容要求，定为 V 级病历。

④医院对未开展临床路径的科室（无卫生部临床路径囊括病种的科室除外），年终评先评优以及申报重点专科工作，采取一票否决制。

三、临床路径实施效果

（一）临床路径的实施效果

1. 提高了工作效率，降低了平均住院日

临床路径通过明确工作职责，减少治疗环节的瓶颈，提高工作效率。另外，路径使临床过程标准化，明确规定了患者检查与治疗的时间安排，避免了各种原因造成的时间浪费，从而有效地缩减了无价值住院日。

2. 控制了医疗费用不合理增长

实施临床路径管理有效推进了临床合理用药，规范了抗生素的使用，I 类切口手术预防使用抗菌药物各项指标合理，同时促进了医患沟通，提高了患者满意度，有助于推动和谐医患关系的建立，社会效益和经济效益得到明显提高。

3. 规范了医疗行为，保证了医疗质量和医疗安全

传统的医疗模式是每一位医师依据自己的"路径"进行医疗工作，容易产生不同的结果，而由于没有统一的标准，结果是良莠不齐。而临床路径是同行及相关学科专家，吸纳最新研究成果，针对病种制定的一个最佳的标准诊断治疗路径。临床路径的严格实施，有助于规范各级医师的医疗行为，帮助不同层次、不同水平的各级医师尽快提高医疗水平，从而提高医疗质量。

4. 促进了医患沟通，提高了患者满意度

通过问卷调查，医院开展临床路径治疗的患者，比对照组患者满意度高出很多，反映了患者对于医院的信赖感得到了直接增强，有助于推动和谐医患关系的建立。

5. 促进相关科室改进流程，提高整体服务质量

临床路径是临床科室与相关辅助科室如检验科、放射科、麻醉科等共同制定，从而在最大限度上优化了工作流程，减少了不必要的等候时间，促进相关辅助科室改进工作流程，提高了整体服务质量。同时对相关辅助科室的工作流程起到了有效的监督督促作用。

（二）临床路径管理体会

1. 领导高度重视，健全组织机构

成立临床路径管理工作领导小组和工作技术指导小组，实施临床路径的临床科室成立科室临床路径实施小组。临床路径管理小组由医院院长和分管医疗工作的副院长分别担任正、副组长及各相关院领导任成员；临床路径工作技术指导小组由分管医疗工作的副院长任组长，分管护理工作的主任任副组长，各医疗区院长及相关职能部门（质量部、医务部、护理部、医技片、医保科、财务科、感控科）负责人任成员；工作技术指导小组日常工作由质量部负责，科室临床路径实施小组由实施临床路径的临床科室主任任组长，该临床科室医疗、护理人员和相关科室人员任成员；并细化各小组的职责，把临床路径管理工作作为全院工作重中之重来抓好、抓实。

2. 扎实开展培训，统一思想认识

医院按照省卫生厅的要求，扎实开展临床路径管理相关知识的培训，医院主要领导亲自部署，带头学习，起到了表率作用与带动效应，创新培训方式，科室集中、个人自学相结合，实现了全院了解、实施科室重点掌握、关键人员熟练掌握的培训目标。通过培训，提高了医务人员对临床路径管理工作的认识，统一了思想，明确了工作目标。

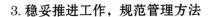

3. 稳妥推进工作，规范管理方法

医院切实加强对临床路径管理工作的各项措施落实，积极稳妥地推进路径管理，在管理方式上，采取医院宏观把握、科室控制标准与质量、个案管理员统一管理的模式，使临床路径管理工作很好地融入临床工作中，让医务人员从"要我做"到"我要做"的转变，使临床路径管理更加规范、更具实施的价值。

4. 采取激励机制，调动医务人员积极性

为提高临床科室和医务人员实施临床路径管理工作的主动性，医院出台了临床路径管理工作的考核奖励办法，对进入并根据临床路径确定的诊疗流程完成路径，经检查评价合格的病例，给予一定的物质奖励，充分调动医务人员的积极性，对工作不力的科室，将考核结果与年终评优挂钩，让科室主任与医务人员都感受到工作压力。

（三）持续改进

1. 加快临床路径信息化管理

原有临床路径管理信息化程度不高，统计工作处于手工操作阶段，导致数据整理、分析工作量大，相当多的项目数据无法提供。在医院信息化建设的契机下，临床路径管理将全面进入信息化时代，建立一套完整的实时质量控制模式，如前馈控制、反馈控制、现场控制等，对患者诊疗全过程中影响医疗质量主要因素（包括合理用药、医技检查、医疗环节、病案质量等多种指标）进行控制。通过医院信息系统，改变传统的手工统计工作，提高临床路径统计的准确性、及时性。

2. 进一步增强临床路径文本的可操作性，开展院内临床路径

（1）借鉴 DRGS 思路，扩展临床路径的宽度与厚度

①借鉴 DRGS 的病例组合方法，将具有某一方面相同特征的疾病或手术归为一组，制定通用路径，如"结节性甲状腺肿与滤泡性甲状腺肿""各种附件疾病行附件手术"，它们的诊疗过程相似，可将它们归到同一路径管理，扩展了临床路径的宽度，将更多的病种纳入临床路径管理中。

②强化临床路径管理与临床实际工作的融合，将主要疾病基础上伴随常见的并发症及合并症，同时纳入临床路径管理，例如"脑梗死"患者，通常合并"高血压、糖尿病"等基础疾病，在制定"脑梗死"临床路径的同时，将"高血压、糖尿病"的诊治路径制作成非必选项目，加入"脑梗死"临床路径中，同时将医嘱也配套为"必选医嘱""非必选医嘱"，医师可根据患者实际情况进行再组合，具备一定的操作灵活性，在不脱离规范医疗行为、提高医疗质量、降低医疗风险和合理控制医疗费用大的原则下，使更多的病例能进入路径管理，扩展了临床路径厚度。

（2）化繁为简，整合路径标准住院日

国家卫计委版的临床路径表单，强调时间性，将医务人员的医疗活动明确规定在哪天、什么时候、什么状况下怎样处理患者；医院通过学习、调研、讨论，研究决定将医疗活动根据大的阶段，划分为"标准阶段日"，一般分成三个阶段或者四个阶段，而不是设置每一天路径，如手术病例，将住院过程分为四个阶段：术前阶段、手术日、术后阶段（术后根据病情复杂情况，又可分为急性并发症期或慢性并发症阶段、稳定期两个阶段）、出院日，化繁为简的临床路径，相对于指南来说，其内容更简洁、易执行、适用于临床医师具体操作。

3. 不断提高临床路径管理病例入组率和完成率，动态监测变异率

加强临床路径管理，进一步提高符合临床路径管理病例的入组率和完成率。加强对变异病例的管理，定期组织对变异原因进行分析、评估，分析变异原因，发现问题并加以改进，逐步完善临床路径管理持续改进体系，进一步降低变异率。

4. 完善绩效考核机制，加强临床路径质量管理与控制

逐步建立以医疗服务量、患者满意度、医疗质量、医疗安全、医疗效率和费用控制等为主要内容的综合评估机制，不断完善绩效考核制度；要定期对临床路径效率指标、医疗质量与安全指标、合理用药指标、卫生经济指标等相关指标进行分析、考核，综合评价临床路径工作质量，建立完善奖惩机制，科学引导医务人员积极开展临床路径管理工作，提高临床路径工作质量。

5. 整合相关工作

推广临床路径，将按病种收付费、医院开展的日间手术纳入路径管理，不断扩大临床路径管理覆盖面。

第二节 学科建设年活动

以湖南儿童医院写作医院开展学科建设年活动为例。

一、学科建设年活动的内容与措施

（一）医院成立领导小组、工作小组

由院长、书记、副院长及相关职能科室科主任组成。

（二）按阶段有计划地开展活动

第一，专门设立学科建设年办公室，组织督查抽调护理部干事一名，专职负责资料的收集整理工作。采取集中学习和讨论相结合的方式，召开院领导、医疗片区、职能科室、业务科室专题会议。

第二，制订《医院学科建设年活动方案》。

第三，宣传发动与学习阶段。

第四，学科能力初评与制订各科计划阶段。

第五，计划实施阶段。

第六，加强五个层面的学科体系建设，分别是：

①三级甲等专科医院建设（南院、北院、西院）；

②院内专科医院的建设（脑科医院、心血管病医院等）；

③学科群、医疗中心建设；

④重点专科和亚专科建设；

⑤专病、特色项目的建设。

（三）找标杆，向标杆医院学习

先后组织6批学科带头人外出郑大附一、广州市儿童医院、武汉协和医院、湘雅医院等标杆医院取经学习，加强了科室与上级医院的联系。学习回来后，召开了4次学习汇报会，同时要求各科室收集近3年相关数据，参与院内学科自评，通过评价找出本科室薄弱环节，并制订学科发展计划，填写本科室的学科发展现状调查表、科室学科建设工作任务表。个人填写学科带头人或业务骨干个人工作计划表。

（四）加强三级甲等专科医院及院内专科医院的建设

北院（儿童医院）启动创建三级甲等儿童专科医院工作。成为湖南省儿童医院协作医院，成功独立开展湖南省儿科首例造血干细胞移植。

南院引进人才组建肢体显微外科；加强了亚专科建设；积极开展学术交流。启动3D打印技术项目及推动五个科室成功开展亚专科建设，培养了骨干医生和核心技术团队。

脑科医院在现有的神经内科和神经外科的格局上，逐步建成卒中中心、癫痫治疗中心、睡眠障碍诊疗中心、神经肿瘤微创中心、重症中心五大中心。神经内科设置脑血管病、癫痫、睡眠障碍、痴呆、神经遗传变性疾病、神经肌肉病、神经系统感染免疫、神经康复亚专科；神经外科设置脑血管病、功能神经外科、微创肿瘤、神经重症、神经脊柱亚专科。

在中心医院院区成立郴州市第一人民医院心血管病医院。建立院内"急性心肌梗死急救绿色通道";制定胸痛急救时间的管理制度被称为"胸痛中心的灵魂建设";建立"胸痛中心"微信救治群加强胸痛宣教;开展大量胸痛知识培训;邀请教授指导胸痛中心建设。

1. 加强学科群、医疗中心建设

北院成立胎儿医学中心;南院组建了乳房保健中心、市肿瘤登记中心、3D 打印中心、健康体检管理中心;中心医院创建卒中中心、睡眠中心、胸痛中心、急危重医学中心等。

2. 加强重点专科和亚专科建设

组织全院临床、医技科室积极申报省级、市级重点专科评审。各专科的学科建设业绩、质量、品牌、能力四大块进行打分评价与小结,并在全院各片区组织举办了 6 场次科主任学科建设半年工作汇报会。

多次组织院内外专家进行学科建设讲座,如学科建设专题讲座。

3. 引进学科带头人,开展新技术

召集了二胎评估门诊等院内可发展为优势项目的负责人座谈会数次,收集并逐步落实项目的开展。对于紧缺的学科带头人积极引进,例如手外科从衡阳引进一学科带头人。

(五)强督促,重点抓学科建设

①制定出医院各层级和职能科室责任分工表。

②制定出院领导及医疗区领导联系科室表。

③学科办督查。

全年组织完成了全院性学科工作督查一次,对各专科的学科建设业绩、质量、品牌、能力四大块进行打分评价与小结,并在全院各片区组织举办了场次科主任学科建设工作汇报会,邀请院外专家进行学科建设讲座,院内学科建设成绩优秀的学科如神经内科及肝胆外科的科主任介绍经验,对于学科建设开展不好的学科带头人进行帮扶,找出问题,督促发展。

二、取得成效与进一步改进

(一)取得成效

①工作量各指标增加门诊人次(同比增加 3.8%),出院人次(同比增加 4.71%),手术台次(同比增加 9.75%),Ⅲ、Ⅳ类手术(同比增加 33%),临床路径(新增病种 50 个),日间手术(同比增加 111%),疑难重症患者数(增加 5.9%)。

②全院开展新技术 40 项，高新技术取得了长足进展，造血干细胞移植技术开展 6 例；3D 打印技术在南院起步；脑科医院开展了基底动脉闭塞开通并支架置入术、经静脉途径栓塞硬脑膜动静脉瘘、静脉窦血栓形成取栓术；肝胆外科腹腔镜左半肝切除术、腹腔镜下胰十二指肠切除术等手术。

③脑科医院、心血管病医院挂牌。

④新增省重点专科建设项目 1 一个。

⑤完成了院内第三批专病门诊申报及评审工作，至此共设专病门诊 60 个。

（二）进一步改进

①将学科建设纳入院领导和科主任的主要考核指标。

②进一步重视学科带头人的培养或引进，特殊人才应有相关的院领导对接，建立人才树。

③进一步完善学科分级，鼓励创建国家级、省级重点学科。

④学科建设办公室动态观察学科建设，进行督导，定期向相关院领导汇报其动态。

⑤加强学习和对外交流。

第三节　提高医务人员沟通能力活动

一、提高医务人员沟通能力的活动方式、内容与效果

随着社会的进步、经济的发展，患者对医疗服务的要求不断提高，群众法律意识的不断增强，加之近年来医患之间缺乏信任和理解，医患关系趋于紧张，在此背景下如何既能有效改善医患矛盾，又能提高医疗质量、保障医疗安全，成为医院管理中一项新的研究课题，医院以提高医务人员沟通能力为方向开展了一系列围绕"医患沟通"为主题的活动，现将活动内容介绍如下三个方面。

（一）工作方式

由医院集团业务副院长牵头，相关职能部门负责人及临床科主任为主要参与人，利用现有临床数据与管理经验，寻找医患沟通环节中的不足，以围手术期医患沟通为突破

口，探索解决方法后制定了一系列的专题活动加以运用，并积极申报市级社会科学课题、高校医院管理课题、院级管理类课题，以项目研究形式融入日常工作，同时以项目研究形式推动专题活动工作。

（二）改进措施

为了提高医院医务人员沟通能力，提高沟通效果，特别是术前、术中和术后的医患沟通效果，本项目组在医院领导支持下，医务部、护理部、科教部等多部门合作，开展了下列工作。

第一，实施术前知情同意书的模块化，组织了多科专家讨论，制定了十大告知内容模块，术前谈话前医生依据病情，将病情涉及的模块进行组合，形成一份内容全面又具个性化的手术术前知情同意书。医师依次实施术前谈话则不会遗漏内容。模块包含常规告知模块、基础疾病告知模块、年龄模块、特殊体质告知模块、精神类疾病模块、药物性精神症状模块、孕妇模块、冰冻病理告知模块，麻醉科模块、专科告知模块、其他兜底告知模块。

第二，制定术前知情同意书的原则从找对沟通人、讲清必要性、告知风险性、尊重选择权、签好同意书等方面做出要求。

第三，制度方面医院在下发的质量安全管理文件中对手术谈话提出要求，对告知的细节再次进行规定，其中包含术中告知、术后告知、特殊情况处理、注意事项等。

第四，编印了四种医患沟通日常用语手册，包含《医院服务文明用语和禁忌用语手册》《常见症状体征方言》《就医手语会话》《常见症状体征通俗化解释》，提供沟通培训、应用工具。

第五，高风险手术术前谈话措施是由医务部介入、在高风险谈话室进行、在录音录像作为资料保存的条件下，医生和患者就诊疗方案、治疗措施、替代治疗、手术方案、手术风险及其他情况进行的全面、有效的沟通方式。为切实保障患者及家属的知情权、同意权、选择权，监督医生在沟通中客观、严谨地解释病情和治疗方案，充分地解释风险所在及病情发展预后；确保核心制度的严格落实；充分体现医院对高风险病例的重视和人文关怀；减轻医务人员的压力，增强医患互信，为病患的康复打下外部基础。

（三）总结

1. 医患沟通的原则、特点与影响因素

人在社会上生活必须与人沟通，一个完美、有效的沟通过程应遵循以下沟通原则。

（1）诚信原则

沟通最基本的心理保证是安全感，只有抱着真诚的态度与别人沟通，才能使对方有

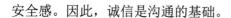

安全感。因此，诚信是沟通的基础。

（2）明确原则

明确的信息才能达到沟通的效果，所以沟通过程中要使用通俗易懂的语言，努力让双方都能理解对方的意思。

（3）简明原则

简明是指表达同样多内容的信息，要占用尽可能少的语言载体，从而提高沟通效果。

（4）连续性原则

有效沟通还必须具有世界、沟通内容与方式上的连续性，才能准确传递完整的内容。

医患沟通是医学发展的动力源泉之一，是医学实践思维和行为准则。而医患沟通的基本准则包括：①以人为本；②诚信原则；③平等原则；④整体原则；⑤同质原则；⑥保密原则；⑦反馈原则和共同参与原则。

医患沟通与一般人的人际沟通有不同之处。患者因对医院的环境、人员缺乏信赖感，所以医生扮演着教师、资源提供者、咨询者、领导者、技术专家等多重角色，以促进患者的健康，使患者摆脱患者角色。

由于医疗的特别性及一些大医院超负荷的现状，医患沟通存在一系列的问题，医患沟通障碍按理解程度可分为五类，分别是：医患误解、医患分歧、医患矛盾、医患纠纷和医患冲突。

影响医患沟通的因素：医务人员对患者沟通需求的认识和做法与患者的期望存在较大差距。医务人员自己认为已经尽力了，但患方感到许多话没有讲清，一些问题没有解决。

医务人员缺乏较高人文关怀的素养。这是由于应试教育的培养结果，特别是独生子女，年幼时以自我为中心已成习惯，很少有为别人着想的念头。

医务人员缺乏沟通技巧。医患沟通是一门科学，又有艺术性和技巧性。医务人员对医患沟通技巧掌握的熟练程度影响着沟通效果，沟通技巧缺乏是影响医患沟通的技术性原因。有人对医院进行专项调查发现，该医院医务人员的沟通技巧使用医学专业术语问题比较突出，使用医学专业术语进行沟通的比例达到 94.8%。

人力资源配置不足。各医疗机构必须按照规定的标准配置人员，低于规定的标准，医疗质量无法保证。目前医院发展快，政府投入少，医院要控制人数，保证效益，一些医院医护人员不够，大家疲于应付日常工作，根本谈不上和患者进行充分的沟通。调查发现，患者和医务人员认为工作任务繁忙没有时间的比例分别高达 74.6% 和 87.3%，这个原因在患者方面和医务人员方面都高居第一位。

2. 进一步提高对医患沟通重要性的认识

建立和谐医患关系的基础是互相尊重、彼此信任、手段是加强沟通、增进交流、加深理解、换位思考。

越来越多的医院管理者和医务人员认识到医患沟通在构建和谐医患关系方面的重要性。

3. 医院进行沟通培训的重要性

医学生是未来接触患者的主要群体，其医患沟通能力自然是缺之不可。加强医生沟通技巧培训，才能提供沟通有效性。沟通技巧的运用直接影响着医患沟通的有效性。沟通技巧内容丰富，加强医患沟通技巧培训，可以通过先进的教育设备和技术，对医务人员进行有针对性的训练。通过设置沟通模板，实景模拟，提升医务人员的沟通水平。要鼓励医务人员在实践中丰富自身阅历，锻炼沟通才能。医院通过定期指派年轻医生到医务部进行岗位轮训，参与医疗投诉调解与处理，参与高风险谈话，提高了年轻医生与患者沟通的能力。

而目前医学教育分为院校教育、毕业后教育、继续教育。作为临床医生，如何利用大量的临床实践机会，开展医患沟通的研究，培养各类学生及在职医务人员的沟通能力，则关注者较少。我们采用专用的调查表，由学生单独进行问卷的调查，结果显示沟通效果改进，说明我们一系列的培训是有效的。

4. 沟通工具的使用

在与患者的沟通上做到"三化"，即沟通知识文字化、沟通内容图片化、沟通语言通俗化，对提高沟通效果有较大作用。

手术的部位、相关器官的形态、人体解剖结构、手术方式等内容专业性较强，对于不懂医学的患者，特别是文化层次不高、年纪较大或不会讲普通话的患者难以理解，因此要借助文字、图片甚至视频等提高沟通效果。

我们在术前谈话时、边讲边检查时，或使用局部解剖模型、彩印解剖图，减少了沟通时间，提升了沟通效果。医院还编印了聋哑人手语手册，对照手册中的手势协助进行与聋哑人的沟通。

5. 高风险术前谈话的作用

高风险谈话是一种有效的沟通形式，它进一步保障患者及家属的知情权、同意权、选择权；保证核心制度的严格落实；充分体现医院对高风险病例的重视和人文关怀；减轻医务人员的压力，增强医患互信，为病患的康复打下外部基础。医院进行的1039例高风险谈话，仅发生两起医疗纠纷，投诉率、纠纷发生率均明显低于一般的术前谈话者，且没有大吵大闹的恶性纠纷发生。

高风险谈话是在科室理解基础上进行的，家属对手术的风险有一个初步认识，二次谈话之间，一般患方都有一个商量、征询第三方意见的过程，即医患双方进行二次谈话时，会问得更细、更具体，其选择决定也更慎重、可靠。

高风险谈话。由于双方参与人数多于一般术前谈话，年轻医师旁听高风险谈话也是一种培训方式。

6. 术前知情同意书的模块化能减少沟通的缺项

就临床外科诊疗工作而言，医患双方在术前对并发症的沟通不足是产生医疗纠纷的主要原因。医生存在术前沟通的意识与责任不强，与患者沟通不充分，一般只知常见并发症，由于患者常有一些基础疾病，一旦发生并发症术前没有告知，或没有讲透的并发症时，矛盾、纠纷由此发生。

术前知情同意书的模块化设计，从常规模块、基础疾病模块、专科模块、年龄模块、特殊体质模块、精神疾病模块、麻醉模块、病理模块、孕妇模块、其他兜底模块10个方面，对术前谈话的内容进行全覆盖，采用模块组合方式便于临床使用，规范了术前谈话的内容和形式，医生拿着规范的术前告知同意书，逐条给患方解释，避免了术前谈话的内容遗漏。患者看到各方面的告知内容，有大量信息，也感受到医院为其手术做了充分的准备。

7. 编印手册的作用

设计成体系的医患沟通课程，是医患沟通教学与培训的首要任务。通常可将医患沟通教学和培训的内容划分为四个方面：首先，对医患沟通的倡导与医学职业化精神的培养；其次，学习医学伦理学与法学；再次，掌握心理学方法；最后，培训医患沟通基本技巧。

言语沟通方面，语言沟通最重要的是要通俗易懂。由于患者对医学知识知之甚少，因此医务人员在和患者交流时应使用通俗易懂的语言将复杂的医学问题阐述清楚，不能按自己对医学知识的理解程度去要求患者，在沟通中使用专业术语，只是注重了过程，而忽视了效果，但在日常工作中医务人员并没有完全做到这一点，在和患者沟通中存在经常使用医学专业术语的情况。

言语沟通方面，医务人员认识到和患者沟通时语言最重要的是通俗易懂，但在日常工作中，使用医学专业术语进行沟通的比例很高。过多地使用专业术语进行医患沟通，达不到沟通的基本要求和效果，患者对沟通信息的一知半解，也不利于患者的早日康复，有时还会造成误解，引发纠纷。

8. 沟通竞赛的作用

医患沟通的教学与培训的方式是多种多样的,按参与方式可以分为参加讲座或谈论、观看录像、模拟患者、练习技巧、反馈意见和家庭作业等。按照教学方法则有传统理论教学、情景教学法、典型案例教学法、PBL 教学法、SP 教学法等多种方法。传统理论教学是以课堂教学方式为主,讲解医患沟通课程各方面的理论知识,是树立基本概念和基础技能的重要手段。情景教学法是使用极为广泛的教学方法,带教教师模拟设置临床沟通典型情景,目前大部分沟通教学是采用这种方法,让学生通过"角色扮演"的方式理解医患双方心理与学习医患沟通技巧。

本项目组在培训教育、制度要求、案例点评、投诉追责的基础上,每年组织一场全院性沟通竞赛,为的是营造重视医患沟通的氛围,总结各科沟通的经验,发掘沟通优秀人才,整改沟通缺陷,最终促进全院提高医患沟通的效果。

对法律常识进行测评,台下听众深受教育。竞赛是一种寓教于乐的培训好方式。

9. 建立医患沟通评价制度

缺乏技巧与不会有效沟通已成为影响医患沟通的重要因素,沟通评价制度与标准,可促进医患沟通长效机制的建立。医患沟通作为一项重要的医疗和管理制度,应体现在从患者入院到出院的全过程,把医患沟通纳入质量管理范畴,制定和完善医患沟通考评标准,使其制度化和规范化,建立医患沟通评价制度,有利于对医患沟通实施动态管理。

通过建立全程医患沟通效果评价制度,对沟通时间、地点、沟通的内容、方式等进一步细化,鼓励医务人员根据患者的实际情况,采用多种沟通方式与患者交流。通过患者满意度调查和调阅工作记录等方式对医患沟通效果进行评价。对没有按照要求进行沟通,造成医疗投诉的当事人或科室给予相应惩罚。在科室考核评价基础上,医院应进一步建立健全信息公开制度,通过报纸、电视、网络等媒介打造医患沟通平台。

二、提高医务人员沟通能力活动存在的不足与展望

(一)存在的不足

本项目由于开展时间不长,虽然临床上取得了一些效果,但还没有形成一套完整优良的培训考核体系,一些测评指标还有待完善。

术前知情同意书的模块对专科的内容没有统一规定,部分外科专科内容过于简单。

(二)展望

1. 术前知情同意书要进一步完善专科内容

本项目组对外科各专业 428 种常见手术同意书进行了修改,下一步将结合 DRGs 的要求、ICD-10 疾病分类及临床手术标准进一步完善专科术前告知内容。

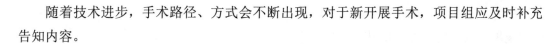

随着技术进步，手术路径、方式会不断出现，对于新开展手术，项目组应及时补充告知内容。

2. 医患沟通品管圈专项活动

品管圈项目是一个较成熟的管理工具，医院在护理管理中引进了品管圈，对护理沟通工作发挥了较好的作用，尝试以医生为主体使用品管圈工具改进围手术期沟通的能力。

通过市卫计委组织开展沟通为主题的品管圈活动，进一步推动全市各医院提高医患沟通的能力。

3. 手术团队沟通

手术沟通是手术室团队（手术医生、麻醉师、护士）为了手术顺利、成功进行，把信息和情感在个人或手术团队间传递，并达成共同协议的过程。手术沟通过主要内容包括手术患者基本情况、手术器械、手术过程、手术配合等。手术团队专业不同，但目标一致，有效的手术沟通是手术成功的必要前提之一。

4. 制作沟通视频

语言是无形的，图片是平面的，模型是固定的，我们拟与其他技术团队合作，制作一些常见手术沟通视频，可加入动画及手术实景内容，通过手术视频告知患者手术大概过程、手术关键点及并发症的危害及防治措施。

5. 沟通经典征集

群众是真正的英雄，大量临床医生在实践中碰到各类沟通难点，反复沟通，形成自己有效的沟通办法，我们公开征集这些宝贵的方法，汇编成册，向各医院推广应用，可进一步提高沟通效果。

第四节　医院管理主题年活动

一、医院管理主题年活动的背景、目标、原则和任务

（一）活动背景

医院每年都推出一项主题活动，定为当年的重点工作，几年来先后开展了质量安全年、学科建设年、文化建设年，这些活动的开展对医院的管理起到了良好的推动作用。医院希望能在前几年的基础上，通过更多的管理抓手进一步全面加强医院管理，不断提高现

代医院管理水平、持续推进医院综合改革，努力实现医院更高质量、更有效率、更可持续的发展，从而提高患者和职工的满意度。

（二）活动目标

管理主题年活动拟通过一系列管理项目来提高医院管理水平和医疗服务质量，活动以"管理进一步精细、资源进一步优化、制度进一步规范"为目标，以信息化建设为抓手，将全面深化医院体制和机制的改革，促进医院可持续发展。

（三）基本原则

管理主题年活动的开展遵循以下原则。

①坚持以患者为中心。以民意、民生为导向，维护人民群众健康权益。

②坚持提质增效。不断提升服务质量，增强工作效能，体现科学公平，实现可持续发展。

③坚持问题导向。在医院最紧迫的事项、群众最期盼的领域进行改善。

④坚持统筹协调、有序推进。总体设计活动方案，有序推进各项工作落到实处。

（四）工作任务

①制定完善并落实《现代医院管理制度》。

②全面深入推动医院改革。

③优化医院结构，实行大部制。

④完善干部选拔任用机制。

⑤制订并落实《人才建设方案》。

⑥建立全时程、全过程医疗质量与安全管理体系。

⑦在门诊和住院部开展多学科诊疗模式。

⑧推行护理单元 6S 管理。

⑨启动 HIMSS 评级工作，建立临床数据中心。

二、管理主题年活动的内容、步骤及成果

（一）主要内容

1. 制定完善现代医院管理制度并落实

①重新梳理医院各项管理制度，包括民主管理、医疗质量安全管理、人力资源管理、财务资产管理、绩效考核、人才培养培训管理、科研管理、后勤管理、信息管理等制度，

制定《医院管理制度汇编》。

②组织学习《医院管理制度汇编》，并贯彻落实。

2. 深入推动医改工作

（1）加强医联体建设工作

完善医联体章程，建立医联体内部议事制度，开展医联体相关工作；在原有 1 一个专科联盟的基础上，增加 10 个专科联盟，并推进三个专病联盟的建设；完成远程会诊和双向转诊平台的搭建，双向转诊、远程会诊例数增加；实现会诊患者转入过程无缝拼接。

（2）加强日间手术管理

成立日间手术办公室；明确日间手术准入标准，制定日间手术流程，建立日间手术管理办法及督导机制；对日间手术开展情况及时进行监督、总结及改进，实现日间手术量增加一倍的目标。

（3）深入推进药品保障供应机制改革

完成药品零差率的改革效果跟踪工作；进一步完成药品"两票制"采购工作；深入开展药品专项整治工作；建立超常使用药品的追踪监管制度；实现全院药品比（不含中药饮片）小于 30%。

（4）进一步加强高值耗材的管理

加强卫生材料使用考核；规范新技术项目管理，严格控制新高值耗材的引进；降低卫生材料消耗，实现百元医疗收入（不含药品收入）中卫生材料费占比控制在 20% 以下的目标。

（5）进一步加强医疗费用控制

科学控制"五个不合理"（即不合理用药、不合理收费、不合理用材、不合理检查、不合理治疗）；加强各类成本控制与医疗费用控制考核，建立内部公示制度；实现医疗费用增长幅度小于等于 10%，各类成本（不含人力成本）下降 10%。

（6）进一步推行临床路径管理和单病种管理

全院实施临床路径管理的病例数达到出院病例数的 30%，完成率大于等于 70%；对上级部门发布的 10 六个病种实施按病种收付费；按病种临床路径管理负变异率小于 20%。

（7）深入开展人事制度改革

完成医院定岗定编、人员聘用和合同管理工作；优化薪酬分配制度，实行项目工资、协议工资、任期目标年薪等多种薪酬分配办法；完善各级各类岗位考核管理办法；利用大数据平台，建立人才评价体系；深化职称制度改革，开展高级职称自主评审，细化医院自主职称评审的相关规定与标准。

3. 进一步优化组织机构

实行大部制。明确各部门工作职责，完成大部制的设置及工作人员调整。

4. 完善干部选拔任用机制

①完善干部任期制度，完成新一轮干部竞聘工作。

②完成大部制部门干部的配置。

5. 制订并落实人才建设方案

制订并实行《人才建设方案》，分级分类培养和管理人才；完成人才评价体系建设。

6. 建立全时程全过程医疗质量与安全管理体系

①建立多维度医疗质量与安全内控评价与考核体系，并贯彻落实。

②推行和加强胸痛中心、卒中中心、创伤中心、危重孕产妇救治中心和危重儿童救治中心的建设。

③遴选 5 ～ 10 个临床科室开展医生对患者实施门诊、病房、手术全程负责的主诊医师负责制新模式。

7. 开展多学科联合诊疗模式

对病因不明、诊断不清、涉及多个专科的患者，或者患者所患疾病诊断较为明确，但病情涉及多学科、多系统、多器官需要多个专科协同诊疗的疑难病患者开展多学科联合诊治；完成 54 次协作诊疗、4 次学术沙龙或培训讲座；开展 MDT 项目团队病例 PK 赛。

8. 推行护理单元 6S 管理

①组织医院科主任、护士长进行 6S 管理培训，护士长组织科室人员进行 6S 管理培训。

②在各护理单元推行 6S 管理。

9. 启动 HIMSS 评级

①启动 HIMSS 评级申报准备工作。

②建立临床数据中心。统一数据标准，实现所有临床诊疗数据的整合与集中展现，并为管理、科研提供支持信息。

③上线推行药品前置审方软件、重症监护系统等系统。

（二）推进方法

1. 成立组织机构

（1）成立管理主题年活动工作领导小组

由院长、党委书记任组长，领导班子成员为小组成员，负责研究确定整体活动方案；

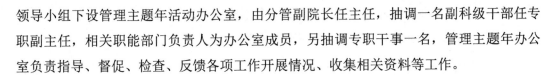

领导小组下设管理主题年活动办公室，由分管副院长任主任，抽调一名副科级干部任专职副主任，相关职能部门负责人为办公室成员，另抽调专职干事一名，管理主题年办公室负责指导、督促、检查、反馈各项工作开展情况、收集相关资料等工作。

（2）成立各专项工作小组

成立现代医院管理制度建设工作组、医改推动工作组、机构优化工作组、完善干部选拔任用机制工作组、人才建设方案制订落实工作组、全时程全过程医疗质量与安全管理体系建立工作组、多学科联合诊疗工作组、护理单元 6S 管理工作组、HIMSS 评级启动工作组几个专项工作小组，各由分管院领导任组长，牵头的职能部门副责任人为副组长，成员若干，负责专项工作的落实。

2. 制定工作步骤

（1）宣传发动阶段

①动员部署，召开管理主题年动员大会，对管理主题年活动进行动员部署。

②各医疗区（片）、各党总支（党支部）、各科室组织学习《管理主题年工作方案》，层层宣传动员，做到人人知晓、全员参与。

（2）组织实施阶段

①各工作小组制订并实施本小组的工作计划，按要求完成本小组工作任务。

②活动办公室组织定期对各小组工作进行全面检查和督导，发现问题，及时研究解决，确保各工作小组的任务按预定目标完成。

（3）总结提高阶段

各工作小组认真总结管理主题年的经验和不足，建立长效机制，不断提高医院管理水平和能力。

3. 落实工作要求

（1）高度重视

医院开展管理主题年活动意义重大，要求全院上下都高度重视医院管理主题年工作。要以服务患者为中心，以服务临床为重点，突出医院管理的根本目的；要提高管理的科学化、规范化，提高管理执行力；要优化管理流程，提高管理效率。要求每个职工都自觉参与到活动中来，为提高医院管理、促进医院发展献计出力；主要领导亲自指挥，分管领导负责督促相关工作小组抓好工作落实。

（2）精心组织

实行工作调度制，每周工作小组自行开展一次督导，每月医院主要领导主持召开管理主题年工作调度会，统筹各项工作进展；实行晨会报告制，由活动办公室根据活动进展情况按月（周）在晨会上报告工作督查和进展情况。

（3）确保实效

要求各医疗区（片）和各工作小组按照各自的职责和工作任务，制订实施方案，明确关键时点和责任人，扎实开展工作，并确保各项工作高质量如期完成，取得实际效果。

（4）强化考核

活动办公室每月对各工作小组工作完成情况进行督促检查，并落实考核；设立专项经费，对验收合格的项目组给予适当奖励。

（三）考核办法

1. 考核内容

各工作小组须完成如下工作内容：

①制订工作实施方案；

②制定工作进度表及责任清单；

③召开工作会议；

④提交月度工作小结及工作计划；

⑤按进度工作完成情况；

⑥提交经验总结材料。

2. 考核方式与流程

①考核分为月度考核与年度考核，由管理主题年办公室组织实施；考核结果分为A（完成较好）、B（基本完成）、C（部分完成）、D（未开展）四个等级。

②各工作组每月底按要求及时将《考核自评表》及相关材料报至管理主题年办公室。

③管理主题年办公室每月月初对各工作组及相关职能科室进行考核，考核结果在院领导晨会和月会上通报。

3. 奖罚措施

①考核结果与院领导及职能科室负责人绩效工资挂钩。月度考核评级为A级的月绩效考核分加5分，评级为B级的月绩效考核分加2分，考核评级为C、D级的不得分；年度考核评级为A级的年度绩效考核分加3分，评级为B级的年度绩效考核分加1分，考核评级为C、D级的不得分。

②考核结果与职能科室负责人职务晋升挂钩。月度考核评定为D级的，职能科室负

责人由分管人事的院领导和科室分管领导进行警示谈话，院领导向院长和党委书记进行说明；年度考核评定为 D 级的职能科室负责人，影响当年及下一年度职务晋升。

③考核结果与评先评优挂钩。年度考核评定为 A 级的职能科室负责人，年度考核评定为优秀；年度考核评定为 D 级的职能科室负责人，年度考核不得评为优秀。

④管理主题年办公室根据年度考核情况及各小组、各科室经验交流情况评选出管理主题年活动先进科室及先进个人，给予一定的奖励。

⑤涉及多个部门参与的项目，绩效考核加分（评优指标）由牵头责任部门在分值总额（评优指标）内进行调配。

第十一章　医院公共卫生管理

第一节　医院公共卫生工作概述

一、医院开展公共卫生工作的重要性

（一）医院是公共卫生服务体系的重要组成

我国公共卫生服务是在国家卫生健康委员会领导下，由专业公共卫生服务机构、各级医院、基层医疗卫生机构及其他机构共同提供的，其中政府以及国有卫生事业单位是公共卫生服务体系中的基础性组成部分。医院作为公共卫生服务体系中不可或缺的重要组成部分，在公共卫生建设中起着重要的支撑作用，医院的发展必然会推动公共卫生建设质量和效益的提高。

在我国公共卫生服务体系建设中，医院的主要职能是以医疗救治为中心，向社会提供医疗、预防、保健和康复、医学研究和教育，维护公共卫生服务的公平性和可及性，提高公共卫生体系的整体效率和效益。首先，医院作为公共卫生问题的"应急终结者"，为公共卫生体系的建设提供医疗救治保障，具体表现在对突发传染病患者进行隔离救治，对突发公共卫生事件发挥现场救治和收容救治伤员的职能。其次，医院还是以公共卫生建设为目标的医学科研活动的重要基地，具有医疗技术的辐射和引领作用。最后，医院是健康教育的窗口，是开展计划生育、妇幼保健、精神卫生等的重要场所，有利于提升人民群众的健康意识。

此外，医院在开展各类公共卫生服务时，除了接受卫生行政主管部门的领导外，还需要接受不同专业公共卫生服务机构的任务指派、业务指导和监督等。在我国，医院是公共卫生服务体系的重要组成部分，在提供公共卫生服务上具有得天独厚的优势。

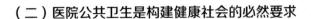

（二）医院公共卫生是构建健康社会的必然要求

随着社会进步与经济的发展，人们对健康的需求不断提高，医院在公共卫生中的作用越发凸显出来。医院往往是公共卫生事件发生的前哨阵地，对公共卫生事件的反应最敏感。因此，医院对公共卫生事件的发现、控制起着至关重要的作用。

医院公共卫生是医院整体工作中的重要内容。加强医院公共卫生工作，预防和控制疾病的流行，促进人群和个人健康，维护公民健康人权。加强医院公共卫生工作可以有效保障人民群众的身心健康，减少突发公共卫生事件对社会的危害，促进医疗卫生事业的健康长远发展。加强医院公共卫生工作，不仅是深化医药卫生体制改革的重要内容，也是坚持医疗机构公益性的具体体现。各科室通过协调配合，认真组织实施，确保圆满完成各项工作任务，从而提高应对突发公共卫生事件的能力，构建高效、有力、健全的应对突发公共卫生事件的应急机制和公共卫生体系，为人民群众提供牢固的健康屏障，确保人民群众生命安全和社会的协调健康发展。

（三）医院公共卫生是医疗和公共卫生融合的重要切入点之一

长期以来，临床工作与公共卫生一直是两条平行线的工作，医疗救治体系与疾病控制体系各自独立发展，两个体系之间虽然有交集，但仍然存在严重的脱节，缺乏有效的联系与协作，很少能真正地融合，给卫生保障带来了不少困难：一方面，医疗机构对传染病及各类公共卫生事件的发现、报告和院内感染管理还缺乏足够的重视，在预防控制措施和力度上与现实要求还存在较大的差距；另一方面，疾病控制机构对医疗机构的公共卫生工作也缺乏有效的业务指导。虽然新修订的《中华人民共和国传染病防治法》中已明确规定了疾病控制机构在这方面的职责和任务，但目前的情况是许多疾病控制机构还没有有效地开展这项工作。实践证明，只有临床医学和公共卫生有机结合，建立起两者的相互理解与沟通，形成有效的协调与合作机制，才能提高我国公共卫生的整体水平。

为了实现从"疾病治疗为中心"转向"健康保障为中心"，积极推动医院开展公共卫生工作是实现融合的关键切入点。开展医疗与预防之间交叉学科的理论研究，对医院环境中的公共卫生工作的机制、制度等进行深入研究，这样才能有效地将现有的临床医学与公共卫生融合，"弥合裂痕"，从观念、工作机制包括教育体制上进行改革，使临床医护人员具有公共卫生意识和具备必需的预防医学的知识和技能，使公共卫生医师掌握一定的临床医学知识，实现疾病预防与诊治的有机结合。

（四）医院公共卫生工作的努力方向

在现有的医院工作程序中，由于医疗机构中相关的公共卫生工作运作机制不够健全，措施落实不到位，使得现有的公共卫生服务体系未能充分发挥应有的作用，主要表现如下四个方面。

（1）及时检出传染病患者的运作机制不健全

目前，大部分医疗机构中的传染病患者的检出，只是依靠医生个人的意识和技能，传染病患者的发现尚处于偶然状态，还未建立规范的工作机制，须把它变成必然。

（2）医务人员的重点传染病防控知识全员培训还未落实

医务人员缺乏知识、技能，培训面不广，自然会导致检出率低和出现漏诊的可能。

（3）医疗机构内的急性传染病现场控制措施不落实

许多传染病的扩散是由于患者的密切接触者未被及时控制所引起的。而现在许多医疗机构仍只注意管理隔离患者，而对患者的密切接触者不采取控制措施。

（4）对疾病防控知识宣传不够

许多医生只注重疾病的诊疗知识，而不重视防控知识，甚至对自身的生活习惯和行为也不注意。

以上的诸多表现极大地限制了医疗机构发挥其应有的作用，同时也限制了公共卫生服务体系的功能。要解决这些瓶颈问题，关键之一是应该及时有效地开展公共卫生工作，将公共卫生的理念、方法和临床研究的方法有机融合，使得两者都能发挥相应的作用，充分起到互补的作用和事半功倍的效果。

目前要做的工作包括以下几个方面。

第一，全面认识与科学定位医疗机构的作用。医疗机构是疾病预防控制体系的重要组成部分，但在卫生系统特别是在卫生行政部门的工作人员头脑中尚不明确，其公共卫生管理的水平以及内容直接影响着我国公共卫生体系的建设。在具体工作中，由于一些行政管理人员对医疗机构在疾病控制工作中的重要地位和作用认识不清，因而工作不力，工作缺乏主动性。

第二，制定医院公共卫生工作的政策和规范，明确医疗机构的公共卫生责任。医疗机构的公共卫生管理问题是一个长期存在并被忽视或轻视的问题，政府需要不断地发挥行政职能，通过政策、法规、规范、标准等方式，明确医疗机构的公共卫生责任，规范机构和个人的行为，以提高公共卫生的整体水平。应尽快将医疗机构纳入公共卫生工作体系进行管理，充分发挥其在公共卫生工作中的重要作用。

第三，加强学术交流，提高理论水平。目前，我国医疗机构的公共卫生管理还缺乏完整的知识体系，需要在实践的过程中，不断对各类医疗机构开展公共卫生管理的经验进行总结。定期开展公共卫生及相关专题的学术讲座和学术交流活动，学习和借

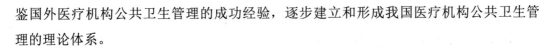

鉴国外医疗机构公共卫生管理的成功经验，逐步建立和形成我国医疗机构公共卫生管理的理论体系。

第四，在医院开展公共卫生知识培训，提高医务人员的公共卫生知识水平。对卫生行政部门和医疗机构的领导、管理工作人员开展公共卫生知识培训，对临床一线的医务人员要开展重点传染病防控知识的全员培训。在医疗机构中传播公共卫生的政策法规和专业知识、技能，树立医务人员的公共卫生观念，提高他们的预防医学知识水平，为医务人员主动承担公共卫生责任打下基础。

第五，构建医疗机构与疾病控制机构间信息沟通的桥梁，促进交流与合作。医疗机构和疾病控制机构要建立起密切的协调和沟通机制，促进双方的信息交流，制订出双方密切合作的疾病控制工作计划、运行机制和应对突发公共卫生事件相关预案，定期检查工作进展情况并开展演练。

二、开展公共卫生工作的基本要求

（一）组织结构

整合现有公共卫生服务资源，在医院行政管理部门中单独设立公共卫生科。履行辖区公共卫生服务和管理职能。公共卫生科隶属医院管理，接受区人口和计划生育委员会领导和上级公共卫生机构业务指导，属地管理。

（二）公共卫生科岗位设置

按照公共卫生的服务类别和服务对象，二级以上公立医院建议可以设置公共卫生科办公室、居民健康档案室、预防接种门诊、慢性病管理办公室、儿童及孕产妇保健办公室、老年人保健室、重性精神管理办公室、健康宣教室、体检室等对口部门。

（三）人员配置及分工

公共卫生科人员配备必须保证正常工作需要，专职人员不少于 6 人。其中，居民健康档案管理 4 人，预防接种、传染病报告管理 2 人，儿童及孕产妇保健管理 3 人，慢性病管理、健康教育 2 人，老年人保健、重性精神疾病管理 1 人。在此基础上，根据区域工作任务量、交通状况等因素可适当增减，但最低不得少于 12 人。具备执业资格的执业医师、执业助理医师、执业护士等卫生专业技术人员占公共卫生科人员总数的 80% 以上。公共卫生科人员应保持相对稳定，不得随意更换和调整。

（四）办公场所和设施设备要求

独立设置医院公共卫生科（处），具有独立工作区域，标识清晰，科（处）室办公设施配备齐全，管理制度健全，职责分工明确，工作流程清晰。

（五）公共卫生专项经费支持

医疗机构应根据每年工作计划，设置院内公共卫生工作资金预算计划并具体落实；国家下拨公共卫生专项资金应专款专用。自有资金和国家下拨资金必须用于医疗机构公共卫生管理和学科发展。

三、医院公共卫生科主要工作职责

公共卫生科是具有医院综合管理性的职能部门，其工作职能主要有三个方面，即管理职能、行政职能和服务职能。

（一）管理职能

①在分管院长的领导下，积极开展调查研究，向领导提供可行性方案和建议，制定本科规章制度和发展规划。

②严格遵守各项法律法规及院部各项规章制度。

③贯彻执行《县级以上医疗机构公共卫生工作计划任务书》《传染病防治法》及《突发公共卫生事件与传染病疫情监测信息报告管理办法》，做好传染病、突发公共卫生事件报告等管理工作，防保科监督检查传染病疫情报告。

④发现甲类、乙类中按甲类管理的传染病及重大传染病疫情，协助科室做好患者消毒隔离等工作，配合疾病预防控制中心（简称疾控中心）做好流行病学调查。

⑤认真完成社区慢性病综合防治示范点建设相关指令性任务。

⑥以健康教育、健康促进为手段，开展社区人群慢性病综合防治。

⑦开展流行病学调查，讲究效率和效益，努力做到实效和高效。

⑧承担心脑血管病防治办公室日常工作。

⑨参与国家卫生健康委员会及省心脑防治中心开展心脑血管病等慢性病防治研究。

⑩根据要求不断完善主要慢性病（脑卒中、冠心病、糖尿病、肿瘤等）发病报病工作，督促责任医师及时并完整填写报告卡，认真审核并及时上报疾控中心。

⑪严格执行电脑程序管理，专人专管，责任到人，禁止外来人员使用，禁止使用外来软件。确保信息安全，不得随意将患者有关资料外泄。

（二）行政职能

①根据分管院长指示，组织拟定本科规章制度，起草本科的行政工作计划、报告、

总结等文件。

②工作有计划和总结，每季度统计传染病及慢性病报告情况并反馈临床科室。

③支持协助各社区服务点有关工作。

④完成院部交办的其他任务。

（三）服务职能

①积极完成社区慢性病综合防治示范点建设相关指令性任务。

②积极开展社区居民及患者健康教育活动，努力做好社区慢性病综合防治。

③做好主要慢性病（如脑卒中、冠心病、糖尿病、肿瘤等）发病报病工作。

④做好出院患者特别是慢性病患者随访工作，提高服务品质。

⑤积极开展心脑血管病等慢性病防治研究。

⑥防保科负责医院传染病疑似病例标本的送检和结果反馈工作。

⑦协助产科、儿科做好孕产妇、围产儿和 5 岁以下儿童死亡的监测、上报，围产儿的季报，计划生育技术服务数量和质量情况，母婴健康工程项目相关统计等报表的统计、上报工作。

⑧由防保科负责领取、发放产科新生儿免费注射用乙肝疫苗。

⑨做好高血压门诊日常工作。

⑩由防保科负责医院职工职业暴露的登记、随访和统计、分析、上报工作。

⑪做好哨点医院监测，包括发热呼吸道病例、流感样病例监测周报、食源性疾病监测报告工作。

⑫及时上报农药中毒病例、肠道门诊月报、艾滋病月报等 CDC（中国疾病预防控制中心）要求的各类报表。

⑬做好资料整理、妥善保管。

⑭支持协助各社区服务点有关工作。

四、医院公共卫生工作主要的考核指标

为进一步强化医院公共卫生职能，提高管理效能，规范疾病预防控制工作，保障市民身体健康，全市二级以上医院公共卫生科（处）应该坚持属地管理原则、公益性原则、时效性原则，确保医院公共卫生工作机构健全、职责明确、人员落实、机制稳固、管理统一，通过开展质量管理考核，进一步深入医院公共卫生科建设各项工作，提升医院公共卫生管理与实施质量，促进医院公共卫生工作全面发展。

（一）市级质量督导与考核

市人口和计划生育委员会从市属医疗、疾控和其他公共卫生机构抽调专家组成考核专班，按标准对各二级以上医疗机构医院公共卫生工作质量考核情况进行年度督导与考核。

1. 组织管理

成立医院公共卫生工作领导小组，院领导担任领导小组组长；院办公会定期调度院内公共卫生工作；将公共卫生工作纳入医院绩效考核体系，且所占比例不少于10%。

2. 机构设置

独立设置医院公共卫生科（处），公共卫生科（处）有独立工作区域、标识清晰，人均办公面积不低于 $8m^2$。科（处）室办公设施配备齐全，工作经费到位，管理制度健全，职责分工明确，工作流程清晰。

3. 人员设置

合理设置科室，合理安排人员，调动人员工作积极性。医院公共卫生科（处）设有科（处）长职位，按医院病床规模配备人员，500 张以下配置 3 人，500～1500 张配置 4～5 人，1500 张以上每增加 1000 张病床增加 1 人。

4. 业务管理

有全院公共卫生管理制度、流程、规范及公共卫生服务质量考核标准，每月考核一次；有院内公共卫生工作计划、方案和总结，定期开展培训，每季度有一期医院公共卫生简讯、专刊；相关业务科室设公共卫生管理员，在医院公共卫生科（处）指导下开展相应的公共卫生工作。

5. 服务绩效指标

完成卫生计生系统绩效管理目标和二级以上医院公共卫生工作规范年度工作任务。

（1）传染病防治

开展疫情管理、传染病监测、感染性疾病门诊管理、艾滋病管理、免疫规划管理等。

（2）慢性非传染性疾病管理

开展死亡登记报告、肿瘤网络直报、心脑血管事件报告工作。

（3）健康教育与促进

医院有健康教育组织网络体系，有健康教育工作计划、记录、总结，档案资料完整规范。创造健康环境，开展健康活动。

（4）食源性疾病管理

医院有食源性疾病工作组织，明确联系人和工作职责，有计划、有记录、有总结，档案资料保存完整，管理规范。开展异常病例监测。

（5）卫生应急

按照省、市相关规范开展。

（二）区级质量督导

各区卫生计生部门负责辖区二级以上医疗机构医院公共卫生工作部署、督导、质量考核、信息上报等工作。从辖区医疗、疾控和其他公共卫生机构抽调专家组成考核专班，按照《全市二级以上医院公共卫生工作考核标准（试行）》，对辖区医院进行季度考核后向市人口和计划生育委员会提交督导、考核报告。

（三）医院质量督导

各二级以上医院组织院内相关职能部门和业务科室对医院公共卫生工作进行月度质量管理督导及考核，并将年度自评结果和工作报告上报到区人口和计划生育委员会。

第二节　医院卫生应急

在我国，卫生应急是指为了预防和处置突发公共事件与突发公共卫生事件所采取的一切活动的总称。也有学者认为：卫生应急是指为了预防和处置突发公共卫生事件的发生，控制、减轻和消除各类突发公共事件引起的健康危害所采取的一切活动的总称。目前，我国卫生应急的主要工作领域有突发公共卫生事件的预防与控制、各类公共事件的紧急医学救援、重大活动的卫生保障和国际卫生救援，后两者都和医院密不可分。

医院卫生应急是指在突发公共事件或者突发公共卫生事件可能发生前后，以医院为主要的工作场所，通过监测、预判、预警、现场处置等一系列措施，及时对可能产生的危险因素进行及时、有效的预防和对已出现的危害进行科学、高效的控制和处置。同时，利用医疗卫生专业特点实施的紧急医学救援，可有效减少突发事件对社会政治、经济、人民群众生命安全造成的危害。

一、机构设立与职责

建立和完善由医院主要领导为组长的卫生应急工作领导小组、可独立设置的卫生应急办公室或由院办党办牵头的常设办公室以及由医务处（科）、公共卫生科、护理部、门诊办公室、医院感染办公室、宣传部（科）、财务处（科）、后勤保障部门、信息科、卫生应急专家组、卫生应急队伍等配合的卫生应急体系。

（一）卫生应急工作领导小组（以下简称"应急领导小组"）

组长由医院院长担任，副组长由分管医疗工作的副院长担任，组员由医院相关职能部门负责人组成。其主要职责有以下四点。

第一，在上级卫生计生行政主管部门的领导下，全面负责组织指挥、协调本单位卫生应急工作。在突发事件发生后，负责明确本单位受领任务，确保政令畅通。

第二，负责建立、健全本单位卫生应急组织体系，组织制定适用于本单位实际医疗救治水平的卫生应急预案和各项工作方案，对本单位卫生应急工作实施监督、检查及考核。

第三，研究决定本单位卫生应急工作的重大决策和重要事项，决定启动、变更及终止本单位应急响应。

第四，指挥调度本单位医学救援力量和资源参与卫生应急处置工作，按规定和时限上报本单位医学救援信息，并在任务完成后组织总结评估等。

（二）卫生应急办公室（以下简称"应急办"）

有条件的医院可独立设立卫生应急办公室，或指派院办或党办（党政办）承担本单位卫生应急办公室的职责，并负责日常卫生应急工作。其主要职责有以下六点。

第一，在本单位应急领导小组的直接指挥下，负责日常卫生应急工作，建议和贯彻落实领导小组做出的各项决策和指令。在卫生应急响应期间，可直接指挥和调用其他职能部门及医疗救治资源。

第二，负责编制和定期修订本单位各类突发事件卫生应急预案，制定各类卫生应急工作制度。

第三，根据本单位医疗救治能力确定卫生应急队伍类别，制定院内卫生应急队员选拔标准，组织开展队员选拔工作，定期更新队员信息，组织队员定期轮换。对本单位卫生应急队伍实行动态管理。

第四，协调本单位后勤保障部门，落实卫生应急所需的药品、耗材、器械、设备等物资的储备及管理工作。协调本单位信息主管部门落实卫生应急信息报送、通信沟通等系统设立和储备工作。协调本单位新闻宣传主管部门落实新闻稿件编写、新闻发言人设定、应急处置内容发布等工作。

第五，负责编制和确定本单位各类突发事件卫生应急培训和演练方案。定期组织本单位相关部门和卫生应急队伍开展各类卫生应急培训和演练，并对培训和演练效果进行考核评估和总结反馈。

第六，负责卫生应急响应启动后本单位开展的现场处置指挥工作、与相关部门的协调联络工作、相关信息的收集汇总和上报工作以及卫生应急响应结束后的总结评估工作。承担本单位应急领导小组和上级卫生计生行政主管部门交办的其他工作。

（三）医疗救治管理部门

组长由本单位分管医疗工作的副院长兼任，副组长由医务处（科）处（科）长兼任，组员由门诊办公室、公共卫生科、护理部等相关职能部门负责人和相关临床医技科室科主任组成。其主要职责有以下三点。

第一，负责卫生应急队员日常医疗、护理专科技术和公共技术（如心肺复苏等）水平能力测试和管理，参与卫生应急队员遴选和医疗救治技术培训工作。

第二，在卫生应急响应期间，承担门诊、住院医疗护理等医护人员调度和集结、医疗资源调度和使用、治疗方案制订、床位紧急腾空、绿色通道管理、患者管理、医疗信息汇总等工作。

第三，完成本单位应急领导小组和应急办交办的其他工作。

（四）医院感染防控部门

组长由本单位分管院感控制的副院长兼任，副组长由医院感染防控管理部门负责人担任，组员由医院感染管理及相关专业人员组成。其主要职责有以下三点。

第一，负责突发事件应急处置时对医院感染及其相关危险因素进行监测、分析并及时反馈。指导应急办和后勤保障部门做好个人防护及应急物资准备。

第二，在参与和开展突发事件卫生应急现场处置工作时，负责和督促消毒隔离制度和消毒技术规范执行，提供消毒方法和个人防护技术方案。负责和落实分级防护原则和职业暴露的处置。监测、控制和督导本单位常规防护消毒及相关临床科室的感染控制。

第三，完成本单位应急办交办的其他工作。

（五）新闻宣传部门

组长由本单位分管党建宣传的副书记兼任，组员由宣传部门负责人或指派的专人、应急办工作人员、医疗救治主管部门人员、参与卫生应急现场救治的医务人员等组成。其主要职责有以下四点。

第一，负责本单位突发事件应急处置工作影像视频采集、新闻稿件撰写以及新闻发布等工作。新闻发布应按照国家有关突发事件信息发布的规定和要求，任何个人和部门未经授权不得擅自发布新闻消息。设立新闻发言人。

第二，负责协助新闻媒体做好新闻报道工作。

第三，有针对性地开展卫生应急宣传教育工作，激发全体人员对卫生应急工作的热情。

第四，完成本单位应急办交办的其他工作。

（六）财务、后勤和信息保障部门

组长由本单位分管后勤的副院长兼任，组员由财务处（科）、药剂科、设备处（科）、总务处（科）、保卫处（科）、信息科等部门指派专人组成。其主要职责有以下七点。

第一，财务处（科）：负责建立本单位突发事件卫生应急保障和预付机制，确保各项经费足额按时到位，确保参与卫生应急现场处置人员使用经费齐全。

第二，药剂科：负责突发事件卫生应急处置所需药品采购、储存、调用等物资储备和管理工作。药品储备可采用实物储备、合同储备等多种形式。

第三，设备处（科）：负责突发事件卫生应急处置所需器械、设备、耗材等需求计划和分配计划。负责器械、设备等日常维护、应急调用等管理。

第四，总务处（后勤科）：负责本单位应急使用车辆的日常维护保养，确保卫生应急工作及时开展。负责卫生应急现场处置人员救援期间除医疗外的所需物资和生活保障物资等。确保通信联络畅通。

第五，保卫处（科）：负责本单位卫生应急院内处置现场的保障工作，维护正常医疗秩序。主要负责社会安全类突发事件现场处置工作。

第六，信息科：负责本单位突发事件信息报送的网络通畅和日常维护工作。

第七，完成本单位应急办交办的其他工作。

（七）卫生应急专家组

组长由本单位分管医疗工作的副院长（医疗与护理分管领导不同时，由医疗副院长担任）兼任，组员由卫生应急管理、临床、医技、药学、护理等多学科专家组成。其主要职责有以下四点。

第一，负责对本单位和上级卫生计生行政主管部门提供突发事件卫生应急咨询、建议和支持，制订切实可行的诊治方案。必要时直接参与卫生应急现场处置，并提供技术指导。

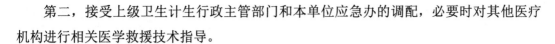

第二，接受上级卫生计生行政主管部门和本单位应急办的调配，必要时对其他医疗机构进行相关医学救援技术指导。

第三，指导并参与卫生应急日常培训和演练工作。参与卫生应急演练脚本编撰工作。参与卫生应急工作总结评估。

第四，承担本单位应急办交办的其他工作。

三、卫生应急准备

应急准备是有效防范和应对突发事件而事先采取各种措施的总称。医院应建立健全卫生应急工作体系，重点做好本单位应急管理制度建设、应急预案建设、应急专家队伍管理、装备物资管理、培训演练建设等各项准备工作。定期对卫生应急工作进行系统分析，及时发现本单位在应对各类突发事件中存在的不足和有针对性地加强自身能力建设。有条件的医院可开展灾害脆弱性分析。

（一）卫生应急管理制度

1. 应急预案管理制度

明确本单位卫生应急预案编写要求，建立预案评价和修订机制。

2. 应急值守和报告制度

明确本单位参与卫生应急值守人员职责、工作内容等。明确卫生应急信息报送范围、时限、内容、方式、频次等，并详细记录。

3. 应急专家队伍管理制度

明确本单位卫生应急专家和队员选拔标准、工作职责、激励措施、补充或淘汰机制、奖惩制度等。

4. 应急物资管理制度

明确本单位各类应急装备、物资、药品等的采购、储备、日常维护、使用、补充等各项管理机制。

5. 应急培训演练制度

明确本单位开展卫生应急培训和演练的计划、内容、方法、质量，并对培训演练效果进行评价与改进。

（二）卫生应急预案建设

1. 应急预案种类

按照上级卫生计生行政主管部门卫生应急预案体系建设要求，结合本单位实际制定预案，应急预案种类主要包括自然灾害、事故灾难、突发公共卫生事件、社会安全事件四类。

应急预案种类和内容应能符合本单位实际工作需要，尤其需要明确突发事件卫生应急处置各阶段的工作流程，应包括目的、编制依据、适用范围、组织体系及职责、信息监测和报告、应急响应、保障措施、附则等要素。

2. 应急预案形式

预案以本单位文件形式正式发布，并应定期通过桌面推演、专题培训、综合演练等途径使相关人员全面掌握。预案可采用文字式、图片式、流程式等，旨在指导和告知相关人员在指挥和参与现场救援时应采取的方式和注意事项。

3. 应急预案时效

应定期分析评价预案内容的实用性、可行性，及时更新、增补各类卫生应急预案。每2～3年修订一次，做好修订记录，实现预案的动态优化和科学规范管理。

（三）应急专家、队伍管理

1. 工作内容

工作内容主要包括卫生应急管理人员、公共卫生管理人员、医疗卫生专业人员、技术保障人员等的选拔、培训、训练、调整等。着重加强服从指挥、团队协作、专业配合等。

2. 工作要求

第一，根据上级卫生计生行政主管部门统一部署要求，基于辖区内重点关注和防范的突发事件类型和发生频率，结合本单位人力资源情况，系统分析评估本单位卫生应急专家队伍建设需求。

第二，按照"平战结合、因地制宜，分级负责、协调运转"的原则，组建人员数量和专业配比适当的卫生应急专家和队伍。队员应熟悉和具备现场应急指挥与决策、应急管理和协调、监测预警与风险评估、现场检伤分类和应急处置、伤员分流转送、院感控制和处理、后勤保障等技能。

第三，严格依据政治素养、职称学历、业务能力、身体素质、心理素质等进行专家和队员遴选，接受过卫生应急培训或参加过突发事件卫生应急现场处置工作者优先考虑。

第四，制定本单位卫生应急专家和队伍管理细则，明确卫生应急专家和队员的权利和义务、奖惩和激励措施等。

第五，应将卫生应急一线人员纳入高危职业人群管理，购买人身意外伤害保险；对

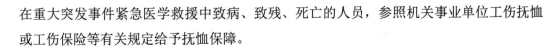

在重大突发事件紧急医学救援中致病、致残、死亡的人员，参照机关事业单位工伤抚恤或工伤保险等有关规定给予抚恤保障。

（四）应急装备物资管理

卫生应急装备物资管理是做好平时及处置突发事件时卫生应急保障工作的物质基础。医疗机构结合本单位所承担的卫生应急任务做好本单位卫生应急装备物资的储备和管理工作。

1. 装备物资类别

通常装备物资包括医疗药品类、医疗耗材类、医疗设备类、防护消杀类、医疗文书类、后勤物资类、通信器材类、卫生技术车辆类、宣传保障类等。医疗机构可根据卫生应急任务分工增配各类装备物资。

医疗机构须进行装备物资筹措、采购及管理，各类标识、服装、队旗、通信等要求统一。所有装备物资纳入本单位固定资产管理。

2. 装备物资储备形式

根据卫生应急装备物资的生产、市场供应、存放条件和应急需求实际，决定实物、资金、计划和信息四种储备形式的比例。

3. 装备物资储备要求

建立本单位卫生应急装备库房，成立库房管理小组，明确人员职责，做到专库专人专管。定期对库房进行卫生清整，保持良好温度和湿度，保持通风。各类装备物资统一、整洁，达到"三定"（定分管领导、定管理科室、定使用保管人）和"六防"（防火、防潮、防盗、防冻、防霉烂变质、防鼠咬虫蛀）标准。利用信息化手段对装备物资进行出入库管理，并做好装备物资的更新和轮储。

四、信息报告

信息报告及时、准确、完整，是突发事件紧急医学救援和突发公共卫生事件处置工作全面、科学、有序、有效开展的充分、必要条件，也是卫生应急响应的决策依据。

（一）报告范围

报告范围包括医疗机构参与处置的各类突发事件紧急医学救援和突发公共卫生事件现场处置工作的信息。

（二）报告内容

报告内容包括事件名称、事件类别、发生时间、地点、涉及的地域范围、伤亡人数、受伤类型及严重程度、已经采取的措施、事件的发展趋势、下一步工作计划等。信息报告应做到要素齐全、内容规范、简明扼要。可根据工作需要采用多种报告形式，涉及敏感内容的，应通过机要途径报告。

事件发生、发展、控制过程信息分为初次报告、进程报告、结案报告。

1. 初次报告

初次报告要求"接报即报"。报告内容包括报告单位、报告人信息、信息来源、事件名称、初步判定的事件类别和性质、发生地点、发生时间、伤亡人数、受伤类型及严重程度、已采取的措施等。

2. 进程报告

进程报告要求"及时续报"。报告事件的发展与变化、处置进程、势态评估、控制措施等内容，包括本单位救援力量投入情况、伤病员（轻、中、重）人数、死亡人数、救治人数、转运情况、防护情况、进一步的救治措施和救治建议以及患者转归情况等。同时，对初次报告的有关信息进行补充和修正。

重大、特大事件和有明显扩大趋势的较大事件应及时报告变化情况。较大和一般事件按卫生计生行政主管部门和（或）卫生应急救援现场指挥部门的要求时限报告。

3. 结案报告

事件处置结束后，应在 3 日内进行结案信息报告。

4. 报告方式

应尽快以电话、传真、报送文件等形式，或其他有效途径向属地卫生计生行政主管部门报告。

五、应急响应

医疗机构根据自身职责和功能定位，结合在卫生应急工作中担当的任务和自身条件，制订切实可行的工作方案。根据上级卫生计生行政主管部门要求和指令，迅速启动或终止卫生应急响应。

（一）应急响应

1. 成立应急响应期间管理组织

应急响应期间管理组织应包含应急指挥、应急管理、专业技术和现场队伍四个部分。

①应急指挥由本单位卫生应急领导小组负责，负责应急响应期间的决策、总体协调等工作。

②应急管理由应急办公室总体协调和实施，其他相关部门负责具体实施和配合。负责应急响应期间的协调、管理、保障等工作。

③专业技术按事件类型可设立一支或多支专业技术组，负责应急响应期间的专业技术指导工作。

④现场队伍按上级卫生计生行政主管部门和本单位卫生应急领导小组要求派遣现场队伍。现场队伍可由应急管理人员和相关专业人员组成，参与和指导突发事件的现场处置、信息上报等工作。

2. 建立应急响应期间工作制度

①应急响应启动与终止制度设定本单位启动和（或）终止应急响应的基本条件和相关工作流程。

②现场队伍工作制度应当根据实际工作情况，明确现场工作责任和分工。

③评估制度包括突发事件发展态势评估、应急响应启动后工作预判评估、应急响应终止后总结评估等。

④信息通报制度要求应急响应期间应急组织架构中的各职能部门按要求向应急领导小组和应急办提交工作情况报告。应急领导小组和应急办根据各部门提交的报告和其他有关信息汇总情况，以合适的方式及时通报给参与应急处置的部门和个人。

⑤工作例会制度可根据需要不定期召开各部门共同参加的工作例会，通报事件进展情况和各项处置措施落实情况，研究和部署后续应急处置工作。建立现场每日碰头会议制度，交流每日工作进展，研讨突发事件趋势和控制措施落实，协调安排后续工作。

3. 应急保障制度

建立应急财务制度，在应对突发事件时保证高效、快速、及时落实各项财政保障和个人保障。建立派遣人员安全保障制度，为赴现场工作人员提供必要的安全保障装备及条件。

（二）现场工作

现场工作包括现场工作启动、工作准备、工作实施和工作结束四个阶段。

1. 现场工作启动

医疗机构接到事件相关信息后，应当立即核实，经初步证实后由本单位应急办立即报告上级卫生计生行政主管部门，并迅速组织进行现场调查和实施控制措施。根据上级卫生计生行政主管部门意见和建议启动相应级别的卫生应急响应。

2. 现场工作准备

①确定现场救援队伍专业构成、参加人员，各组应当明确组长负责制，并确定组员的职责和分工。

②统一人员思想，进行情况通报和信息说明。

③根据现场处置特点开展物资准备。通常需要考虑药品、器械、耗材、现场快速检测设备及试剂、个人卫生防护用品、宣传资料、通信设备、电脑、数据采集设备设施、现场联系资料等。根据突发事件类型，携带相应的防护装备，做好个人防护。

④做好车辆、交通、食宿、保险等后勤保障工作。

⑤确定现场救援队伍与本单位、当地有关部门的沟通联络机制，与事发地沟通现场工作计划和实施方案等。

3. 现场工作实施

现场工作应当坚持边调查、边处理、边抢救、边核实的原则，并符合既定方案要求。现场工作步骤和重点可根据现场性质、特点进行必要调整。现场救援队伍应当根据需要，与当地相关机构或人员组成联合工作组，在当地政府的统一领导下开展工作。

（1）现场指挥与协调（应急管理者参考）

①先期抵达现场的卫生应急队伍，应首先开展情况核查，包括事件的地点、事件的类型及危险因素、人员伤亡情况、事态是否得到控制、是否还需要增加救援力量、医护人员是否需要配备个人防护用品等，并及时向上级卫生计生行政主管部门报告。

②中期抵达现场的卫生应急队伍，应配合上级卫生计生行政主管部门制订现场处置方案，参与和配合现场救援力量调度、现场车辆安排、现场信息汇总和反馈等。

③后续抵达现场的卫生应急队伍，应及时与现场指挥部门和（或）上级卫生计生行政主管部门联系，了解事件最新进展和现场处置进度，确定和制订后续工作计划和实施方案，参与后续信息核实、实地走访、访视伤员、综合临床信息等。

（2）现场医疗卫生救援（专业技术队伍参考）

第一，现场抢救。

①现场抢救的前提是使伤病员脱离危险环境。要在保证抢救人员自身安全的前提下，积极将遇险人员移出危险环境。

②依据"先救命后治伤、先救重后救轻"的原则开展工作，按照国际统一的标准对伤病员进行初次检伤分类，分别用绿、黄、红、黑四种颜色，对轻、重、危重伤病员和死亡人员进行标记，标明在伤病员或死亡人员的手腕或脚踝等显要部位，以便后续救治

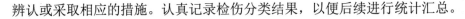

辨认或采取相应的措施。认真记录检伤分类结果，以便后续进行统计汇总。

③特殊类别现场检伤分类有其各自的特殊性，除一般创伤外，其他诸如中毒、放射、淹溺、烧烫伤、爆震等一些突发公共卫生事件，会在短时间出现大批复合伤病员，致伤因素复杂多样，要根据不同的致病因素和特点进行检伤分类。

④根据伤情展开初步救治，对暂不能转移出危险区域的伤病员给予基础生命支持。危重症患者：标红色标，应优先处置、转送。重症患者：标黄色标，次优先处置、转送。轻症医患者：标绿色标，可延期处置、转送。濒死或死亡者：标黑色标，可暂不做处置。

第二，分级、分区处理。

在检伤分类的基础上，开辟安全区域，充分利用现场条件设立特定功能分区，将不同级别的伤病员分区、分级进行急救处理，各区应标有明显的标志牌及相应的色带或色旗。

①初检分类区：选择现场附近一个安全、明亮、宽敞的区域，将所有伤病员最先集中在该处，进行快速检伤分类并标示不同的色别后，按级别立即送至相应的区域处理。该区域一般悬挂白底红十字标志旗。

②重伤病员处理区：设立在临近初检分类区，用于临时接收红标危重伤病员，由医务人员酌情给予必要的救治。该区域一般悬挂红旗和黄旗。

③轻伤病员接收区：设在空旷安全场地，只接收绿标轻伤员，不需要医务人员立即进行特别处理，可提供简单包扎用的敷料、绷带及饮食等。该区域一般悬挂绿旗。

④急救车辆待命区：为急救车单独开辟的停车场及道路，便于急救车出入。由专人负责统一指挥调度急救车，急救驾驶员在协助急救的同时应随时待命。

⑤临时停尸区：该区域仅用于停放黑标濒死或已死亡的伤病员。该区域一般悬挂黑旗。

第三，转送伤员。

为了使伤病员得到及时有效的专科治疗，保证救治质量，当现场环境处于危险或在伤病员情况允许时，对符合转送条件的伤病员，要尽快进行转送工作。

①保证现场转运资源的集中使用和伤病员的合理分流，在现场医疗救援指挥部的统一安排下，明确专人负责协调管理、有序运作。

②坚持先重后轻的转运原则，优先转运红标危重和黄标重伤员，绿标轻伤员可暂缓转运。

③患者分流应本着"就近就急、专科特点和尊重患者意愿"的原则，根据医疗机构承受能力和专科特点以及地理位置合理统筹安排，合理分流患者，任何医疗机构不得以

任何理由拒诊、拒收伤病员。

④根据伤病员的不同分级、转运救护车的不同功能和急救医生的不同资历经验进行合理的组合，使有限的资源得到充分利用，保证转运安全、有效。

⑤保证院前与院内联络及时有效，认真填写伤病员转送信息并提交接纳的医疗机构，同时报现场应急指挥部汇总，及时通知收治伤病员的医疗机构，做好接收伤病员和救治的准备。

⑥充分做好转运前的准备，正确把握时机，包括伤病员的准备，救护车及其他运输工具、物资及抢救设备的准备，医护人员、通信联络的准备等。

⑦在转送途中，医护人员必须密切观察伤病员的病情变化，并确保治疗持续进行。在转送时要科学搬运，避免造成二次损伤。

第四，疾病预防控制。

①及时报告可能构成或已发生的传染病类突发公共卫生事件的相关信息。

②参与和实施传染病病例的现场抢救、运送、诊断、治疗、医院感染控制（包括病例隔离、医疗垃圾和废物的处理等）。

③配合疾病预防控制机构开展流行病学调查工作。

④在上级卫生计生行政主管部门的统一组织下，负责病例、密切接触者或部分重点（高危）人群的健康监测、医学观察、留验、隔离等工作。

⑤在疾病预防控制机构的指导下，协助开展症状监测、健康教育、应急接种、预防性服药等相关传染病疫情防控工作。

⑥协助卫生计生行政主管部门做好监测预警、信息发布、风险沟通等工作。

第五，灾后心理救援（非必需项）。

有条件的单位可参与开展制定或引进相应的实践指南，建立合理的心理干预工作模式，组织专业人员及时开展灾后心理救援工作，针对被救助者的年龄、性别、文化背景的差异制订个性化的救援方案。同时为救援人员提供必要的心理干预和咨询工作，必要时做好心理随访工作。

第六，信息收集和总结。

在开展现场医疗卫生救援时，应当采集、收集、统计、整理和汇总相关数据、事件调查研究、救治工作进展等信息，及时报告同级卫生计生行政主管部门，上报上级业务指导机构或当地救援指挥机构。同时注意现场工作结束时，应当按要求将事件资料完整归档立卷。

（3）现场工作结束

在现场医疗救治工作完成、事件得到有效控制，得到上级卫生计生行政主管部门和（或）派遣单位同意后，现场救援队伍可结束工作。救援队伍在撤离现场前应当与当地有关部门召开会议，对现场工作进行总结，并提出后期工作建议。

（4）集中收治

医疗机构应按照上级卫生计生行政主管部门的要求，遵循"集中收治、集中管理"的原则收治伤病员，预防院内感染，维护正常医疗秩序。

（5）启动和准备

根据本单位在卫生应急工作中承担的任务和自身救治水平，制定切实可行的集中收治预案或工作方案，设置合理的工作流程，细化人员职责，明确物资储备、调配和使用细则。

①信息交接：加强与上级卫生计生行政主管部门与转运机构和（或）人员的沟通。明确突发事件类型、伤员人数、受伤种类及严重程度、已采取的救治措施等相关信息。

②人员收拢：医疗机构应急办负责调度院内救援人员召集工作，相关部门予以配合和具体实施。

③绿色通道建立：及时开通院前到院内急救"绿色通道"。医疗机构要配合转送机构做好伤病员的交接工作，保证绿色通道各环节畅通无阻。

④信息汇总和报告：实时收集汇总各类救治信息，及时向上级卫生计生行政主管部门报告。信息报告内容包括突发事件种类、时间和地点、收治人数、死亡人数、伤病员主要症状、主要救治措施、报告单位、报告人员和通信方式等。

⑤床位紧急腾空：医疗机构要制定与医院接纳能力相匹配的床位紧急腾空和扩充方案及流程，确保在规定时限内，准备符合要求的床位以满足批量伤病员集中收治的需要。

⑥分类分区救治：医疗机构可根据实际救治人数和伤情设立救治小组，如检伤分类组、抢救组、留观组、医院感染控制组、保障组、专家指导组等。明确伤病员救治区域，包括检伤分类区、危重伤病员抢救区、重症伤病员抢救区、轻伤病员救治区、隔离治疗区等。对传染病类、核化生类突发事件造成的批量伤病员的救治，应严格做好消毒隔离、洗消和个人防护等工作。

⑦转诊分流：对已经接收的但超出本单位容纳和救治能力的伤病员，以及需要转送到定点收治医疗机构的传染病患者，经与上级卫生计生行政主管部门报备和在落实转诊医疗机构的情况下，携救治病历转至其他医疗机构。

（6）医疗机构附近的突发事件处理

发生在医疗机构附近的突发事件，如有批量患者或接触者涌入，在未接到上级卫生计生行政主管部门指令的情况下，应本着"边报告，边处理"的原则进行，同时应做好医务人员的个人防护措施。对有生命危险的伤病员实施紧急处置和医疗监护。

（7）收治结束

当集中收治工作完成、伤病员得到有效救治，在得到本单位卫生应急领导小组和上级卫生计生行政主管部门同意后，医疗机构应结束集中收治工作，并对工作进行总结，提出后期工作建议。

（8）应急响应的终止

突发事件现场医疗救治工作完成，伤病员在医疗机构得到救治，医疗机构可根据上级卫生计生行政主管部门或当地人民政府应急响应终止情况，终止本单位应急响应。

突发事件应急处置完成后，应组织卫生应急管理和专业技术专家，对本单位应急响应过程中的计划、组织、实施、存在的问题、改进意见等工作内容进行评估。内容包括事件处置的及时性、处置措施的有效性、针对性和科学性以及负面效应、应急预案和技术方案的适用性、应急队伍管理和人员培训及应急物资储备等。总结评估可按进程进行初步评估、进程评估、终结评估。总结评估由本单位卫生应急领导小组和卫生应急办公室完成。

第三节　公共卫生管理质量

一、公共卫生管理内容与职责

（一）组织管理

公共卫生科在医院公共卫生领导小组指导下全面负责公共卫生工作，由医务处（科）、门诊办公室、护理部、院感办（科）、保健科（或健康管理科）、宣传部、后勤科、药剂科（药学部）、设备处（科）、保卫处等设专人配合和负责公共卫生工作，并接受公共卫生科管理。有条件的医疗机构可试行公共卫生工作联合例会制，定期对前阶段工作进行总结和对下一步工作进行部署。以上部门须贯彻执行各级卫生行政部门有关公共卫生的方针、政策；承担各级卫生行政部门下达的公共卫生相关任务。认真做好传染病防控、慢性非传染性疾病管理、妇幼保健质量管理、医院健康教育及卫生应急等相关工作。

（二）行政职能部门

行政职能部门主要职责有以下 10 点。

1. 公共卫生科

全面负责医院公共卫生工作，包括：传染病管理和监测、慢性非传染性疾病管理、妇幼保健质量管理、卫生应急管理等；总结全院公共卫生工作和制订年度计划；制定医院公共卫生管理相关文件；组织和定期督导公共卫生工作并及时反馈；汇总和对外发布公共卫生信息。

2. 医务处（科）和（或）门诊办公室

负责门诊预检分诊、慢性非传染性疾病监测、门诊日志（含传染病门诊登记）的日常督导；门诊健康教育；参与突发公共卫生事件应急管理。

3. 护理部

住院患者（个体化）健康教育；入（出）院诊疗信息登记；出院患者随访管理；参与医院突发公共卫生事件应急。

4. 院感办

特殊门诊（如发热门诊、肠道门诊等）管理；消毒与院内感染控制；指导医疗废物管理；承担医院感染管理其他相关任务和信息报告；感染科设置管理。

5. 保健科（或健康管理科）

负责医院职工健康教育和健康管理。

6. 宣传部

全面负责公共卫生健康教育工作（如重点人群健康教育、大众健康教育等）；全面负责控烟指导和宣传工作。

7. 后勤科

全面负责医院环境卫生（如食堂卫生、污水处理等）；医疗废物日常工作；突发公共卫生事件应急物资管理和后勤保障。

8. 药剂科（药学部）和设备处（科）

全面负责医院突发公共卫生事件应急药品和应急设备管理。

9. 保卫处（科）

医院突发公共事件保障；参与控烟管理。

10. 信息中心

各类公共卫生信息发布和报送网络支持；医院突发公共事件信息保障。

（三）临床医技科室

临床医技科室为医疗机构全面落实和执行公共卫生管理的具体实施主体，有责任和义务配合完成上级行政主管部门和医院下达的各项公共卫生管理指标，并具体实施。

二、质量标准与控制措施

作为健康服务供给侧的医疗机构，如何将服务关口前移、服务方式由治疗模式转变为预防模式、增加服务职能等，是值得探索的。

人从出生到生命终点，健康影响因素众多。我们要为人民群众提供全生命周期的卫生与健康服务。要着力抓好预防保健，加大干预力度，争取让群众不得病、少得病。要大力加强健康教育，广泛普及健康知识和技能，强化个人健康意识和责任。要加强重大疾病防控，优化防治策略，实行联防联控、群防群控、综合防控，努力消除和遏制重大疾病对群众健康的影响。要调整优化健康服务体系，强化早诊断、早治疗、早康复，更好满足人民群众健康需求。

医疗机构如何发挥卫生预防和医疗救治特殊优势是整个公共卫生工作的核心，如何将传染病防控、慢性病防治、妇幼健康管理、健康宣教、卫生应急等具体内容有机结合，如何在以医疗质量为核心的医院管理模式中确立公共卫生管理的重要地位，是摆在每个医疗机构面前的现实问题。本章对医疗机构如何构建本单位公共卫生管理体系、建立公共卫生联管机制、明确公共卫生管理地位、明晰公共卫生管理职责、明细公共卫生管理内容和标准等进行了界定和具体要求。同时也提高了整个医疗机构对该项工作的重视程度。

随着城镇人口密度增加、世界交流越来越广泛、电子信息化程度越来越高等，传染病防控形势越来越严峻，突发事件紧急医学救援科技化要求越来越高，人民群众对个人健康要求越来越严格，在新形势新挑战下做好公共卫生，医疗机构责无旁贷。

第十二章　医疗质量内控体系

第一节　环节质量控制

医疗质量包括基础质量、环节质量和终末质量。环节质量主要指对医疗各环节的具体工作实践所进行的质量管理，是全员管理、医疗质量的最重要的部分。根据不同专业的技术要求，为保证各专业科室的环节质量，在评估临床医技科室工作质量时，主要检查相应的质量指标、工作规范、管理制度、具体措施的执行情况。

要加强环节质量的管理，首先必须建立医疗质量与安全管理体系，建立医院、医疗区和科室三级医疗质量与安全管理机构，制定相应工作职责；建立医院、医疗区和科室三级医疗质量与安全的管理制度和内控指标，定期进行医疗质量制度落实情况和内控监测与考核；建立多种形式多平台的医疗质量与安全反馈机制和改进措施，形成PCDA循环。

医院环节质量的管理主要包括核心制度大巡查、高危患者管理、高风险谈话、在架病历检查、合理用药专项检查、合理用血专项检查等工作。

一、核心制度大巡查

医院核心制度是确保医院医疗护理质量，规范诊疗行为，杜绝医疗事故发生的重点规范制度，也是医务人员正常医疗活动中必须遵守的工作规则。18项核心制度是指首诊负责制、三级医师查房制度、疑难危重病例讨论制度、会诊制度、危重患者抢救制度、手术分级管理制度、术前讨论制度、手术安全核查制度、查对制度、死亡病例讨论制度、病历书写规范和管理制度、值班与交接班制度、分级护理制度、新技术准入制度、临床用血审核制度、危急值报告制度、抗菌药物分级管理制度、信息安全管理制度。医院一直重视核心制度的建立和落实；并印制了医院的核心制度具体内容，并发给每个医护人员，人手一份。我们安排了10个核心制度巡查督察组，每组4名人员组成，组长由医疗片区执行院长和医疗相关职能科室科长（或副科长）担任，每个组有1名医务部人员参加，每组有 1 名记录员。我们将核心制度巡查常态化，每个季度进行一次核心制度大巡查，每季重点巡查 4～五个核心制度，所有科室全覆盖。每次巡查前进行培训，统一标准、统一执法尺度；每次巡查有表格，由巡查人员和被巡查科室主任和值班医生签字；每季巡查结果在医生大会和科主任例会上通报，同时纳入科主任和医疗区考核。

（一）季度核心制度大巡查的检查重点

①科容科貌、医生值班在岗情况；

②医疗核心制度落实情况，重点是会诊、晨交班等；

③科室医疗质量与安全小组工作开展情况（复查上次出现问题整改）；

④安全隐患；

⑤复查上次出现问题整改。

（二）检查要求

①组长负责制，本组检查工作组长总负责；记录员负责检查人员通知，检查时间协调，组内检查科室联系，检查结果记录、反馈等具体工作。

②检查认真仔细客观，发现问题现场下达通知整改到位。

③各检查小组做好检查记录，检查完后由本组记录员将检查情况统计并组长签名后，季度医疗质量与安全巡查表电子版报医务部×××处。

二、高危患者管理

高危患者具有病情危急、进展快、抢救时间紧迫等特点，其医疗管理任务繁重且难度大，存在较高的风险性，处理不合理的话极易导致医疗事故，轻则延误患者的治疗，重则威胁患者的生命安全，因此常会引发医疗纠纷。临床实践表明，对高危患者强化环节质量监控，可在一定程度上提升医疗管理质量，进而降低医疗风险，确保患者安全。

医院对全院病危病重患者每天进行抽样检测，抽样比在 60% 以上，每个工作日至少检查 30 例，每个科室全覆盖，每个医疗片区和每个科室会进行缺陷率分析和缺陷原因分析。医务部严格执行环节质量监控措施，重点监测高危患者诊疗过程中核心制度落实情况，特别是病历书写规范与及时性、医疗文书患者签字情况、上级医生会诊情况等，同时强调对高危患者的操作是否遵守无菌操作、尽量减少高危患者的转运次数、患者入院后应快速诊疗情况等。各临床科室将高危患者情况列为科室每天早交班的例行内容，并进行床旁交班。医务部了解全院高危患者的基本情况，做好诊疗监管，并在医院晨交班上报监测结果，以确保问题及时发现并处理。医院总值班室每天抽查三个科室，对医务部高危患者的监管情况进行督察，及时发现问题并反馈。通过对高危患者分成常规管理组和监控组两个组，发现监控组的医疗管理水平与医疗服务质量评分均高于常规组（P＜0.05）。

三、高风险谈话

为了对医疗纠纷防患于未然，医院对大手术、新技术、新方法和特殊药物治疗等高风险病例，由熟悉患者病情的主治医师以上的临床专家参与进行特约谈话告知，并邀请医务部工作人员参与，谈话全程录音、录像。

四、在架病历环节质量管理

（一）检查范围

在架病历的质量管理是环节质量管理的重要组成部分，我们每个月对每个医生抽查2份在架病历进行检查，对病历书写的客观性、真实性、准确性、及时性、完整性和规范性进行检查。检查结果会通过电子病历系统及时发送给医生，及时整改；通过医生大会和科主任大会进行通报；通过医院晨交班向院领导汇报。

（二）填表说明

①《在架病历环节质量检查表》适用于在架病历质量评价。

②病历评价总分100分，甲级病历＞90分，90分≥乙级病历＞80分丙级病历≤80分。

③表中所列"单项否决"共计17项，每项扣分10分，违反一项者，定为乙级病历，违反2项以上者定为丙级病历。

④每一书写项目内扣分采取累加的计分办法，扣分最多不超过本项目的标准分值（单项否决除外）。

⑤对病历中严重不符合规范，而本表未能涉及的可说明理由直接扣分。

⑥收到本表的相关科室及个人，依据检查内容限期（2天内）整改，并将整改结果上报医务部。

（三）结果汇总举例

1. 主要缺陷

①时效性差，没有按时完成记录；

②结构不完整，入院诊断缺失或不全；

③三级查房制度未落实，仅有二级查房；

④重点、关键检查检验结果记录分析缺失，临床诊断思路不连贯。

2. 主要原因

春节期间，工作人员较平常少，急危重症科患者较多，部分科室医务人员对病历书写的及时性有所放松，缺陷较多。

3. 整改

①加强节前、节中、节后的检查；

②加强了督查力度，及时反馈，通知整改；

③本月对缺陷高的科室主任进行约谈。

五、环节质量管理中的反馈与整改

环节质量的各项检查包括核心制度大巡查、高危患者管理、高风险谈话、在架病历检查、合理用药专项检查、合理用血专项检查等工作的检查结果，医务部等职能科室将通过如下方式反馈给临床与医院管理层。

①电子病历系统及时反馈；

②通过医院晨交班制度实现日反馈、周反馈、月反馈和季度反馈；

③通过医生大会和科主任例会实现季度反馈，通报表扬和通报批评；

④通过编写"医疗质量与安全季报"，发放给科主任和医院职能科室和院领导；

⑤每周五下午是科主任约谈时间，对环节质量缺陷较重和缺陷率较高、药比排前五的科室和个人、医疗投诉较多的科室和医疗纠纷的科室科主任和当事医生进行约谈；

⑥每月通过 OA 对环节质量检查结果进行通报；

⑦按照医疗质量与安全相关文件，对相关科室和个人进行经济处罚，交财务部执行。

第二节　终末质量控制

医疗质量是医院发展之本，医疗质量管理是医院管理的核心，其中终末质量最重要的环节是病案质量管理。病历不仅是临床诊疗工作的真实展现，也是衡量医院的诊疗水平和学科建设状态，处置医患纠纷的重要法律凭证之一。医院建立了三级质控体系，健全了质控管理制度，明确了各级管理人员及质控专职人员的职责，规范了医疗行为，提高了质控管理水平，有效地减少医疗差错的发生。通过建立三级质控制度，实施全程监控，

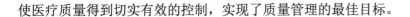

使医疗质量得到切实有效的控制，实现了质量管理的最佳目标。

一、三级质控检查

（一）院级质控检查

医院成立了医疗质量与安全管理委员会，其中院长为医疗质量管理第一责任人，作为院级决策层，每季度召开医疗质量与安全专题会议一次，讨论、研究及解决质量与安全管理的重要问题及奖惩制度，制定和修改质量与安全管理的有关规章制度。

第一，每月医疗质量管理委员会专家常规对病历质量进行检查。由主管业务院长牵头，组织医疗质量委员会成员每月对运行和归档病历进行抽查，对全院各科室病历质量进行评价，列入科室管理考核目标，制定相应管理办法。评价结果在每月集团月会上、科主任例会上、医生大会上通报，并以质控简讯形式通过 OA 下发到各临床科室，由各科室在每月科室质量与安全会议上组织科室学习、讨论，针对问题提出具体整改意见，确保医疗质量监控工作落实到位。

第二，质量部每月对各科室终末病历进行抽查评定，病历抽查率 ±20%，严格按照标准进行评价，重点检查死亡病历、CD 型病历、临床路径病历、纠纷病历等，每月对检查结果形成《病历质量持续改进检查反馈表》，汇编成《质控简讯》，通过 OA、电子病历系统下发到责任科室、责任人，要求临床科室在规定时间之内提交具体整改意见，整改报告一式两份，质量部、临床科室各保存一份，并由科室质控小组主持科内学习、讨论，按照 PDCA 方法持续改进，并将每月检查结果与科室考核、医生档案挂钩。

第三，医院建立了资深老专家抽查 C、D 型病历及死亡病历机制，长期聘请老专家进行终末病历内涵质量把关，检查结果在每季度医生大会上点评，结果公示。

第四医院病历（案）管理按照《中华人民共和国侵权责任法》《医疗事故处理条例》《病历书写基本规范》和《医疗机构病历管理规定》《电子病历基本规范》等有关法规、规范严格管理，并按现行规定保存病历资料，保证可获得性加强病历（案）安全管理，保护病案及信息的安全，建立了病历书写质量的评估机制，定期提供质量评估报告。采用卫生部发布的疾病分类 ICD-10 与手术操作分类 ICD-9-CM-3，对出院病案进行分类编码；建立了科学的病案库管理体系，包括病案编号及示踪系统、出院病案信息的查询系统。严格执行借阅、复印或复制病历资料制度，防止丢失、损毁、篡改、非法借阅、使用和患者隐私的泄露。

第五，每年度开展优秀病历比赛等形式，激励先进，带动医务人员重视病历质量，传承医院"医乃仁术"的优秀文化。

（二）二级质控检查

科主任全面负责科室质量管理工作，履行科室质量管理第一责任人的管理职责。由科主任（或三级医师）、护士长、二级医师、质控医师及质控护士等组成科室质控小组。

科室质控小组每月组织科内医护人员学习病历质量控制相关知识，学习、讨论《质控简讯》相关内容，提高病历书写质量，对科室病历质量进行监控，将发现的问题记录，并对责任人进行宣教及时纠正，每份终末病历由科主任、二级医师、质控员负责质控达标，对出院病历按照规范进行科内评定，对各项核心制度情况、各种医疗文书的书写情况按规范（病历、处方、申请单、报告单、护理文书等）进行检查，并做好质量检查记录，经科室二级质控后，在规定时间内，上交病案室归档。要求每月形成科室质控小结，向质量部反馈科室质控工作情况，一式两份，质量部、临床科室各保存一份。

质控医师由本科主治医师以上人员担任，质控护士由主管护师以上人员担任，质控员分别在科主任、护士长的带领下，负责本科室医疗、护理等质量与安全检查，对本科出院病历质量进行核查、评审并签字，严格执行谁执行、谁签字、谁负责，要求甲（Ⅰ、Ⅱ）级病历率达90%以上，乙（Ⅲ）级病历率控制在10%以下，杜绝丙（Ⅳ、Ⅴ）级病历，及时向科室质量与安全管理小组反映医疗活动中出现的各种问题，并提出合理化建议及改进措施，每月底各质控员须到质量部了解本月本科室医疗质量与安全的有关情况，每月对科室医疗质量进行总结、分析、讲评、提出整改意见（要有记录可查），并送交质控小结到质量部考核，一式两份，一份于次月5日前送交质量部，一份留科室存档，督促科室及时将病历归档、送交病案室、每季度参与医院的质控交叉检查工作，内容包括病历质量、临床路径、核心制度落实、合理用药、处方书写质量、医疗安全检查、合理输血等，由质量部每月对质控员工作进行考核。

（三）一级质控检查

各岗位的医护人员切实做到质量与安全从身边做起，自我约束，互相监督，对各种医疗文书（病历、处方、申请单、报告单、护理文书等）按照各种医疗规章制度及诊疗操作规范，进行自我质控，规范执行各项核心制度，对检查中发现的问题及时记录，对各级质控组织提出的问题及时提交整改意见，结果记录到医生档案中。

二、效果评价

医院自实施三级质控体系以来，系统运行稳定，质控工作开展工作顺利，通过层层把关，事事有专人负责，上下相互协调，形成一个全员、全过程质量管理网络，强化了管理者的职能和各级质控人员的职责，既提高了病历质控管理人员的管理水平和技术能

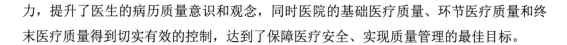

力，提升了医生的病历质量意识和观念，同时医院的基础医疗质量、环节医疗质量和终末医疗质量得到切实有效的控制，达到了保障医疗安全、实现质量管理的最佳目标。

三、病案管理及病历归档管理规定

（一）病案管理规定

1. 鼓励医务人员主动上报 I 级病历，经质量管理部评审后符合 I 级病历，每出一份 I 级病历，依病历分型，诊治难易程度予以一定奖励，奖励情况通过质控简讯、CA、光荣榜等方式公示。

2. 严格按照要求，科内人员每月抽查归档病历质量。

3. 每个中度缺陷扣当事医生 100 元；扣科主任当月考核分 0.25 分，每个重度缺陷扣 0.5 分。

（二）病历归档管理

第一，根据医院《关于加强病历归档管理的有关方案》，要求出院病历 5 日、死亡病历 7 日归档，未按时归档的病历，每超过一天，每份每天扣主管医生奖金 50 元；全年无退交病历医生考核总分计 30 分，每延迟一天，每份每天扣医生考核分 0.02 分，扣完为止。

第二，已完成录入打印并签名的病历不得修改；严禁超时限修改病历。

第三，病案借阅超过五个工作日不还者，每份每天罚款 10 元。损坏病历页面者，视情节轻重罚款 200～500 元；遗失病历者，每份罚款 2000 元，并承担相应法律责任。

第四，拒绝病历归档和移交者，扣相关责任人或科室 1000 元 / 份。

第五，任何机构和个人因泄露病历中患者隐私触犯法律者，承担相应法律责任。

第三节　基础质量控制

基础质量又叫结构质量，是由符合质量要求，满足医疗工作需求的各要素构成，是医疗服务的基础质量，是保证医疗质量正常运行的物质基础和必要条件。

一、信息安全管理

为规范管理，保障医院正常工作秩序，提高工作效率，降低信息系统的故障率，保证信息安全，医院才能正常运转，现代化医院管理信息手段更加重要。

（一）信息管理范围

信息安全管理指的是分布在各临床、医技、行政、后勤等科室，并联成网络传输的计算机、打印机、相关网络设备、信息系统及经信息系统产生的相关数据的安全管理。

（二）管理的牵头部门

医院信息中心负责医院范围内的信息安全管理工作。

（三）管理原则

1. 积极防御、综合防范

立足安全防护，加强预警，重点保护重要信息网络和关系社会稳定的重要信息系统；从预防、监控、应急处理、应急保障和打击不法行为等环节入手，在管理、技术、宣传等方面，采取多种措施，充分发挥各方面的作用，构筑网络安全保障体系。

2. 明确责任、分级负责

按照"谁主管谁负责"的原则，分级分类建立和完善安全责任制度、协调管理机制和联动工作机制加强计算机信息网络安全的宣传和教育，进一步提高工作人员的信息安全意识。

3. 落实措施、确保安全

要对机房、网络设备、服务器等设施定期开展安全检查，对发现安全漏洞和隐患的进行及时整改。

4. 科学决策，快速反应

加强技术储备，规范应急处置措施和操作流程，网络安全突发公共事件发生时，要快速反应，及时获取准确信息，及时报告，果断决策，迅速处理，最大限度地减少危害和影响。

（四）计算机安全管理

①医院计算机操作人员必须严格遵守操作规程，严禁在计算机上删、拷系统文件和应用软件，及改变计算机名、网络属性及各种其他设置等系统设置。

②所有计算机设备的硬软件除专业软件外一概由信息中心管理人员安装，科室不能私自安装或拆除。

③未经允许，不得私自改变计算机用途，也不得在部门间或部门内转移或调换计算机设备。

④严禁在计算机上玩游戏、听音乐、上网聊天等娱乐活动。

⑤工作人员出外或下班，须关好计算机和门窗并切断电源做好电脑设备的防晒、防水、防尘、防震、防盗工作。

（五）网络安全管理

①临床、医技、门诊科室办公计算机原则上不允许连接外网，因工作需要须连接外网的，由科室提出申请，信息中心负责人、主管信息的院领导批准后由信息中心接入。

②未经允许，不能对医院网络中存储、处理、传输的数据和应用程序进行删除、修改和增加。

③未经允许，不能将内、外网计算机更改网络线路或交换使用。

④联入 HIS、LIS、PACS 及相关系统的计算机，禁止使用软盘、U 盘、光盘等外来磁盘。

⑤严禁向他人泄露、借用自己的工作账号和密码。

⑥不能利用网络从事危害医院安全、泄露医院秘密等违法犯罪活动。

（六）数据安全管理

①凡涉及医院机密的数据或文件，非工作需要不得以任何形式转移，更不得透露给他人。职工因离职、调动等离院，须移交文件资料，不得将在工作期间掌握的医院信息资料对外发布。

②定期更新、备份工作范围内的重要数据（重要程度由各部门负责人核定），并提交给所在部门负责人，由部门负责人负责保存。

③重要的数据实行双备份，存放在不同的地点；光盘保存的数据，定期进行检查，定期进行复制，防止由于磁性介质损坏，而使数据丢失；做好防磁、防火、防潮和防尘工作。

（七）网络安全事件应急预案

1. 目的

医院网络安全涉及以设备为中心的信息安全，技术涵盖网络系统、计算机操作系统、数据库管理系统和应用软件系统；涉及计算机病毒的防范、入侵的监控；涉及以用户（包括内部员工和外部相关机构人员）为中心的安全管理，包括用户的身份管理、身份认证、授权、审计等；涉及信息传输的机密性、完整性、不可抵赖性；等等。为切实加强医院网络运行安全与信息安全的防范，做好应对网络安全突发公共事件的应急处理工作，进一步提高预防和控制网络安全突发事件的能力和水平，最大限度地减轻或消除网络安全突发事件的危害和影响，确保网络安全，结合医院工作实际，特制定应急预案。

2. 编制依据

根据《中华人民共和国网络安全法》《中华人民共和国计算机信息系统安全保护条例》、《信息安全技术（GBW20281-2006）信息系统安全管理要求》（GB/T20269-2006）、《信息安全技术（GB/T20281-2006）网络基础安全技术要求》（GB/T20270-2006）、《信息安全技术（GB/T20281-2006）防火墙技术要求和测试评价方法》（GB/T20281-2006）、《信息技术信息安全管理实用规则》（GB/T19716-2005）等有关法规、规定，制定预案。

3. 应急组织机构及职责

成立网络安全应急处理领导小组，负责领导、组织和协调全院网络安全突发事件的应急保障工作。

（1）领导小组成员

组长：院长

副组长：分管副院长

成员：由院办、医务部、护理部、门诊部、财务部、物资设备科、总务部、安全保卫部、医疗保险管理部、信息中心等部门负责人组成。

应急小组日常工作由医院信息中心承担，其他各相关部门积极配合。

（2）领导小组职责

批准专项应急预案，负责定期组织演练，监督检查各部门在本预案中履行职责情况。对发生事件启动应急救援预案进行决策，全面指挥应急救援工作。

4. 事件分类和风险程度分析

（1）物理层的安全风险分析

a. 水灾、火灾、雷电等灾害性故障引发的网络中断、系统瘫痪、数据被毁等；

b. 因接地不良、机房屏蔽性能差引起的静电干扰或外界的电磁干扰使系统不能正常工作；

c. 机房电力设备和其他配套设备本身缺陷诱发信息系统故障；

d. 机房安全设施自动化水平低，不能有效监控环境和信息系统工作；

e. 其他环境安全风险。

（2）物理设备的安全风险

由于信息系统中大量地使用了网络设备如交换机、路由器，使得这些设备的自身安全性也会直接关系信息系统和各种网络应用的正常运转。例如，路由设备存在路由信息泄露，交换机和路由器设备配置有风险等。

5. 网络安全风险分析

（1）网络体系结构的安全风险

网络平台是一切应用系统建设的基础平台，网络体系结构是否按照安全体系结构和安全机制进行设计，直接关系到网络平台的安全保障能力：医院的网络是由多个局域网、城域网、广域网及 Internet 网组成，网络体系结构比较复杂。内部局域网与 Internet 网之间是否进行隔离及如何进行隔离，网段划分是否合理，路由是否正确，网络的容量、带宽是否考虑客户上网的峰值，网络设备有无冗余设计等都与安全风险密切相关。

（2）网络通信协议的安全风险

网络通信协议存在安全漏洞，网络黑客就能利用网络设备和协议的安全漏洞进行网络攻击和信息窃取。例如未经授权非法访问内部网络和应用系统；对其进行监听，窃取用户的口令密码和通信密码；对网络的安全漏洞进行探测扫描；对通信线路和网络设备实施拒绝服务攻击，造成线路拥塞和系统瘫痪。

（3）网络操作系统的安全风险

网络操作系统，不论是 IOS、Android 还是 Windows、Unix 及 Linux，都存在安全漏洞；一些重要的网络设备，如路由器、交换机、网关、防火墙等，由于操作系统存在安全漏洞，导致网络设备的不安全；有些网络设备存在"后门"（Backdoor）。

6. 系统安全风险分析

（1）操作系统安全风险

操作系统的安全性是系统安全管理的基础。数据库服务器、中间层服务器，以及各类业务和办公客户机等设备所使用的操作系统，不论是 Windows，还是 Unix 及 Linux 都存在信息安全漏洞，由操作系统信息安全漏洞带来的安全风险是最普遍的安全风险。

（2）数据库安全风险

所有的业务应用、决策支持、行政办公的信息管理核心都是数据库，而涉及医院运行的数据都是最需要安全保护的信息资产，不仅需要统一的数据备份和恢复以及高可用性的保障机制，还需要对数据库的安全管理，包括访问控制、敏感数据的安全标签、日志审计等多方面提升安全管理级别，规避风险。虽然，目前医院的数据库管理系统可以达到较高的安全级别，但仍存在安全漏洞。建立在其上的各种应用系统软件在数据的安全管理设计上也不可避免地存在或多或少的安全缺陷，需要对数据库和应用的安全性能进行综合的检测和评估。

（3）应用系统的安全风险

为优化整个应用系统的性能，无论是采用 C/S 应用模式还是 B/S 应用模式，应用系统都是其系统的重要组成部分，不仅是用户访问系统资源的入口，也是系统管理员和系统安全管理员管理系统资源的入口。桌面应用系统的管理和使用不当，会带来严重的安全风险。例如当口令或通信密码丢失、泄露，系统管理权限丢失、泄露时，轻者假冒合法身份用户进行非法操作，重者，"黑客"则对系统实施攻击，造成系统崩溃。

（4）病毒危害风险

计算机病毒的传播会破坏数据信息，占用系统资源，影响计算机运行速度，引起网络堵塞甚至瘫痪。尽管客户端防病毒软件已全部安装，但新病毒层出不穷，因此威胁性愈来愈大。

（5）黑客入侵风险

一方面，风险来自内部，入侵者利用 Sniffer 等嗅探程序通过网络探测、扫描网络及操作系统存在的安全漏洞，如网络 IP 地址、应用操作系统的类型、开放哪些 TCP 端口号、系统保存用户名和口令等安全信息的关键文件等，并采用相应的攻击程序对内网进行攻击。入侵者通过拒绝服务攻击，使得服务器超负荷工作以致拒绝服务甚至系统瘫痪。

另一方面，风险来自外部，入侵者通过网络监听、用户渗透、系统渗透、拒绝服务、木马等综合手段获得合法用户的用户名、口令等信息，进而假冒内部合法身份进行非法登录，窃取内部网重要信息，或使系统终止服务。所以，必须对外部和内部网络进行必要的隔离，避免信息外泄；同时还要对外网的服务请求加以过滤，只允许正常通信的数据包到达相应主机，其他的请求服务在到达主机之前就应该遭到拒绝。

7. 应用安全风险分析

（1）身份认证与授权控制的安全风险

依靠用户 ID 和口令的认证很不安全，容易被猜测或盗取，会带来很大的安全风险，为此，动态口令认证、CA 第三方认证等被认为是先进的认证方式。但是，如果使用和管理不当，同样会带来安全风险。要基于应用服务和外部信息系统，建立基于统一策略的用户身份认证与授权控制机制，以区别不同的用户和信息访问者，并授予他们不同的信息访问和事务处理权限。

（2）信息传输的机密性和不可抵赖性风险

实时信息是应用系统的重要事务处理信息，必须保证实时信息传输的机密性和网上活动的不可抵赖性。

（3）管理层安全风险分析

安全的网络设备要靠人来实施，管理是整个网络安全中最为重要的一环，认真地分析管理所带来的安全风险，并采取相应的安全措施。责权不明、管理混乱、安全管理制度不健全及缺乏可操作性等都可能引起管理安全的风险。

当网络出现攻击行为或网络受到其他一些安全威胁时（如内部人员的违规操作等），无法进行实时的检测、监控、报告与预警。同时，当故障发生后，也无法提供黑客攻击行为的追踪线索及破案依据，即缺乏对网络的可控性与可审查性，这就要求人们必须对站点的访问活动进行多层次的记录，及时发现非法入侵行为。

8. 预防预警

（1）完善网络安全突发公共事件监测、预测和预警制度

加强对各类网络安全突发事件和可能引起突发网络安全公共事件的有关信息的收集、分析、判断和持续监测，当检查到有网络安全突发事件发生或可能发生时，应及时对发生事件或可能发生事件进行调查核实、保存相关证据，并立即向应急领导小组报告。报告内容主要包括信息来源、影响范围、事件性质、事件发展趋势和采取的措施建议等。

若发现下列情况应及时向应急领导小组报告：利用网络从事违法犯罪活动；网络或信息系统通信和资源使用异常；网络或信息系统瘫痪，应用服务中断或数据篡改、丢失；网络恐怖活动的嫌疑和预警信息；其他影响网络安全的信息。

（2）设定信息安全等级保护，实行信息安全风险评估

通过相关设备实时监控网络工作与信息安全状况。各基础信息网络和重要信息系统建设要充分考虑抗毁性和灾难恢复，制定并不断完善信息安全应急处理预案。针对信息网络的突发性、大规模安全事件，建立制度优化、程序化的处理流程。

（3）做好服务器及数据中心的数据备份工作，建立灾难性数据恢复机制

一旦发生网络安全事件，立即启动应急预案，采取应急处置措施，判定事件危害程度，并立即将情况向有关领导报告。在处置过程中，应及时报告处置工作进展情况，直至处置工作结束。

9. 处置流程

（1）预案启动

在发生网络安全事件后，信息中心应尽最大可能迅速收集事件相关信息，鉴别事件性质，确定事件来源，弄清事件范围和评估事件带来的影响和损害，一旦确认为网络安

全事件，立即将事件上报工作组并着手处置。

（2）应急处理

①电源断电。

a. 查明故障原因。

b. 检查 UPS 是否正常供电。

c. 汇报相关领导，确认市电恢复时间，评估 UPS 供电能力。

d. 备份服务器数据、交换机配置。

e. 通知总务部进行电源维修，做好事件记录。

f. 必要时请示科室负责人及院领导，主动关闭服务器、交换机、存储等设备，以免设备损坏或数据损失。

②局域网中断紧急处理措施。

a. 信息安全负责人员立即判断故障节点，查明故障原因，及时汇报。

b. 若是线路故障，重新安装线路。

c. 若是路由器、交换机等设备故障，应立即从指定位置将备用设备取出接上，并调试畅通。

d. 若是路由器、交换机等配置文件损坏，应迅速按照要求重新配置，并调试畅通。

e. 汇报相关领导，做好事件记录。

③广域网线路中断。

a. 信息安全负责人员应立即判断故障节点，查明故障原因。

b. 如是我方管辖范围，由信息安全负责人员立即维修恢复。

c. 如是电信部门管辖范围，应立即与电信维护部门联系修复。

d. 做好事件记录。

④核心交换机故障。

a. 检查、备份核心交换机日志。

b. 启用备用核心交换机，检查接管情况。

c. 备份核心交换机配置信息。

d. 将服务器接入备用核心交换机，检查服务器运行情况，将楼层交换机、接入交换机接入备用核心交换机，检查各交换机运行情况。

e. 汇报有关领导，做好事件记录。

f. 联系维修核心交换机。

⑤光缆线路故障。

a. 检查并做好备用光缆或备用芯的跳线工作，切换到备用网络。

b. 立即联系光纤熔接人员及时熔接连通。

c. 做好事件记录，及时上报。

⑥计算机病毒爆发。

a. 关闭计算机病毒爆发网段上联端口。

b. 隔离中病毒计算机。

c. 关闭中病毒计算机上联端口。

d. 根据病毒特征使用专用工具进行查杀。

e. 系统损坏计算机在备份其数据后，进行重装。

f. 通过专用工具对网络进行清查。做好事件记录，及时上报。

⑦服务器设备故障。

a. 主要服务器应做多个数据备份。

b. 如能自行恢复，则立即用备件替换受损部件，如电源损坏更换备用电源，硬盘损坏更换备用硬盘，网卡、主板损坏启用备用服务器。

c. 若数据库崩溃应立即启用备用系统，并检查备用服务器启用情况。

d. 对主机系统进行维修并做数据恢复。

e. 如不能恢复，立即联系设备供应商，要求派维护人员前来维修。

f. 汇报有关领导，做好事件记录。

⑧黑客攻击事件。

a. 若通过入侵监测系统发现有黑客进行攻击，立即通知相关人员处理。

b. 将被攻击的服务器等设备从网络中隔离出来。

c. 及时恢复重建被攻击或被破坏的系统。

d. 记录事件，及时上报，若事态严重，应及时向信息化主管部门和公安部门报警。

⑨数据库安全事件。

a. 平时应对数据库系统做多个备份。

b. 发生数据库数据丢失、受损、篡改、泄露等安全事件时，信息安全人员应查明原因，按照情况采取相应措施，如更改数据库密码，修复错误受损数据。

c. 如果数据库崩溃，信息安全人员应立即启用备用系统，并向信息安全负责人报告；在备用系统运行期间，信息安全人员应对主机系统进行维修并做数据恢复。

d. 做好事件记录，及时上报。

⑩人员疏散与机房灭火预案。

a. 当班人员发现机房内有起火、冒烟现象或闻到烧焦气味时，应立即查明原因和地点，及时上报，并针对不同情况，采取关闭电源总开关，隔离火源附近易燃物，用消防栓、灭火器等器材灭火等措施，组织本单位、部门在场的人员有序地投入扑救工作，将火扑灭或控制火势蔓延。

b. 当火势已无法控制时，一是指定专人立即拨打"119"火警电话报警和向上级保卫部门报告，并打破报警器示警；二是组织周围人员迅速撤离。

c. 在保障人员安全的情况下，立即组织人员疏散和转移重要物品，特别是易燃、易爆物品和重要的机器、数据，要及时转移到安全地点，并派人员守护，确保安全。

d. 火情结束之后，组织相关人员及时进行网络系统恢复，及时向上级有关部门和领导汇报，并做好现场保护工作和防止起火点复燃。

⑪发生自然灾害后的紧急措施。

a. 遇到重大雷暴天气，可能对机房设备造成损害时，应关闭所有服务器，切断电源，暂停内部计算机网络工作。雷暴天气结束后，及时开通服务器，恢复内部计算机网络工作。

b. 确认灾害不会造成人身伤害后，尽快将网络恢复正常，若有设备、数据损坏，及时使用备份设备或备用数据。

c. 及时核实、报损，并将详细情况向部门领导汇报。

⑫关键人员不在岗的紧急处置措施。

a. 对于关键岗位平时应做好人员储备，确保一项工作有两人能够操作，对于关键账户和密码进行密封保存。

b. 一旦发生系统安全事件，关键人员不在岗且联系不上或1小时内不能到达机房，首先应向领导小组汇报情况。

c. 经领导小组批准后，启用医院备份管理员密码，由备用人员上岗操作。

d. 如果备用人员无法上岗，请求软件公司技术支援。

e. 关键人员到岗后，按照相关规定进行密码设定和封存。

f. 做好事件记录。

10. 后续处理

安全事件进行最初的应急处置以后，应及时采取行动，抑制其影响的进一步扩大，限制潜在的损失与破坏，同时要确保应急处置措施对涉及的相关业务影响最小，安全事件被抑制之后，通过对有关事件或行为的分析结果，找出其根源，明确相应的补救措施并彻底清除。在确保安全事件解决后，要及时清理系统、恢复数据、程序、服务，恢复工作应避免出现误操作导致数据丢失。

11. 记录上报

网络安全事件发生时，应及时向网络安全应急处置工作组汇报，并在事件处置工作中做好完整的过程记录，及时报告处置工作进展情况，保存各相关系统日志，直至处置工作结束。

12. 保障措施

（1）应急设备保障

对于重要网络与信息系统，在建设系统时应事先预留一定的应急设备，建立信息网络硬件、软件、应急救援设备等应急物资库，在网络安全突发公共事件发生时，报领导同意后，由应急工作组负责统一调用。

（2）数据保障

重要信息系统均应建立容灾备份系统和相关工作机制，保证重要数据在遭到破坏后，可紧急恢复。各容灾备份系统应具有一定的兼容性，在特殊情况下各系统间可互为备份。

13. 处罚措施

违反本制度的人员和科室按照医院相关规定予以处理，造成严重后果的，根据《中华人民共和国计算机信息系统安全保护条例》《网络安全法》和相关法律法规进行处理。

二、设备物资管理

物质是医院存在的基础，也是医疗质量的基础，医院是看得见摸得着，客观存在的由物质构成的形体，医院物资、器械的供应，设备的完好是医疗质量的保证基础。本书所称的医学装备，是指医院中用于医疗、教学、科研、预防、保健等工作，具有卫生专业技术特征的仪器设备、器械、耗材（含体外诊断试剂）和医学装备信息系统等的总称。

医学装备管理应当遵循统一领导、归口管理、分级负责、权责一致的原则。医学装备管理应依据全国卫生系统医疗器械仪器设备分类与代码，建立医学装备分类、分户电子账目，实行信息化管理。

（一）机构与职责

第一，医学装备管理实行医院领导、物资设备科和使用科室三级负责管理体制。

第二，医院设立医学装备管理委员会。医学装备管理委员会由相关院领导、物资设备科及使用科室人员和相关专家组成，主要职责包括：

①负责医院医学装备发展规划、年度医学装备计划、大型医学装备采购活动等重大事项的评估、论证和咨询；

②负责对物资设备科及使用科室医学装备安全管理工作的监督检查和评价考核。

第三，医学装备分管院领导主要职责包括：

①贯彻、执行国家有关医学装备管理的法律法规、规章制度和政策；

②按照分工权限，领导医院医学装备管理工作，加强队伍建设和工作考评，协调院内相关部门工作；

③对应当集体决策的重大事项，提交院领导班子集体决策。

第四，物资设备科主要职责包括：

①根据国家有关规定，建立健全医学装备管理工作制度并监督执行；

②负责医学装备配置规划和年度计划的制订、实施等工作；

③负责医学装备购置论证、采购、验收、质控、维护、修理、应用分析和处置等全程管理；

④保障医学装备的正常使用；

⑤收集相关政策法规和医学装备信息，为领导决策提供参考依据；

⑥加强医学装备学科建设和人才培养，提高医学装备管理能力和应用技术水平；

⑦完成院领导交办的其他工作。

第五，医学装备使用科室主要职责包括：

①设有专职或兼职管理人员，在物资设备科的指导下，具体负责本科室医学装备日常管理工作；

②制订本科室医学装备购置需求计划；

③配合物资设备科做好医学装备安装、调试、验收、维护和建档等工作；

④做好医学装备使用、保管等工作，保证医学装备正常、安全运行；

⑤完成院领导交办的其他工作。

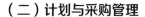

（二）计划与采购管理

根据医院功能、规模和事业总体发展规划，科学制订医学装备发展规划，有计划分重点逐步实施以满足基本医疗服务需求为导向，优先配置功能适用、技术适宜、节能环保的常规医学装备，适当配备有一定代表性的高端医学装备，实现"高、中、低"阶梯式医学装备搭配，推行资源共享，杜绝盲目配置。

1. 建立医学装备购置计划的"三级审核"

（1）初审：使用科室内部审核

使用科室提出医学装备购置计划，应经科务会集体讨论，科室民主管理小组不少于3人签字，报送本医疗区（片）办公会研究。

（2）二审：医疗区（片）审核

各医疗区（片）在物资设备科协助下研究审核使用科室上报的医学装备购置计划，审核结果由各医疗区（片）签署意见；送物资设备科汇总。

（3）三审：院务会审定

医院院务会研究审核意见，形成医学装备购置计划决议，并以文件形式批复至物资设备科执行。

2. 加强医学装备采购的计划管理

未列入计划内的项目，原则上不得安排采购，因特殊情况确须计划外采购的，应当严格论证审批。

（三）验收管理

医学装备验收工作一般由物资设备科组织使用科室和供应商共同完成。技术复杂的医学装备验收，可请具备相应技术能力的第三方机构共同参加。医学装备验收前，验收工作人员应当详细阅读医学装备采购合同和相关技术资料，熟悉了解医学装备各项技术参数、性能和安装条件。对安装机房有特殊要求的医学装备，应当按照安装图纸要求做好机房布局改造、室内装修、水、电、气和各类防护等准备。

第一，医学装备验收包括到货验收和性能验收。

①到货验收主要内容：

a. 查验外包装（进口医学装备必须张贴中文标识）、合同号、箱件数、收货单位名称、品名、货号、批次及相关资料；

b. 开箱查验医学装备品名、规格、数量、外观、技术资料、出厂日期、出厂编号等。

②性能验收主要内容

a. 验证医学装备功能;

b. 验证医学装备技术参数和性能指标。

第二,医学装备验收过程应当做好现场记录,留存必要影像资料。

第三,属于国家规定商检范围的进口医学装备,到货后应当及时向所在地商检部门申请检验。检验结果作为验收工作内容和依据。

第四,对医学装备验收中发现的问题,按照采购合同规定属于供应商责任的,医院应当及时办理换货、退货、索赔等事宜。

第五,医学装备验收结束,应当填写详细验收报告,由各方验收人员签字确认,并按照规定及时办理货款支付和固定资产入账手续。

第六,医学装备到货后,应当及时完成安装和验收。

(四)质量保障管理

建立医学装备风险管理和风险评估制度,依据医学装备风险级别和风险评估结果制订医学装备质量保障实施方案,实行分级管理。

第一,医学装备根据以下特征划分风险等级。

①功能影响。反映医学装备用于临床诊疗活动时对患者和使用人员健康、生命安全的影响程度。

②物理风险。反映医学装备发生故障时对患者和使用人员健康、生命安全的影响程度。

③设计属性。反映医学装备自身风险属性或生产商对维护保养的要求。

④故障频率。反映既往医学装备发生故障或安全事件的情况。

第二,医学装备风险分为三级。

①Ⅰ级为低风险级别,是指通过常规管理可以保障安全性、有效性,发生故障不会或不易对患者和使用人员造成损害的医学装备。

②Ⅱ级为中等风险级别,是指需要采取特定措施将风险控制在可接受水平的医学装备。

③Ⅲ级为高风险级别,是指直接与患者和使用人员生命安全相关,具有较高潜在危险,必须严格管理和控制风险的医学装备。主要包括生命支持类、植入类、灭菌类、辐射类和大型医用设备。

第三，定期开展在用医学装备预防性维护，确保医学装备处于最佳工作状态，保障使用寿命，降低维修成本。

第四，预防性维护周期根据医学装备属性、使用频率和风险等级确定。一般Ⅲ级风险医学装备每半年至少进行一次，Ⅱ级风险医学装备每年至少进行一次，Ⅰ级风险医学装备每两年至少进行一次。国家规定或医学装备使用说明有明确要求的，从其规定。

第五，预防性维护工作内容一般包括外观检查、清洁保养、功能检查、性能测试校准、电气安全检查和医学装备使用说明要求的其他内容。

第六，预防性维护应当由具备技术能力的医学工程技术人员、供应商或委托具备相应技术能力的第三方机构定期执行。

第七，定期对在用医学装备进行巡检，及时发现问题并及时处理，防止医学装备故障，并减少安全事件发生率。

第八，提高自主维修能力，根据实际情况可以选择自主维修、供应商维修或第三方维修等方式；医学装备修复后，应当进行相应的技术指标校验或计量检定，确保医学装备性能可靠、使用安全。

第九，如实记录医学装备质量保障工作，及时整理纳入医学装备技术档案。主要包括：

①医学装备质量检测原始记录；

②医学装备计量记录；

③医学装备预防性维护记录；

④医学装备巡检记录；

⑤医学装备故障记录；

⑥医学装备维修记录；

⑦医学装备安全事件报告记录。

第十，医学装备使用科室应当加强在用医学装备的日常维护保养。日常维护保养不得替代必要的预防性维护和巡检工作。

第十一，建立医学装备使用评价制度，评价内容至少应包括工作效率、配置效率、社会效益和经济效益等几个方面。对长期闲置不用、低效运转或超标准配置的医学装备，应当在医院内部调剂使用，减少资源浪费。

第十二，制定生命支持类、急救类等医学装备应急预案，保障临床工作需要。

（五）处置管理

医学装备处置是指医院对占有、使用的医学装备进行产权转让或注销的行为。处置方式包括：调拨、捐赠和报废报损等。医院处置医学装备，应当按照国有资产处置管理规定，严格履行审批手续。处置海关监管期内的进口免税医学装备，从其规定执行。

第一，对符合下列情形之一的医学装备，应当予以调拨。

①长期闲置不用、低效运转或超标准配置的医学装备。

②因科室撤销、合并、分立等隶属关系改变而划转的医学装备。

第二，医院依据国家有关规定，按照审批权限报批后，可对外捐赠、调拨未变质残损和未过期报废的医学装备。

第三，对符合下列情形之一的医学装备，应当予以报废。

①使用期超过折旧期，使用中损耗过高、效率低，或计量、质量检测不合格且无法修复的。

②严重损坏无法修复，或经修复无法达到质量安全指标的。

③严重污染环境，或不能安全运转，可能危害人身安全与健康且无改造价值的。

④超过使用寿命的。

⑤国家规定必须淘汰的。

第四，对符合下列情形之一的医学装备，可予以报废。

①在使用期限内，设备无故障，但支持运行的关键耗材在市场上无法购买到，导致设备无法正常使用的。

②在使用期限内，设备发生故障，但维修费用过高，接近或超过重置成本。

第五，对经批准报废的医学装备，物资设备科配合医院资产管理中心依据国家相关规定予以处理，不得向其他医疗机构或其他任何单位及个人出售、转让。

第六，对所有待处置的医学装备，应当妥善保管，防止遗失，对已完成处置的医学装备应当及时办理固定资产账务手续。

（六）医用耗材管理

建立医用耗材准入制度，属于集中招标采购目录内的，按照有关规定执行，不在集中招标采购目录内但确须使用的，应当组织专家严格论证，并严格履行相关程序。

第一，建立在用医用耗材的审核制度，审核由医务、护理、物价、各医疗片区分管院领导参加。

①医用耗材的审核必须符合防治必须、安全有效、质量优选、价格合理、使用方便、临床首选的原则。

②同种医用耗材原则上不允许超过三个品牌，已有类似品种、型号或规格的，原则上不再考虑增加新品种、型号或规格。

第二，新型医用耗材引进实行审核制度。

第三，根据省、市集中招标采购中标目录进行购置，结合医院实际制定年度《医用耗材供应目录》。年度《医用耗材供应目录》实行动态调整，根据集中招标采购时间而定，须增补、替换、淘汰目录内耗材，应当组织专家严格论证，并严格履行相关程序。

第四，严格医用耗材申领的计划管理。

①使用科室应严格计划性申领医用耗材，一般情况下，应提前七天向物资设备科申报医用耗材购置计划，每月领用一次。

②对于有其特殊性要求的医用耗材（如骨科内固定耗材、介入医学专用耗材等），使用科室至少应提前三天向物资设备科提出购置计划。

③在紧急或特殊情况下，使用科室可提出临时申领计划，必须经医学装备分管院长批准同意。

第五，严格执行医用耗材入出库管理制度，认真核对订货信息与实物一致性，包括数量、规格、外观、效期、批次等，验收无误后方可办理入库手续；按照先进先出的原则，信息审核无误后方可办理出库手续。

第六，医用耗材仓储空间应当实行分区分类管理，严格执行医用耗材贮存要求，确保安全存储。

第七，根据医院医疗工作和管理需求，设置医用耗材安全库存，及时补货，保障临床工作需要。

第八，医用耗材库存应当定期盘点，保证账实相符，及时发现近效期产品、滞用产品并进行处理。

第九，使用医用耗材时，应当认真核对其规格、型号、消毒或者有效日期等，并进行登记。

第十，使用过的一次性医用耗材应当及时毁形。属于医疗废物的，应当严格按照医疗废物管理有关规定处理。

第十一，加强医用耗材不良事件的监控和分析，发现问题及时上报主管部门。

第十二，利用信息化技术加强医用耗材全流程监控，建立医用耗材追溯制度。

（七）档案管理

健全医学装备档案管理制度，设置适宜的医学装备档案保存场所，设有专人管理。

第一，医学装备档案包括管理档案和技术档案。

①管理档案

a. 卫生行政部门、主管部门印发的与医学装备管理工作相关的文件；

b. 医院医学装备管理规章制度等文件；

c. 医院医学装备发展规划、年度装备计划和采购实施计划以及相关的会议纪要、审批报告；

d. 医院医学装备管理工作相关的工作计划、总结、报告、请示、批复、会议记录、统计报表等资料。

②技术档案

a. 医学装备申购资料：申请报告、论证报告、购置计划、上级部门批复等。

b. 医学装备采购资料：招标投标文件、评标报告、采购记录、购置合同、发票复印件、进口产品论证报告及批复、进口产品商检记录等。

c. 医学装备技术资料：配置清单、安装验收报告、产品说明书、使用手册、维修手册、线路图等。

d. 医学装备运行资料：计量检测报告、维修维护记录、质量控制记录、维保合同等。

e. 医学装备处置资料：报废、调拨、捐赠等申请及批复。

第二，单价在 2 万元以上的医学装备应当建立档案管理。

第三，按照国家档案管理相关规定和本办法规定，需要立卷归档的资料应当收集齐全、集中管理，任何人不得据为己有或者拒绝归档。

第四，在医学装备管理活动中应及时记录、补充和完善医学装备档案。

第五，建立医学装备管理档案借阅登记制度借阅档案必须履行借阅手续，原则上档案应当在档案室内进行查阅如须复制、外借，须提出申请，由分管院领导批准后方可借出。

第六，借阅人应当妥善保管医学装备档案，不得涂改、拆散、遗失档案；借阅档案应当及时归还，借用时间一般不得超过 10 天。

第七，加强医学装备档案管理交接工作，确保档案完整、连续。任何人不得因工作变动、离职或退休等，擅自带走或销毁医学装备档案。

第八，因对口支援等工作需要，医院对外调拨或捐赠医学装备时，与医学装备质量保障相关的技术资料、运行资料等医学装备档案，应当一并移交。医院根据实际需要，可备份留存。

第九，医学装备报废后，应当归集、整理完整的技术档案移交医院档案管理室，按照规定年限保存。

第十，加强医学装备档案管理能力建设，充分发挥医学装备档案的作用，开展数据汇总、整理和分析等信息统计工作，为医院医学装备管理工作提供依据和决策参考。

（八）监督管理

第一，医院纪检、监察，审计、财务等部门负责对物资设备科及各使用科室执行本办法情况进行监督检查和评价考核。

第二，对违反本办法规定的科室及个人，视情节严重程度，对其主要责任人和工作人员给予批评教育或相应纪律处分。

第三，对在医学装备管理工作中做出重大贡献的科室与个人，应当给予适当奖励。

（九）医学装备管理委员会

医院的医学装备管理委员会的职责与构成有以下方面。

1. 职责

①负责医院医学装备发展规划、年度医学装备计划、大型医学装备采购活动等重大事项的评估、论证和咨询。

②负责对物资设备科及使用科室医学装备安全管理工作的监督检查和评价考核。

2. 人员组成

主任：院长

副主任：分管院长

委员：医技片副院长、中心医院副院长、财务总会计师、纪检书记、工会主席、南院副院长、医务部部长、护理部主任、感控科科长、内科主任、外科主任、儿科主任、设备科科长

①委员会下设临床、医技、护理、综合组等专家库。

②委员会下设办公室，由设备科负责日常工作。

3. 工作流程

①物资设备科负责收集临床、医技及其他使用科室医学装备购置申请，并做好相关市场调查工作。

②每年召开一次例会，必要时由主任委员决定随时召开；会议具体组织由物资设备科负责，临时由纪检监察室负责从医学装备管理委员会专家库中抽选评委进行票决制，人数为单数，不少于5人。

③每次会议后以书面纪要形式提交医院院务会审定。

（十）大型医用设备的巡检

1. 检查频率

每季度检查一次。

2. 检查内容

①检查相关设备间与操作间的良好环境，照明情况，温度15～25℃，湿度40%～60%，特别是湿度；

②检查相关设备间、操作间、设备清洁、防尘、防鼠；

③MR（磁共振）等设备检查磁体压力、液氮液位、水冷机供水情况、水循环压力等；

④CT等设备检查定期保养清洁机盖、扫描床、扫描床的机械运动部件加固、润滑等记录；

⑤各大型医用设备检查不间断电源，观察工作指示灯状态、除尘；

⑥检查大型医用设备操作日常记录、日常维护保养记录情况；

⑦检查大型医用设备定期计量校准记录；

⑧检查大型医用设备电源情况；

⑨询问操作人员大型医用设备运行情况。

（十一）药品物资管理

指药品、试剂、消毒物品、消耗性物资、生活物资等医疗所需的药品物资，为医疗服务提供齐全、及时和质优的药品与物资供应，严格执行《药品管理法》及相关法规，抓好药品物资管理规范化体系建设，落实管理制度，严格把好质量关，保证药品质量，杜绝假冒伪劣药品，合理用药，保障医疗需求。

第十三章　突发公共卫生事件的应对及管理

第一节　突发公共卫生事件概述

一、突发公共卫生事件的概念与特征

（一）突发公共卫生事件的概念

在讲述突发公共卫生事件的概念前有必要将突发公共事件的概念明确一下。我国目前将突发公共事件分为四类，即自然灾害、事故灾难、公共卫生事件及社会安全事件。突发公共事件强调的是一种紧急状态，即一种特别的、迫在眉睫的危机或危险局势，对群体的健康和社会的稳定构成了现实的威胁。但并不是所有突然发生的公共事件都称为突发公共卫生事件。广义上，凡是威胁或潜在威胁群体的健康和安全的突发事件均可称为突发公共卫生事件。它不仅指重大的传染病疫情、群体性不明原因疾病、重大食物中毒和职业中毒，其他严重影响公众健康的突发事件也属于突发公共卫生事件的范畴。我们通常所说的突发公共卫生事件主要是指狭义的突发公共卫生事件。

1. 国际上对突发公共卫生事件的定义

《国际卫生条例》中关于"国际关注的突发公共卫生事件"的定义如下：

①通过疾病在国际传播构成对其他国家的公共卫生危害；

②可能需要采取协调一致的国际应对措施。

其中，"公共卫生危害"是指具有损及人群健康可能性的事件，特别是可在国际传播或构成严重和直接危害的事件。

2. 我国对突发公共卫生事件的定义

突发公共卫生事件是指突然发生的、造成或者可能造成社会公众健康严重损害的重大传染病疫情、群体性不明原因疾病、重大食物中毒和职业中毒以及其他严重影响公众

健康的事件。突发公共卫生事件概念的提出和明确界定，为我国加强突发公共卫生事件应对准备和应急处理工作，及时发现、及时报告、及时处理突发事件，保障广大人民群众的身体健康提供了科学、规范管理的依据。

（1）重大传染病疫情

重大传染病包括各类传染病，如《中华人民共和国传染病防治法》规定管理的甲类、乙类、丙类传染病，暴发或多例死亡、罕见的或已消灭的传染病，临床及病原学特点与原有疾病特征明显异常的疾病，新发传染病等。

甲类传染病是指鼠疫、霍乱。

乙类传染病是指 SARS、艾滋病、病毒性肝炎、脊髓灰质炎、人感染高致病性禽流感、麻疹、流行性出血热、狂犬病、流行性乙型脑炎、登革热、炭疽、细菌性和阿米巴性痢疾、肺结核、伤寒和副伤寒、流行性脑脊髓膜炎、百日咳、白喉、新生儿破伤风、猩红热、布鲁菌病、淋病、梅毒、钩端螺旋体病、血吸虫病、疟疾。

丙类传染病是指流行性感冒、流行性腮腺炎、风疹、急性出血性结膜炎、麻风病、流行性和地方性斑疹伤寒、黑热病、包虫病、丝虫病，除霍乱、细菌性和阿米巴性痢疾、伤寒和副伤寒以外的感染性腹泻病。

上述规定以外的其他传染病，根据其暴发、流行情况和危害程度，需要列入乙类、丙类传染病的，由国务院卫生行政部门决定并予以公布。

（2）群体性不明原因疾病

群体性不明原因疾病是指在短时间内，某个相对集中的区域内，同时或者相继出现具有共同临床表现的患者，而且不断增加，范围不断扩大，又暂时不能诊断的疾病。

（3）重大食物中毒

重大食物中毒是指由于食品污染的原因造成人数众多的或者伤亡较重的中毒事件。

（4）职业中毒

职业中毒是指由于职业危害的原因造成人数众多的或者伤亡较重的中毒事件。

（二）突发公共卫生事件的特征

1. 突发性及意外性

突发性及意外性指突发公共卫生事件往往是突然发生的、紧迫的、非预期的和意外发生的。人们对事件是否发生以及发生的时间、地点、方式、程度等都始料未及，难以准确把握。这来源于三方面因素：突发公共卫生事件有些由难以控制的客观因素引发，有些爆发于人们的知觉盲区，有些爆发于人们熟视无睹的细微之处。突发公共卫生事件的发生往往比较突然，一般难以预测，有的甚至不可预测。对于一个突发公共卫生事件，人们很难以一个最适合的方法进行预防性准备。在事件发生之前，所需的技术手段、设备、物资和经费都不太可能有完全充分的准备。并且，目前已经有的检测手段还不能保证能够迅速查明所有类型的突发公共卫生事件的原因，从而使有些突发公共卫生事件难以及时、有效地得到处置。正因为如此，在突发公共卫生事件发生时，政府部门、专业人员和社会人群往往都没有足够的思想准备，仓促应对，容易出现混乱的状况，甚至引起不必要的社会动荡。

2. 群体性及公共性

突发公共卫生事件的发生往往是突如其来的，不易预测，有的甚至不可预测。在事件发生区域内或影响范围内的所有人，都有可能会受到突发公共卫生事件的威胁或损害。如果所发生的突发公共卫生事件是传染病暴发，或引起突发公共卫生事件的原因或媒介具有一定的普遍性（如空气、饮用水、食品、药品等），则还可能威胁到其他地区或国家。因此，突发公共卫生事件一旦发生，其影响的绝不仅是个体人员和突发公共卫生事件所在地，在很多情况下，还很容易引起群体和跨地区的影响，同时由于需要广泛采取公共卫生措施，又易引起社会的广泛关注。

3. 严重性及紧迫性

突发公共卫生事件由于事发突然、情况紧急、累计数众，往往会引起舆论哗然，导致社会惊恐不安，危害相当严重。轻者可在短时间内造成大量人群发病和死亡，使公共卫生和医疗体系面临巨大的压力，致使医疗力量相对短缺、抢救物资相对不足等，甚至冲击医疗卫生体系本身、威胁医务人员自身健康、破坏医疗基础设施；重者可对经济、贸易、金融等产生严重影响，甚至引起一定程度的经济衰退以及对社会稳定和国家安全造成威胁。因此，若不能采取迅速的处置措施，事件的危害将进一步加剧，造成更大范围的影响和损失。所以，在事件发生时我们要在尽可能短的时间内做出决策，采取具有针对性的措施，以将事件的危害控制在最低限度。许多原因不明或特别严重的突发公共卫生事件发生时，由于事发突然，人们对所发生的事件认识不清、准备不足，使应对和处理工作更为艰难和迫切。因此突发公共卫生事件发生后，全力以赴救治患者，迅速调查事件原因，及时采取有针对性的处置措施，防止事件进一步扩大，成为当务之急。

4. 复杂性及综合性

突发公共卫生事件种类繁多，原因复杂，并且在开始阶段大多原因不明确，这对现场抢救、控制和医学救治来说十分不利。同时，其现场抢救、控制和转运救治、原因调查、善后处理等涉及多系统、多部门，政策性强，必须在政府的统一领导下综合协调处理，才能稳妥。例如引起传染病暴发的微生物就有细菌、病毒等，全球已登记的引起中毒的化学物种类超 4000 万种，对其毒性认识较深刻的有数千种。不同接触途径、剂量和个体差异，都会带来有表现形式的差异。有的事件直接造成人体或财物损害，有的只是潜在的威胁但可能持续较长时间，有的事件本身还可能是范围更大突发事件的一部分。同类事件的表现形式千差万别，处理也难以用同样的模式来框定，很难预测蔓延范围、发展速度、趋势和结局。另外，突发公共卫生事件的复杂性及综合性还表现在事件虽然在一地发生，但影响可超出其行政区域甚至波及更大的范围，具有较大的偶然性、突发性。其总是呈现出一果多因、一因多果、相互关联、牵一发而动全身的复杂态势。它一旦发生，总会持续一个过程，突出表现为蔓延性和传导性。

5. 影响的深远性

虽然突发公共卫生事件发生突然，一般持续时间不长，但是后果严重、影响深远。由于具有上述特点，其处理难度较大，处理不当可能造成人群心理应激，使人们出现恐惧、焦虑、认识改变，甚至行为改变，往往对公众的心理和社会生活产生长期的负面影响。如不能及时有效地进行干预和控制，严重时可能导致社会危机或政治动荡。

二、突发公共卫生事件的分级与分类

（一）突发公共卫生事件的分级

根据突发公共卫生事件的性质、危害程度、涉及范围，突发公共卫生事件划分为特别重大（Ⅰ级）、重大（Ⅱ级）、较大（Ⅲ级）和一般（Ⅳ级）四级。相关的分级标准可参照《国家突发公共卫生事件应急预案》。

一般性（包括一般、较大）突发公共卫生事件，是指对人身安全、社会财产及社会秩序影响相对较小的突发公共卫生事件，由事发地所属市、县级人民政府处置；重大突发公共卫生事件，是指对人身安全、社会财产及社会秩序造成重大损害的突发公共卫生事件，由省人民政府处置；特别重大突发公共卫生事件，是指对人身安全、社会财产及社会秩序造成严重损害的突发公共卫生事件，由省人民政府处置或者省人民政府报请国务院有关职能部门协调处置。

为了具有可操作性，《国家突发公共卫生事件相关信息报告管理工作规范（试行）》中对应报告的、成为或可能成为突发公共卫生事件的各种疾病和情况的具体标准进行了明确的界定。这些疾病和情况包括各种传染病、食物中毒、职业中毒、其他中毒、环境因素事件、意外辐射照射事件、传染病病原体、毒种丢失、预防接种和预防服药群体性不良反应事件、医源性感染事件、群体性不明原因疾病暴发以及各级人民政府部门认定

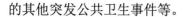

的其他突发公共卫生事件等。

（二）突发公共卫生事件的分类

1. 按事件的表现形式分类

根据事件的表现形式可将突发公共卫生事件分为以下两类。

第一，在一定时间、一定范围内、一定人群中，当病例数累计达到规定预警值时所形成的事件，如传染病、不明原因疾病、中毒（食物中毒、职业中毒）、预防接种反应、毒株丢失等事件，以及县以上卫生行政部门认定的其他突发公共卫生事件。

第二，在一定时间、一定范围内，当环境危害类毒素达到规定预警值时形成的事件，病例可在事后发生，也可能无病例发生。其包括传染病病菌、毒株丢失事件，病媒、生物、宿主相关事件，化学物泄漏事件，放射源丢失、核辐射和其他辐射受照事件，以及其他严重影响公众健康的事件。这类事件往往在事件发生时尚未出现病例或病例在事件发生后出现。

2. 根据事件的成因和性质分类

根据事件的成因和性质，突发公共卫生事件可分为以下几类：重大急性传染病疫情、群体性不明原因疾病、重大食物中毒和职业中毒、新发传染性疾病、群体性预防接种反应和群体性药物反应、重大环境污染事故、核辐射和其他辐射事故、社会安全事件、自然灾害事件，以及其他影响公众健康的事件。

（1）重大急性传染病疫情

重大急性传染病疫情是指在短时间内发生某种急性传染病，波及范围广，出现大量的患者或死亡病例，发病率远远超过既往／常年的水平。

（2）群体性不明原因疾病

群体性不明原因疾病是指在短时间、某个相对集中的区域内，同时或者相继出现具有共同临床表现的患者，且病例不断增加、范围不断扩大，但疾病尚未能明确诊断。例如，我国传染性非典型肺炎暴发初期，由于对其病原体认识不清，虽然患者具有同一症状，但对其发病机制、诊断标准、传播途径等均不甚明了。这就是群体性不明原因疾病的典型案例。之后随着研究的深入，人们逐步认识到其病原体是一种冠状病毒的变异株。

（3）重大食物中毒和职业中毒

重大食物中毒和职业中毒是指由于食品污染和职业危害因素造成的人数众多或伤亡较重的中毒事件。

（4）新发传染性疾病

新发传染性疾病从全局上讲，是指全球首次发现的传染病。从局部讲，是指一个国家或地区新发生的、新变异的或新传入的传染病。20 世纪 70 年代以来，全世界新出现 30 多种新发传染病，其中半数左右已在我国发现。新出现的传染病与不明原因疾病一样，对人类健康构成了十分严重的潜在威胁，处置的难度及复杂程度较大。

（5）群体性预防接种反应和群体性药物反应

群体性预防接种反应和群体性药物反应是指在实施疾病预防措施时，受种人群或预防性服药人群出现的异常反应。其原因复杂，可以是心因性的，也可以是其他异常反应。

（6）重大环境污染事故

重大环境污染事故是指在化学品的生产、运输、储存、使用和废弃处置过程中，由于各种原因使化学品从包装容器、运送管道、生产、储存和使用环节中泄漏，污染空气、水源和土壤等周围环境，严重危害或影响公众健康的事件。

（7）核辐射和其他辐射事故

核辐射和其他辐射事故是指放射性物质或其他放射源对公众健康造成或可能造成严重影响或损害的突发事件。

（8）社会安全事件

社会安全事件是指恐怖组织或恐怖分子为了达到其政治、经济、宗教、极端民族主义等目的，通过使用或威胁使用放射物质、化学毒剂或生物战剂，或通过袭击或威胁袭击化工（核）设施（包括化工厂、核设施、化学品仓库、实验室、化学品运输槽车等）引起有毒、有害物质或致病性微生物释放到环境中，导致人员伤亡，或造成公众恐慌，破坏国家和谐、安定，影响经济发展的事件。

（9）自然灾害事件

自然灾害事件是指由自然力引起的人员伤亡、社会设施破坏、经济严重损失、公众健康状况及社会卫生服务条件恶化，超过灾害发生地区所能承受的状况。自然灾害主要包括水灾、旱灾、地震、火灾等。

自然灾害发生后，缺乏符合卫生要求的食品和饮用水，由于环境条件恶劣，苍蝇、蚊子大量滋生，成为传染病流行的有利条件。

在发生重大环境污染事故、核辐射和其他辐射事故、社会安全事件、自然灾害事件等影响公众健康的相关事件时，卫生部门主要负责事件中的医疗救援、对健康影响的评价、

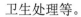

卫生处理等。

3. 根据引起紧急状态的原因分类

根据引起紧急状态的原因，可以分为两类：一类是由自然灾害引起的突发公共卫生事件；另一类是由人为因素或社会动乱引起的突发公共卫生事件。

三、突发公共卫生事件的特点与趋势

（一）全球突发公共卫生事件的特点与趋势

随着社会经济的进一步发展及全球一体化，近年来，全球突发公共卫生事件表现出许多与以往不同的特点，主要为突然发生、规模大，危害公众、损失严重，没有国界、影响广泛，原因复杂、多元化，新发传染病不断出现，社会关注度高等。

1. 突然发生、规模大

由于科学技术的蓬勃发展和广泛使用，城市化、工业化、现代化加快，一旦发生突发公共卫生事件，影响范围更加广泛，发病人数更多，危害更加严重。如果是突发传染病，可能造成大规模流行甚至世界性大流行。曾经有一种说法认为，传染病暴发和食品卫生安全事件等突发公共卫生事件是发展中国家的问题，这些问题在发达国家已经基本得到解决了。但是，事实并非如此，发达国家甚至面临更加严峻的形势。据 WHO 公布的调查结果，全世界每年有数亿人因食品污染而致病，约 200 万儿童死于食物和水污染导致的疾病。

2. 危害公众、损失严重

一方面，突发公共卫生事件本身规模较大、危害严重；另一方面，为防止事件的扩大，事件发生地区往往会采取严格的公共卫生措施，而在缺乏相关科学依据时，未发生事件的其他地区不得不从保护公众健康利益的角度出发，做出较强的反应，采取预防性应对措施，如交通检疫、限制进口等。这不可避免地对某些地区的经济发展和社会稳定产生严重影响。

3. 没有国界、影响广泛

由于当今世界的交通运输、通信空前发达，经济市场化，国际商贸、旅游快速发展，人员、物品大流动等因素，一个地区出现突发公共卫生事件，在几个小时内事件的消息就会传遍全球。传染病或动物源性疾病可能随现代化的交通工具在数周、几天甚至一天内被快速传播，造成大范围的感染。在重大突发公共卫生事件面前，如果缺乏有效的防范措施，任何一个国家都难以幸免，没有任何一个国家可以高枕无忧或掉以轻心。正所谓"牵一发而动全身"，越来越多的组织和人士均认识到应对突发公共卫生事件是当今"地球村"的共同责任，正积极着力于建立有效的全球的合作性应对机制。

4. 原因复杂、多元化

从近年发生的突发性公共卫生事件来看，其原因更趋多元化。除自然因素、病原体本身变异等，社会因素如战争、动乱、管理不善、片面追求生产利润以及恐怖组织或恐怖分子的破坏活动，增加了突发公共卫生事件应对准备和应急处置的难度。

目前，世界上的化学品多达 200 万种，每年新增 2 万种以上，有 6 万～ 7 万种常用于工农业生产和人民日常生活。由于其容易获得并大量参与日常生活，因此化学品造成的突发公共卫生事件时有发生。

工业化、城市化和经济全球化的加速，在带来经济发展的同时，也带来了地球生态和环境的破坏。

5. 新发传染病不断出现

在漫漫的历史长河中，传染病曾一直是人类健康的主要杀手。新出现或重新出现传染病的原因众多，与人类与环境的相互作用密切相关。自然和社会的巨大变化为传染病的自发流行创造了条件。如快捷而频繁的国际旅行，城市过度拥挤，环境卫生状况不良，食品加工和操作不卫生，人类与自然界的媒介生物和病原体宿主接触增加，环境和气候改变对自然界媒介生物和动物宿主结构、数量的影响，战争、饥饿、灾害对公共卫生基础设施的破坏等，都可能为传染病的再度流行、病原的变异等创造条件。

6. 社会关注度高

由于突发公共卫生事件影响广泛，越来越多的人意识到突发公共卫生事件不仅仅是一个地区、一个部门的事，需要社会的共同关注、共同努力。这样才能最有效地减轻突发公共卫生事件的危害，最大限度地保护当地和其他地区群众的健康不受或少受损害。因此，突发公共卫生事件常常得到政府的高度重视，国际社会、国际舆论也普遍关注。在某些情况下，突发公共卫生事件处理的好坏已不仅是对当地卫生系统能力的检验，更是当地政府执政能力高低的重要标志，及其对社会、民众负责的具体体现。

（二）我国突发公共卫生事件的特点与趋势

我国突发公共卫生事件除呈现全球突发公共卫生事件的主要特点与趋势外，也呈现自身的一些特点与趋势，主要表现在如下几个方面。

1. 突发公共卫生事件频发

我国突发公共卫生事件信息报告体系建设已取得初步成效，一方面，疫情及突发公共卫生事件报告得到加强；另一方面，也反映了我国各种突发公共卫生事件的发生频率有所增加。

2. 与社会经济发展相关的突发公共卫生事件增多

我国已成为化学品生产、使用和消费大国，常用化学品达 4 万多种，其中有相当一部分为危险化学品。我国农药产量已居世界第二位，产品种类达 16000 余种。化学污染、中毒和放射事故等时有发生。

3. 食品污染和食物中毒事件时有发生

我国各地食物中毒事件时有发生，食品安全已成为继人口、资源和环境之后的第四大社会问题。

食物中毒事件数、中毒人数、死亡数均明显增加，其原因可能包括如下几方面：一是国家颁布了《突发公共卫生事件应急条例》，各级卫生行政部门对食物中毒报告的管理明显加强，食物中毒漏报、瞒报情况减少；二是新闻媒体的舆论监督力度明显加大；三是加强了食物中毒报告制度的建设，卫生部和各级卫生行政部门高度重视食物中毒报告，对瞒报或报告不及时的部门和单位予以通报，促进了及时准确地报告。

食物中毒的原因多种多样，包括病原微生物性、植物性、化学性和动物性的。引起食物中毒的病原微生物主要为沙门氏菌、蜡样芽孢杆菌、副溶血弧菌及变形杆菌；植物性食物中毒以菜豆、毒蘑菇为主；化学性食物中毒以亚硝酸盐、农药和鼠药为主；动物性食物中毒主要由河豚和食品中的组胺引起。在上述几种食物中毒报告中，植物性食物中毒导致的死亡人数最多。

4. 学校突发公共卫生事件占相当比重

学校是人群集中的场所，容易发生各种传染病流行和食物中毒等突发公共卫生事件。学校是我国各种突发公共卫生事件的高发场所，做好学校突发公共卫生事件特别是农村地区学校突发公共卫生事件的预防和控制工作，是做好整个突发公共卫生事件应对工作的重要环节。

5. 新发传染病危害严重

我国的各种新发传染病如传染性非典型肺炎、人感染高致病性禽流感、人感染猪链球菌病等危害严重。

人感染高致病性禽流感是当前备受关注的新发传染病，我国是全球 1 两个有人感染高致病性禽流感疫情的国家之一。20 世纪 70 年代以来，全球出现的大多数新发传染病都已在我国发现。随着我国经济的迅速发展，对外交往不断扩大，发生和输入新传染病的可能性将进一步增大。这对我国的传染病防控及突发公共卫生事件应对都是很大的挑战。

6. 自然灾害引发的突发公共卫生事件不容忽视

我国是世界上受自然灾害影响最严重的国家之一，灾害种类多，发生频度高，损失严重。我国最常发生的自然灾害包括洪涝、干旱、地震、台风、山体滑坡和泥石流等。"大灾之后必有大疫"，世界灾害史证明了这个规律。我国自然灾害频发，这是对各种突发公共卫生事件应对的严峻考验。

加强灾后救援和防病工作的重要性和预防控制灾后疫情的可能性。只要做好各种灾害后的防病工作预案，积极准备，认真应对，完全可能避免灾后发生大疫情。

总而言之，现代社会不断面临着突发公共卫生事件的危险和挑战。突发公共卫生事件威胁着国家的经济发展、社会稳定和人民群众的生命财产安全。我们要不断总结经验，完善突发公共卫生事件的应急管理体系，提高应对突发公共卫生事件的能力，实现社会的稳定发展。

第二节　突发公共卫生事件应急管理概述

一、应急管理的理论、原则和内容

风险管理、危机管理及应急管理都是非常态事件发展过程中的管理。但由于管理对象有所不同，三者分别针对的是风险、危机和突发公共事件。

（一）应急管理的理论

1. 风险和风险管理

（1）风险

风险是一个常见的词，但长期以来人们对它并没有一个统一的界定。社会学家提出了各种"风险理论"学说，并不断地丰富和完善它。

"风险社会"理论认为风险的主要特征是延展性和全球性。也就是说，风险的影响和后果会超越民族国家的地理疆界。风险具有不可感知性。现代风险往往具有高度的不可预测性和不确定性。风险还具有人为性。在人为的环境中，自然灾害的过程可能是自然的，但其成因或后果却是社会的。风险的平等性是指风险使承受者平等地分摊风险的结果，打破了社会阶层的划分。

风险本身并不是危险与灾难，而是一种危险与灾难发生的可能性，即突发事件发生的概率。风险是现代社会系统固有的特征。也就是说，在风险状态下，危险或灾难尚未变成现实。风险有可能会变成危险与灾难，升级为突发事件；也可能会转危为安，得到有效的化解。

综上所述，风险具有多种含义：可测量的不确定性，可能的损失，发生某种不确定性的经济损失，对特定情况下未来结果的客观疑虑，一种无法完全预料、实际后果可能与预测结果存在差异的倾向，损失出现的机会或概率，潜在损失的变化范围及变动幅度等。据此，将风险定义为"某件事情预期后果估计的较为不利的一面"。风险是引起突发公共事件的因素，没有风险就不会形成破坏及危害，也就不存在突发事件。风险正是突发公共事件的前奏。

（2）风险管理

风险管理的应用极为广泛，而各领域的管理目标不尽相同，不同机构对风险管理的定义也各有不同。

国际风险管理理事会认为，风险管理从纵观所有相关信息开始，特别是从总的风险评估开始，包括风险的衡量及相关测量，其中风险的衡量是基于风险预测研究、经济影响评估及社会对风险源反应的科学描述。这些信息同在风险描述阶段所做的判断和评价一起构成了输入资料。风险管理的选择就是基于这些输入资料的衡量和评估。

风险管理定义为：依据风险评估的结果，结合各种经济、社会及其他因素，对风险进行管理决策，并采取相应控制措施的过程。

风险管理是由个人或组织制定的，用来减少、控制和限制风险的措施的总计。

风险管理是应急管理的前期预警。风险是突发公共事件的前奏，风险管理是根据风险评估，综合考虑法律、政治、社会、经济等方面的因素后，所采取的一种风险控制措施，是指面临风险的人群进行风险识别、风险估测、风险评价和风险控制，以减少风险负面影响的决策过程。简而言之，风险管理在应急管理前期对风险进行识别与控制，是一种事前的积极状态的管理。

应急管理在突发公共事件发生前提倡"预警"工作，但仍存在被动成分。风险管理能更系统地分析和评估各种危险因素，系统地消除和管理这些因素。这种管理更科学有效、成本更小，有可能将突发公共事件消除在萌芽状态。

2. 危机和危机管理

（1）危机

人们一直试图全面而确切地对危机下个定义，但是实际上，危机事件的发生却有着千变万化的现实场景，很难一言以蔽之。许多学者从不同角度给出了危机的概念。

危机是指一种情境状态，在这种形势中，其决策主体的根本目标受到威胁且做出决策的反应时间很有限，其发生也出乎决策主体的意料。

危机具有四个显著特征：亟须快速做出决策、严重缺乏必要的训练有素的员工、相关物资资料紧缺、处理时间有限。

危机对一个社会系统的基本价值和行为架构产生了严重威胁，并且在时间性和不确定性很强的情况下必须对其做出关键性决策。

危机是一个会引起潜在负面影响的具有不确定性的事件，这种事件及其后果可能对组织及其员工、产品、资产和声誉造成巨大的伤害。

综上所述，危机具有以下特征：①意外性，危机爆发的具体时间、实际规模、具体态势和影响深度是始料未及的；②聚焦性，进入信息时代后，危机的信息传播比危机本身发展要快得多；③破坏性，由于危机常具有"出其不意，攻其不备"的特点，不论什么性质和规模的危机，都必然会造成不同程度的破坏，导致混乱和恐慌，而且由于决策的时间以及信息有限，往往会导致决策失误，从而带来无可估量的损失；④紧迫性，对组织来说，危机一旦爆发，其破坏性的能量就会被迅速释放，并呈快速蔓延之势，如果不能及时控制，危机会急剧恶化，使组织遭受更大损失。

（2）危机管理

危机管理是应急管理的特殊状态。当突发公共事件扩大至威胁社会系统基本价值和行为准则的特殊状态时，就演变成危机，而此时的应急管理也就从一般形式转化为危机管理。危机管理要遵循一般应急管理的原则和方法，还应特别注意危机的社会性和群体性，注重从政治和社会稳定的高度看待问题，综合考虑政治、经济、社会和文化等多方面的因素，使危机对人们正常生产、生活的危害降到最低。

在西方国家的教科书中，通常把危机管理称为危机沟通管理。原因在于：加强信息的披露与公众的沟通，争取公众的谅解与支持是危机管理的基本对策。

危机管理的特征是：事态已经发展到不可控制的程度。一旦发生危机，时间因素非常关键，减少损失将是主要任务。因此危机管理的任务是尽可能控制事态，在危机事件中把损失控制在一定的范围内，在事态失控后，要争取重新控制住。这种观点注重危机的应对，未涉及危机前的监测、预警和危机后的恢复、学习，代表了较早的认识水平。

任何防止危机发生的措施皆为危机管理。危机管理是一种应变准备。这种观点注意到了危机事前管理的重要性。

危机管理指一种适应性管理及控制过程，包括六个步骤：对环境进行密切监测，对问题实际进行了解，制订可用的备选方案，预测行动方案的可能后果，决定行动方案，

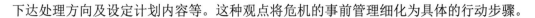

下达处理方向及设定计划内容等。这种观点将危机的事前管理细化为具体的行动步骤。

危机管理是指组织针对危机发展阶段，实施不同的应对管理措施。危机发生前，对危机的警告信息进行准确的侦察，通畅沟通渠道，准备好危机的应对决策。危机发生时，成立危机管理小组，负责处理危机并将危机予以隔离。这种观点将危机的事前和事中管理结合起来。

危机管理包括事前、事中和事后的管理。例如，张成福认为："危机管理是一种有组织、有计划、持续、动态的管理过程。政府针对潜在的或当前的危机，在危机发展的不同阶段采取一系列的控制行动，以期有效地预防、处理和消除危机。"有效的危机管理应做到以下五个方面：①转移或缩减危机的来源、范围和影响；②提高危机初始管理的地位，加强危机预警；③改进危机冲击的反应管理；④完善修复管理，以能迅速地减轻危机造成的损害；⑤重视危机事件的总结，从事件中吸取教训。

3. 突发公共事件和应急管理

（1）突发公共事件

突发公共事件是指突然发生的危及公共安全、社会秩序和人民生活的各种紧急情况的总称，是正常秩序被打乱的一种状态。为了减轻其损失，需要采取特别的措施和立即行动，做出迅速、特殊的反应。突发公共事件的定义如下：突发公共事件是指突然发生的，造成或者可能造成严重社会危害，需要采取应急处置措施予以应对的自然灾害、事故灾难、公共卫生事件和社会安全事件。

（2）应急管理

应急管理是应对特重大事故灾害的危险问题提出的。应急管理是指政府及其他公共机构在突发公共事件的事前预防、事发应对、事中处置和善后恢复过程中，通过建立必要的应对机制，采取一系列必要措施，应用科学、技术、规划与管理等手段，保障公众生命、健康和财产安全，促进社会和谐健康发展的有关活动。应急管理包括预防、准备、响应和恢复四个阶段。尽管在实际情况中这些阶段往往是重叠的，但它们中的每一部分都有自己单独的目标，并且成为下个阶段内容的一部分。

（二）应急管理的原则

1. 工作原则

（1）预防为主，常备不懈

提高全社会对突发公共卫生事件的防范意识，落实各项防范措施，做好人员、技术、物资和设备的应急储备工作。对各类可能引发突发公共卫生事件的情况要及时进行分析、预警，做到早发现、早报告、早处理。

（2）统一领导，分级负责

根据突发公共卫生事件的范围、性质和危害程度，对突发公共卫生事件实行分级管理。各级人民政府负责突发公共卫生事件应急处理的统一领导和指挥，各有关部门按照预案规定，在各自的职责范围内做好突发公共卫生事件应急处理的有关工作。

（3）依法规范，措施果断

地方各级人民政府和卫生行政部门要按照相关法律、法规和规章的规定，完善突发公共卫生事件应急体系，建立系统规范的突发公共卫生事件应急处理工作制度，对突发公共卫生事件和可能发生的公共卫生事件做出快速反应，及时有效地开展监测、报告和处理工作。

（4）依靠科学，加强合作

突发公共卫生事件应急工作要充分尊重和依靠科学，要重视开展防范和处理突发公共卫生事件的科研和培训，为突发公共卫生事件应急处理提供科技保障。各有关部门和单位要通力合作、资源共享，有效应对突发公共卫生事件。要广泛组织、动员公众参与突发公共卫生事件的应急处理。

2. 基本原则

（1）预防为主，防救结合

鉴于突发公共卫生事件的非常态性，应急管理的关键在于预防，树立危机意识，实现预防与救援相结合。将可能发生的突发公共卫生事件消灭在萌芽状态，将无法控制的突发公共卫生事件的损失减到最低限度。突发事件应对工作实行预防为主、预防与应急相结合的原则。

（2）依靠科学，快速反应

突发公共卫生事件的应急管理要以科学理念为指导、以科学技术为支撑。采用科学的方法，做出快速反应，进行高效处置。这在突发公共卫生事件发生的前、中、后阶段都非常重要。应急准备、决策、执行和恢复都要求快速高效。

（3）以人为本

在突发公共卫生事件的应对中，必须注重以人为本的原则，必须以确保受灾人员的安全为前提，最大限度地保护、挽救绝大多数人的生命安全以及财产安全。将人的生命安全置于至高无上的地位，要先救人，后救物。

（4）社会参与，协同合作

突发公共卫生事件应急管理要发挥政府的主导作用，但是，需要各个部门密切合作与配合，需要社会团体和人民群众的广泛参与和共同努力。

（5）依法管理，分类管理，分级负责

在应急管理中要根据突发公共卫生事件的范围、性质和危害程度实行依法管理、分类管理、分级负责的管理原则。

（6）信息公开，引导舆论

在应急管理中，我们要尽量满足社会公众的知情权，在不涉及国家机密、个人隐私的情况下做到信息透明、信息公开。不仅如此，我们在应急管理中还要积极地对社会公众的舆论进行监控，了解老百姓的所思、所想、所愿，同时，对舆情进行有效的引导。

（三）应急管理的内容

就突发公共卫生事件发生的规律来看，都有发生、发展和减缓的过程，需要采取不同的应急措施。技术部门应该按照其发生、发展过程，将不同级别、类型的突发公共卫生事件进行阶段性分期，作为政府采取应急措施的重要依据（若有必要，可再将每一个阶段划分为若干等级）。

根据突发事件可能造成危害和威胁的不同阶段（已发生实际危害、危害逐步减弱和恢复），可将突发公共卫生事件总体上分为预警期、暴发期、缓解期和善后期四个阶段。根据突发公共卫生事件发展过程的特征（潜伏、暴发、蔓延、稳定、下降、回复），突发公共卫生事件的管理可相应地分为预防准备、监测预警、信息报告、应急反应和终止、善后处理五种功能体系。

1. 预防准备

预防准备是突发公共卫生事件管理最为重要的功能要求，也是各个国家突发公共卫生事件中最为关注的焦点。就总体而言，预防准备阶段的工作主要包括根据应急预案和防控方案，落实应急防范的组织措施和技术措施，从组织队伍、人员培训、应急演练、通信装备、物资、检测仪器、交通工具等方面加以落实，做到有备无患。一旦发生各类有可能危及公众，造成社会影响的突发公共卫生事件，即能迅速地组织力量，有效地处置，最大限度地快速处理、控制和减少危害。预防准备包括三个层次：平时准备、"战时"转换、"战时"准备。特别要注意的是"平""战"结合与"平""战"转换的问题。能否迅速实现"平""战"转换，并尽快形成"战时"积累能力，是应对突发公共卫生事件的关键所在。

在突发公共卫生事件应急管理过程中，贯彻"预防为主"应从以下三个方面着手。

（1）宣传教育

旨在更新健康观念，树立预防意识，传播健康知识，提高自我保护能力，如应对辐射污染、主动预防传染病等。

（2）编制预案

根据既有的和潜在的事件制定多重备选预案，并根据事态发展不断对预案进行更新，以缩短应急反应的时间。

（3）推广先进科技

有效利用现代科学技术，提高突发公共卫生事件应急管理的科学化水平。

2. 监测预警

监测预警就是为了缩短政策的时滞，事先对系统的异常态势提出警告，使政策调控同步甚至超前于现实情况，以期减少突发公共卫生事件的频率。应用统一、规范的监测和预警网络系统，对突发公共卫生事件的潜在因素、事件发生后的现场应急监测和影响因素的动态变化等信息资料开展连续、系统、完整的收集、分析、报告，为突发公共卫生事件的预警及制定应急对策与控制措施提供信息保障及科学依据。对于监测预警这一功能体系而言，还必须在平时就逐步推行公示措施，建立健全突发公共卫生事件报告系统，根据突发公共卫生事件的特征和历史规律，加强预警，使城市内密集的人口能够形成提前意识和做到事前防范。加强网络建设和管理，使政府、民众与媒体之间的信息传递通畅。

国家建立统一的突发公共卫生事件监测、预警与报告网络体系。各级医疗机构、疾病预防控制机构、卫生监督机构和出入境检疫机构负责开展突发公共卫生事件的日常监测工作。省级人民政府卫生行政部门要按照国家统一规定和要求，结合实际，组织开展重点传染病和突发公共卫生事件的主动监测。国务院卫生行政部门和地方各级人民政府卫生行政部门要加强对监测工作的管理和监督，保证监测质量。

各级人民政府卫生行政部门根据医疗机构、疾病预防控制机构、卫生监督机构提供的监测信息，按照公共卫生事件的发生、发展规律和特点，及时分析其对公众身心健康的危害程度、可能的发展趋势，及时做出响应级别的预警，依次用红色、橙色、黄色和蓝色表示特别重大、重大、较大和一般预警四种级别。

3. 信息报告

任何单位和个人都有权向国务院卫生行政部门和地方各级人民政府及其有关部门报告突发公共卫生事件及其隐患，也有权向上级政府部门举报不履行或者不按照规定履行突发公共卫生事件应急处理职责的部门、单位及个人。

（1）责任报告单位和责任报告人

按照《国家突发公共卫生事件应急预案》的规定，责任报告单位包括县级以上各级人民政府卫生行政部门指定的突发公共卫生事件监测机构、各级各类医疗卫生机构、各

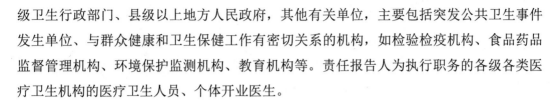

级卫生行政部门、县级以上地方人民政府，其他有关单位，主要包括突发公共卫生事件发生单位、与群众健康和卫生保健工作有密切关系的机构，如检验检疫机构、食品药品监督管理机构、环境保护监测机构、教育机构等。责任报告人为执行职务的各级各类医疗卫生机构的医疗卫生人员、个体开业医生。

（2）报告程序和时限

突发公共卫生事件监测报告机构、医疗卫生机构和有关单位发现突发公共卫生事件，应当在2小时内尽快向所在地区县级人民政府卫生行政部门报告。接到突发公共卫生事件信息报告的卫生行政部门应当在2小时内尽快向本级人民政府报告，同时向上级卫生行政部门报告，并应立即组织进行现场调查确认，及时采取措施，随时报告事态进展情况。地方各级人民政府应在接到报告后2小时内尽快向上一级人民政府报告。对可能造成重大社会影响的突发公共卫生事件，省级以下地方人民政府卫生行政部门可直接上报国务院卫生行政部门，省级人民政府在接到报告的1小时内向国务院卫生行政部门报告，国务院卫生行政部门接到报告后应当立即向国务院报告。各相关省份的省级卫生行政部门应视情况及时互相通报信息。

（3）报告内容

突发公共卫生事件报告分为首次报告、进程报告和结案报告，要根据事件的严重程度、事态发展和控制情况及时报告事件进程。首次报告未经调查确认的突发公共卫生事件或存在隐患的相关信息，应说明信息来源、危害范围、事件性质的初步判定和拟采取的措施。经调查确认的突发公共卫生事件报告应包括事件性质、波及范围、危害程度、流行病学分布、事态评估和控制措施等内容。报告的具体要求由国务院卫生行政部门另行规定。

（4）突发公共卫生事件网络直报

医疗机构和乡（镇）卫生院可直接通过互联网上的专用系统报告突发公共卫生事件，提高信息报告的及时性。县级以上疾病预防控制机构接到报告信息后，应逐级及时审核信息，确保信息的准确性，并汇总统计、分析，按照有关规定报告本级人民政府卫生行政部门。

4. 应急反应和终止

（1）应急反应

发生突发公共卫生事件时，事发地的县级、市（地）级、省级人民政府及其有关部门按照分级响应的原则，做出相应级别的应急反应。同时，要遵循突发公共卫生事件发生、发展的客观规律，结合实际情况和预防控制工作的需要，及时调整预警和反应级别，以有效控制事件，减少危害和影响。要根据不同类别突发公共卫生事件的性质和特点，注重分析事件的发展趋势，对事态和影响不断扩大的事件，应及时升级预警和反应级别；对范围局限、不会进一步扩散的事件，应相应降低反应级别，及时撤销预警。国务院有关部门和地方各级人民政府及有关部门对在学校、区域性或全国性重要活动期间等发生的突发公共卫生事件，要高度重视，可相应提高报告和反应级别，确保迅速有效地控制突发公共卫生事件，维护社会稳定。突发公共卫生事件应急处理要采取边调查、边处理、边抢救、边核实的方式，以有效措施控制事态发展。

应急反应的要旨是在认清级别的基础上快速反应。对于突发公共卫生事件而言，实现快速反应是降低危害程度的最重要方面。坚持快速反应，就必须把握"快、准、齐、实"四个要点。"快"就是信息完整、准确和快捷，在此基础上，迅速召集突发公共卫生事件处理队伍进行快速反应，赶赴现场处理。"准"就是接到报告后，特别是到达现场后，对突发公共卫生事件的发生、发展和事态的现状进行综合分析，做出准确判断，拟定强有力的针对措施。"齐"就是对突发公共卫生事件的调查处理要做到统一领导、统一方案、统一发布信息。"实"就是调查处理方案确定之后，分工负责，狠抓落实，并且进行督促检查，督办到位。

（2）终止

突发公共卫生事件应急反应的终止须符合以下条件：突发公共卫生事件的隐患或相关危险因素消除，或末例传染病病例发生后经过最长潜伏期无新的病例出现；特别重大突发公共卫生事件由国务院卫生行政部门组织有关专家进行分析论证，提出终止应急反应的建议，报国务院或全国突发公共卫生事件应急指挥部批准后实施；特别重大以下突发公共卫生事件由地方各级人民政府卫生行政部门组织专家进行分析论证，提出终止应急反应的建议，报本级人民政府批准后实施，并向上一级人民政府卫生行政部门报告。上级人民政府卫生行政部门要根据下级人民政府卫生行政部门的请求，及时组织专家对突发公共卫生事件应急反应终止的分析论证提供技术指导和支持。

5. 善后处理

突发公共卫生事件结束后，各级卫生行政部门应在本级人民政府的领导下，开展后期评估，进行奖惩、追究责任、抚恤和补助等善后处理工作，防止因突发公共卫生事件而发生次生灾害或衍生灾害。

（1）后期评估

评估的主要内容包括事件概况、现场调查处理概况、患者救治情况、所采取的措施的效果评价、应急处理过程中存在的问题和取得的经验及改进建议。评估报告上报本级人民政府和上一级人民政府卫生行政部门。

（2）奖励

县级以上人民政府人事部门和卫生行政部门对参加突发公共卫生事件应急处理做出贡献的先进集体和个人进行联合表彰；民政部门对在突发公共卫生事件应急处理工作中英勇献身的人员，按有关规定追认为烈士。

（3）追究责任

对在突发公共卫生事件的预防、报告、调查、控制和处理过程中，有玩忽职守、失职、渎职等行为者，依据《突发公共卫生事件应急条例》及有关法律法规追究当事人的责任。

（4）抚恤和补助

地方各级人民政府要组织有关部门对因参与应急处理工作致病、致残、死亡的人员，按照国家有关规定，给予相应的补助和抚恤；对参加应急处理一线工作的专业技术人员应根据工作需要制定合理的补助标准，给予补助。

（5）征用物资、劳务的补偿

突发公共卫生事件应急工作结束后，地方各级人民政府应组织有关部门对应急处理期间紧急调集、征用有关单位、企业、个人的物资和劳务进行合理评估，给予补偿。

二、突发公共卫生事件应急管理体系

（一）我国"一案三制"的应急管理体系

我国的突发公共卫生事件应急管理体系围绕"一案三制"展开："一案"是指应急管理预案；"三制"是指突发公共卫生事件应急管理体制、机制和法制。其中，应急管理的体制具有一定的刚性，应急管理的法制建设需要特定的立法程序，而应急管理的机制体现出很强的弹性和创新性。

我国的应急管理体制是"分类管理、分级负责、条块结合、属地管理"，我国应急管理的基本工作原则是"以人为本原则、预防原则、属地管理原则、依法原则、联动原则、科学原则"。国务院各有关部门编制了国家专项预案和部门预案，各省、自治区、直辖市编制了省级突发公共事件总体应急预案，我国逐步形成了"一案三制"的突发公共卫生事件应急管理体系。

1. 应急管理体制

突发公共卫生事件应急管理体制是指突发公共卫生事件应急管理组织系统内部的组织机构设置、隶属关系、责权划分及其运作制度化的总称。它是国家管理突发公共卫生事件应急工作的主体结构，一切应急工作都是通过这个主体结构去组织实施并完成的，其结构的合理性将直接关系到突发公共卫生事件应对的结果。

2. 应急管理机制

突发公共卫生事件应急管理机制是指突发公共卫生事件应急管理制度和方法的具体运用流程、诸要素之间的相互作用和关系。因此，在突发公共卫生事件应急机制建设中要注意完善制度和方法。我国突发公共事件应急机制正在建设和不断完善中，主要包括决策机制、组织协调机制、监测预警机制、应急响应机制、信息发布与通报机制、应急保障机制、国际和地区间的交流合作机制、责任追究与奖惩机制、社会动员机制、恢复重建机制和调查督导评估机制。

3. 应急管理法制

突发公共卫生事件法制体系以宪法为依据，包括基本法《中华人民共和国突发事件应对法》，单行法（专业法）《职业病防治法》《食品卫生法》《传染病防治法》《国境卫生检疫法》《职业医师法》，行政法规《放射性同位素与射线装置放射防护条例》《突发公共卫生事件应急条例》《病原微生物实验室生物安全管理条例》《国内交通卫生检疫条例》《疫苗流通和预防接种管理条例》《国境卫生检疫法实施细则》，行政规章《放射事故管理规定》《核事故应急管理规定》《食物中毒事故处理办法》《突发公共卫生事件与传染病疫情监测信息报告管理办法》《救灾事故医疗救援管理办法》《国家突发公共卫生事件相关信息报告管理办法》《医院感染管理办法》《突发公共卫生事件交通应急规定》《可感染人类的高致病性病原微生物菌（毒）株或样本集运输管理规定》《传染性非典型肺炎防治管理办法》等。

4. 应急管理预案

预案体系是我国突发公共事件应急机制建设的重要组成部分，是加强突发事件预警、预测能力的基石，也是提高突发公共事件应急处理能力的保障。自从党和政府全方位启动应急预案体系建设以来，经过多年的努力，已经形成了以《国家突发公共事件总体预案》为总纲，25 件专项预案、80 件部门预案及 3 一个省（区、市）总体预案为主体，由国家总体应急预案、专项应急预案、部门应急预案、地方应急预案、企业单位应急预案五个层次的预案组成的突发公共卫生事件应急预案体系。

（二）国外经验对我国突发公共卫生事件应急管理的启示

突发公共卫生事件是全球共同面临的严峻挑战，许多国家在应对突发公共事件的过程中，对现代社会应急管理进行了很多有益的探索，同时也积累了许多值得学习与借鉴的经验。为此，世界卫生组织以及世界各国都建立了各具特色的突发公共卫生事件应急管理体系。概括起来，主要有以下几个方面。

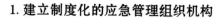

1. 建立制度化的应急管理组织机构

科学的应急管理组织机构是实现应急管理高效化的关键。为此，许多国家都建立了全方位的既相对独立又高度协作的应急管理组织体系。

其应急管理体系在纵向上以国家（联邦疾病控制与预防系统）—州（医院应急准备系统）—地方（城市医疗应对系统）三级公共卫生系统为基本架构；在横向上则以公共卫生、执法、医疗服务和第一现场应对人员为基本架构。这种纵横交错的组织系统保证了政府进行多维度的、多领域联动的应急管理。

2. 加强应急管理的立法工作

为了严格保证在紧急状态时期政府充分、合理、有效地行使紧急权利，大多数国家都把应急事件管理纳入法制轨道。一是在宪法中规定了紧急状态制度，给政府行使紧急权利划定明确的宪法界限；二是制定统一的法律来详细规范在紧急状态时期政府与公民的行为。

3. 建立畅通的信息网络系统

在处理突发公共卫生事件时，信息渠道的畅通无阻是一个关键因素。如果不能及时将突如其来的传染病的流行情况上报中央政府，会直接影响中央政府的决策和对疫情的控制。为此，世界各国都把疫情通报网络的建设和完善作为加强政府应急机制建设的重要举措之一。

英国的公共卫生监测网络主要由中央和地方两大部分组成。中央一级机构包括卫生署等政府职能部门和全国性专业检测机构，主要负责疫情的分析判断、政策制定、组织协调和信息服务等。地方行政当局和公共卫生部门包括传染病控制中心分支机构、国民保健系统所属医院诊所、社区医生等，是整个疫情监测网的基本单元，主要负责疫情的发现、报告、跟踪和诊断治疗。这种以社区为中心，自下而上的快速响应体系具有高度灵敏的传染病监控和预警作用，一旦某种新型病毒产生，可以在第一时间发现，并迅速采取措施，及时遏制。

4. 加强对公众的危机意识教育

国外十分注意对公众的应急教育和培训，以及对公众的危机意识培养，而我们国家恰恰缺少这一应急教育及培训。我们的社会以及教育部门也应加强现代社会的应急意识教育，使民众树立一种居安思危，凡事预则立、不预则废的应急意识。培养面对应急的正常心态，才能临危不乱、应对有策。

为提高我国突发公共卫生事件应急管理的能力和水平，有必要认真学习和借鉴发达国家的先进经验，并努力使我国突发公共卫生事件应急管理走向制度化、高效化和法制化。

第三节 突发公共卫生事件应急管理体制

一、突发公共卫生事件应急管理体制的构成及功能

在现代社会中，任何复杂的管理都离不开管理体制。突发公共卫生事件应急管理体制与日常管理体制有共性的一面，即二者都是建立在一定组织机构设置的实体之上，以职能的区分和界定为基础进行工作的。突发事件应急管理体制从纵向看包括组织自上而下的组织管理体制，实行垂直领导，下级服从上级；从横向看同级组织有关部门互相配合，协调应对，共同服务于指挥中枢。但是，以突发公共卫生事件为对象的应急管理又不同于一般的管理，尤其在现代社会中，突发公共卫生事件越来越呈现出频繁性、强破坏性、高度不确定性等特点，需要特别关注、特殊处理。这些都使突发公共卫生事件的管理体制具有不同于一般管理体制的独特性，同时也对其在体制建构和管理方面提出了更高的要求。应急管理体制的组成及其设置的形式、层次，决定了突发公共卫生事件应急管理体制运行的效果和效率。一般来说，突发公共卫生事件应急管理体制主要由以下不同功能的系统构成。

（一）指挥调度系统

指挥调度系统是处置突发公共卫生事件的最高权威和指挥决策机构，负责应急管理的统一指挥，给各支持系统下达命令，提出要求。它具有领导决策、指挥协调、监控督查等职能。

（二）处置实施系统

处置实施系统是具体实施指挥调度系统形成的预案和指令的系统，负责执行指挥调度系统下达的命令，完成各种应急处置任务。它包括疾病预防控制机构、医疗救治机构、卫生监督机构等。其中，疾病预防控制机构是应急管理体系的基石，医疗救治机构是应对突发公共卫生事件的主力，各级卫生监督机构是应对突发公共卫生事件的保障之一。

（三）资源保障系统

资源保障系统负责应急处置过程中的资源保障。主要工作包括应急资源的存储、日常养护和调度等。各级各类医疗卫生机构都要求有相关应急物资的储备，同时，国家和地方根据需要建立了国家或者区域性的特殊应急物资的储备中心，并且建立了相关的信

息系统和调用机制。

（四）信息管理系统

信息管理系统（应急管理体系的信息中心）负责突发公共卫生事件和应急信息的实时共享，为其他系统提供信息支持。这个系统是应对突发公共卫生事件的关键。主要任务包括信息采集、处理、存储、传输、更新和维护等。

（五）专家咨询系统

专家咨询系统在信息管理系统传递信息的基础上，就应对突发公共卫生事件中的决策问题提出建议或方案，为指挥调度系统提供决策支持，如预警分析、预案选择、预案效果评价和资源调度方案设计等。

以上各个系统可能由不同的组织机构组成，执行的任务也不相同，这就需要统一指挥、协同作战。各个系统相辅相成，有机整合而形成一个完善的突发公共卫生事件应对体系，这样才能实现应对突发公共卫生事件的最优效益。

二、构建突发公共卫生事件应急管理体制要遵循的原则

鉴于突发公共卫生事件的突发性、高度不确定性、强破坏性等特点，其应对的核心思路是：一旦危机出现，必须及时有效地救助或控制，以实现减少人民生命、健康损失，防止疫情扩散，预防并发性危机事件发生的目的。为此，突发公共卫生事件管理的组织机构设置，必须具备快速、高效、广泛地整合资源的特殊功能。另外，应急管理体制的确立涉及一个国家或地区的政治、经济、自然、社会等多方面因素，而且随着人类社会的进步和应对突发事件能力的提高而不断变化和调整。为实现这一目标，突发公共卫生事件应急管理体制的设立和调整要把握好以下几项基本原则。

（一）统一领导原则

突发公共卫生事件通常是跨地区的，会影响许多正常的工作和业务流程，需要及时进行信息的通报与资源的调拨分配，其应对工作往往涉及多部门的共同合作。这往往不是一个人员或部门所能胜任的，因此每一级政府都必须成立专门的应急管理机构，上下各级形成高度集中统一领导与指挥的应急指挥体系，以便能够调配各方面资源，依照法律、行政法规和有关规范性文件的规定组织各个部门协调工作。

（二）常设原则

鉴于现时突发公共卫生事件高发和频发的特点，各级政府卫生行政部门都需要设置

突发公共卫生事件管理的常设机构。常设的突发公共卫生事件管理机构平时的职能包括预案管理、预警管理、预备管理和预演管理等。预案管理包括组织预案的研究和完善、教育和培训，做到未雨绸缪；预警管理包括随时获取和分析相关信息，捕捉事件发生征兆，分析其可能发展的趋势，当危险达到一定程度时，警示有关部门和人员，早做准备，防患于未然；预备管理包括增强防范意识，做好应急处理的各项储备和保障工作，如应急装备、物资、经费、人员、技术等；预演管理包括根据需要开展多种形式、多种频率、多种级别、多种内容、多种参与主体的培训和演练活动，保证事件发生时，应急处理能达到最好状态、最高效率和最优结果。

强调设置突发公共卫生事件管理的常设机构，并不意味着其他职能部门的突发公共卫生事件应对职能的弱化。相反，由于应急管理工作的加强，在常设突发公共卫生事件管理机构的指导和协调下，这些职能部门的应急职能，特别是事件处置中的应急保障职能将得到进一步加强。

（三）分级管理原则

分级管理原则有两层含义：一是对危机本身的分级管理，即按照突发公共卫生事件的危害程度分为不同等级；二是按照行政管理等级进行划分，有中央和地方政府不同层次的管理。

按照突发公共卫生事件的损害程度，可分为特别重大、重大、较大和一般四级。根据不同的等级进行危机管理，对不同的等级制定相应的应对机制。

按照政府行政管理等级，可将突发公共卫生事件划分为中央政府管理和各级地方政府管理。一般而言，突发公共卫生事件总是在地方发生，从局部开始蔓延，所以按照时间的先后顺序，先由地方政府管理，后由中央政府管理。前者无法处理时，由后者提供支援。

（四）属地管理原则

强调属地管理为主，是由于突发公共卫生事件发生地政府的迅速反应和正确有效的应对，是有效遏制事件发生、发展的关键。因此，必须明确地方政府应该是发现事件苗头、预防发生、首先应对、防止扩散（引发、衍生新的危机）的第一责任人，赋予其统一实施应急处置的权力。预案管理必须注重在基层得到切实落实。当然，事件一旦发生，或出现重大事件的苗头，地方政府必须及时、如实向上级报告，同时根据预案马上动员或调集资源进行处置。如果自己不能单独有效地应对，可以请求上级政府、相邻地方政府帮助。如果出现本级政府无法应对的事件，可以申请上级政府直接管理。

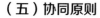

（五）协同原则

在突发公共卫生事件应对过程中，参与主体是多样的，既有政府及相关部门，也有社会组织、企事业单位、基层自治组织、公民个人，甚至还有国际援助力量。要实现反应灵敏、协调有序、运转高效的应急机制，必须加强在统一领导下的综合协调能力建设。综合协调人力、物力、财力、技术和信息等保障力量，形成统一的突发事件信息系统、统一的应急指挥系统、统一的救援队伍系统、统一的物资储备系统等，以整合各类行政应急资源，最后形成各部门协同配合、社会参与的联动工作局面。

应对突发公共卫生事件通常会涉及多个领域，政府在应对时需要多个部门和多方面人员的合作，除卫生领域机构外，还包括交通、通信、警察、消防、信息、食品、公共设施、物资支持和军队等，以及政府其他部门的人员。因此，危机应对中协同运作尤为重要。突发公共卫生事件的不可回避性以及突发事件危机管理的紧迫性，要求政府在事件发生后，不同职能管理部门之间实现协同运作，明晰政府职能部门与机构的相关职能，优化整合各种社会资源，发挥整体功效，最大限度地减少损失。由于交通和通信发达，国内和国际各个地方的联系越来越紧密，许多突发公共卫生事件可能迅速波及，甚至蔓延到其他地方。在这种情况下，单靠政府难以做到有效应对公共危机事件，这就需要广泛的社会参与，甚至国际交流与国际合作。因此，应当充分发挥我国政府社会动员能力强的优势，通过教育、培训、支持和指导，发挥公众、社区、企事业单位和社团在突发公共卫生事件处理中的积极作用，实现政府功能与社会功能的优势互补与良性互动。为此，需要明确各级政府突发公共卫生事件管理中的社会动员与国际合作职能，并通过一些具体业务的设计使之落到实处。

第十四章　医院预防医学

第一节　预防医学概述

一、预防医学的定义

预防医学是以"环境—人群—健康"为模式，以人群为主要研究对象，运用生物医学、环境医学和社会医学等理论，采用宏观与微观相结合的方法，分析健康与疾病在人群中的分布，研究不同环境因素对人群健康的影响及疾病发生、发展和流行的规律，改善和利用环境因素，改变不良行为生活方式，减少危险因素，合理利用卫生资源，制定疾病防治策略和措施，以达到预防疾病、增进人群心身健康、提高人群生命质量和劳动生产能力的目的。

预防医学是医学的一门应用学科，它以个体和确定的群体为对象，目的是保护、促进和维护健康，预防疾病、失能和早逝。其工作模式是"环境—人群—健康"，这是一个健康生态模型，它强调环境与人群的相互依赖、相互作用和协调发展，并以人群健康为目的。

预防医学常与公共卫生联系在一起。公共卫生是以预防医学的观点、理论和技能为基础，针对疾病预防、健康促进而采取的社会性实践的总称。这些社会性实践又称为公共卫生措施。

二、现代医学的组成

现代医学由三个部分组成，分别为基础医学、临床医学、预防医学。

基础医学是从微观角度研究人的生命和疾病现象的本质及其规律的自然科学，其所研究的关于人体的健康与疾病的本质及其规律为其他所有应用医学所遵循。

临床医学是从患者个体角度研究疾病的病因、诊断、治疗和预后，提高临床治疗水平，促进人体健康的科学。

预防医学是以人群为研究对象，应用宏观与微观的技术手段，研究健康影响因素及其作用规律，阐明外界环境因素与人群健康的相互关系，制定公共卫生策略与措施，以达到预防疾病、增进健康、延长寿命、提高生命质量等目标的一门医学科学。

三、预防医学的主要研究方法

预防医学常用的研究方法有调查研究法、实验研究法和临床观察法。

（一）调查研究法

调查研究法是科学研究中一种常用的方法，在描述性、解释性和探索性的研究中都可以运用调查研究的方法。它一般通过抽样的基本步骤，多以个体为分析单位，通过问卷、访谈等方法了解调查对象的有关资料，并加以分析来开展研究。我们也可以利用他人收集的调查数据进行分析，即所谓的二手资料分析方法。对于学生以及缺少经费的人们，这种方法特别合适。

（二）实验研究法

实验研究法是由研究者根据研究问题的本质内容设计实验，控制某些环境因素的变化，使得实验环境比现实相对简单，通过对可重复的实验现象进行观察，从中发现规律的研究方法。实验研究法首先广泛应用于物理、化学、生物等自然科学研究中。

（三）临床观察法

在医学或临床心理学中，对于特定的疾病诊断有一些判断的准则（症状或行为表现），这些症状或行为表现可以通过某些方式来获得，例如检验、检查（抽血、X光等）、心理测验就属于这一类。

观察（就是所谓的临床观察），主要是针对症状做观察了解，有些症状适合使用检验、检查来确定，有些症状则需要通过临床观察来探究。临床观察所针对的应该是有诊断目的或与医学议题相关的观察对象，所注重的应该是症状与疾病问题。

临床试验通常是与医学相关的研究性实验，可能是人体试验也可能是动物试验，这类临床试验的目的是研发新药，了解疾病的变化与原因，研究新的治疗方法以促进健康等。

四、预防医学的研究内容

预防医学的内容包括医学统计学、流行病学、环境医学、社会医学、行为科学与健康促进、卫生管理学（包括卫生系统功能、卫生决策和资源配置、筹集资金和健康措施评价等）以及在临床医学中运用三级预防措施。要求所有医生树立预防为主的思想，了解健康和疾病问题在人群的分布情况，分析物质与社会环境、人的行为及生物遗传因素对人群健康和疾病作用的规律，找出影响人群健康的主要致病因素，以制定防治对策；通过临床预防服务和社区预防服务，达到促进个体和群体健康、预防疾病、防治伤残和避免早逝的目的。具体可概括为以下四个方面。

①分析人群疾病分布与健康水平的动态变化趋势。

②研究环境因素（自然环境、社会环境、生活环境、生产环境等）对人群健康的影响。

③研究与制定预防疾病、促进健康的策略和措施。

④探讨卫生保健与疾病防治的组织和科学管理方法。

五、预防医学的特点

（一）预防医学的特点

①研究对象包括个体和群体、患者和健康人，更侧重于健康人群和无症状患者。

②研究方法上更注重微观与宏观相结合，侧重于健康影响因素与人群健康关系的研究。

③研究工作贯穿于疾病发生、发展的全过程，侧重于疾病预防和健康促进。

④采取的对策更具有积极的预防作用，具有较临床医学更大的人群健康效益。

（二）预防医学与临床医学的区别

①预防医学的工作对象包括个体及确定的群体，主要着眼于健康人群和无症状患者。

②研究方法上注重微观和宏观相结合，但更侧重于影响健康的因素与人群健康的关系。

③采取的对策更具积极的预防作用，具有较临床医学更大的人群健康效益。同样，尽管预防医学在目的和许多方面与公共卫生有重叠，但它不等同于公共卫生。公共卫生主要是通过组织社会的力量来保护和促进人群的健康，其对象是全社会整个人群，实施的措施更为宏观和宽泛。

第二节　医学模式与健康观

一、医学模式的概念

医学模式是指一定时期内人们对疾病和健康总的观点与认识，它研究医学的属性、职能和发展规律，成为解释和指导医学发展的重要思想观念。医学心理学正是随着医学模式及人类健康观的转变而得到快速的发展和广泛的应用。

二、医学模式的发展经历

随着社会的不断发展进步，医学模式也发生了发展变化，并经历了以下几个阶段。

（一）神灵主义医学模式

大约在 1 万年前的原始社会，生产力水平低下，科学技术思想尚未确立，人们对健康和疾病的理解是超自然的，相信"万物有灵"，认为人类的生命和健康由上帝神灵主宰，疾病和灾祸是天谴神罚。因此，当时治疗疾病的方法是祈求神灵、巫医和巫术。这种模式随着生产力水平的提高逐渐失去存在的意义，但在一些偏远地区和某些文化水平落后的地方还可见到它的遗迹。

（二）自然哲学医学模式

自然哲学医学模式于公元前 3000 年前后开始出现。它将人类对疾病的认识由"神灵"主宰转变为自然环境的平衡和改变。早在我国古代就有了"金、木、水、火、土"五种元素相生、相克的理解。我国医学著作中很早就有了"天人合一""天人相应"的认识观点；而西方的希波克拉底指出"治病先治人""一是语言，二是物"的治疗观。这些观点从不同的视角诠释了对健康、疾病的新认识和新观点。自然哲学医学模式具有朴素的唯物论，对疾病和健康的认识也有一定的局限性。

（三）机械论医学模式

从 16 世纪文艺复兴运动起，随着牛顿古典力学理论体系的建立，形成了用"力"和"机械运动"去解释一切自然现象的形而上学的机械唯物主义自然观，出现了机械论医学模式。其认为"生命活动是机械运动"，把健康的机体比作协调运转加足了油的机械。这一机械论的思想统治了医学近两个世纪，直到 18 世纪，机械论的医学思想在医学的发展中出现双重性：一方面，认为机体是纯机械的，从而排除了生物、心理、社会等因素

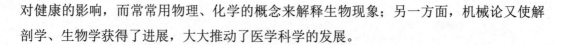

对健康的影响，而常常用物理、化学的概念来解释生物现象；另一方面，机械论又使解剖学、生物学获得了进展，大大推动了医学科学的发展。

（四）生物医学模式

生物医学模式诞生于欧洲文艺复兴后，随着自然科学的发展，人类自身的奥秘逐渐得以揭示，西方医学开始摆脱宗教的禁锢，进入了一个崭新发展的时期。随着哈维创立的血液循环说和魏尔啸在细胞病理学方面取得的重要成就，解剖学、生理学、微生物学和免疫学等生物科学体系的形成，外科领域消毒和麻醉技术的出现，各种抗生素和激素研究成功，以及研究者在细胞和分子领域取得研究成果，人们在认识疾病、治疗疾病和预防疾病方面都向前迈进了一大步。生物医学模式使人类对疾病的认识从宏观到微观纵深发展，实现了医学发展第一次质的飞跃，对人类健康与疾病有着不可磨灭的贡献。但在其发展中也逐渐暴露出生物医学的片面性和局限性。在认识论上，它往往倾向于将人看成是生物的人，而忽视了人的社会属性；在实际工作中，它重视躯体因素而不重视心理和社会因素；在科学研究中，它较多地着眼于躯体生物活动过程，而较少注意行为和心理过程，忽视了后者对健康的作用；在思维的形式上，它往往强调"不是，就是"（不是有病就是健康），因而对某些功能性或心因性疾病，无法做出正确的解释，也难以得到满意的治疗效果，更将人类对疾病和健康的认识带入狭小的天地，无法完全阐明人类健康和疾病的全部本质。

（五）生物—心理—社会医学模式

随着社会及医学科学的发展，疾病谱和死亡谱发生了根本变化，人们已经认识到不良生活方式、行为、心理、社会和环境因素同细菌、病毒一样是健康的主要危害因素。"需要新的医学模式"批判了生物医学模式的"还原论"和"心身二元论"的局限性，并提出了生物—心理—社会医学模式。这一观点认为，对于疾病和健康来说，无论是致病、治病、预防及康复，都应将人视为一个整体，充分考虑到患者的心理因素和社会因素的特点，综合地考虑各方面的交互作用，而不能机械地将它们分割开。生物—心理—社会医学模式的主要特征包括：承认心理社会因素是致病的重要原因；关注与心理社会因素有关的疾病日益增多的趋势；全面了解患者，尤其是他们的心理状态，这是诊断和治疗的重要前提；重视心理状态的改变，因为它常常为机体功能的改变提供早期信息；懂得应用心理治疗和心理护理作为提高医疗质量的重要措施；利用良好的医患关系来增强治疗效果。

医学模式反映着一个时期人们对健康与疾病、临床与预防、医学教育与科研以及卫生工作等一个总的看法。随着非传染性疾病的发病率和死亡率增加，预防医学成为医学

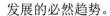

发展的必然趋势。

三、健康观

健康观是人们对健康的一种看法。健康是一种动态平衡，均衡地输入和输出能量与物质（甚至允许生长）。健康也意味着有继续生存的希望。有情感的动物，如人类，是万物之灵，生来就有追求精神面与物质面两种更好的生活方式，所以对健康的认知与要求会有更广的概念。

当代健康观受传统观念和世俗文化的影响，长期以来传统的健康观是把健康单纯地理解为"无病、无残、无伤"。当代的健康观，是世界卫生组织（WHO）对健康的诠释。1948年，世界卫生组织提出健康的定义："健康是身体、精神上和社会幸福的完好状态，而不仅仅是没有疾病和虚弱。"1986年，世界卫生组织（World Health Organization）对健康的定义做了进一步的延伸，指出："健康是日常生活的资源，而不是生活的目标。健康是一个积极的概念，它不仅是个人身体素质的体现，也是社会和个人的资源"；"为达到心身健康和社会幸福的完美状态，每一个人都必须有能力去认识和实现这些愿望，努力满足需求和改善环境"。

四、健康影响的因素

影响健康的因素主要有以下几类。

（一）环境因素

环境因素包括自然环境、社会环境、身体环境、心理环境。

（二）生活行为方式

生活行为方式包括营养、风俗习惯、不良嗜好及行为、消费类型、生活及职业危害等。

（三）人类生物学因素

人类生物学因素包括遗传、成熟老化、复合内因。

（四）卫生服务

卫生服务包括医疗、预防、康复等社会机构及社区卫生服务等医疗卫生设施的分配及利用，医疗卫生制度等。

五、健康生态学模型

健康生态学模型是指导预防医学和公共卫生实践的重要理论模型。生态是指人类生存的环境，包括自然环境、社会环境和心理环境。健康不仅包括在身体上、心理（精神）

上和社会适应方面的完好状态，而且还包括人类与生态环境的和谐共存和发展。

健康生态学模型强调健康是个体因素、卫生服务、环境因素之间相互依赖、相互作用和相互制约的结果，这些因素从多层面上交互作用而影响个体或群体的健康。健康生态学模型分为五层。

（一）核心层

是先天的个体资质，如年龄、性别、神族、生物学因素和某些疾病的易感染基因等。

（二）第二层

是个体行为特点，如饮食习惯体力活动、成瘾行为等。

（三）第三层

是家庭与社区的人际关系网络。

（四）第四层

是生活与工作条件，包括心理社会因素、社会经济地位、自然和人工环境、公共卫生服务、医疗保健服务等。

（五）最外层

是宏观层面。

第三节　三级预防策略

一、疾病自然史与预防机会

（一）疾病自然史

疾病从发生到结局（死亡或痊愈等）的全过程中有几个明确的阶段。

①病理发生期。

②症状发生前期。

③临床期。

④结局。

（二）健康疾病连续带

健康 → 疾病 → 健康（或死亡）的一个连续过程。

（三）预防的机会窗

根据疾病自然史的几个阶段以及健康疾病连续带的理论，危险因素作用于机体到疾病临床症状的出现，有一个过程，从而为预防疾病留出了时间。

二、三级预防策略

（一）三级预防

根据疾病发生发展过程以及健康决定因素的特点，把预防策略按等级分类，称为三级预防策略。

1. 一级预防

是针对病因所采取的预防措施。它既包括针对健康个体的措施，也包括针对整个公众的社会措施。在一级预防中，如果在疾病因子还没有进入环境之前就采取预防性措施，则称为根本性预防。

2. 二级预防

是在疾病的临床前期做好早期发现、早期诊断、早期治疗的"三早"预防工作，以控制疾病的发展和恶化。对于传染病，除了"三早"，尚须做到疫情早报告及患者早隔离，即"五早"。

3. 三级预防

是对已患某些疾病的患者，采取及时的、有效的治疗和康复措施，使患者尽量恢复生活和劳动能力，能参加社会活动并延长寿命。

三级预防措施的落实，可根据干预对象是群体还是个体，分为社区预防服务和临床预防服务。社区预防服务是以社区为范围，以群体为对象开展的预防工作。临床预防服务是在临床场所，以个体为对象实施个体的预防干预措施。

（二）以冠心病为例，探讨应如何进行三级预防

三大危险因素：吸烟、高血压、高血脂。

1. 一级预防

一级预防是病因预防，它包括特殊防护和增进健康；劝导戒烟；预防和控制高血压，如控制盐的摄入量、控制体重；检测和控制血胆固醇水平，如改变不良饮食习惯，少食

高脂食物，多食蔬菜、豆类等低脂食物。

2. 二级预防

二级预防是临床前期预防，它包括"三早"。对胸部疼痛者、高血压患者等应及早治疗。

3. 三级预防

三级预防是对症治疗；防止并发症，如对急性心肌梗死患者应预防心律失常、心力衰竭等。做好康复工作，安排力所能及的工作。

三、预防策略的实施原则

疾病类型不同，三级预防策略有所不同。对于多数疾病，不论其病因是否明确，都应强调一级预防；对于病因明确的传染病、职业性疾病、医源性疾病，应积极实施一级预防；对于多因素的慢性疾病，如心脑血管疾病、代谢性疾病、恶性肿瘤，在实施一级预防的同时，还应兼顾二级预防和三级预防；对于病因和危险因素未明且难以察觉的疾病，在实施三级预防的同时，应积极研究早期检测的方法和技术。

第四节　临床预防

临床预防服务是预防医学的重要组成部分，强调临床与预防相结合，通过对疾病危险因素进行评价和预防干预，达到防病促健康的目的。

一、临床预防概述

（一）临床预防服务的概念

临床预防服务是由医务人员在临床场所对健康者和无症状"患者"的健康危险因素进行评价，实施个性化的预防干预措施来预防疾病和促进健康。临床预防服务与传统中医学"无病先防""既病防变""病后防复"的预防理念相一致，强调临床与一、二级预防相结合，临床与预防一体化的卫生服务相结合。临床预防服务与临床预防（第三级预防）概念不同，因而，对患者的常规性治疗和护理不包括在临床预防服务的范畴内。

临床预防服务由临床医生来提供疾病的预防服务，可做到防治结合，是目前最佳的医学服务模式，有着十分重要的现实意义。首先，临床医务人员在整个医疗卫生服务队伍中占大多数，每年人群中大约有78%的人至少要去就医一次，这使医务人员有大量的机会与就医者进行面对面的交谈，如果每一位医务人员都能在医疗卫生服务中将日常医疗工作与预防保健有机地结合，对就医者进行个体化的健康教育与咨询，及时纠正就医者的不良行为生活方式。其次，临床医生与就医者面对面接触过程中可以了解就医者的第一手资料，提出的建议往往具有较强的针对性，加之就医者对临床医生的建议有较大的依从性，这也便于临床医生通过随访进一步了解就医者的健康状况和不良行为生活方式的改变情况。最后，许多疾病的预防服务，例如乙状结肠镜检查、宫颈脱落细胞涂片、雌激素替代疗法等往往必须通过临床医生才能开展。

为了有效地开展临床预防服务，医务人员应具备相应的知识和技能：①鉴别和评价个体疾病危险因素的能力；②应用生物、行为和环境的方法，为纠正或减少疾病／损伤的危险因素进行干预的技能；③组织和管理临床诊疗室工作，有利于临床预防与医疗工作相结合，便于疾病监控，是开展个体健康促进活动的倡导者；④对社区以及其他人群包括职业群体实施危险因素评价，减少人群健康危险因素，并通过大众传媒等手段，成为实施健康促进活动和利用预防策略信息和资源的倡导者；⑤评估用于减少个人和社区危险因素的技术的有效性，了解相关信息，成为工作场所和政府对临床预防服务的发展和评价的顾问。

（二）健康管理

健康管理是对服务对象的健康危险因素进行全面、系统和有针对性的评估并对整个生命全程进行干预，减少健康危险因素的威胁，早期发现并及时治疗疾病，预防并发症的发生，从而经济有效地避免早亡和提高生活质量。

临床预防服务是健康管理的一部分，它们的核心思想都是以健康为中心，对影响健康的各种相关危险因素进行评价、干预和控制，变疾病的被动治疗为主动的健康干预，最大限度地促进健康。前者强调临床与预防的有机结合，而健康管理是以管理学、经济学的思维理念和方法对健康危险因素的检测、评价和干预的系统管理过程，该过程涉及疾病预防、保健、临床诊疗、康复等多个领域。就参与人员来说，健康管理除了临床医务人员外，还有健康管理师在从事这方面的工作。

随着我国的经济发展和生活水平的提高，人们不仅要求有病看医生，还希望医生能够为他们提供健康保健的服务。临床预防服务和健康管理是顺应这样的需求而产生的。临床预防服务和健康管理通过实现个体健康危险性的量化评估，获得控制疾病危险因素的健康干预策略，有利于个人的健康状况管理，有效地调动个人改变不良行为与生活方式的积极性和主动性，早期发现疾病并及时治疗，有利于提高患者生活质量并延长寿命。其对于预防疾病的发生发展，控制医疗费用，解决群众看病难、看病贵问题以及建设和谐社会等均具有重要的现实意义，已成为当今医学发展的重要趋势。

二、临床预防

（一）临床预防服务的内容

临床预防服务是医务人员在常规临床工作中对就医者提供的第一级预防和第二级预防服务，其主要内容包括下述几个方面。

1. 健康咨询

通过收集求医者的健康危险因素，与求医者共同制订改变不健康行为的计划，督促求医者执行干预计划等，促使他们自觉地采纳有益于健康的行为和生活方式，消除或减轻影响健康的危险因素，以预防疾病、促进健康、提高生活质量。根据当前疾病以不良行为生活方式导致的慢性非传染性疾病为主的现状，建议开展的健康咨询内容主要有：劝阻吸烟、倡导有规律的适量运动、增进健康饮食（平衡膳食、避免三餐无规律、偏食及节食等）、保持正常体重、预防意外伤害和事故、预防人类免疫缺陷病毒感染以及其他性传播疾病等。

2. 健康筛检

指运用快速、简便的体格检查或实验室检查以及危险因素监测与评估等手段，在健康人群中发现未被识别的病人或有健康缺陷的人，努力做到疾病的"早发现、早诊断、早治疗"，如肿瘤的筛检，以及高血压、高血脂、糖尿病筛检等。

3. 免疫接种

是指将抗原或抗体注入机体，使人体获得对某些疾病的特异性抵抗力，从而保护易感人群，预防传染病发生。我国目前实行的是计划免疫，它是指根据疫情监测和人群免疫状况分析，按照规定的免疫程序，有计划地进行预防接种，以提高人群免疫水平，达到控制乃至最终消灭相应传染病的目的。免疫接种的实施必须按照《中华人民共和国传染病防治法》《中华人民共和国急性传染病管理条例》《全国计划免疫工作条例》《计划免疫技术管理规程》《疫苗流通和预防接种管理条例》及《预防接种规范》等相关法律法规进行。

4. 化学预防

指对无症状者使用药物、营养素、生物制剂或其他天然物质作为第一级预防措施，提高人群抵抗疾病的能力，阻止疾病的发生和发展，促进康复。已出现症状的病人和有既往病史的人使用上述物质治疗疾病不属于化学预防。化学预防必须在医务人员指导下进行，如对育龄或怀孕妇女、幼儿补充含铁物质降低罹患缺铁性贫血的危险；在缺氟地区补充氟化物降低龋齿患病率；孕期妇女补充叶酸降低神经管缺陷婴儿出生危险；绝经后妇女使用雌激素预防骨质疏松和心脏病；用阿司匹林预防心脏病、脑卒中等。

5. 预防性治疗

通过应用一些治疗的手段，预防某种疾病从一个阶段进展到更为严重的阶段，或预防从某一较轻疾病发展为另一较为严重疾病的方法。前者如对早期糖尿病的血糖控制预防将来可能出现更为严重的并发症，后者如通过早期手术切除肠息肉，预防将来发展成为结肠癌等。

（二）临床预防服务的实施原则

1. 重视危险因素的收集

临床预防服务的基础是全面收集个人健康相关资料，并在全面收集个人信息、体检和实验室检验资料的基础上，进行危险因素以及危险度评估。

2. 医患双方共同决策

医务人员除了将发现的不利于健康的危险因素及后果告知"病人"，还应尊重病人的选择，鼓励医患双方共同参与决策，做出最佳的选择。医务人员能够而且应该为"患者"提供与行为有关的危险因素的信息，鼓励他们做出改变不良行为生活方式的具体建议和策略，但最终是否改变取决于"病人"而不是医务人员。医务人员应对"病人"的感情和态度给予充分的注意和尊重。

3. 健康咨询与教育为先导

研究表明，健康教育比筛检产生的效果更佳，通过健康咨询、教育与指导改变人们的不良行为生活方式是最有效的预防干预方式。为了预防高血压，可采取教育"病人"不吸烟、不酗酒、避免吃过咸的食品、适当运动、保持理想体重、劳逸结合等第一级预防措施；教育"病人"定期测血压以早期发现高血压，发现有高血压后及时联系医务人员，治疗中遵从医嘱，坚持非药物和药物治疗并举等二级预防措施。

4. 注重连续性

临床预防服务的连续性原则表现在两个方面：一是服务供需双方建立长期、连续的服务关系。这种关系有利于医务人员对就医者个体进行全程系统的管理；二是健康资料收集保持连续性。这有利于提高临床预防服务的效果，及时对就医者个体的健康维护方案不断进行修正和完善。

5. 合理选择健康筛检的内容

临床预防服务的一个突出特点是取代了每年常规检查身体的传统做法，而是根据个体不同性别、不同年龄和不同危险因素，制定相应的疾病筛检策略。

有效发现早期疾病或健康缺陷的健康筛检。①定期测量血压：成年人血压（收缩压／舒张压）＜130/85mmHg 者，每两年测一次血压；在 130 ～ 139/85 ～ 89mmHg 之间者，每年测一次；≥140/90mmHg 并确诊为高血压者纳入规范化管理。其他原因就诊者应常规测血压。②成年人应每两年至少测量一次身高、体重和腰围。BMI ≥ 23 的超重者，应进行减肥。③ 35 ～ 65 岁男性、45 ～ 65 岁女性定期测定血胆固醇。④对 3 ～ 4 岁幼儿进行一次弱视和斜视检查，对 65 岁以上老年人进行青光眼筛检。⑤定期询问和监测老年人听力以发现听力损害。⑥成年人每年进行一次牙科检查和保洁，以减少牙病的发生。⑦有性生活的妇女至少 3 年进行一次脱落细胞涂片检查（Pap smear，又称巴氏涂片）直至 65 岁。⑧ 40 岁以上妇女每 1 ～两年接受一次乳房临床物理检查，有条件时 50 ～ 75 岁妇女每 1 ～两年进行一次乳腺钼靶摄影检查以及时发现乳腺癌。直系亲属中有绝经前患乳腺癌史者，建议在 40 岁前应接受乳房临床物理检查。⑨所有 50 岁以上人群每年进行一次大便隐血试验或不定期乙状结肠镜检查，以及时发现结肠直肠癌。

6. 根据不同年龄阶段开展有针对性的临床预防服务

"健康生命全程路径"是将人生划分为四个明确的阶段（围生和婴幼儿期、青少年期、成年工作期和老年期）开展预防并根据不同的年龄阶段生理特点和所处的环境的主要健康问题实施个性化服务。婴幼儿时期，除了常规的免疫接种和婴幼儿保健外，意外伤害的问题、肥胖问题、被动吸烟问题以及铅接触问题必须引起关注。青少年时期，意外伤害、饮食习惯和体力活动、吸烟、婚前怀孕和性传播性疾病、心理问题等是这个时期比较常见的健康问题。中青年时期，主要健康问题往往与职业有害因素、健康有关的生活行为方式、心理问题等有关。老年期，除了要关注健康有关的生活行为方式和心理问题外，老年的认知功能、用药问题乃至社会支持网络等都与改善老年人的生活质量密切相关。

（三）实施临床预防服务的基本步骤

1. 健康信息收集

收集个人健康信息是实施临床预防服务的第一步，通过健康信息的收集可以掌握和了解个人目前存在的健康危险因素。健康危险因素是指机体内外存在的使疾病发生、发展和死亡有关的诱发因素。这类因素有很多，如不良的行为（如吸烟、吸毒、网络成瘾综合征、不安全性行为等）、疾病家族史、暴露于不良的环境以及有关的职业、血压、血清胆固醇浓度过高、超重、心电图异常等。

健康信息往往是通过问卷调查、健康体检和筛查等方法获得，也可通过门诊、住院病历的查阅获得，不论通过何种方式和途径获得，其准确性首先需要保证。临床预防服务中，一般通过门诊询问的方式获得就医者的健康信息。

在临床预防服务过程中，由于时间的限制，通过门诊询问获得就医者的健康信息有其特殊的方式和技巧。主要询问的内容、技巧和注意的事项包括以下几个方面。

（1）危险因素询问的主要内容

在临床场所，一个重要的挑战是时间的限制。在与病人接触时有必要确定危险因素询问的主要内容，以求与病人接触后能建立病人的危险因素档案。通常要询问的内容包括是否吸烟、体力活动、日常饮食、性生活、酒精和其他毒品的使用、伤害、是否接触紫外线、口腔卫生、精神卫生及其功能状态、过去史和家族史中的危险因素、职业与环境的危险因素、旅游史以及接受所推荐的筛查试验、免疫和化学预防状况。对于儿科病人，应依据年龄确定询问的内容，询问病人自己或他们的父母。

（2）危险因素询问的技巧

在任何诊疗中与病人接触时，医生都应尊重病人和遵循医学访谈的基本原则。包括确定与病人的讨论议程、应用开放式提问和保持目光接触等。在应诊过程中讨论生活方式的细节时，病人常无思想准备，所以提出危险因素问题时病人可能会被突然的主题转变弄得不知所措，甚至感到被冒犯，以致不乐于配合回答问题，医生应注意病人的情绪反应，病人的措辞、语调、语音、语速和非语言性交流。识别他们的不自在、不耐烦或不愿意讨论某种生活方式问题，并向病人提出与其共同分担是十分重要的。在患者再次来就诊的时候，临床医师应首先简单复习患者的病史记录，了解哪些健康危险因素已经讨论过，回顾患者在消除和减少健康危险因素方面所取得的成功与失败经历，如果患者已经成功消除和改变了一个危险因素，例如停止熬夜或者酗酒，临床医师应该采取积极的强化措施，并核实有无反复。然后筛选出尚未询问的其他方面危险因素，明确本次就诊时应注意关注患者的哪些健康危险因素。

2. 健康危险因素评价

健康危险因素评价是指从个体或群体健康信息咨询或调查、体检和实验室检查等过程中收集各种与健康相关的危险因素信息，对个人的健康状况及未来患病或死亡的危险性用数学模型进行量化评估，为进一步开展有针对性的干预措施提供依据。

无论个体还是群体的健康危险性因素往往较多也较复杂，那么哪些危险因素该优先评价和亟待解决呢？其主要判别依据包括下述几个方面。

（1）危险因素的严重性

常用某种危险因素导致疾病的发生频率和该疾病对个体和社会影响的严重程度来评价。估计疾病严重性的指标包括发病率、死亡率、存活率、生命质量、伤残调整生命年、质量调整生命年、死因谱（即总人群死因排序），也可以针对特定的危险因素组进行分层排序。

（2）危险因素的普遍性

非常少见的危险因素一般不值得列入常规筛检。但如果一个相对弱的危险因素流行范围很广，则它比一个相对强但流行范围小的危险因素更值得去筛检。人群中危险因素的频度也可用检出率和发生率来测量。

（3）危险因素与疾病的关联性

可通过相对危险度或特异危险度来确定。相对危险度是暴露组发病率是非暴露组的多少倍，即具有某危险因素的人患疾病的机会是没有此危险因素人的多少倍。特异危险度是暴露组与对照组发病率差值的绝对值，即由危险因素导致疾病的程度。

（4）危险因素能否被准确地检测

不准确的筛检试验可产生假阳性或假阴性结果，假阳性结果引起不必要的焦虑，而假阴性结果可延误危险因素的检测和处理。

（5）干预后能否促进健康

接受了某种危险因素干预措施的病人比没有接受干预的病人有更好的健康后果，该危险因素则应列入优先干预。如果只有部分流行病学证据提示某危险因素可以引起疾病，这时，可以从证据的联系强度和一致性来推断改变危险因素是否有效。

3. 个体化健康维护计划的制订

个体化健康维护计划是指在明确个人健康危险因素分布的基础上，有针对性地制定将来一段时间内一系列干预措施和维护健康的方案。是根据个人或团体的健康状况，提供以健康档案管理为实施基础，健康体检与健康评估为监测手段，健康讲座和健康通信资料为促进措施的服务计划。强调体现临床预防服务的连续性与个性化。

（1）个体化健康维护计划制订的原则

制订个体化健康维护计划通常要遵循下述原则。

①健康为导向的原则。临床预防服务的最核心的思想是以健康为中心，因而制订个体化的健康维护计划要充分调动个体的主观能动性，这对于患者将来顺利实施健康维护计划至关重要。

②个性化的原则。每个个体的基础健康状况和存在的健康危险因素都存在差别，不同个体的生活方式、经济能力、可支配的时间以及个人的兴趣爱好都不一样，因此个体化的健康维护计划必须根据个人的实际情况而定，绝不能千篇一律。

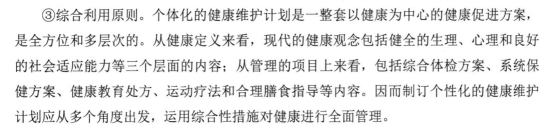

③综合利用原则。个体化的健康维护计划是一整套以健康为中心的健康促进方案，是全方位和多层次的。从健康定义来看，现代的健康观念包括健全的生理、心理和良好的社会适应能力等三个层面的内容；从管理的项目上来看，包括综合体检方案、系统保健方案、健康教育处方、运动疗法和合理膳食指导等内容。因而制订个性化的健康维护计划应从多个角度出发，运用综合性措施对健康进行全面管理。

④动态性原则。每个"病人"的健康状况是处于不断变化之中，生命的每个阶段所面对的健康危险因素也是不一样的，某些意外事件可能会突然降临，个体化的健康维护计划应该是动态的，要坚持经常对服务对象进行随访，同时根据服务对象的健康危险因素和健康状况的变化进行及时调整。

⑤个人积极参与的原则。个体化的健康维护计划改变了以往被动型的健康保健模式，增加了个人健康促进活动的主动性与参与性。无论是健康信息的收集、个体化的健康维护计划的制订还是最终计划的实施，都需要服务对象的积极参与和配合。

（2）个体化健康维护计划服务项目

个体化健康维护计划服务包括六个子项目：健康档案管理服务、健康体检管理服务、团体健康评估服务、个人健康评估服务、健康知识讲座服务、健康通信资料服务。下面重点介绍健康体检管理服务与健康评估服务。

第一，健康体检管理服务是指在签约体检机构范围内为客户推荐体检机构、协商体检价格、呈递体检报告、管理体检结果等。同时，根据团体客户的健康状况，有针对性地设计团体健康体检计划，并进行团体健康体检服务的预约安排。

第二，健康评估服务包含两方面的内容，即团体健康评估和个人健康评估。

团体健康评估包括以下五个方面：①服务对象的基本情况；②团体的总体健康水平；③体重、血压、血糖、血脂、吸烟等健康影响因素的分布情况；④团体的主要健康问题及危险因素汇总；⑤主要干预措施及建议。

个人健康评估包括以下六个方面：①个人健康信息清单；②个人健康危险因素重点提示，包括肥胖、高血压、血脂异常、血糖异常、腰围过大等因素；③个人慢性疾病危险性重点提示，包括冠心病、中风、糖尿病；④个人健康改善重点提示，包括体质指数（体脂指数、腰围）、运动状况（运动水平、锻炼频次）、生活习惯（吸烟、饮酒）、精神压力、膳食（谷类、水果、蔬菜、油脂、肉食、食盐）、膳食烹调建议；⑤个人疾病危险性评价，包括冠心病、糖尿病、中风、肺癌四种疾病；⑥个人健康管理处方。

（3）个体化健康维护计划的选择

危险因素与健康之间常常是多因多果关系，所以应采取综合性干预措施。医务人员应根据上述原则与服务项目内容，结合病人的具体情况，资源的可用性和实施的可行性，选择合适的、具体的健康维护计划，同时根据个体"病人"存在的主要危险因素进行修改或增减进行健康维护计划。制订好个体化健康维护计划后，决定实施时则需要确定多长时间进行一次（实施频率）。对于多数疾病的筛检，频率过高会增加费用，增加假阳性结果，以及增加不必要工作量；而筛检间隔时间太长将增加重要疾病漏诊的危险性。确定筛检频率的主要因素是筛检试验的灵敏度和疾病的进展，而不是疾病发生的危险度。健康维护随访的频率与干预措施的频率意义不同。健康维护随访是指在计划制订后，医务人员跟踪"病人"执行计划的情况以及感受与要求等，以便及时发现曾被忽视的问题。目前，权威专家组对儿童和成人的不同年龄阶段提出应采取不同的预防保健措施；而且对高危人群提出了有针对性的健康维护建议：糖尿病人应增加眼、足部检查；超重者应增加血糖测定；对吸毒者应增加 AIDS、结核病检测以及乙肝疫苗接种；有不良性行为者应增加 AIDS、梅毒、淋病、衣原体的检测；酒精成瘾者增加流感、肺炎球菌接种、结核病检测。

4. 健康维护计划的实施

（1）建立流程表

为了便于健康维护计划的实施与监督，一般要求为每位"病人"制定一张健康维护流程表。该表除了有编号、年份和年龄外，主要内容包括三个部分：①健康指导；②疾病筛检；③免疫接种。每一部分都留有空白的项目，以便医务人员根据病人的具体情况确定其他需要开展的项目并做记录。表中的最下一栏是为上级检查做记录所用。在具体操作时，医务人员应根据病人的特征与需求增删项目，使流程表体现个体化。已建立的流程表允许医务人员在随访过程中根据"病人"的需要而适当修正。使"病人"看到自己的进步，逐步树立纠正不良行为危险因素的自信心，从而能长期坚持，达到维护健康的效果。

（2）单个健康危险因素的干预计划

在已经建立的健康维护流程表基础上，为了有效纠正某些高危人群的危险因素，还需要与就医者共同制订另外一份有关某项健康危险因素的干预计划，例如吸烟者的戒烟计划、肥胖者的减肥计划等。由于不良行为生活方式的改变难度大，纠正计划最好分步实施，从最容易纠正的开始，一个成功后再纠正另外一个。

（3）提供健康教育资料

为了提高"病人"对计划执行的依从性，应给他们提供一些有针对性的相关健康教育资料。对病人强调只有改变不良行为生活方式，才能真正提高其健康水平和生活质量。

（4）健康维护随访

健康维护随访是指在干预计划实施后，临床医务人员跟踪就医者执行计划的情况、感受和要求等，便于及时发现曾被忽视的问题。一般而言，所有就医者在执行健康维护计划三个月后都要进行定期随访，随访时间因根据具体情况确定。建议 50 岁以下的健康成年人，两年随访一次；50 岁以上的成年人，每年随访一次。如出现其他健康问题，应根据该健康问题的管理要求来确定随访时间。

三、健康管理

健康管理是一种对个人及人群的健康危险因素进行全面管理的过程，是健康管理循环的不断运行，即对健康危险因素的检查监测（发现健康问题）—评价（认识健康问题）—干预（解决健康问题）—再监测—再评价—再干预。其中健康危险因素干预（解决健康问题）是核心。健康管理循环每循环一周，就可能解决一些健康问题，健康管理循环的不断运行使管理对象走上健康之路。不能形成有效的健康管理循环就不能成为健康管理。

不管是临床预防服务还是健康管理，健康危险因素的评价都是前提。危险因素是指机体内外存在的使疾病发生和死亡增加的诱发因素。如不良的行为（如吸烟）、疾病家族史、暴露于不良的环境以及有关的职业、高血压、血清胆固醇浓度过高、超重、心电图异常等。

健康危险因素评价是研究危险因素与慢性病的发病率及死亡率之间的数量依存关系及其规律性的一种技术。它研究人们生活在有危险因素的环境中发生死亡的概率，以及当改变不良行为，消除或降低危险因素时，死亡与危险改变的情况、可能延长的寿命。其目的是促进人们改变不良行为，减少危险因素，提高健康水平。

（一）不良生活方式疾病的危害

主要由不良生活方式导致的慢性非传染性疾病称为不良生活方式性疾病或慢性生活方式性疾病。慢性非传染性疾病简称慢性病。我国原卫生部、科技部、国家统计局对城市人口营养和健康状况调查结论是：膳食结构不合理，普遍缺乏体力活动，慢性病大幅度上升。高血压和血脂紊乱、糖尿病和无症状空腹血糖受损、超重与肥胖等疾病的城市患病率均高于农村，且患病率随着生活富裕、老龄化、城市化程度的提高而持续升高。这些疾病又是心脑血管疾病、肿瘤、众多并发症的危险因素，但患者对慢性生活方式疾病的知晓率很低、诊疗率低，导致并发症多，致残、致死，严重地危害人民的健康和影响经济社会的发展。

（二）不良生活方式疾病的健康管理

1.不良生活方式

疾病的自然进程是健康危险因素作用的长期积累、叠加、协同的过程。它包括了可变的健康危险因素和不可变的危险因素。可变的健康危险因素：不良生活方式，如多吃、少动、吸烟、饮酒、熬夜、心理障碍等；代谢异常：超体重、高血压、高血糖、高血脂等。不可变的健康危险因素与遗传、性别、年龄等相关。

2.健康管理阻断不良生活方式疾病自然进程的机会

通过健康管理和适时预防干预、控制或改变健康危险因素的致病性，可阻断不良生活方式性疾病的自然进程。

3.有效地预防控制健康危险因素

控制亚健康（机体代谢紊乱）是关键，亚健康是介于健康与疾病之间的受健康危险因素影响的中间状态，是一个动态不间断的过程。代谢紊乱（高体重、高血糖、高血脂、高尿酸、高胰岛素血症、脂肪肝、血压波动）现象，是一类亚健康状态，控制亚健康就是要控制代谢紊乱。饮食结构不合理（高脂肪、高蛋白、高热量、低纤维膳食）和缺乏身体活动（体力活动减少，缺少体育锻炼）是引起代谢紊乱酿成慢性生活方式疾病的基础。其后果是营养过剩、体质酸化、胰岛素抵抗、代谢紊乱、代谢综合征而患病。因此，合理饮食、适量运动是干预措施的核心。

自然状态下，亚健康是可逆的，疾病几乎是不可逆的。早发现、早诊治，防止亚健康演变成疾病；促使亚健康逆转恢复健康；防止疾病演变产生并发症是关键。

4.预防、控制不良生活方式疾病的健康管理实践

建立并实施控制慢性病的健康管理循环运转，彻底改变只检查，不干预；重检查，轻干预，检查与干预脱节的局面。

（三）评价危险因素的优先次序

无论个体还是群体的健康危险性因素往往较多也较复杂，那么哪些危险因素该优先评价和亟待解决呢？其主要判别依据包括：

1.危险因素的严重性

常用某种危险因素导致疾病的发生频率和该疾病对个体和社会影响的严重程度来评价。估计疾病严重性的指标包括发病率、死亡率、存活率、生命质量、伤残调整生命年、质量调整生命年、死因谱（即总人群死因排序），也可以针对特定的危险因素组进行分层排序。

2. 危险因素的普遍性

非常少见的危险因素一般不值得列入常规筛检。但如果一个相对弱的危险因素流行范围很广，则它比一个相对强但流行范围小的危险因素更值得去筛检。人群中危险因素的频度也可用检出率和发生率来测量。

3. 危险因素与疾病的关联性

可通过相对危险度或特异危险度来确定。相对危险度是暴露组发病率是非暴露组的多少倍，即具有某危险因素的人患疾病的机会是没有此危险因素人的多少倍。特异危险度是暴露组与对照组发病率差值的绝对值，即由危险因素导致疾病的程度。

4. 危险因素能否被准确地检测

不准确的筛检试验可产生假阳性或假阴性结果，假阳性结果引起不必要的焦虑，而假阴性结果可延误危险因素的检测和处理。

5. 干预后能否促进健康

接受了某种危险因素干预措施的病人比没有接受干预的病人有更好的健康后果，该危险因素则应列入优先干预。如果只有部分流行病学证据提示某危险因素可以引起疾病，这时，可以从证据的联系强度和一致性来推断改变危险因素是否有效。

（四）健康危险因素的干预

干预的核心是改变不良的生活行为习惯，养成能量平衡的、健康的生活方式。对一般人群进行健康教育；对高危人群进行非药物治疗的个体化指导；对疾病人群采用健康促进诊疗管理的模式，对健康危险因素进行综合干预，改变单纯依靠药物治疗的传统做法。健康促进就是要医生和患者互动，医生把诊疗变成指导患者自己掌握疾病防治技术和方法，与疾病做斗争的过程。

第十五章　医院传染病预防与控制

第一节　呼吸道传染病预防与控制

一、流行性感冒

（一）基本理论

流行性感冒（简称流感），是由流感病毒引起的急性呼吸道传染病。临床特点为急性起病、高热、全身酸痛、乏力，或伴轻度呼吸道症状。该病潜伏期短、传染性强、传播迅速。流感病毒分甲、乙、丙三型，甲型流感威胁最大。由于流感病毒致病力强，易发生变异，若人群对变异株缺乏免疫力，易引起暴发流行，迄今世界已发生过5次大流行和若干次小流行，造成数十亿人发病，数千万人死亡，严重影响了人们的社会生活和生产建设。

根据NP抗原性，将流感病毒分为甲、乙、丙三型。按H和N抗原不同，同型病毒又分若干亚型。流感病毒的抗原性变异就是指H和N抗原结构的改变，主要是H，在亚型内部经常发生小变异（量变），称为抗原漂移。甲型流感病毒的抗原变异较快，2～3年可发生一次，乙型流感病毒的抗原变异很慢。大的抗原变异出现的亚型（质变）即称抗原转变，其为H和（或）N都发生了大的变异，由此而产生新的亚型，可引起世界性大流行。变异的病毒株称为变种。流感病毒不耐热、酸和乙醚，对甲醛、乙醇与紫外线等均敏感。

感染某株病毒可获2～4年的免疫力，但这种特异性免疫常不能抵御因抗原变异所形成新病毒株的再感染，使流感反复多次发生。由于流感病毒经常变异，每次感染的病毒株亦不相同，因此不同人群对流感的免疫状态不一致。

（二）基本知识

1. 流行病学

（1）传染源

主要是病人和隐性感染者。病人自潜伏期末到发病后5天内均可有病毒从鼻涕、口涎、痰液等分泌物排出，传染期约1周，以病初2～3天传染性最强。

（2）传播途径

病毒随咳嗽、喷嚏、说话所致飞沫传播为主，通过病毒污染的茶具、食具、毛巾等间接传播也有可能。传播速度和广度与人口密度有关。

（3）人群易感型

人群普遍易感，感染后对同一抗原型可获不同程度的免疫力，型与型之间无交叉免疫性。

（4）流行特征

突然发生，迅速蔓延，发病率高和流行过程短是流感的流行特征。流行无明显季节性，以冬春季节为多。大流行主要由甲型流感病毒引起，当甲型流感病毒出现新亚型时，人群普遍易感而发生大流行。一般每10～15年可发生一次世界性大流行，每2～3年可有一次小流行。乙型流感多呈局部流行或散发，亦可大流行。丙型一般只引起散发。

2. 临床表现

潜伏期1～3天，最短数小时，最长4天。各型流感病毒所致症状虽有轻重不同，但基本表现一致：急性起病、高热、头痛、身痛、乏力、咽干及食欲减退等。部分病人有鼻塞、流涕、干咳等。

3. 诊断

（1）流行病学资料

冬春季节在同一地区，1～2天内即有大量上呼吸道感染病人发生，或某地区有流行，均应作为依据。

（2）临床表现

起病急骤，有发热、头痛、全身酸痛、乏力等全身中毒症状，而呼吸道表现较轻。结合查体及X线检查进行诊断。

（3）实验室检查

门细胞计数正常或减少，分类正常或相对淋巴细胞增多。如有显著白细胞增多，常

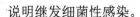

说明继发细菌性感染。

4.治疗

对症治疗包括解热镇痛药物和支持治疗，也可进行抗病毒治疗和防治继发性细菌感染。

（三）基本技能

1.监测

第一，各哨点医院要严格按照流感样病例的定义和监测科室的设置要求，报告门、急诊流感样病例数和就诊病例总数，每周一录入"中国流感监测信息系统"中。周末、国庆节、春节长假期间要安排好病例报告工作，杜绝漏报、迟报和节假日无病例报告现象。

第二，各哨点医院要严格掌握标本采集对象，保证每周最低采样量，不得集中突击采集标本；严格遵循标本采集、保存和运送的技术要求，努力减少上述环节对病毒分离率的不利影响。采集的标本应在4℃条件下，24小时内运送至监测网络实验室；未能24小时内送达的，应置-70℃以下保存。实验室在应用中国疾病预防控制中心下发的标准参照血清进行病毒鉴定时，根据鉴定的毒株，按要求送达国家流感中心。

第三，各级疾病预防控制中心要加强对辖区内托幼机构、各类学校、敬老院、疗养院等人群聚集场所传染病疫情的监视。发现发热呼吸道感染病人增多现象，应立即开展现场调查，尽可能多地采集病人急性期呼吸道标本，就近送流感监测网络实验室进行检测。

2.预防与控制

第一，推广流感疫苗的免疫接种，尤其是高危人群（65岁以上老人和体弱多病者）的免疫接种，以减少发病，特别是减少并发症，降低病死率。

第二，根据监测资料，在可能出现流行的季节前，利用各种媒体广泛开展流感防治知识的宣传教育，落实综合防治措施。

第三，及时发现和处理疫情，尤其暴发疫情。

①管理传染源。病人应就地隔离治疗1周，或至退热后2天。不住院者外出应戴口罩。单位流行应进行集体检疫，并要健全和加强疫情报告制度。

②切断传播途径。流行期间暂停集会和集体文体活动。到公共场所应戴口罩。不到病人家串门，以减少传播机会。室内应保持空气新鲜，可用食醋或过氧乙酸熏蒸。病人用过的食具、衣物、手帕、玩具等应煮沸消毒或阳光曝晒2小时。

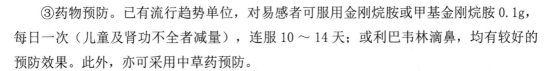

③药物预防。已有流行趋势单位，对易感者可服用金刚烷胺或甲基金刚烷胺 0.1g，每日一次（儿童及肾功不全者减量），连服 10 ～ 14 天；或利巴韦林滴鼻，均有较好的预防效果。此外，亦可采用中草药预防。

④应用流感疫苗。流感疫苗适用于所有 ≥ 6 月龄且无疫苗禁忌证的人，接种途径为肌肉注射或深度皮下注射，分成人剂型和儿童剂型，成人 0.5 ml，注射一次，儿童 0.25 ml，注射 2 次，间隔 4 周。在实施接种前，应当告知受种者或者其监护人所接种疫苗的品种、作用、禁忌证、不良反应以及注意事项。询问受种者的健康状况以及是否有接种禁忌等情况，并如实记录告知和询问情况，严格按照要求规范接种。

二、传染性非典型性肺炎

（一）基本理论

传染性非典型肺炎是由 SARS 冠状病毒引起的急性呼吸系统传染病，又称为严重急性呼吸综合征。主要通过短距离飞沫、接触患者呼吸道分泌物及密切接触传播。临床上以发热、头痛、肌肉酸痛、乏力、干咳少痰为特征，严重者出现气促或呼吸窘迫。

SARS 冠状病毒是一种单股正链 RNA 病毒，其基因和蛋白与已知的人类和动物冠状病毒差异较大，完全属于新一类的冠状病毒，病毒颗粒直径 80 ～ 140 nm。SARS 冠状病毒对外界的抵抗力和稳定性要强于其他人类冠状病毒。但当暴露于常用的消毒剂或固定剂后即失去感染性。传染性非典型肺炎于 200 两年 11 月中旬首先在广东省出现，随后蔓延到山西、北京、内蒙古、天津、河北、香港等 2 六个省、直辖市、自治区、特别行政区。2003 年初迅速波及越南、加拿大、新加坡等 30 多个国家和地区。该次流行发生于冬末春初，有明显的家庭和医院聚集发病现象，医务人员发病约占 20%。社区发病以散发为主，偶见点状暴发流行。主要流行于人口密度集中的大都市，农村地区甚少发病。其后在新加坡及我国北京和台湾地区出现实验室感染病例，2004 年初广东省出现零星散发病例。SARS 具有传染性强、群体发病、病死率较高等特点。该病流行对人民健康构成严重威胁，对社会、经济带来巨大冲击。

（二）基本知识

1. 流行病学

（1）传染源

患者是主要传染源，尤其是急性期患者传染性强。个别患者可造成数十甚至成百人感染，被称为"超级传播者"。潜伏期患者传染性低或无传染性，康复患者无传染性。本病未发现慢性患者。从果子狸、貉等野生动物体内可分离出与人 SARS 病毒基因序列高度同源的冠状病毒，提示这些动物有可能是 SARS 病毒的寄生宿主和本病的传染源，但有待证实。

（2）传播途径

短距离的飞沫传播是本病的主要传播途径。当患者咳嗽、打喷嚏或大声讲话时，SARS 病毒以气溶胶颗粒的形式喷出后被易感者吸入而感染。接触患者的体液或分泌物亦可导致感染。SARS 亦可通过实验室传播。

（3）易感人群

人群普遍易感。发病者以青壮年居多。患者家庭成员和收治患者的医务人员属高危人群。患病后可获得较持久免疫力。

2. 临床表现

潜伏期一般在 1～12 天之间，大多数在 3～5 天内发病，最长可达 25 天，WHO（世界卫生组织）确定 SARS 潜伏期为 10 天。典型患者起病急，以发热为首发症状，体温常超过 38℃，呈不规则热或弛张热、稽留热等，热程为 1～两周。伴有头痛、肌肉酸痛、全身乏力，部分患者常无鼻塞、流涕等上呼吸道其他症状。可有干咳、少痰，偶有血丝痰，肺部体征不明显，部分患者可闻少许湿啰音。病情于 10～14 天达到高峰，可出现频繁咳嗽，气促和呼吸困难，这个时期易发生呼吸道的继发感染。病程进入 2～3 周后，发热渐退，其他症状与体征减轻乃至消失，肺部炎症的吸收和恢复则较为缓慢。轻型患者临床症状轻，病程短；重症患者病情重，进展快，易出现呼吸窘迫综合征。儿童患者的病情似较成人轻。有少数患者不以发热为首发症状，尤其是有近期手术史或有基础疾病的患者。

3. 诊断

（1）流行病学资料

与发病者有密切接触史，或属受传染的群体发病者之一，或有明确传染他人的证据；发病前两周内曾经前往或居住于日前有 SARS 流行的区域。

（2）症状与体征

起病急，以发热为首发症状，体温一般＞38℃；可伴有畏寒、头痛、关节酸痛、肌肉酸痛、乏力、腹泻；常无上呼吸道卡他症状；可有咳嗽，多为干咳、少痰；可有胸闷，严重者出现呼吸窘迫或呼吸困难；肺部体征不明显，部分患者可闻及少许湿啰音，或有肺实变体征。

（3）实验室检查

外周血白细胞计数一般不升高或降低，常有淋巴细胞计数减少。胸部 X 线检查可发现肺部有不同程度的片状、斑片状浸润性阴影或呈网状改变，部分患者进展迅速，呈大片状阴影；阴影吸收消散较慢，肺部阴影与症状体征可不一致。特异性病原学检查可发

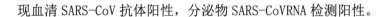

现血清 SARS-CoV 抗体阳性，分泌物 SARS-CoVRNA 检测阳性。

4. 治疗

目前尚缺少特异性治疗手段，临床上以对症支持治疗为主。在目前疗效尚不明确的情况下，应尽量避免多种药物（如抗生素、抗病毒药、免疫调节剂、糖皮质激素等）长期、大剂量地联合应用。

（三）基本技能

1. 疫情监测报告

（1）监测

传染性非典型肺炎流行时，各级卫生行政部门指派疾病预防控制机构专业人员进驻医疗机构的发热门诊、指定诊治传染性非典型肺炎的医疗机构，同医疗机构医务人员共同开展工作，负责传染性非典型肺炎病例和疑似病例的流行病学调查工作。

（2）疫情报告

我国新传染病防治法将其列为乙类传染病，但其预防、控制措施采取甲类传染病的方法执行。一旦发现疑似或确诊病例，应于 2 小时内进行疫情报告。

2. 流行病学调查

疾病预防控制机构接到传染性非典型肺炎病例或疑似病例报告后，应立即进行流行病学调查。流行病学调查内容包括传染性非典型肺炎病例或疑似病例的个案调查及其密切接触者的追踪调查。

3. 预防与控制

（1）控制传染源

发现或怀疑本病时，应尽快向卫生防疫机构报告。做到早发现、早报告、早隔离、早治疗。对临床诊断病例和疑似诊断病例应在指定的医院按呼吸道传染病分别进行隔离观察和治疗。符合下列条件时可考虑出院：体温正常 7 天以上；呼吸系统症状明显改善；X 线胸片显示有明显吸收。对医学观察病例和密切接触者，如条件许可应在指定地点接受隔离观察，为期 14 天。

（2）切断传播途径

社区综合性预防，开展本病的科普宣传；保持公共场所通风换气、空气流通；对患者的物品、住所及逗留过的公共场所进行充分的消毒处理。保持良好的个人卫生习惯，不随地吐痰，避免在人前打喷嚏、咳嗽；确保住所或活动场所通风；勤洗手。医院设立发热门诊和专用病房，收治患者的病区应设立清洁区、半污染区和污染区；建立本病的专门通道；病房、诊室、办公室等均应通风良好；疑似患者与临床诊断患者应分开病房收治；住院患者应戴口罩，不得任意离开病房；患者不设陪护，不得探视；病区中病房办公室等各种建筑空间、地面及物体表面、患者用过的物品、诊疗用品以及患者的排泄物、分泌物均须严格按照要求分别进行充分有效的消毒；医护人员及其他工作人员进入病区时，要切实做好个人防护工作。

（3）保护易感人群

尚无效果肯定的预防药物可供选择。针对 SARS-CoV 感染的灭活疫苗正处于临床验证阶段。

（4）具体的防控工作

应按照各地《传染性非典型肺炎疫情控制预案》开展相关工作。

三、结核病

（一）基本理论

短程疗法的基本机理是化疗方案必须具有快速杀灭在机体内结核杆菌中各种菌群的作用，即在较短疗程中杀死中性环境快速繁殖和简短繁殖的细胞外结核杆菌，同时又能消灭酸性环境代谢低下、缓慢繁殖的细胞内结核杆菌。因此，化疗方案必须选择具有杀菌和灭菌作用的药物进行配伍。

（二）基本知识

1. 病原体

结核病是由结核杆菌引起的慢性复发性感染，以肺结核最为多见。结核杆菌属于分支杆菌，为细长杆菌，形状稍弯曲，两端钝圆，无荚膜、无鞭毛、无芽孢，单个排列，偶尔成串或聚集成菌团，因涂片染色具有抗酸性，故又称抗酸杆菌。

2. 传染源

痰涂片阳性肺结核病人是结核病的主要传染源。有研究表明，一个未经治疗的痰涂片阳性肺结核病人 1 年能传染 10 ～ 1 五个健康人。

3. 传播途径

结核杆菌主要通过飞沫经呼吸道传播。病人衣物或用品污染传播机会甚少。经消化道、胎盘、皮肤伤口感染均属罕见。

4. 易感人群

人群普遍对结核杆菌易感。生活贫困、居住拥挤、营养不良等是经济不发达社会

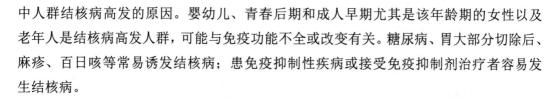

中人群结核病高发的原因。婴幼儿、青春后期和成人早期尤其是该年龄期的女性以及老年人是结核病高发人群，可能与免疫功能不全或改变有关。糖尿病、胃大部分切除后、麻疹、百日咳等常易诱发结核病；患免疫抑制性疾病或接受免疫抑制剂治疗者容易发生结核病。

5. 结核病人分类

①根据 1999 年国家结核病分类标准结核病人的临床分类可分为原发性肺结核（Ⅰ型）、血行播散性肺结核（Ⅱ型）、继发性肺结核（Ⅲ型）、结核性胸膜炎（Ⅳ型）、其他肺外结核（Ⅴ型）。

②根据治疗史分类可分为：初治、复治。

③根据治疗史和痰涂片结果分类可分为：初治痰涂片阳性、初治涂阴、复治痰涂片阳性、复治涂阴。

④根据登记分类结核病人可分为新病人、复发、返回、初治失败、迁入、其他。

6. 肺结核的化疗对象

凡确诊为活动性肺结核的病人都是化疗对象，其中痰涂片阳性病人是化疗的主要对象，尤以初治痰涂片阳性病人为重点。我国在全国范围内实施现代结核病控制策略，免费提供国家规定的抗结核药物、注射器、注射水等，以结核病防治机构免费提供的方式为病人提供免费治疗。免费化疗对象包括初治病人、复治痰涂片阳性病人。对复治痰涂片阳性病人在项目实施期间只提供一次免费化疗机会，经规定的复治痰涂片阳性化疗方案化疗后，痰菌仍然阳性者（复治失败病人），不再提供免费化疗。

7. 治疗管理的内容

①督导病人服用每剂抗结核药物，确保病人全疗程规律服药。

②掌握病人用药后有无毒性反应和副作用，如有应及时采取措施，最大限度地保证病人完成规定的疗程。

③督促病人定期复查，掌握其痰菌变化情况，并做好记录。

④采取多种形式对病人及家属进行结核病防治健康教育，提高病人的治疗依从性及家属的责任心。争取痰菌尽早转阴，减少传播。

⑤保证充足的药品储备与供应。

8. 治疗管理方式

为保证病人在治疗过程中坚持规律用药，完成规定的疗程，必须对治疗中的病人采取有效的管理措施。对病人采取管理的措施主要有全程督导、强化期督导、全程管理、自服药。

9. 治疗转归

治疗转归包括：治愈、完成治疗、结核死亡、非结核死亡、失败、丢失、迁出、毒性反应和副作用停药、拒治。

10. 结核病的预防

结核病的预防有免疫预防、化学药物预防和一般预防。目前，卡介苗（BCG）是唯一批准广泛使用的疫苗，但只能预防儿童粟粒性结核、结核性脑膜炎和原发性结核的发生，不能预防结核菌感染，而且也不能预防感染后发病。因此，BCG 预防作用有限，现只作为新生儿结核感染发病的预防措施。药物预防只对一些重点人群和特殊对象进行，药物预防是有重要意义的。主要对象有：新发痰涂片阳性肺结核病人密切接触的结核菌素试验强阳性的幼儿和青少年；近期结核菌素试验阳转者或强阳性者；结核菌素试验阳性的下列人员：母乳哺养的婴儿、糖尿病患者、接受免疫抑制疗法者、长期使用肾上腺皮质类固醇激素治疗者、HIV 感染者。一般预防是通过结核病健康教育和结核防治知识宣传培训，增强病人对治疗管理的依从性和社会责任感，养成卫生行为习惯。让群众了解结核病的有关知识，一旦有结核可疑症状，及时去结核病防治机构诊治。

11. 耐药

耐药的基本定义：判断结核病人耐药需要通过实验室证实体外对一或多种一线抗结核药物耐药。结核病人耐药分为以下几种：单耐药即结核病人感染的结核分支杆菌体外被证实对一种一线抗结核药物耐药；多耐药即结核病人感染的结核分支杆菌体外被证实对一种以上一线抗结核药物耐药（不包括同时耐异烟肼和利福平的情况），多耐药即结核病人感染的结核分支杆菌体外被证实至少对异烟肼和利福平耐药；现又发现一种广泛耐药结核（XDR-TB），是除多耐药结核之外，对任何氟喹诺酮类药物以及三种二线注射药物（硫酸卷曲霉素、卡那霉素和阿米卡星）中至少一种具耐药性的结核。

（三）基本技能

1. 肺结核的诊断

以细菌学检查为主，结合胸部影像学、流行病学和临床表现、必要的辅助检查及鉴别诊断，进行综合分析而做出的。具体参照中华人民共和国卫生行业标准 WS 288—2008 肺结核诊断标准。

2. 疫情报告、转诊、追踪

（1）疫情报告

凡发现肺结核病人、疑似肺结核病人，责任疫情报告人应按乙类传染病报告要求填写传染病报告卡，交本单位防保科或专、兼职疫情管理人员核实患者信息后，在诊断后

24 小时内进行网络直报，必要时进行订正。

（2）转诊

在报告肺结核病人、疑似肺结核病人的同时，填写《肺结核病人转诊单》一式三份，一份由病人携带，一份由感染性疾病科备案，一份由感染性疾病科送达结核病防治机构，并将病人转送至结核病防治机构，感染性疾病科每天核查报告和转诊情况。对住院病人应及时报告，出院后立即转送至当地结核病防治机构继续治疗和管理。

（3）追踪

县级结核病防治机构每天由专人核实肺结核患者网络直报信息，查重后将现住址为本辖区患者的基本信息导出或抄录到《追踪登记本》中。然后将导出到追踪登记本上的信息与结核病防治机构初诊病人登记本进行核对，核实肺结核患者到位情况，如报告现住址为本辖区范围内的患者 24 小时未到当地结核病防治机构就诊或住院患者出院后 2 天未与当地结核病防治机构取得联系，县级追踪人员直接电话与患者联系，了解患者未及时就诊的原因，并劝患者及时就诊。对未登记电话或电话追踪后 3 天内未到位的患者，则电话与乡镇医生联系，安排人员对患者进行追踪；5 天未到位的，由村医进行家访，结果向县级结核病防治机构反馈；7 天未到位的，县级追踪人员派车进行追踪。追踪情况及时登记并录入结核病管理信息系统。

3. 结核病人登记

结核病防治机构将接诊的门诊患者全部登记在《初诊病人登记本》，结核病实验室检查记录登记在《结核病实验室登记本》，确诊为结核病患者的登记在《结核病人登2本》；同时负责将患者诊治、管理等信息录入结核病管理信息系统（具体操作详见《结核病管理信息系统操作手册》）。

患者登记工作流程和步骤：

①及时、准确、完整地填写《初诊病人登记本》和《结核病实验室登记本》，在结核病管理信息系统中查询是否报告了传染病报告卡。若已报告，在结核病管理信息系统中进行"收治"，并完成网络门诊记录；若未报告，直接录入患者门诊信息。

②若诊断为结核病患者，填写《结核病人登记本》和病案资料并在结核病管理信息系统中录入病案信息，对于外地结核病防治机构已在结核病管理信息系统中登记报告的患者，应在系统中查找到该患者的病案信息，修订该患者的门诊和病案信息。

③对于非结核病防治机构报告但未到结核病防治机构就诊的疑似肺结核病人，要将信息交给相关人员进行追踪，及时对传报卡中患者追踪状态及其他信息进行订正，以保证网络资料的及时性和准确性。

④及时更新患者的随访信息，包括查痰、取药、停止治疗等信息。

4 病人的发现

（1）发现对象

痰涂片阳性肺结核病人（主要发现对象）、痰涂片阴性的活动性肺结核病人。

（2）主要方法

细菌学检查和胸部 X 线检查是目前诊断肺结核患者的主要方法。

（3）发现方式

因症就诊检查、可疑者检查、重点人群检查。

5. 病人的治疗

应用化疗的原则是早期、联合、适量、规律和全程用药，统一、标准的化疗方案如下：

①初治活动性肺结核化疗方案：2H3R323E3/4H3R3、2HRZE（S）/4HR、2HRZE（S）/4H3K3。

②复治痰涂片阳性方案：2H3R323E3S3/6H3R3E3。

6. 病人的管理

（1）全程督导化疗具体步骤

①化疗前宣传教育。向病人及家庭成员详细说明结核病治疗期间的各项要求，使病人能够主动配合治疗。

②落实治疗管理的程序。填写治疗管理通知单至乡防痨医生，乡防痨医生收到《病人治疗管理通知单》后，必须在 3 天内访视村医生与病人，了解并督促落实病人的治疗管理情况。

③确定病人督导用药地点和时间。如病人行走方便，一般由病人到村卫生室接受治疗。如病人行走不便，由村医生送药至病人家里。服药时间由村医与病人商定。

④督导员按培训内容对病人进行督导，填写《肺结核病人治疗记录卡》。

⑤县、乡两级医生定期进行随访、指导，对发现存在的问题及时解决，并做好记录。

（2）全程管理的具体做法

①做好对病人初诊的宣教，内容包括解释病情，介绍治疗方案，药物剂量、用法、毒性反应和副作用以及坚持规则用药的重要性。

②定期门诊取药，建立统一的取药记录，强化期每两周或一个月取药一次，继续期每月取药一次。凡误期取药者，应及时采取措施，如通过电话、家庭访视等方式及时追回病人。并加强教育，说服病人坚持按时治疗。对误期者城镇要求在 3 天内追回，农村

在 5 天内追回。

③培训病人和家庭成员，要求达到能识别抗结核药物，了解常用剂量和用药方法，以及可能发生的不良反应，并督促病人规则用药。

④全程管理也应使用"治疗记录卡"，由病人及家庭成员填记。

⑤家庭访视。建立统一的访视记录，村医生接到新的治疗病人报告后应尽早家访，市区 1 周内，郊区 10 天内进行初访，化疗开始后至少每月家访一次，内容包括健康教育，核实服药情况，核查剩余药品量，抽查尿液，督促按期门诊取药和复查。

⑥做好痰结核菌的定期检查工作，治疗期间按规定时间送痰标本进行复查。

7. 痰检对象和要求

结核病细菌学检查可有痰抗酸菌涂片检查、细菌培养、动物接种和分子生物学检查等办法，但最简便、迅速、准确适于基层开展的检查方法是痰涂片检查。

（1）痰检查对象和要求

①疑似肺结核病或有结核病症状的初诊病人，应送 3 份痰标本（夜间痰、清晨痰和即时痰）。如无夜间痰，在留清晨痰后 2～3 小时再留取一份痰标本；或在送痰时，留取 2 份即时痰。

②已确诊、登记、正在治疗的肺结核病人，初治病人在疗程满2、5、六个月时，复治痰涂片阳性病人在疗程满2、5、8个月时，各查痰一次，送2份痰标本（夜间痰、清晨痰）。在疗程满两个月时，痰菌仍为阳性者，应在治疗满三个月时增加查痰一次。

（2）痰标本采集

痰标本应以脓样、干酪样或脓性黏液样性质的痰液为合格标本，痰量应为 3～5ml。

8. 结核病防治的健康促进

（1）目的

促使人们了解结核病防治政策和防治知识，改变陈旧和错误的观念和认识；促使人们自觉采纳适合于结核病控制的行为和生活方式，增强个人、政府、全社会参与结核病控制的意识，以逐步达到控制结核病流行的最终目标。

（2）对象

各级领导、结核病人、医务人员、密切接触者、普通公众、学生、流动人口。

（3）内容

结核病防治政策、结核病防治知识。

（4）方法

由于不同人群在结核病防治活动中的需求、所起的作用、与结核病防治相关利益不同和接受能力等方面的不同，为了提高健康促进活动的效果，应当针对不同的目标人群，以不同的方式开展不同的健康促进活动，如会议、沟通、培训、发放宣传材料、广播与电视宣传等。这些健康促进活动应当纳入整个健康促进计划之中。健康促进活动应该包括以下六个方面：确定优先活动项目；明确活动目标；制定活动基本框架；制作传播材料开展预试验；组织实施；监测与评价。

9. 药品的供应和管理

目的是建立不间断的抗结核药品供应体系，做好抗结核病药品的需求计划、保障药品的供应和管理，杜绝药品的过期和浪费。工作内容主要包括四个方面：选择、采购、分发和使用。

10. 督导与访视

（1）督导程序与方法

督导前的准备：查阅相关资料，制订督导计划，明确督导目的及内容；确定被督导单位和督导日程；重点了解和掌握被督导单位的一般情况、成绩和主要问题；撰写督导提纲。

听取被督导单位的汇报；现场考察、查阅资料；核实和分析信息；现场反馈；撰写和反馈督导报告。

（2）督导主要内容

①患者发现工作。患者发现工作水平；免费检查及报告病例奖励政策落实；肺结核患者诊断、登记报告、转诊、追踪情况；初诊病人查痰率；肺结核患者密切接触者检查。

②治疗管理工作。系统管理率，治疗覆盖率，治疗2、三个月末的痰菌转阴率，治愈率，完成治疗率，病人管理落实，管理费发放情况等。

③结核病实验室。实验室布局、装备情况；实验室质量保证工作和实验室生物安全；资料记录、登记情况。

④药品管理工作。药品使用情况；持续、不间断药品供应系统的建立和运行情况以及药品的储存、管理和分发情况。

⑤登记报告。结核病信息系统运行情况；原始登记资料的完整性和准确性。

（3）督导频度

县级每1～两个月对各乡、镇进行一次督导，乡、镇级对每例痰涂片阳性患者治疗全程共访视4次。

11. 治疗管理程序

①按《指南》要求对病人进行登记，并建立病案。

②化疗前由结核门诊医生对病人进行不少于 10 分钟的宣教。

③签署治疗协议，确定病人治疗地点，发给病人《病人治疗管理通知单》《治疗记录卡》，由病人带到乡卫生院，由乡卫生院防痨医生确定治疗地点（社区卫生服务站或村卫生室），交给负责督导治疗的村卫生室医生。

④社区卫生服务站或村卫生室接到病人带来的《病人治疗管理通知单》，应立即落实督导治疗（非医务人员督导应培训督导员）。

⑤"治疗督导员"负责保存病人的抗结核药。每次治疗完毕，应在《治疗记录卡》做好记录。病人出现漏服药时，应在 24 小时内给予补治。

⑥病人治疗期间，如出现"迁移"情况（包括迁回原籍，或其他地区），应启动跨区域肺结核病人的治疗管理。

四、其他常见呼吸道传染病

（一）基本理论

呼吸道传染病是经呼吸道侵入的一类急性传染病。呼吸道传染病好发于冬春两季，传播迅速、流行性强，是最常发生的疾病。这类疾病起病急，症状明显，有畏寒、发热、头痛、全身不适、肌肉酸痛及食欲缺乏等。常见的呼吸道传染病有：流行性感冒、麻疹、水痘、风疹、流行性腮腺炎、流行性脑脊髓膜炎、猩红热、传染性非典型肺炎、结核病、百日咳、白喉等。

（二）基本知识

1. 麻疹

是由麻疹病毒引起的一种急性呼吸道传染病。潜伏期较规则，约 10 天 ±2 天，有被动免疫者可延至 20～28 天。在潜伏期末可有低热。典型儿童麻疹可分以下三期。前驱期：从发病到出疹需 3～5 天。主要症状有发热及上呼吸道卡他症状，一般发热低到中等度，亦有突发高热伴惊厥者。流鼻涕、刺激性干咳、眼结膜充血、流泪、畏光等日渐加重，精神不振、厌食、肺部可闻到干啰音。幼儿常有呕吐、腹泻，在软腭、硬腭弓可出现一过性红色细小内疹。在起病第 2～3 天听于双侧近白齿颊黏膜处出现细砂样灰白色小点，绕以红晕，称麻疹黏膜斑，为本病早期特征。黏膜斑可逐渐增多，互相融合，也可见于下唇内侧及牙龈黏膜，偶见于上腭，一般维持 16～18 小时，有时延至 1～2 天，大多于出疹后 1～2 天内消失。出疹期：起病 3～5 天后，全身症状及上呼吸道症状加剧，体温可高达 40℃，精神萎靡、嗜睡、厌食。首先于耳后发际出现皮疹，迅速发展到面颈部，一天内自上而下蔓延到胸、背、腹及四肢，2～3天内遍及手心、足底，此时头面部皮疹已可开始隐退。皮疹2～3mm大小，初呈淡红色，散在，后渐密集呈鲜红色，进而转为暗红色，疹间皮肤正常。出疹时全身淋巴结、肝、脾肿大，肺部闻干粗啰音。恢复期：皮疹出齐后按出疹顺序隐退，留有棕色色素斑，伴糠麸样脱屑，存在2～3周。随皮疹隐退全身中毒症状减轻，热退，精神、食欲好转，咳嗽改善而痊愈。整个病程需10～14天，麻疹是一种传染性极强的疾病，传播迅速。春季为麻疹好发季节，发病以儿童为主，易在幼托、小学等集体单位出现暴发。感染是由于接触了患者或咽分泌物导致，一般在接触病毒后10天开始发热、流涕、咳嗽，病程可7～18天不等。皮疹一般在初始症状后的3～7天出现。患者从刚出现症状到疹子出现后5天内有传染性。任何诊断为麻疹的患者，必须从学校或工作中隔离，直到疹子出现后的5天后。

2. 流行性腮腺炎

是由腮腺炎病毒引起的急性呼吸道传染病，中医学称之为"痄腮"，主要发生于儿童或青少年，病后有持久的免疫力。流行性腮腺炎起病大多较急，有发热、畏寒、头痛、食欲缺乏、全身不适等症状；腮腺肿痛（双侧腮腺肿大约占75%），边缘不清，压痛明显；颌下腺和舌下腺也可受累肿痛；颧骨弓后（腮腺所在部位）酸痛或胀痛，进食或吃酸性食物时胀痛更为明显；腮腺管 U 可见红肿，但无脓性分泌物。除腮腺炎外，病者可出现脑膜炎、睾丸炎、卵巢炎、胰腺炎、乳腺炎等，为腮腺炎病毒侵犯不同器官所引致。腮腺炎其病虽不可怕，但其部分并发症后果严重，往往危及患儿的生育功能。

3. 猩红热

是一种主要由B型溶血性链球菌A组菌株引起的急性呼吸道传染病。传染源主要是猩红热病人及带菌者，B型溶血性链球菌引起的其他感染病人也可视为传染源。主要通过空气飞沫传播，猩红热潜伏期为1～7天，一般为2～3天，临床上分轻型、普通型、中型、脓毒型、外科型。普通型起病急，高热、咽痛、头痛、周身不适。发病12～48小时可出现典型皮疹，即在全身弥漫性潮红的基础上，散布粟粒大小点状丘疹，压之褪色，皮肤瘙痒，皮疹常先由耳后、颈部开始，直至全身。皮疹在48小时达最高峰，2～3天后按出疹顺序先后消退，个别可持续一个月。咽部及腭扁桃体充血、红肿，表面及腺窝有黄白色渗出物，易拭去。软腭黏膜充血水肿，可见小米粒状丘疹和出血点，即黏膜内疹。病初时舌被覆白苔，乳头红肿突出白苔外，称"草莓舌"；2～3后舌苔脱落，舌光滑呈肉红色，舌乳头仍凸起，称"杨梅舌"；面部充血潮红，可有少量点疹，口鼻周围相形之下显得苍白，形成所谓"口周苍白圈"。

4. 水痘

是由水痘-带状疱疹病毒初次感染引起的急性传染病。以发热及成批出现周身性红色斑丘疹、疱疹、痂疹为特征。患者为主要传染源，出疹前1～2天至出疹后5天都有传染性。人群普遍易感，但一次发病可终身免疫。水痘潜伏期10～24天，一般为13～17天。前驱期：成人于皮疹出现前1～2天可先有发热、头痛、咽痛、四肢酸痛、恶心、呕吐、腹痛等症状。小儿则皮疹和全身症状多同时出现，而无前驱期症状。皮疹先见于躯干、头部，逐渐延及面部，最后达四肢。皮疹分布以躯干为多，面部及四肢较少，呈向心性分布。开始为粉红色帽针头大小的斑疹，数小时内变为丘疹，再经数小时变为水泡；皮疹发展快是本病特征之一，从斑疹→丘疹→水泡→开始结痂，短者仅6～8小时。水疱稍呈椭圆形，2～5 mm大小，水泡基部有一圈红晕，当水疱开始干时红晕亦消退，皮疹往往很痒。水痘初呈清澈水珠状，以后稍混浊，疱疹壁较薄，易破。水痘皮损表浅，按之无坚实感，数日后从水疱中心开始干结，最后成痂，经1～两周脱落。无继发感染者痂脱后不留瘢痕。因皮疹分批出现，故在病程中可见各类皮疹同时存在。口腔、咽部或外阴等黏膜也常见皮疹，有时眼结膜、喉部亦有同样皮疹。

5. 风疹

是由风疹病毒引起的一种常见急性传染病。病人是唯一的传染源，包括亚临床型或隐性感染者。主要由飞沫经呼吸道传播，另外包括人与人之间密切接触传播、垂直传播。本病一般多见于5～9岁的儿童，成人亦可发病。风疹潜伏期为14～2一天。前驱期：较短暂，为1～2天，症状较轻微。低热或中度发热，有头痛、食欲缺乏、疲倦、乏力及咳嗽、喷嚏、流涕、咽痛、结合膜充血等轻微上呼吸道炎症。偶伴呕吐、腹泻、鼻出血、齿龈肿胀等。部分病人软腭及咽部可见玫瑰色或出血性斑疹，颊黏膜光滑，无充血及黏膜斑。通常于发热1～2天后出现皮疹，皮疹初见于面颈部，迅速向下蔓延，一天内布满躯干和四肢，但手掌、足底大都无疹。皮疹初起呈细点状淡红色斑疹、斑丘疹或丘疹，直径2～3 mm，面部、四肢远端皮疹较稀疏，部分融合类似麻疹；躯干尤其背部皮疹密集，融合成片，又类似猩红热，皮疹一般持续3天（1～4天）消退，亦有人称之为"三日疹"。面部有疹为风疹之特征，少数病人出疹呈出血性。发疹期淋巴结肿大达高峰，可持续3～4周才消退，肝、脾轻度肿大，舌质红，苔黄或黄燥，脉滑数。疹退后无色素沉着。

先天性风疹可表现多样，严重可致流产、死胎；先天畸形如心血管畸形、白内障、小头畸形、智力障碍，骨发育不良等多见；或于出生后表现为肝炎综合征、间质性肺炎、脑炎等。

（三）基本技能

1. 麻疹的预防

保持室内空气流通和新鲜，加强体育锻炼，提高抗病能力；隔离患者；麻疹流行期间尽量少带孩子去公共场所（尤其是医院），少串门，以减少感染和传播机会；注意个人及环境卫生，不挑剔食物，多喝开水；接种麻疹减毒活疫苗。

2. 流行性腮腺炎预防

在儿童集体机构或人群密集处易形成流行，因而应少去公共场所；注意室内通风换气、保持空气新鲜、保证儿童睡眠充足；可服用中药板蓝根冲剂，连服 3 天；近年来国内外开始采用减毒活疫苗皮内或皮下注射，或鼻口喷雾，90% 的人可产生抗体；麻疹—腮腺炎—风疹三联疫苗，经论证其效果肯定。

3. 猩红热预防

管理传染源：病人及带菌者隔离 6～7 天，直至咽拭子培养阴性为止。当儿童机构或集体单位发现病人后，应予检疫至最后一个病人发病满 1 周为止。咽拭子培养持续阳性者应延长隔离期。切断传播途径：流行期间，小儿应避免到公共场所，住房应注意通风。对可疑猩红热患者及带菌者，都应给予隔离治疗。保护易感者：对儿童机构、部队或其他有必要的集体，可酌情采用药物预防，如青霉素 G、苄星青霉素、磺胺嘧啶等。

4. 水痘预防

本病的预防重点在于管理传染源，隔离期自发病起至痂干为止。水痘病毒减毒活疫苗的应用有较好预防效果，接种对象为 12 月龄以上的健康个体、高危及其健康密切接触者。

5. 风疹预防

本病症状较轻，预后良好，一般不须特别治疗；但先天性风疹危害大，可造成死胎、早产或多种先天畸形，因此预防工作重点在于先天性风疹。可通过接种麻疹—腮腺炎—风疹三联疫苗预防。

第二节　常见肠道传染病预防与控制

一、霍乱

（一）基本理论

霍乱是由霍乱弧菌引起的急性肠道传染病。临床表现轻重不一，轻者仅有轻度腹泻；重者剧烈呕吐、腹泻大量米泔水样排泄物，并引起严重脱水、酸碱失衡、周围循环衰竭及急性肾衰竭。

霍乱弧菌具有耐热的菌体（O）抗原和不耐热的鞭毛（H）抗原。根据菌体（O）抗原

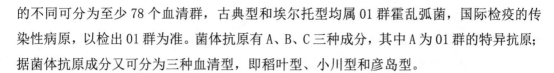

的不同可分为至少 78 个血清群，古典型和埃尔托型均属 01 群霍乱弧菌，国际检疫的传染性病原，以检出 01 群为准。菌体抗原有 A、B、C 三种成分，其中 A 为 01 群的特异抗原；据菌体抗原成分又可分为三种血清型，即稻叶型、小川型和彦岛型。

古典型弧菌在外环境中存活力很有限，但埃尔托型抵抗力较强。一般在未经处理的河水、海水和井水中，埃尔托型可存活 1～3 周甚至更长时间。两者对热、干燥、直射日光和一般消毒剂都很敏感，加热 100℃ 1～2 分钟或日光下曝晒 1～2 小时即死亡，2% 漂白粉、0.25% 过氧乙酸溶液和 1：500 000 高锰酸钾数分钟便可将其杀灭。

（二）基本知识

1. 流行病学

（1）传染源

患者和带菌者是霍乱的传染源。重症患者吐泻物带菌较多，极易污染环境，是重要传染源。轻型患者和无症状感染者作为传染源的意义更大。近来已有动物（含水生动物）作为传染源的报道，值得重视。

（2）传播途径

本病主要通过水、食物、生活密切接触和苍蝇媒介而传播，以经水传播最为重要。患者吐泻物和带菌者粪便污染水源后易引起局部暴发流行。通常先发生于边疆地区、沿海港口、江河沿岸及水网地区，然后再借水路、陆路、空中交通传播。

（3）人群易感性

人群普遍易感。新疫区成人发病多，而老疫区儿童发病率高。感染霍乱弧菌后是否发病取决于机体特异和非特异的免疫力，如胃酸的 pH 值、肠道的 sIgA 以及血清中特异性凝集抗体、杀菌抗体及抗毒素抗体等的杀菌作用。病后可获一定的免疫力。

（4）流行特征

①地区分布。两型弧菌引起的霍乱均有地方性疫源地，印度素有"人类霍乱的故乡"之称，印度尼西亚的苏拉威西岛则是 EL-Tor 弧菌的疫源地，每次世界大流行都是从上述地区扩散而来。我国是外源性，历次世界大流行均受其害。

②季节分布。我国发病季节一般在每年 5—11 月，而流行高峰多在 7—10 月。

③流行方式。有暴发及迁延散发两种形式，前者常为经水或食物传播引起暴发流行，多见于新疫区，而后者多发生在老疫区。

2. 临床表现

潜伏期为 1～3 天，短者数小时，长者 5～6 天。典型患者多急骤起病，少数病例病前 1～2 天有头昏、倦怠、腹胀及轻度腹泻等前驱症状。病程通常分为三期：泻吐期、脱水期和反应恢复期。整个病程平均 3～7 天，也有长达 10 余天者。根据病情可分为轻、中、重三型。极少数病人尚未出现吐泻症状即发生循环衰竭而死亡，称为"暴发型"或"干性霍乱"。

3. 诊断

（1）流行病学资料

发病前 1 周内曾在疫区活动，并与本病患者及其排泄污染物接触。

（2）临床表现

具有剧烈的米泔水样腹泻、呕吐、严重脱水等表现者应想到本病；对于流行期间无其他原因可解释的腹泻、呕吐患者应作为疑似病例处理；对离开疫区不足 5 天发生腹泻者也应按上述诊断。

（3）实验室检查

霍乱确诊有赖于实验室检查。

4. 治疗本病的处理原则

严格隔离，迅速补充水及电解质，纠正酸中毒，辅以抗菌治疗及对症处理。

（三）基本技能

1. 监测

霍乱监测采用点面结合的方式进行，面上监测主要是抓好腹泻病门诊的登记、检索和报告，并根据流行病学需要进行适量外环境和食品监测，点上监测工作按以下要求进行。

（1）监测点的选择

在霍乱反复流行或发病危险性较高的地区，分别设立若干个城、乡长期监测点，按统一方案定时、定点、定量地开展监测。

（2）监测内容

①腹泻病人：腹泻病门诊按监测任务对腹泻病人登记上报和粪便培养，对疑似病人要及时处理和上报。

②重点人群：根据防治工作需要，可在一定的范围内采检病人的密切接触者及可能与流行有关的重点人群。

③外环境：根据调查传染来源和污染范围的需要，因地制宜地选定水体及其他外环境标本进行检测。

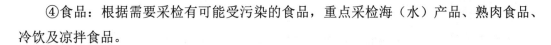

④食品：根据需要采检有可能受污染的食品，重点采检海（水）产品、熟肉食品、冷饮及凉拌食品。

（3）信息上报和反馈

监测结果每月逐级上报，年度总结报告及时逐级上报，上级疾病预防控制机构及时整理分析后反馈。

（4）县级疾病预防控制机构

在流行季节对承担监测任务的医疗机构每月检查一次。

2. 腹泻病门诊的指导

县级疾病预防控制机构负责本辖区各级医疗机构腹泻病门诊的督导，每年开诊时和开诊中期各全面检查一次。指导内容如下：

①门诊病人登记、病原检验登记、有关报表以及消杀药械设施；

②收集、整理、分析感染性腹泻病人的资料；

③病原学检索、分离、鉴定和结果复核；

④对具有临床或流行病学指征的腹泻病人进行粪便检查；

⑤对可疑病例及时报告，中、重型腹泻病例的隔离治疗、留院观察；

⑥腹泻病人排泄物处理，隔离消毒及消毒效果的检查；

⑦医护人员对腹泻病诊治的熟悉程度以及抗菌药物和口服补液的使用情况。

3. 预防与控制

（1）预防

各级疾病预防控制机构应协助卫生行政部门制定预案，提出对策和治本措施及流行前期预防措施的建议，并协助卫生行政部门落实各项措施。

本病为我国《传染病防治法》中所列甲类传染病，必须加强和健全各级防疫组织，从以下三个方面做好预防。

①普遍建立肠道门诊，发现病人立即隔离治疗，认真做好国境检疫及国内交通检疫工作。

②改善环境卫生，加强饮水、食品、粪便的管理，消灭蚊虫、苍蝇。

③开展健康教育，教育群众养成饭前便后洗手的卫生习惯，不喝生水，不生吃海水产品，不自办大型宴请。

（2）控制

①病人的管理。凡确诊的霍乱病人和有典型吐泻症状的疑似病人，必须及时送就近的医院或医疗点隔离治疗；按《霍乱防治方案》的要求做好隔离消毒和病人的治疗，符合出院标准后方可出院；霍乱病人尸体必须依照《中华人民共和国传染病防治法实施办法》的规定进行消毒、火化。

②疫点处理。在流行病学个案调查的基础上，按照"早、小、严、实"的原则划定疫点并按《霍乱防治方案》的要求进行以下处理：隔离治疗传染源；污染物和外环境消毒；实施饮水消毒，改善环境卫生和食品卫生，快速灭蝇；密切接触者医学观察、预防性服药和采样检验。

③疫区处理。大力开展卫生宣传教育；开展饮水消毒，改善环境卫生和食品卫生，快速灭蝇；主动查治腹泻病人；暂停大型集会和因婚、丧而自办的宴席，管好集市贸易。

④暴发疫情的处理。当出现暴发时，应尽快查明原因和波及范围，采取除疫点和疫区的常规措施外的以下措施：切断受污染的水源，加大饮用水消毒药用量；禁止出售和食用易受污染的可疑食品；密切接触者等易受感染的人群可进行预防性治疗；实施短期检疫甚至封锁。

二、手足口病

（一）基本理论

手足口病是由多种肠道病毒引起的常见传染病，以婴幼儿发病为主。大多数患者症状轻微，以发热和手、足、口腔等部位的皮疹或疱疹为主要特征。少数患者可并发无菌性脑膜炎、脑炎、急性弛缓性麻痹、呼吸道感染和心肌炎等，个别重症患儿病情进展快，易发生死亡。少年儿童和成人感染后多不发病，但能够传播病毒。

引起手足口病的病原主要为小RNA病毒科肠道病毒属的柯萨奇病毒A组16、4、5、7、9、10型，B组2、5、13型；埃可病毒和肠道病毒71型，其中以EV71及Cox A16型最为常见。

肠道病毒适宜在湿、热的环境下生存与传播，对乙醚、去氯胆酸盐等不敏感，75%乙醇和5%来苏尔亦不能将其灭活，但对紫外线及干燥敏感。各种氧化剂（高锰酸钾、漂白粉等）、甲醛、碘酒都能灭活病毒。病毒在50℃可被迅速灭活，但1mol浓度二价阳离子环境可提高病毒对热灭活的抵抗力，病毒在4℃可存活1年，在-20℃可长期保存，在外环境中病毒可长期存活。

（二）基本知识

1. 流行病学

（1）传染源

人是肠道病毒唯一宿主，患者、隐性感染者和无症状带毒者均为本病的传染源。流行期间为急性期患者，病人粪便排毒 3 ～ 5 周，咽部排毒 1 ～两周；流行间歇和流行期为健康带毒者和轻型散发病例。

（2）传播途径

肠道病毒主要经粪—口和（或）呼吸道飞沫传播，亦可经接触病人皮肤、黏膜疱疹液而感染。是否可经水或食物传播尚不明确。发病前数天，感染者咽部与粪便就可检出病毒，通常以发病后 1 周内传染性最强。病人粪便、疱疹液和呼吸道分泌物及其污染的手、毛巾、手绢、牙杯、玩具、食具、奶具、床上用品、内衣以及医疗器具等均可造成本病传播。

（3）人群易感性

人对肠道病毒普遍易感，隐性感染与显性感染之比为 100 ： 1。显性感染和隐性感染后均可获得特异性免疫力，持续时间尚不明确。成人多通过隐性感染获得抗体。病毒的各型间无交叉免疫。各年龄组均可感染发病，主要为儿童，≤ 3 岁年龄组发病率最高，4 岁以内占 85% ～ 95%。

（4）流行特征

手足口病流行无明显的地区性。一年四季均可发病，以夏秋季多见，冬季的发病较为少见。暴发流行后散在发生，流行期间，可发生幼儿园和托儿所集体感染和家庭聚集发病现象。肠道病毒传染性强、隐性感染比例大、传播途径复杂、传播速度快，在短时间内可造成较大范围的流行，疫情控制难度大。

2. 临床表现

一般潜伏期 2 ～ 7 天，无明显前驱症状。多数急性起病，约半数病人发病前 1 ～ 2 天或发病的同时有发热，多在 38℃左右，手掌或脚掌部出现斑丘疹和疱疹，臀部或膝盖也可出现皮疹。皮疹周围有炎性红晕，疱内液体较少。口腔黏膜出现散在的疱疹，疼痛明显。部分患儿可伴有咳嗽、流涕、食欲缺乏、恶心、呕吐和头痛等症状。

3. 诊断

本病的诊断原则是根据流行病学资料、临床表现结合实验室检查进行诊断，确诊时须有病原学的检查依据。

4. 治疗

治疗主要对症处理，可服维生素 B、维生素 C 及清热解毒中草药或抗病毒药物，有并发症病人可肌内注射丙种球蛋白。

（三）基本技能

1. 疫情监测

选择一所儿童医院或设有儿科的综合医院作为手足口病的监测哨点医院，开展手足口病疫情和病原学监测。其他各级、各类医疗机构按规定开设感染性疾病门诊，做好预检、分诊，及时发现相关病例。

2. 疫情报告

（1）报告内容与方法

发现手足口病患者时，要在《中华人民共和国法定传染病报告卡》中"其他法定管理及重点监测传染病"一栏中填报该病。实行网络直报的医疗机构应于 24 小时内进行网络直报。未实行网络直报的医疗机构应于 24 小时之内寄送出传染病报告卡。报告病例分"临床诊断病例"和"实验室诊断病例"两类。如为实验室诊断病例，则应在报告卡片"备注"栏内注明肠道病毒的具体型别，如为重症病例亦应在"备注"中注明"重症"。

（2）局部地区或集体单位发生流行或暴发时

按照《突发公共卫生事件应急条例》《全国突发公共卫生事件应急预案》《突发公共卫生事件与传染病疫情监测信息报告管理办法》及有关规定，及时进行突发公共卫生事件信息报告。

（3）报告信息分析和反馈

各级疾病预防控制机构要对疫情报告信息进行逐级审核。县区级疾病预防控制机构应每日浏览并分析监测数据，发现异常升高或病例呈聚集性分布或出现死亡病例，应及时核实并向同级卫生行政部门及上级疾病预防控制机构报告。各级疾病预防控制机构应及时向下级疾病预防控制机构及医疗机构反馈疫情分析信息。

3. 流行病学调查

发现手足口病报告病例数明显增多、病例呈聚集性分布、重症病例比例较大或出现死亡病例时，应组织开展流行病学调查。调查的主要目的：一是采集相关标本，开展实验室检测，明确病原并进行分型鉴定；二是收集临床资料，以了解不同型别肠道病毒的致病性、毒力、所致疾病临床类型及救治等；三是阐明本次流行或暴发的传播方式及感染的危险因素等，以便制定有针对性的预防控制措施；四是评价不同防控策略和措施的有效性。流行病学调查方案和调查表应根据调查目的不同而进行专门设计。

4. 预防控制措施

手足口病已被纳入丙类传染病管理。各级各类医疗机构要按照《中华人民共和国法定传染病防治法》和《传染病信息报告管理规范》的有关规定，对手足口病病例进行报告。手足口病传播途径多，婴幼儿和儿童普遍易感。做好儿童个人、家庭和托幼机构的卫生是预防本病的关键。

（1）个人预防措施

①饭前、便后、外出后要用肥皂或洗手液等给儿童洗手，不要让儿童喝生水、吃生冷食物，避免接触患病儿童。

②看护人接触儿童前，替幼童更换尿布、处理粪便后均要洗手，并妥善处理污物。

③婴幼儿使用的奶瓶、奶嘴使用前后应充分清洗。

④本病流行期间不宜带儿童到人群聚集、空气流通差的公共场所，注意保持家庭环境卫生，居室要经常通风，勤晒衣被。

⑤儿童出现相关症状要及时到医疗机构就诊。居家治疗的儿童，不要接触其他儿童，父母要及时对患儿的衣物进行晾晒或消毒，对患儿粪便及时进行消毒处理；轻症患儿不必住院，宜居家治疗、休息，以减少交叉感染。

（2）托幼机构及小学等集体单位的预防控制措施

①本病流行季节，教室和宿舍等场所要保持良好通风。

②每日对玩具、个人卫生用具、餐具等物品进行清洗消毒。

③进行清扫或消毒工作（尤其清扫厕所）时，工作人员应穿戴手套。清洗工作结束后应立即洗手。

④每日对门把手、楼梯扶手、桌面等物体表面进行擦拭消毒。

⑤教育指导儿童养成正确洗手的习惯。

⑥每日进行晨检，发现可疑患儿时，要对患儿采取及时送诊、居家休息的措施；对患儿所用的物品要立即进行消毒处理。

⑦患儿增多时，要及时向卫生和教育部门报告。根据疫情控制需要，当地教育和卫生部门可决定采取托幼机构或小学放假措施。

（3）医疗机构的预防控制措施

①疾病流行期间，医院应实行预检分诊，并专辟诊室（台）接诊疑似手足口病人，引导发热出疹患儿到专门诊室（台）就诊，候诊及就诊等区域应增加清洁消毒频次，室内清扫时应采用湿式清洁方式。

②医务人员在诊疗、护理每一位病人后，均应认真洗手或对双手消毒。

③诊疗、护理病人过程中所使用的非一次性的仪器、物品等要擦拭消毒。

④同一间病房内不应收治其他非肠道病毒感染的患儿。重症患儿应单独隔离治疗。

⑤对住院患儿使用过的病床及桌椅等设施和物品必须消毒后才能继续使用。

⑥患儿的呼吸道分泌物和粪便及其污染的物品要进行消毒处理。

⑦医疗机构发现手足口患者增多或肠道病毒感染相关死亡病例时，要立即向当地卫生行政部门和疾病预防控制机构报告。

三、其他常见肠道传染病

（一）基本理论

病原体经过口腔进入肠道，繁殖、释放毒素、破坏肠黏膜组织，引起肠道功能的紊乱的疾病称为肠道传染病。肠道传染病的种类很多，有的是由病毒引起的，如甲型和戊型病毒性肝炎、病毒性胃肠炎、脊髓灰质炎等，有的是由细菌引起的，如霍乱、细菌性痢疾、伤寒和副伤寒、大肠杆菌性腹泻等，有的是寄生虫引起的，如阿米巴痢疾等。临床表现除有部分疾病有发热、发冷、头痛等中毒症状外，主要是恶心、呕吐、腹痛、腹泻等，但少数肠道传染病，如脊髓灰质炎的主要病变是神经系统，会出现肢体瘫痪的症状。我国传染病防治法规定的甲类和乙类肠道传染病包括霍乱、伤寒、菌疾等。

（二）基本知识

1. 伤寒、副伤寒

是一类由沙门菌属引起的急性细菌性肠道传染病，夏秋季最多。可通过污染的水或食物、日常生活接触、苍蝇或蟑螂等媒介传递病原菌而传播。人群普遍易感，病后能获得持久的免疫力。伤寒潜伏期为 $1\sim3$ 周，一般 $10\sim14$ 天；副伤寒潜伏期较短，为 $2\sim15$ 天，一般 $8\sim10$ 天。伤寒与副伤寒临床症状体征相似，相对来说副伤寒稍轻，病死率较低。

2. 细菌性痢疾

细菌性痢疾（简称菌痢）是夏秋季最常见的急性肠道传染病，由痢疾杆菌引起。痢疾杆菌从粪便排出，通过手、生活接触、苍蝇、食物和水，经口感染。菌痢潜伏期最短数小时，最长可达 1 周，平均 $1\sim3$ 天。起病较急，最初是发热，体温可高达 38℃以上，全身不适、乏力、腹痛、恶心、呕吐，继而出现腹泻，腹泻的次数一天几次至几十次不等，里急后重，严重者大便中有脓血。根据病程和病情可分为急性菌痢和慢性菌痢。慢性菌痢反复发作或迁延不愈达两个月以上。

（三）基本技能

1. 预防措施

（1）个人卫生

做到饭前便后用自来水和肥皂洗手，接触和护理病人后要用消毒溶液洗手。

（2）饮水卫生

喝开水不喝生水。

（3）饮食卫生

不吃腐败变质或苍蝇爬过的食物，不吃病人吃剩下的食物，不生吃毛蚶、泥螺、小黄蟹等海产、水产品，生吃瓜果要洗烫或消毒。

（4）环境卫生

搞好室内外环境卫生；加强粪便、垃圾和污水的卫生管理；保护水源；大力杀灭苍蝇、蟑螂。

（5）预防接种

要按照卫生部门的要求打有关预防针，如甲肝疫苗、伤寒菌苗、脊灰疫苗等。

2. 控制措施

①严格按照传染病防治法的要求开展疫情报告，并开展个案流行病学调查和疫点处理。

②控制传染源，及早隔离、治疗患者。隔离期应至临床症状消失，连续 2 次粪检阴性者方可解除隔离。

③切断传播途径为预防本病的关键性措施。大力开展爱国卫生运动，做好卫生宣教，搞好粪便、水源和饮食卫生管理，消灭苍蝇。

④保护易感者，通过对易感者接种相应疫苗如伤寒Ⅵ菌苗等，可有效预防易感人群感染伤寒。

第三节　自然疫源性传染病预防与控制

一、鼠疫

（一）基本理论

鼠疫是鼠疫杆菌借鼠蚤传播为主的烈性传染病，系广泛流行于野生啮齿动物间的一种自然疫源性疾病。临床上表现为高热、严重毒血症症状、淋巴结肿大、肺炎、出血倾向、肺部特殊炎症等。

鼠疫杆菌在低温及石机体生存时间较长，在脓痰中存活 10 ～ 20 天，尸体内可活数周至数月，蚤粪中能存活一个月以上；对光、热、干燥及一般消毒剂均甚敏感。日光直射 4～5 小时即死，加热 55℃ 15 分钟或 100℃ 1 分钟、5% 苯酚、5% 来苏尔，0.1% 升汞、5%～10% 氯胺均可将病菌杀死。

（二）基本知识

1. 流行病学

（1）传染源

鼠疫为典型的自然疫源性疾病，在人群间流行前，一般先在鼠间流行。鼠间鼠疫传染源（储存宿主）有野鼠、地鼠、狐、狼、猫、豹等，其中黄鼠属和旱獭属最重要。家鼠中的黄胸鼠、褐家鼠和黑家鼠是人间鼠疫重要传染源。各型患者均可成为传染源，以肺型鼠疫最为重要。败血型鼠疫早期的血有传染性。腺鼠疫仅在脓肿破溃后或被蚤吸血时才起传染源作用。

（2）传播途径

鼠疫的传播途径主要有三种。经鼠蚤传播：鼠蚤叮咬是主要的传播途径，啮齿动物 → 蚤 → 人的传播是腺鼠疫的主要传播方式。主要的媒介是印鼠客蚤等 10 余种蚤类。经皮肤传播：剥食患病啮齿动物的皮、肉或直接接触病人的脓血或痰，经皮肤伤口而感染，经呼吸道飞沫传播：肺鼠疫病人是通过呼吸、谈话、咳嗽等，借飞沫形成"人—人"的方式传播，并可造成人间鼠疫的大流行。一般情况下，腺鼠疫并不造成对周围的威胁。

（3）人群易感性

人群对鼠疫普遍易感，无性别年龄差别。病后可获持久免疫力。预防接种可获一定免疫力。

（4）流行特征

①鼠疫自然疫源性。世界各地存在许多自然疫源地，野鼠鼠疫长期持续存在。人间鼠疫多由野鼠传至家鼠，由家鼠传染于人引起。偶因狩猎（捕捉旱獭）、考察、施工、军事活动进入疫区而被感染。

②流行性。本病多由疫区借交通工具向外传播，形成外源性鼠疫，引起流行、大流行。

③季节性。与鼠类活动和鼠蚤繁殖情况有关。人间鼠疫多发生在 6—9 月。肺鼠疫多在 10 月以后流行。

④隐性感染。在疫区已发现有无症状的咽部携带者。

2. 临床表现

潜伏期一般为 2～5 天。腺鼠疫或败血型鼠疫 2～7 天，原发性肺鼠疫 1～3 天，

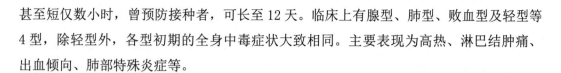

甚至短仅数小时，曾预防接种者，可长至 12 天。临床上有腺型、肺型、败血型及轻型等 4 型，除轻型外，各型初期的全身中毒症状大致相同。主要表现为高热、淋巴结肿痛、出血倾向、肺部特殊炎症等。

3. 诊断

对第一例病人及时发现与确诊，对本病的控制与预防极为重要。

（1）流行病学资料

当地曾有鼠间鼠疫流行或有赴疫区史；有接触可疑动物或类似患者。

（2）临床资料

根据各型临床特点。

（3）实验室诊断

是确定本病最重要依据。对一切可疑病人均须做细菌学检查，对疑似鼠疫尸体，应争取病解或穿刺取材进行细菌学检查。血清学应以双份血清升高 4 倍以上作为诊断依据。

4. 治疗

凡确诊或疑似鼠疫患者，均应迅速组织严密的隔离，就地治疗，不宜转送。隔离到症状消失、血液、局部分泌物或痰培养（每 3 日一次）3 次阴性，肺鼠疫 6 次阴性。

5. 预防

（1）严格控制传染源

①管理患者。发现疑似或确诊患者，应立即按紧急疫情上报，同时将患者严密隔离，禁止探视及病人互相往来。病人排泄物应彻底消毒，病人死亡应火葬或深埋。接触者应检疫 9 天，对曾接受预防接种者，检疫期应延至 12 天。

②消灭动物传染源。对自然疫源地进行疫情监测，控制鼠间鼠疫。广泛开展灭鼠爱国卫生运动。旱獭在某些地区是重要传染源，也应大力捕杀。

（2）切断传播途径

①灭蚤。灭蚤必须彻底，对猫、狗、家畜等也要喷药。

②加强交通及国境检疫。对来自疫源地的外国船只、车辆、飞机等均应进行严格的国境卫生检疫，实施灭鼠、灭蚤消毒，对乘客进行隔离留检。

（3）保护易感者

①预防接种。自鼠间开始流行时，对疫区及其周围的居民、进入疫区的工作人员，均应进行预防接种。常用为 EV 无毒株干燥活菌苗，皮肤划痕法接种，即 2 滴菌液，相距

3～4cm，两周后可获免疫。一般每年接种一次，必要时六个月后再接种一次。

②个人防护。进入疫区的医务人员，必须接种菌苗，两周后方能进入疫区。工作时必须着防护服，戴口罩、帽子、手套、眼镜、穿胶鞋及隔离衣。接触患者后可服下列一种药物预防，四环素每日 2g，分 4 次服；磺胺嘧啶每日 2g，分 4 次服；或链霉素每日 1g，分 1～2 次肌内注射，连续 6 天。

（三）基本技能

1. 监测

（1）人间鼠疫监测

建立健全鼠疫监测网。有鼠疫疫情地区的疫情报告网同时也是鼠疫监测网。鼠疫疫源地区及其毗邻地区的各级疾病预防控制机构要设鼠疫监测点。乡医院和村卫生所设监测员。疫源地区内所有单位和个人均有承担一定监测任务的义务。

从事监测工作的成员，均应宣传鼠疫防治知识，坚持"三报制度"，即在疫源地区鼠疫好发季节，发现急性高热病人或不明急病死者；发现病、死旱獭（鼠）以及其他野生动物，都要立即报告当地疾病预防控制机构。监测成员应监视、督导猎獭人员遵守安全狩猎旱獭制度。监测单位可视疫情情况，组织卫生人员对疫区人群进行巡回检诊，必要时可建立交通检疫站。发现鼠疫病人或疑似病人，按《鼠疫防治手册》上报并及时就地处理。

（2）动物间鼠疫监测

宿主监测，主要宿主和次要宿主密度监测；媒介监测，体蚤、巢蚤、洞干蚤和室内游离蚤的监测；病原学监测。

（3）各级监测单位

各级监测单位将监测的资料做认真的整理和分析，逐级上报上一级疾病预防控制机构（鼠疫防治专业机构）和同级卫生行政部门。

2. 信息报告

①医疗机构发现疑似鼠疫病例，应立即向所在地的疾病预防控制机构或鼠疫防治专业机构报告；疾病预防控制机构或鼠疫防治专业机构在判定人间鼠疫或疑似人间鼠疫疫情后，按规定时限在 2 小时内进行网络直报。

②地方疾病预防控制机构和鼠疫防治专业机构是动物鼠疫疫情的责任报告单位。在判定发生动物鼠疫疫情后，责任报告单位在 2 小时内，进行网络直报。

③在开展鼠疫疫情监测期间，鼠疫监测数据由县级鼠疫防治机构随时报告，或按规

定报告阶段性鼠疫监测数据，并视监测情况随时进行网络直报，报告间隔最长不得超过四个监测周期（28 天）。发现异常情况时，相关数据及时进行网络直报。

3. 鼠疫疫情的分级反应

发生人间或动物间鼠疫疫情时，疫情发生地的县级、市（地）级、省级人民政府及其有关部门按照分级响应的原则，做出相应级别应急反应。同时，根据鼠疫疫情发展趋势和防控工作的需要，及时调整反应级别，以有效控制鼠疫疫情和减少危害，维护正常的生产、生活秩序。

4. 疫区处理

人间鼠疫疫区处理包括以下内容：确定疫区；建立临时指挥部；开展流行病学调查；隔离封锁、疫区消毒、灭蚤、灭鼠；检诊检疫；预防接种；尸体处理；疫区封锁的解除；总结报告。

第一，人间鼠疫疫区隔离封锁。凡确定为疑似鼠疫病人（或尸体）者，在病人（或尸体）排除鼠疫诊断之前，均须按鼠疫病人处理。

诊断为鼠疫病人（或尸体）的疫区，必须划定小隔离圈隔离封锁。以鼠疫病人（或尸体）所在住处为中心，将被污染的场所和邻舍划定为小隔离圈；小隔离圈内人员实行健康隔离。

肺鼠疫病人（或尸体）发生在人烟稀少、居住分散的山区或牧区时，只划定小隔离圈；发生在人口密集，居住较集中的地区时，必须划定大、小隔离圈；以鼠疫病人住处为中心，将所在村屯、街道等的一部分或全部划定为大隔离圈。

在人口密集地区，人间鼠疫多点同时发生时，根据病人分布可将整个村寨或几个村寨划定为隔离封锁区域。

鼠疫病人发生在旅途或医院时，先将病人所在车厢及车站或医院等被污染的场所迅速隔离封锁，立即与非污染场所人群分开。迅速查清鼠疫直接接触者，并就地隔离留验。

第二，人间鼠疫疫区处理原则。鼠疫病人、疑似鼠疫病人及其密切接触者，必须各自设立单独病房和隔离室并随时消毒。鼠疫病人中肺鼠疫、肠鼠疫病人各自设立单独病房。

肺鼠疫、肠鼠疫病人的小隔离圈内必须首先进行消毒；对咳痰、排泄污物等要随时消毒；大、小隔离圈或隔离区域内迅速灭鼠、灭蚤；所污染的场所、物品、炊具、食具等进行消毒或焚烧；各种物品禁止外运。腺型及其他型鼠疫隔离圈内灭蚤、灭鼠，病房及隔离室每天消毒一次。各型鼠疫隔离圈或隔离区域内的猫、狗实行管制和灭蚤。

疫区隔离封锁的同时，必须迅速开展流行病学调查，追查传染源，查清密切接触者、污染物品和污染范围。传染源为动物时必须按《鼠疫防治手册》规定处理；人剥食染疫动物被感染时，其动物的皮、油、肉、骨骼、污染的各种物品及场所必须进行消毒或焚烧。

鼠疫病人的尸体及其污染场所必须消毒，灭鼠、灭蚤，尸体消毒后就地焚烧或深埋，严禁举行葬礼。及时组织开展疫区内的消毒、灭蚤、灭鼠。

第三，乡（镇）卫生人员接到人间鼠疫疫情报告后，必须在1小时内赶赴现场，将病人和病家初步隔离封锁，对重危病人及时就地抢救治疗应即向县级疾病预防控制机构和卫生行政部门报告。县级疾病预防控制机构接到疫情报告后，必须在2小时内赶赴疫区，进一步确定疫情，检查完善初步隔离封锁措施并向上一级疾病预防控制机构报告疫情。

第四，初步诊断人间鼠疫病例的疫区封锁必须由县级人民政府决定。

第五，人间鼠疫疫区处理，在当地县级或县级以上人民政府领导下，组成由政府领导、卫生、公安、专业防治机构等有关人员参加的临时指挥部，其主要任务是落实疫区处理以及各项鼠疫防治措施，维护封锁地区的生产、生活秩序和治安。

第六，参加鼠疫病人抢救治疗人员必须登记，并实行健康隔离和预防性治疗；去外地时，所到地区疾病预防控制机构必须协助追踪，并实行留检措施。

第七，人间鼠疫疫区小隔离圈内的人员及其健康隔离人员，在封锁隔离期间一律不得外出，严禁与其他人员接触，专业人员每日检诊2次。

第八，人间鼠疫大隔离圈，经疫区处理达到标准后，圈内的居民可有组织地进行生产活动；但须由专业人员对圈内的所有人员每日检诊2次，直至解除隔离封锁为止。

二、流行性出血热

（一）基本理论

本病是由病毒引起以鼠类为主要传染源的自然疫源性疾病。是以发热、出血倾向及肾脏损害为主要临床特征的急性病毒性传染病。本病主要分布于欧亚大陆，但HFRS病毒的传播几乎遍及世界各大洲。本病在我国已有半个世纪的流行史。20世纪80年代中期以来，我国本病年发病数已逾10万，已成为除病毒性肝炎外，危害最大的一种病毒性疾病。

本病的病原为流行性出血热病毒，属布尼亚病毒科的汉坦病毒血。病毒对脂溶剂很敏感，易被紫外线及γ射线灭活，一般消毒剂（碘酒、乙醇、甲醛等）均可将病毒杀灭。自然情况下，本病毒仅对人引起疾病。在宿主动物中表现为隐性持续感染，无症状及明显病变。

（二）基本知识

1. 流行病学

（1）宿主动物和传染源

主要是小型啮齿动物、包括姬鼠属（主要为黑线姬鼠）、大鼠属（主要为褐家鼠、大白鼠)、鼠(棕背、红背)、田鼠属(主要为东方田鼠)、仓鼠属(主要为黑线仓鼠)和小鼠属(小家鼠、小白鼠)。我国已查出 30 种以上动物可自然携带本病毒,除啮齿动物外,一些家畜也携带 EHFV,包括猫、兔、狗、猫等,证明有多宿主性。这些动物多属偶然性携带,只有少数几个鼠种从流行病学证明为本病的传染源,其中在我国,黑线姬鼠为野鼠型出血热的主要宿主和传染源。褐家鼠为城市型(日本、朝鲜)和我国家鼠型出血热的主要传染源,大林姬鼠是我国林区出血热的主要传染源。至于其他携带本病毒的鼠类在流行病学上的作用,有待进一步观察研究。

(2)传播途径

主要传播为动物源性,病毒能通过宿主动物的血及唾液、尿、粪便排出,鼠向人的直接传播是人类感染的重要途径。目前认为其感染方式是多途径的,可有以下几种。

①接触感染由带毒动物咬伤或感染性的鼠排泄物直接接触皮肤伤口使病毒感染人。

②呼吸道传播,以鼠排泄物尘埃形成的气溶胶吸入而受染。

③消化道感染,经受染鼠排泄物直接污染食物吃后受到感染。最近有报告在实验动物进行经口喂以带 EHFV 的食物感染成功的例据。

④螨媒传,我国已查见革螨人工感染后一定时间内可在体内查到病毒,并而经卵传代,从恙螨也可分离到 EHFV,因此螨类在本病毒对宿主动物传播中可能起一定作用。

⑤垂直传播,曾有报告从孕妇 EHF 病人流行的死胎肺、肝、肾中查见 EHFV 抗原,并分离到病毒,及在胎儿上述器官组织查见符合 EHF 感染引起的病理改变,均表明 EHFV 可经人胎盘垂直传播。在自然界捕捉的带毒怀孕黑线姬鼠和褐家鼠中也发现有类似垂直传播现象。

(3)人群易感性

一般认为人群普遍易感,隐性感染率较低,在野鼠型多为 4% 以下;但家鼠型疫区隐性感染率较高,有报告为 15% 以上,一般青壮年发病率高,二次感染发病罕见。病后在发热期即可检出血清特异性抗体,1〜两周可达很高水平,抗体持续时间长。

(4)流行特征

①地区分布,主要分布在亚洲,其次为欧洲、非洲,美洲病例较少。我国疫情较重,除青海、新疆外各地都有病例报告。目前流行趋势为老疫区病例减少,新疫区不断增加。

②季节性,全年散发,野鼠型发病高峰多在秋季,从 10 月到次年 1 月,少数地区春夏间有一发病小高峰。家鼠型主要发生在春季和夏初,3—6 月。其季节性表现为与鼠类繁殖、活动及与人的活动接触有关。

2.临床表现

潜伏期为 5 〜 46 天,一般为 1 〜两周。本病典型表现有发热、出血和肾脏损害三类主要症状，以及发热期、低血压期、少尿期、多尿期与恢复期五期临床过程。多数病例临床表现并不典型，或某期表现突出，或某期不明显而呈"越期"现象，或前二、三期重叠。

3. 诊断

一般依据临床特点和实验室检查、结合流行病学资料，在排除其他疾病的基础上，进行综合性诊断，对典型病例诊断并不困难，但在非疫区，非流行季节，以及对不典型病例确诊较难，必须经特异性血清学诊断方法确诊。

4. 治疗

目前尚无特效疗法，仍以合理的液体疗法为主的综合治疗法。预防低血容量休克、疏通微循环、保护肾脏、改善肾血流量，促进利尿，对于降低病死率具有重要意义。抓好"三早一就"（早发现、早休息、早治疗，就近治疗），把好三关（休克、少尿及出血关）对减轻病情、缩短病程和降低病死率具有重要意义。

5. 预防

（1）灭鼠、防鼠

是预防本病关键的措施，应在疫区反复深入开展以灭鼠为中心的爱国卫生运动，将鼠的密度控制在 2% 以下。

①灭鼠，以药物毒杀为主，应在鼠类繁殖季节（3—5 月）与本病流行季节前进行。采用毒鼠、捕鼠、堵鼠洞等综合措施，组织几次大面积的灭鼠。

②防鼠，挖防鼠沟，野营，工地应搭高铺，不宜睡上铺；保存好粮食及食物；整顿环境，以免鼠类窝藏。

（2）做好食品卫生和个人卫生

主要是防止鼠类排泄物污染食品，不用手接触鼠类及其排泄物，动物实验时要防止咬伤。

（3）疫苗注射

细胞培养疫苗每次 1ml，注射 3 次，具体按说明书使用。

（三）基本技能

1. 监测

（1）人间疫情监测

按统一报表每年收集和上报监测区的人口等基础资料；每月上报病人的发生、死亡及"三间分布"资料；采集监测区内所有病人的血清标本做特异性诊断和分型检测并按季度上报结果；人群隐性感染监测；根据疫区类型，每年在流行季节前和流行季节后各

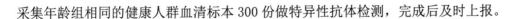

采集年龄组相同的健康人群血清标本 300 份做特异性抗体检测，完成后及时上报。

（2）宿主动物监测

①本底调查。鼠类的种群、密度及季节消长。

②动态监测。鼠密度监测：野鼠型疫区每年 9—10 月，家鼠型疫区每年 2—3 月分别开展野外和室内鼠密度调查，每次的夹次数不少于 300。鼠带病毒率监测：在密度调查的同时，捕活鼠或新鲜鼠尸 100 只，取鼠肺冻存送实验室检测汉坦病毒抗原。抗体检测：在取鼠肺标本的同时，取心血冻存送实验室检测汉坦病毒抗体。

2.控制

①协助卫生行政部门制定防治预案。

②协助有关部门开展疫区灭鼠，做好技术指导。

③开展宣传教育，推广出血热疫苗的免疫接种。

④协助有关部门开展大型野外工地的疫源地调查和预处理。

三、人感染高致病性禽流感

（一）基本理论

人感染高致病性禽流感（以下称人禽流感）是由禽甲型流感病毒某些亚型中的一些毒株引起的急性呼吸道传染病。尽管目前人禽流感只是在局部地区出现，但是，考虑到人类对禽流感病毒普遍缺乏免疫力，人类感染 H5N1 型禽流感病毒后的高病死率以及可能出现的病毒变异等，世界卫生组织（WHO）认为该疾病可能是对人类存在潜在威胁最大的疾病之一。

禽流感病毒属正黏病毒科甲型流感病毒属。禽甲型流感病毒呈多形性，其中球形直径 80～120nm，有囊膜。基因组为分节段单股负链 RNA。依据其外膜血凝素（H）和神经基酸酶（N）蛋白抗原性的不同，目前可分为 1 六个 H 亚型（H1-H16）和 9 个 N 亚型（N1～N9）。

甲型流感病毒除感染禽外，还可感染人、猪、马、水貂和海洋哺乳动物。到目前为止，已证实感染人的禽流感病毒亚型为 H5N1、H9N2、H7N7、H7N2、H7N3 等，其中感染 H5N1 的患者病情重，病死率高。

禽流感病毒对乙醚、氯仿、丙酮等有机溶剂均敏感。常用消毒剂容易将其灭活，如氧化剂、稀酸、卤素化合物（漂白粉和碘剂）等都能迅速破坏其活性。禽流感病毒对热比较敏感，但对低温抵抗力较强，65℃加热 30 分钟或煮沸（100℃）2 分钟以上可灭活。病毒在较低温度粪便中可存活 1 周，在 4℃水中可存活一个月，对酸性环境有一定抵抗力，在 pH 值为 4.0 的条件下也具有一定的存活能力。在有甘油存在的情况下可保持活力 1 年以上。裸露的病毒在直射阳光下 40 ～ 48 小时即可灭活，如果用紫外线直接照射，可迅速破坏其活性。

（二）基本知识

1. 流行病学

（1）传染源

主要为患禽流感或携带禽流感病毒的鸡、鸭、鹅等禽类。野禽在禽流感的自然传播中扮演了重要角色。目前，尚无人与人之间传播的确切证据。

（2）传播途径

经呼吸道传播，也可通过密切接触感染的家禽分泌物和排泄物、受病毒污染的物品和水等被感染，直接接触病毒毒株也可被感染。

（3）易感人群

一般认为，人类对禽流感病毒并不易感。尽管任何年龄均可被感染，但在已发现的 H5N1 感染病例中，13 岁以下儿童所占比例较高，病情较重。

（4）高危人群

从事家禽养殖业者及其同地居住的家属，在发病前 1 周内到过家禽饲养、销售及宰杀等场所者，接触禽流感病毒感染材料的实验室工作人员，与禽流感患者有密切接触的人员为高危人群。

2. 临床表现

根据对 H5N1 亚型感染病例的调查结果，潜伏期一般为 1 ～ 7 天，通常为 2 ～ 4 天。不同亚型的禽流感病毒感染人类后可引起不同的临床症状。感染 H9N2 亚型的患者通常仅有轻微的上呼吸道感染症状，部分患者甚至没有任何症状；感染 H7N7 亚型的患者主要表现为结膜炎；重症患者一般均为 H5N1 亚型病毒感染。患者呈急性起病，早期表现类似普通型流感。主要为发热，体温大多持续在 39℃ 以上，可伴有流涕、鼻塞、咳嗽、咽痛、头痛、肌肉酸痛和全身不适。部分患者可有恶心、腹痛、腹泻、稀水样便等消化道症状。重症患者可出现高热不退，病情发展迅速，几乎所有患者都有临床表现明显的肺炎，可出现急性肺损伤、急性呼吸窘迫综合征、肺出血等多种并发症。继发细菌感染，发生败血症。重症患者可有肺部实变体征等。

3. 诊断

根据流行病学接触史、临床表现及实验室检查结果，可做出人禽流感的诊断。

4. 治疗

对疑似病例、临床诊断病例和确诊病例应立即进行隔离治疗。应用解热药、缓解鼻黏膜充血药、止咳祛痰药等进行对症治疗，对儿童忌用阿司匹林或含阿司匹林以及其他水杨酸制剂的药物，避免引起儿童瑞氏综合征。抗流感病毒药物应在发病 48 小时内使用，同时可以结合中医药进行治疗。

5. 预防

①尽可能减少人（特别是少年儿童）与禽、鸟类不必要的接触，尤其是与病、死禽类的接触。

②因职业关系必须接触者，工作期间应戴口罩、穿工作服。

③加强禽类疾病的监测。动物防疫部门一旦发现疑似禽流感疫情，应立即通报当地疾病预防控制机构，指导职业暴露人员做好防护工作。

④加强对密切接触禽类人员的监测。与家禽或人禽流感患者有密切接触史者，一旦出现流感样症状，应立即进行流行病学调查，采集病人标本并送至指定实验室检测，以进一步明确病原，同时应采取相应的防治措施，有条件者可在 48 小时以内口服神经氨酸酶抑制剂。

⑤严格规范收治人禽流感患者医疗单位的院内感染控制措施。接触人禽流感患者应戴口罩、戴手套、戴防护镜并穿隔离衣。接触后应洗手。具体的消毒隔离措施和专门病房的设置应参照执行卫生部的相关规定。

⑥加强检测标本和实验室禽流感病毒毒株的管理，严格执行操作规范，防止实验室的感染及传播。

⑦注意饮食卫生，不喝生水，不吃未熟的肉类及蛋类等食品；勤洗手，养成良好的个人卫生习惯。

⑧可采用中医药方法辨证施防。应用中药预防本病的基本原则：益气解毒，宣肺化湿。适用于高危人群，应在医生指导下使用。

（三）基本技能

1. 监测

（1）监测范围及时限

发生禽流感疫情的县（区），在发现禽流感疫情后应连续监测一个月。

（2）监测病例定义

①体温 ≥ 38℃，伴有咳嗽或咽痛，并且发病前 1 周内有禽类接触史的病例。

②不明原因肺炎病例。

（3）监测点设立

在疫情发生所在县中选择县人民医院、县儿童医院（无儿童医院，可选择有儿科诊疗科室的其他综合医院）以及疫情涉及乡（镇）辖区内所有乡（镇）卫生院和村卫生室作为监测单位。

（4）监测工作内容

发现和报告符合监测病例定义的病例，并对监测病例采样进行血清学和病原学检测。

（5）监测信息报告

监测点发现监测病例，做好相关登记，并立即电话报告当地县级疾病预防控制中心，各医疗机构每周一上午 10 时前将上周的监测病例汇总表上报县（区）疾病预防控制中心。

（6）总结

各地在完成监测工作后，要及时写出监测报告，对原始资料保存归档，省卫生行政部门要及时对监测工作开展评价工作。

2. 疫情报告

一旦发现人禽流感疑似或确诊病例，按照《人禽流感疫情报告管理方案》进行疫情报告。

3. 预防与控制

为规范人禽流感疫情的监测及职业暴露人员个人防护工作，应严格按照《人禽流感疫情预防控制技术指南》的有关要求，落实各项预防控制措施，对人禽流感进行预防与控制。做到"早发现、早报告、早隔离、早治疗"，防范高致病性禽流感疫情向人传播。

第十六章　医院突发公共卫生事件的管控

第一节　医院感染暴发与流行的调查与控制

医院感染的流行与暴发是严重威胁患者甚至医务工作者安全的事件。一旦发生，而医疗机构内部又缺乏有效的监测、控制体系的情况下，危害严重。因此，医疗机构应建立完善的监测与控制模式，开展有效的工作，对医院感染进行有效控制。而一旦出现流行与暴发，则必须及时展开流行病学调查，查明主要流行因素，提出有针对性的控制措施，控制流行与暴发的进一步发展，避免发生更大规模的暴发事件。

一、医院感染暴发与流行的概念

不同文献对医院感染流行与暴发的定义都不尽相同。通常，医院感染流行是指任何与时间、地点相关的感染发病率的增加超出了医院通常的发病率水平，其差距具有统计学意义。医院感染暴发相关概念的定义有以下几点。

医源性感染：指在医学服务中，因病原体传播引起的感染。

特殊病原体的医院感染：指发生甲类传染病或依照甲类传染病管理的乙类传染病的医院感染。

医院感染暴发：指在医疗机构或其科室的患者中，短时间内发生3例以上同种同源感染病例的现象。

疑似医院感染暴发：指在医疗机构或其科室的患者中，短时间内出现3例以上临床症候群相似怀疑有共同感染源的感染病例；或者3例以上怀疑有共同感染源或感染途径的感染病例现象。

暴发是医院感染流行的一种特殊形式，暴发在病区分布上较为局限，可能只涉及1～两个病区，感染往往是同源的或继发于人与人传染的增加。而流行的发生常常具有时间性或地域性，可能波及多个科室甚至全院、全国和全球。

由于不同病原微生物感染潜伏期不同，导致的暴发后果、处置方式不尽相同，欧美国家对常见感染暴发的定义也不尽相同。

（一）流感样症状暴发

医疗机构内部，3天时间内出现3例以上流感样疾病；或者医务工作者因流感样疾病休病假不断增加或出现1例实验室证实病例。

（二）艰难梭菌感染暴发

7天时间内，出现流行病学上相互关联的3例或以上艰难梭菌感染病例。

（三）多重耐药细菌感染暴发

是指在一段时间内发生的多重耐药细菌感染病例超过自家医院基本水平。可以是常见的多重耐药细菌，如耐甲氧西林金黄色葡萄球菌（MRSA）、耐万古霉素肠球菌（VRE）等，也可以是某个不常见多重耐药细菌的感染病例增加。

（四）相同细菌导致的相同操作后感染暴发

短时间内出现2例以上由同一细菌导致的某相同操作后发生的感染事件，如硬膜外、关节腔注射后发生的金黄色葡萄球菌感染。

（五）单一病例可能或已经导致严重后果的，也可称为暴发

如万古霉素耐药的金黄色葡萄球菌（VRSA）或不寻常的可能导致大暴发或大流行的特殊病原体。

（六）其他感染暴发

食物或水源性感染相似病例累计2例以上时。

二、医院感染暴发与流行的调查目的

①及时发现流行与暴发的性质，首先确定诊断，查清是否为医院感染流行或暴发。

②确定医院感染流行与暴发的传染来源，查清病原体及其特征，寻找传播途径或流行因素。

③确定医院感染流行与暴发的范围、时间经过、涉及的患者群体。

④对调查的结果加以分析，边调查，边采取相应控制措施，终止感染的继续传播。并评价各项措施的效果，防止类似事件的再发生。

三、医院感染暴发与流行的调查方法

①证实暴发：对怀疑患有同类的病例进行确诊，计算其罹患率，若其罹患率大于该科室以往的发病率，则认为某病流行与暴发。

②对患病的患者、接触者、可疑传染病、环境物品、医务人员及陪护人员等，进行病原学检查。

③制定和组织落实有效的控制措施，包括对患者做适当治疗，进行正确的消毒处理，必要时隔离患者甚至暂停接收新患者。

④对患者及周围人群进行详细调查，调查的方法多种多样，主要根据推测的暴露史来进行，例如按暴露因素来分组进行调查，分析暴露组的罹患率；又如也可以根据发病组与对照组的暴露史的比例进行分析。

⑤分析调查资料，对病例的科室分布、人群分布和时间分布进行描述；分析流行或暴发的原因，推测可能的感染源、感染途径或感染因素，结合实验室检查结果和采取控制措施的效果综合做出判断，写出调查报告，总结经验，制定防范措施。

四、医院感染暴发的报告

医院感染暴发的报告程序为：

第一，发现以下情形时，应当于 12 小时内向所在地县级卫生行政部门报告，并同时向所在地疾病预防控制机构报告。

① 5 例以上疑似医院感染暴发。

② 3 例以上医院感染暴发。

第二，县级卫生行政部门接到报告后，应当于 24 小时内逐级上报至省级卫生行政部门。

第三，省级卫生行政部门接到报告后组织专家进行调查，确认发生以下情形的，应当于 24 小时内上报至卫生部。

① 5 例以上医院感染暴发。

②由于医院感染暴发直接导致患者死亡。

③由于医院感染暴发导致 3 人以上人身损害后果。

中医医院（含中西医结合医院、民族医医院）发生医院感染暴发的，省级卫生行政部门应当会同省级中医药管理部门共同组织专家进行调查，确认发生以上情形的，省级中医药管理部门应当向国家中医药管理局报告。

第四，医院发生以下情形时，应当按照《国家突发公共卫生事件相关信息报告管理工作规范（试行）》的要求，在2小时内向所在地县级卫生行政部门报告，并同时向所在地疾病预防控制机构报告。所在地的县级卫生行政部门确认后，应当在2小时内逐级上报至省级卫生行政部门。省级卫生行政部门进行调查，确认发生以下情形的，应当在2小时内上报至卫生部。

①10例以上的医院感染暴发。

②发生特殊病原体或者新发病原体的医院感染。

③可能造成重大公共影响或者严重后果的医院感染。

中医医院（含中西医结合医院、民族医医院）发生上述情形时，省级中医药管理部门应当向国家中医药管理局报告。

第五，省级卫生行政部门和省级中医药管理部门上报卫生部和国家中医药管理局的医院感染暴发信息，内容包括：医院感染暴发发生的时间和地点、感染初步诊断、累计感染人数、感染者目前健康状况、感染者主要临床症候群、疑似或者确认病原体、感染源、感染途径及事件原因分析、相关危险因素主要检测结果、采取的控制措施、事件结果及下一步整改工作情况等。

省级卫生行政部门可以根据规范要求，结合实际制定本辖区内的各级各类医院上报医院感染暴发信息的具体要求。

五、医院感染暴发与流行的报告与分工

（一）各级主管部门医院感染暴发与流行的报告及职责

①疑似发生医院感染暴发与流行趋势时，医务人员、医院感染管理科都有责任第一时间向医院主管部门、领导电话及书面报告。报告内容应至少包括符合感染暴发诊断标准的患者（人员）名单、患者（人员）临床和实验室检测结果、其他与暴发或流行相关的流行病学资料、感染控制措施、进行对照或队列调查分析时所需的同期、同病区未感染患者的信息等。

②确认发生医院感染暴发与流行时，按照上报要求进行上报。

③确诊为依法管理的传染病，应按《中华人民共和国传染病防治法》的有关规定进行报告。

（二）临床各部门医院感染暴发与流行的报告及职责

1. 检验部门

在发现疑似医院感染暴发时应第一时间（电话）向主管部门（医院感染管理部门）报告；配合进行标本采集、检测、结果确认。按照主管部门要求，配合调查，如提供分离标本、向上一级检测机构提供复核标本、疑似暴发患者信息、检测结果、与暴发可能相关的既往数据。此外，为有效监测流行与暴发，检验部门的主要职责还应包括如下几个方面。

①按照规定和技术指南要求，做好细菌药敏检测和结果解释；定期将结果进行总结、反馈，对本机构内主要耐药细菌每一次阳性结果进行调查；应具备进行耐药基因型检测和同源性鉴定能力。

②临床微生物人员应有能力开展主动监测培养，以便应对感染流行的早期识别和调查。

③可开展快速诊断检测以支持临床决策，如患者治疗、房间安排、感染控制模式和方法的选择、个人防护装备的选用、疫苗、预防性用药（如流感等）。

④具备在流行病学上具有重要意义病原的快速检测和报告能力。

⑤具备良好的院内质控能力和流程，以确保提供的检测结果可靠、可信。

⑥在多学科参与的抗菌药物管理工作中具有重要影响力。

2. 其他临床各科室

①应引入常见医疗相关感染控制的"核对表"模式，开展医疗相关感染的主动监测，并对监测结果进行阶段性总结、报告、反馈。

②开展医疗感染的培训，预防或及时总结经验，避免暴发的发生。

③配合医院感染主管部门进行感染暴发与流行的调查、采样等；按要求提供患者相关信息。

六、医院感染暴发与流行的控制

医院感染暴发与流行的控制基于调查结果、危险因素分析、传播模式、医疗流程管理、多部门协作等多种因素。通常情况下，除了典型的流行、暴发（如因器械污染导致的医院感染）外，能否有效控制医院感染暴发与流行的关键是及时、准确识别，其关键的基础性工作是开展医院感染的主动目标性监测，从而了解部门、机构内部医院感染发生的基线水平，一旦发生超过基线水平的感染病例时给予积极的调查。因此，医院感染的主动目标性监测本身就是暴发与流行控制的起始和基础。对重要病原体（耐药细菌、流感等）、感染易患人群（免疫缺陷或免疫抑制治疗者）、发病的确诊病例应给予高度重视，结合病原学检查结果、病理诊断结果等，对感染病例进行追溯性分析，对于感染暴发与流行的调查也是有益补充。

医院感染暴发与流行的危险因素、传播途径等的不同，具体控制措施也不尽相同。这里仅介绍血源性传播和呼吸道传播的医院感染暴发与流行的控制。

（一）血源性传播医院感染暴发与流行的控制

常见的血源性传播病原包括 HBV、HCV、HIV。这些病毒性疾病在医疗机构内部导致的暴发与流行在国内外都屡见不鲜。如何有效控制、避免更大规模的传播对医疗机构存在挑战。

血源性传播疾病暴发的有效控制主要包括以下六个方面。

1. 确认感染控制措施的漏洞

因医疗模式、操作、设备的不同，导致感染控制措施出现漏洞的危险因素和暴露源也不同，暴露源可以为患者的体液、组织、其他有传染性的物品等。需要确认具有潜在传染性的物品（即接触了被污染的器械或设备）、患者暴露的体表或器官腔隙（如黏膜、实体器官或组织、血管）。

关于涉及安全注射和注射器具处理等标准预防的内容请参见有关章节。重要的是，一旦发生血源性暴露，即应对注射器具的厂家使用说明书关于用过器具的处理建议进行复习，确认是否因违背了这些建议而导致了漏洞及可能的程度。参照说明书、指南等对已经确认的漏洞进行认真分析，评估因此导致的对消毒、灭菌及相关流程的潜在影响。例如，评估内容应包括器械处理流程的关键步骤是被严格遵从了还是忽略了，而不仅以未以理想方式处理草草得出结论。

对可能导致漏洞发生的行为应进行直视下观察，对相关人员进行访谈。需要注意的是，直视下观察未必能反映漏洞发生时的真实情况、被访谈人员也可能因顾虑而不愿提供真实信息。医用物品消毒流程记录对于分析可能存在的漏洞可能有帮助。如果漏洞仍可能存在，则应停止运行这样的流程，直到有效控制手段得以实施，并继续给予监测，以确定漏洞是否得以控制。

2. 相关信息采集

一旦出现感染暴发，即应确定漏洞发生的时间段，可以通过员工访谈、消毒灭菌流程及记录复习等获取相关信息。这些信息或许与漏洞发生的细节密切相关，从而确定哪些患者可能暴露在漏洞发生后的危险之下。

尽可能获得患者个体血源性传播病原的感染状态。可基于既往调查数据和医疗记录

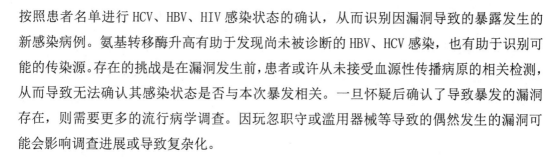

按照患者名单进行 HCV、HBV、HIV 感染状态的确认，从而识别因漏洞导致的暴露发生的新感染病例。氨基转移酶升高有助于发现尚未被诊断的 HBV、HCV 感染，也有助于识别可能的传染源。存在的挑战是在漏洞发生前，患者或许从未接受血源性传播病原的相关检测，从而导致无法确认其感染状态是否与本次暴发相关。一旦怀疑后确认了导致暴发的漏洞存在，则需要更多的流行病学调查。因玩忽职守或滥用器械等导致的偶然发生的漏洞可能会影响调查进展或导致复杂化。

3. 向有关部门报告并获得相应支持

需要通知哪些部门或人员因具体情况而异，但须尽快确定，并形成相应合作。应该通知的部门包括感染控制、流行病学人员、医院危机处理人员、其他有关行政管理部门。

4. 对感染控制措施漏洞进行定性评估

根据漏洞发生的特点，基于偏离指南或标准流程和其他信息，对漏洞进行定性。

A 类：是感染控制措施低级错误，有明确的危险因素，既往曾经因此发生过暴发事件；如患者见重复使用注射器或针头、重复使用注射器完成多个安瓿或输液袋的操作。

B 类：感染控制措施的失误与漏洞之间的相关性并不确定，与 A 类错误比较，B 类失误或许是可被认为导致暴露的风险。如结肠镜消毒过程中使用了不恰当的消毒液或消毒时间没有按照生产厂家推荐完成；前列腺活检探子和针头虽然已经灭菌，但管腔里仍存留其他患者的组织。

5. 患者告知和检测决策

对于 A 类漏洞，应及时通知患者并进行相关检测。此类错误常导致血源性病原传播的确定风险，远较通知患者和检测带来的潜在风险来得重要。对于 B 类漏洞，应结合调查信息和评估结果以及医院管理需要进行综合评估后做出是否通知患者以及进行相应检测的决定。

6. 信息传达与后续措施

最佳结果是在医院管理层就患者通知和检测达成一致并统一传递信息；同时，就后续的其他问题也应达成一致，如患者暴露在了漏洞发生的时间段时，应给予暴露后的预防用药，如 HBV、HIV 暴露后预防用药。另外，暴露后感染状态的（基线、后续）调查也须一并展开。

（二）呼吸道传播医院感染暴发与流行的控制

呼吸道疾病聚集发生的定义：是指一定区域内、密切接触的人群中、48～72 小时内发生 3 例以上急性发热的呼吸道疾病。暴发是指急性发热呼吸道疾病发病率较常态下突然增加或者一例居民被确诊为流感（或禽流感等其他呼吸道传播疾病）。

以流感暴发控制为例，重要的是居民、医护人员进行疫苗接种，落实手卫生、呼吸道卫生项目。总体上，对于流感暴发的控制还应基于以下工作：暴发的早期识别；通过感染控制措施阻断传播；测算发病率和病死率；识别导致暴发的危险因素；使用抗病毒药物控制暴发。以下就病例报告、病例调查、感染控制等具体措施进行简介。

第一，确认暴发。比较既往发病数据确定是否出现暴发是控制呼吸道传播疾病暴发的关键环节。当一个病区、楼层出现连续病例时，即应怀疑暴发，从而尽快开展调查，尽早确认是否出现了暴发。

第二，根据临床特点、流行病学数据和检测结果对诊断做出可能的调整，排除季节性呼吸道疾病的可能。根据患者病史、体格检查、实验室检查结果确认病原不仅对病例诊断、暴发判断有益，更会对后续开展的感染控制措施提供帮助。

在出现病例 24 ～ 48 小时内，尽快采集至少 5 例出现症状的患者呼吸道标本进行病原确认。应进行两套拭子：一套在现场进行病原检测；一套送到参比实验室进行病毒培养。不排除特殊肺炎发生时，还应同时做细菌培养。

当出现至少 2 例实验室证实的病例时才可以确认为暴发，启动后续流程。必要时，应采集更多患者的标本。当实验室确认病例不足 2 例时，应尽力通过患者临床特点发现可能的感染病以解释出现的状况。

第三，基于临床特点和实验室检查结果形成病例定义：应尽快根据患者症状、体征、发病地区和时间定义病例诊断标准。只有满足标准的才能纳入统计病例。

第四，开展主动监测：开展主动监测以发现新发病例对感染控制措施实施和效果评价至关重要。监测人群是暴露在危险因素下的接触者。

第五，形成确诊病例队列：对确诊病例进行统计，形成患者队列，有助于评价暴发程度、感染控制措施效果。

第六，识别并清除可能导致暴发的危险因素：借助建筑平面图和患者队列信息对识别导致暴发的可能途径是有帮助的。出现发热等症状的急性呼吸道疾病医务人员应居家休息至症状出现后至少 5 天。此前，应进行流感检测并给予抗病毒药物治疗或预防。因发热等症状请假的医务人员也应给予重视，居家休息至症状消失。患者转运时应做到告知，不仅是患者，还应告知有关的未感染者。除非必须，尽量限制将患者转运至医疗机构。

第七，平衡感染控制措施及其对居民日常生活方式的影响和实施。

①分三组管理：疾病组、暴露组、未暴露组。严格限制物资供应、设备使用等在专属区域，避免混杂，导致暴露。推迟聚餐、娱乐活动等，避免发生更多暴露。如果物理

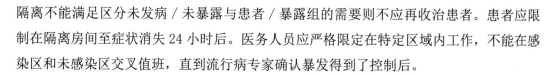

隔离不能满足区分未发病／未暴露与患者／暴露组的需要则不应再收治患者。患者应限制在隔离房间至症状消失 24 小时后。医务人员应严格限定在特定区域内工作，不能在感染区和未感染区交叉值班，直到流行病专家确认暴发得到了控制后。

②根据实验室确认结果，通知医疗主管，确认哪些人需要进行预防性抗病毒治疗。

③实施标准预防措施。正确使用手套，在可能接触呼吸道分泌物或可能被分泌物污染的物体时戴好手套。使用后、接触其他物品前即刻摘掉手套并洗手。如可能被患者呼吸道分泌物污染，应穿好隔离服。接触任何一个患者后都应即刻脱下隔离服和手套并做好手卫生。不论是否佩戴手套，都应在接触患者、其环境物品、呼吸道分泌物前、后洗手。如果手部可见脏污或被患者呼吸道分泌物污染，应使用肥皂、水洗手。如无可见脏污，可以使用乙醇擦手液。

④全面实施呼吸道保护措施。标识提醒存在哪些症状、体征时不能探访医院；告知住院患者或访客出现哪些症状时通知医务人员。向出现咳嗽、喷嚏的患者、访客提供口罩等必要防护用品以遮蔽口鼻。在有洗手池的地方配备适宜的洗手物品，在其他区域配备乙醇擦手液分配器，使用免接触废物盒。要求存在咳嗽症状的患者与其他人保持 1 ～ 2m 的距离，存在呼吸道感染症状的患者尽可能避免使用公共设施。

⑤建立飞沫传播防护措施。急诊区应将需要飞沫传播隔离的患者置于单间中；其他机构如老人院等需要在评估室友间传播风险后做出是否单间隔离的决定，以避免造成心理障碍。进入患者房间应佩戴外科口罩或操作口罩，离开后应尽快摘掉并丢弃在垃圾箱内。除非医疗需要外出，患者应限制在房间内活动。确须外出时，患者应戴好口罩。

⑥不断强调手卫生的重要性，包括患者、医务人员和访客。任何时候，洗手都是最重要的阻断感染传播的唯一重要手段。在感染暴发时期更是如此，应不断强化全部人员在手卫生的各个环节逐一落实。尤其应该注意的是，打好皂液后应将手的各个部位用力相互揉搓至少 15 秒，清水冲洗后，纸巾擦拭至干燥；使用手套前后应该洗手；手部无可见脏污时可以使用乙醇擦手液替代洗手。

⑦对全部工作人员进行相关的强制性培训。重点是介绍整体呼吸道保护措施和手卫生，这是最为重要的两个基础环节。在培训中，还应涉及病原的特点、传播模式、标准预防、飞沫传播隔离和限制活动的必要性。

⑧必要时限制家属、朋友和志愿者的访视。有呼吸道感染症状的访客应被限制访视至其症状完全缓解；家属的探视很难限制，可以为其提供外科口罩、鼓励患者只允许直系亲属探视，并在探视过程中严格限制活动区域、环境接触。标识提醒遵从感染控制措施的必要性，如飞沫传播防护、手卫生等。标识应张贴在醒目位置，至少包括入口、病

房门口。对访客、家属等进行教育，提示接种疫苗的重要性。

⑨评估感染控制措施效果并做出可能的调整。如果历经两个潜伏期后仍无新发病例出现，则可认为暴发结束了。等待两个潜伏期有助于发现可能的续发病例。采取感染控制措施并历经一个潜伏期后仍有新发病例出现时，仍须继续感染控制措施，并与管理部门协调，对全部措施进行评估，重点是对全部人员（医务人员、访客、患者等）感染控制措施依从性的评估和强化。历经两个潜伏期后仍无新发病例时，感染控制措施可以解除，但主动监测仍须维持。

⑩对暴发的调查结果形成书面报告，在规定时间内上报主管部门；在暴发结束后，应就整个事件形成完整的书面报告，递交主管部门。

第二节　新发突发重大传染病的管控

一、什么是新发传染病

随着社会和环境发生的巨大变化，人类发生的传染病也在不断地发生改变；人口激增、城市移民、国际贸易和旅游及技术进步等，都在不断增加人类出现新发传染病的危险。对新发传染病（EIDs）的关注始于 20 世纪 60—70 年代；80 年代初发现的 HIV/AIDS 更是引发了世界范围内对新发传染病的关注。尽管如此，到目前为止，对新发传染病的定义还未统一。因给出定义的群体不同、时间不同、定义的目的不同等诸多因素而导致上述情况。总体上讲，新发传染病应具备以下几个方面的特点。

①新认知的已知病原导致的感染病，如 A 组链球菌导致的中毒休克综合征。

②新认知的由未知或不了解的病原导致的感染病，如 MERS 病毒导致的中东呼吸综合征。

③新认知的由已知病原导致的已知疾病，如幽门螺杆菌导致的溃疡病。

④已知病原及其导致的疾病在新的地区出现，如西半球发生的西尼罗病毒脑炎。

⑤抗菌药物耐药的微生物导致的感染病，如多药耐药结核病、万古霉素耐药肠球菌感染、甲氧西林耐药金黄色葡萄球菌感染等。

⑥人类发生了原本在动物发生的感染，如禽流感。

⑦新发现的病原储存宿主或携带者，如 1966 年发现的牛作为布氏罗得西亚锥虫的储存宿主，该病原可引发人类的昏睡病。

⑧病原进化导致其毒力或其他特点发生变化，如人类肠道广泛存在的大肠埃希菌，但其特殊血清型 0157 ：H7 可以导致人类发生严重的疾病甚至溶血性尿毒症综合征。

⑨已知疾病发病率的急剧增加，如贫穷国家、地区的白喉和百日咳等。

二、什么是重大传染病

重大传染病是指对一个国家带来严重疾病负担、严重威胁居民健康的传染病，如我国的艾滋病、结核病、病毒性肝炎、鼠疫、炭疽等。

重大传染病疫情，是指某种传染病在短时间内发生，波及范围广泛，出现大量的患者或死亡病例。其发病率远远超过常年的发病水平。

三、什么是新发重大传染病

新发重大传染病是指具备上述特点的传染病，如 2003 年发生在我国的 SARS。

四、新发重大传染病的防控

新发重大传染病的防控重点是早期识别、及时预警、采取有效控制措施。我国颁布实施的《中华人民共和国传染病防治法》对此提出了明确规定，疾病预防控制部门和医疗机构应结合相应疾病的特点，本着控制传染源、切断传播途径和保护易感者的原则，按照法律、法规的相关要求逐一落实。

除此以外，还有很多基础性工作需要格外重视。

（一）监测

不断提高、扩大国内、国际传染病的调查、监测能力和范围，加强国际合作。医疗机构作为监测哨点应切实发挥作用，按照《中华人民共和国传染病防治法》相关要求做好传染病的报告、诊治和预防工作。

完善疾病监测网络、数据获取模式及数据质量评估体系；确保获得的监测数据能被充分利用，提高公共卫生和医疗服务质量；不断融入全球化新发传染病监测、控制体系与合作网络。

（二）开展研究

研究应包括实验室诊断和流行病学等方面，以不断完善公众健康服务。如扩大流行病学和预防有效性的研究领域，完善实验室技术和流行病学调查能力以便快速鉴定病原和症状识别，确保适宜诊断技术和试剂的不断研发以及恰当应用，增强疫苗生产和转运的快速反应能力，以及扩大疫苗有效性、卫生经济学评估能力。

建立有效机制保证研发成果用于公共卫生服务；对人类行为学、环境学、宿主因素等与新发传染病暴发有关的危险因素及其后遗症等进行深入研究，发现阻断途径，从而不断完善相应的感染预防与控制模式、措施。

（三）预防和控制

建立、完善形式多样、行之有效的公众健康宣传模式，保障新发传染病的相关信息能及时传递给公众；建立、健全多部门合作、联动机制，保障突发传染病出现时感染控制措施能落实到位。

积极开展国际合作，出现新发传染病时努力寻求国际支持，共同应对，保障预防和控制策略、模式、措施行之有效。

加强各级公众健康、疾病控制的监测、预防与控制基础体系建设。有效利用信息化手段，完善疾病监测、预防控制体系；确保行之有效的监测、预防控制措施能被医务人员很好地理解、执行。

不断完善实验室检测能力，保证新发传染病出现时能提供及时、可靠的信息。

确保疾病控制队伍人才培养和能力建设，持续开展人员培训等专业训练。

第三节　突发公共卫生事件应急管理

一、群体不明原因疾病的应急处理

卫生部依据《中华人民共和国传染病防治法》《突发公共卫生事件应急条例》《国家突发公共卫生事件总体应急预案》和《国家突发公共卫生事件应急预案》等法律法规和预案，制订了《群体性不明原因疾病应急处理方案（试行）》。本方案适用在中华人民共和国境内发生的，造成或者可能造成社会公众身心健康严重损害的群体性不明原因疾病事件的应急处置工作。

（一）群体性不明原因疾病概述

1. 定义

突发公共卫生事件通常首先表现为群体性不明原因疾病。群体性不明原因疾病是指在一定时间内（通常是指两周内），在某个相对集中的区域（如同一个医疗机构、自然村、社区、建筑工地、学校等集体单位）内同时或者相继出现3例以上相同临床表现，经县级以上医院组织专家会诊，不能诊断或解释病因，有重症病例或死亡病例发生的疾病。这类疾病可能是传染病（包括新发传染病）、中毒或其他未知因素引起的疾病，具有临床表现相似性、发病患者群聚集性、流行病学关联性、健康损害严重性的特点。

2. 分级

（1）Ⅰ级（特别重大群体性不明原因疾病事件）

一定时间内，发生涉疫两个以上身份的群体性不明原因疾病，并有扩散趋势；或由国务院卫生行政部门认定的相应级别的群体性不明原因疾病事件。

（2）Ⅱ级（重大群体性不明原因疾病事件）

一定时间内，在一个省多个县（市）发生群体性不明原因疾病；或由省级卫生行政部门认定的相应级别的群体性不明原因疾病事件。

（3）Ⅲ级（较大群体性不明原因疾病事件）

一定时间内，在一个省的一个县（市）行政区域内发生群体性不明原因疾病；或由地市级卫生行政部门认定的相应级别的群体性不明原因疾病事件。

（二）群体性不明原因疾病应急处置原则

1. 统一领导，分级响应的原则

发生群体性不明原因疾病时，事发地的各级人民政府及其有关部门按照分级响应的原则，启动相应工作方案，做出相应级别的应急反应，并按事件发展的进程，随时进行调整。

2. 及时报告的原则

责任报告单位和责任报告人应在发现群体性不明原因疾病2小时内以电话或传真等方式，向属地卫生行政部门或其指定的专业机构报告，具备网络直报条件的机构应立即进行网络直报。

3. 调查与控制并举的原则

对群体性不明原因疾病事件的现场处理，应坚持调查和控制并举的原则。在事件的不同阶段，根据事件的变化调整调查和控制的侧重点。若流行病学病因（主要指传染源或污染来源、传播途径或暴露方式、易感人群或高危人群）不明，应以调查为重点，尽快查清事件的原因。对有些群体性不明原因疾病，特别是新发传染病暴发时，很难在短时间内查明病原的，应尽快查明传播途径及主要危险因素（流行病学病因），立即采取有针对性的控制措施，以控制疫情蔓延。

4. 分工合作，联防联控的原则

各级业务机构对于群体性不明原因疾病事件的调查、处置实行区域联手、分工合作。在事件性质尚不明确时，疾病预防控制机构负责进行事件的流行病学调查，提出疾病预防控制措施，开展实验室检测；卫生监督机构负责收集有关证据，追究违法者法律责任；医疗机构负责积极救治患者；有关部门应在各级人民政府的领导和各级卫生行政部门的指导下，各司其职，积极配合有关业务机构开展现场的应急处置工作；同时对于涉及跨区域的群体性不明原因疾病事件，要加强区域合作。一旦事件性质明确，各相关部门应按职责分工开展各自职责范围内的工作。

5. 信息互通，及时发布的原则

各级业务机构对于群体性不明原因疾病事件的报告、调查、处置的相关信息应建立信息交换渠道。在调查处置过程中，发现非属于本机构职能范围的，应及时将调查信息移交相应的责任机构。按规定权限，及时公布事件有关信息，并通过专家利用媒体向公众宣传防病知识，传达政府对群众的关心，正确引导群众积极参与疾病预防和控制工作。在调查处置结束后，应将调查结果相互通报。

（三）群体性不明原因疾病暴发调查

针对群体性不明原因疾病，需要对发生暴发的地区和人群开展现场流行病学调查，即暴发调查。暴发调查是社会性很强的一项公共卫生工作，应根据已经掌握的情况，尽快组织力量开展调查、分析，其目的是确定暴发的原因，迅速摸清疾病的时间分布、地区分布及人群分布特征，查明暴发来源及传播方式，提出紧急对策并考核对策的效果，尽快控制暴发。若怀疑为中毒事件，在采取适当救治措施的同时，要尽快查明中毒原因。查清中毒原因后，给予特异、有针对性的治疗，并注意保护高危人群。若病因在短时间内难以查清，或即使初步查明了原因，但无法于短期内找到有效控制措施的，应以查明的传播途径及主要危险因素（流行性病因）制定有针对性的预防控制措施。

1. 暴发调查的步骤

（1）核实与诊断

卫生行政部门接到报告后应立即派出包括流行病学或卫生学、临床、检验等专业人员对不明原因疾病进行初步核实，判断群体性不明原因疾病是否存在，若确认疫情存在，应对群体性不明原因疾病的性质、规模、种类、严重程度、高危人群、发展阶段和趋势进行初步判断，并制定初步的调查方案和控制措施。

（2）病例调查，初步分析

根据病例定义，在一定时间、地区范围内搜索类似疾病，并设计调查表，培训调查员，

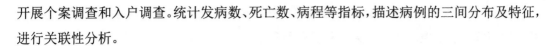

开展个案调查和入户调查。统计发病数、死亡数、病程等指标,描述病例的三间分布及特征,进行关联性分析。

（3）提出病因假设

第一,从临床特征、流行病学基本资料入手,寻找病因线索: 根据患者临床症状和体征、常规检验结果,以及患者的外出史、动物接触史、职业史、患者发病前后接触者的情况等流行病学资料,初步判断是否为感染性疾病。如果是感染性疾病,则要考虑是否有传染性;如果考虑为非传染性疾病,则要先判断是否为中毒以及可能的毒物;如果排除了中毒,再考虑是否为心因性、过敏性、放射性或其他原因引起。

第二,从流行病学特征入手,建立病因假设:分析患者的特征（包括年龄、性别、种族、职业及某些特殊暴露等）,分析不同特征人群的罹患率。根据发病地点绘成标点地图,分析相继发生的病例的地点分布及其关系,并注意病例分布与食品、水源等的关系。根据病例发病日期统计单元时间发病患者数或罹患率,绘制暴发曲线。综合分析临床、实验室、流行病学特征,形成该病的病因假设,包括致病因子及其来源、传播途径和方式、高危人群等。

第三,潜伏期的推算:从暴露日期到第一例患者发病的日期推算为最短潜伏期,从暴露日期到最后一例患者发病的日期推算为最长潜伏期,利用几何均数和中位数推算疾病的平均潜伏期。

第四,暴露日期的推算:推算的依据是潜伏期。若病原已知,暴发为同源性暴发,则从首例发病日期向前推一个最短潜伏期,再从最后一例病例向前推一个最长潜伏期,该两个时点之间的某个时间即为同源暴露的可能时间。

第五,暴发类型的判断:根据暴露于致病因子的性质、时间长短、蔓延及传播方式的差异,可将暴发分为三种。①同源暴发:某易感人群中的成员同时暴露于某共同的病原体或污染源而引起,流行曲线主要是单峰型,包括共同传播媒介和共同暴露。可以是一次暴露,如一次午餐引起的食物中毒暴发;也可以是多次暴露,如水源被不断污染引起的持续暴发。②非同源暴发:由于连锁式传播或多处来源,病例在某易感人群中分布不均匀,有家庭或班组聚集性等,如流行性感冒或疟疾。③混合型暴发:即同源暴发和非同源暴发均存在,往往在同源暴发后又发生非同源暴发。

（4）验证病因

①实验室的病因验证:收集血液、咽拭子、痰液、粪便、尿液、脑脊液、尸解组织等标本,通过实验室检测验证病因假设。

②流行病学的病因验证:通过病例对照研究等验证病因假设。

③防治措施效果的病因验证：通过评价临床试验性治疗效果、消除传染源或污染源及保护高危人群等控制措施效果，验证病因假设。

2. 现场控制措施

控制措施要贯穿始终，即现场调查过程和控制措施应同时进行。要根据疾病的性质确定控制策略和措施，而不明原因疾病的病因往往需要在调查过程中逐渐明确，因此要随着调查的深入不断修正、补充和完善预防控制措施。遵循边控制、边调查、边完善的原则，力求最大限度地降低不明原因疾病的危害。

（1）无传染性的不明原因疾病

包括：①积极救治患者，减少死亡；②对共同暴露者进行医学观察，一旦发现符合本次事件病例定义的患者，立即开展临床救治；③移除可疑致病源，如封存可疑食物和原料，关闭作业场所，采取措施移除或隔开可疑的过敏原或放射源；④尽快疏散可能继续受致病源威胁的群众；⑤在对易感者采取有针对性的保护措施时，应优先考虑高危人群；⑥开展健康教育，提高居民自我保护意识，群策群力、群防群控。

（2）有传染性的不明原因疾病

①现场处置人员进入疫区时，应采取保护性预防措施。②隔离治疗患者：根据疾病的分类，按照呼吸道传染病、肠道传染病、虫媒传染病隔离病房要求，对患者进行隔离治疗；治疗前注意采集有关标本；患者达到出院标准方可出院。③如果有暴发或者扩散的可能，符合封锁标准的，要向当地政府提出封锁建议；发生在学校、工厂等人群密集区域的，如有必要应建议停课、停工、停业。④对患者家属和密切接触者进行医学观察，观察期限根据流行病学调查的潜伏期和最后接触日期决定。⑤严格实施消毒，按照《中华人民共和国传染病防治法》要求处理人、畜尸体，按照《传染病患者或疑似传染病患者尸体解剖查验规定》开展尸检并采集相关样本。⑥对可能被污染的物品、场所、环境、动植物等进行消毒、杀虫、灭鼠等卫生学处理。疫区内重点部位要开展经常性消毒。⑦疫区内家禽、家畜应实行圈养。如有必要，报经当地政府同意后，对可能染疫的野生动物、家禽家畜进行控制或捕杀。⑧开展健康教育，提高居民自我保护意识，做到群防群治。⑨现场处理结束时要对疫源地进行终末消毒，妥善处理医疗废物和临时隔离点的物品。

3. 防护措施

（1）防护原则

在群体性不明原因疾病的处置早期，需要根据疾病的临床特点、流行病学特征以及实验室检测结果，鉴别有无传染性，确定危害程度和范围，对可能的原因进行判断，以便采取相应的防护措施。对于原因尚难判断的情况，由现场的疾病控制专家根据其可能的危害水平，决定防护等级。

一般来说，在群体性不明原因疾病的处置初期，如危害因素不明或其浓度、存在方式不详，应按照类似事件最严重性质的要求进行防护。

（2）防护服的要求

防护服应为衣裤连体，具有高效的液体阻隔（防化学物）性能、过滤效率高、防静电性能好等。一旦明确病原学，应按相应的防护级别进行防护。

按防护服的防护性能可分为四级。A级防护：能对周围环境中的气体与液体提供最完善保护。B级防护：适用于环境中的有毒气体（或蒸汽）或其他物质对皮肤危害不严重时。C级防护：适用于低浓度环境或现场支持作业区域。D级防护：适用于现场支持性作业人员。

①穿戴防护用品的顺序：戴口罩→戴帽子→穿防护服→戴上防护眼镜→穿上鞋套→戴上手套。

②脱掉防护用品的顺序：摘下防护镜 → 脱掉防护服 → 摘掉手套 → 摘帽子 → 脱下鞋套 → 摘口罩。

（3）标准洗手方法

掌心对掌心搓擦 → 手指交错掌心对手背搓擦 → 手指交错掌心对掌心搓擦 → 两手互握互搓指背 → 拇指在掌中转动搓擦 → 指尖在掌心中搓擦。

4. 效果评价，总结报告

采取措施后经过一个最长潜伏期，不再发生新病例，或经过一个常见潜伏期后疫情下降，则可认为防疫措施正确。在确认事件终止后两周内，对事件的发生和处理情况进行总结，分析其原因和影响因素，并提出今后对类似事件的防范和处置建议。总结报告的具体内容包括事件接报情况、事件概况、背景资料（事件发生地的地理、气候、人文等一般情况）、描述流行病学分析、病因假设及验证、讨论、结论和建议等。

（四）医疗机构的职责与临床救治原则

1. 医疗机构的职责

医疗机构主要负责病例（疫情）的诊断和报告，并开展临床救治。

①有条件的医疗机构应及时进行网络直报，并上报所在辖区内的疾病预防控制机构。

②主动配合疾病预防控制机构开展事件的流行病学和卫生学调查、实验室检测样本的采集等工作，落实医院内的各项疾病预防控制措施。

③按照可能的病因假设采取有针对性的治疗措施，积极抢救危重病例，尽可能减少并发症，降低病死率。

④一旦有明确的实验室检测结果，应及时调整治疗方案，做好病例尤其是危重病例的救治工作。

2. 临床救治原则

（1）疑似传染病患者的救治

鉴于传染病对人群和社会危害较大，在感染性疾病尚未明确是否具有传染性之前，应按传染病进行救治。治疗原则：隔离患者，病原治疗，一般治疗，病情观察和对症治疗。

（2）疑似非传染性疾病患者的救治

疑似食物中毒，停止可疑食品的摄入；在用药前采集患者血液、尿液、吐泻物标本，以备送检；积极救治患者，加速体内毒物清除；控制惊厥，抢救呼吸衰竭，抗休克，纠正水、电解质紊乱及保护重要器官功能等对症治疗；特殊治疗。

三、急性化学中毒的应急处理

（一）急性化学中毒概述

1. 定义

群体急性化学中毒事故是指一种或多种有毒化学物质在生产、储存、运输和使用过程中发生泄漏、燃烧或爆炸，短时间内损害人体健康或污染环境，造成众多人员的急性中毒、化学损伤、残疾甚至死亡的群体性事故。

2. 分类

（1）一般性化学中毒事故

由于工艺落后、设备陈旧或违反操作规程或误服发生的化学中毒事件。一般中毒人数为10人以下，不发生死亡；事故危害范围只局限于发生事故的厂房、车间、单位以内。

（2）灾害性化学中毒事故

由于有害化学毒物发生大量泄漏、燃烧或爆炸，造成了空气、水、土壤及食物等环节因素污染。事故危害的范围已超出事故发生的单位并影响周围地区，造成众多人员伤亡，使国家财产遭受重大损失，影响该地区生产和妨碍居民正常生活，事故有进一步扩展态势。

3. 特点

（1）突然发生，防救困难

灾害性化学中毒事故的发生往往出乎人们的预料，常在人们想不到的时间、地点突

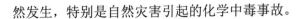

然发生，特别是自然灾害引起的化学中毒事故。

（2）病变特异，演变迅速

可大规模杀伤人、畜。

（3）扩散迅速，受害广泛

突发化学事故后，有毒有害化学物质通过扩散可蔓延至空气、水、土壤、地面道路等处，造成更大危害。

（4）污染环境，不易洗消

有毒气体在高低不平、疏密不一的居民区及围墙内容易滞留；油状液体挥发性小、黏性大、不易消除，毒性可持续较长时间。若事故发生在低温季节或通风不良的地形，则毒性可持续数小时至几十小时，甚至更长时间。

（5）影响巨大，危害久远

发生在城市、交通发达地区的特大事故，势必影响城市综合功能，交通被迫管制，甚至居民必须疏散撤离，生活秩序受到破坏，企业生产停止、打乱或重建。

4. 发生原因

（1）设备、技术原因

设备故障或事故引起有毒化学物质的跑冒滴漏、燃烧或爆炸，设备检修或抢修不及时、违反安全操作规程或执行不当，不使用或错误使用个人防护用品，化学品贮存或放置不当，化学品转移或运输无标志或标志不清，没有密闭、通风排毒设备或者密闭、通风排毒设备效果不好等，导致大量有毒物质进入环境中，引起职业性的或者非职业性的急性中毒。

（2）自然原因

强烈地震、火山爆发、海啸、洪水、台风等造成大型化工企业设施破坏，引起燃烧或爆炸，使有毒有害的化学品外泄，造成突发性化学事故灾害。

（3）人为原因

人为投毒事件近年来有上升趋势。

（二）急性化学中毒的主要毒物

1. 刺激性气体

刺激性气体是指对机体眼、呼吸道和皮肤黏膜有刺激性作用的一类化学物质，如氯气、氨气、光气、硫酸二甲酯、二氧化硫。高浓度的刺激性气体短时间作用于机体，对局部造成很强的刺激作用，引起眼睑及结膜充血、水肿，晶状体混浊，甚至失明，皮肤黏膜坏死；还可引起中毒性肺水肿、喉头水肿、电击样死亡。

2. 窒息性气体

窒息性气体分为单纯性窒息性气体和化学性窒息性气体。单纯性窒息性气体，高浓度时占位排斥使环境空气中氧的相对含量大大下降，导致动脉血和肺内氧分压下降，引起机体缺氧。化学性窒息性气体主要是对血液或者组织产生特殊化学作用，使体内氧的运输和利用发生障碍，造成组织缺氧，出现一系列缺氧的临床症状和体征，甚至导致死亡。

3. 易于经皮肤吸收的毒物

易于经皮肤吸收的毒物有苯胺、有机磷酸酯等。有机磷农药可以经呼吸道、消化道、皮肤黏膜进入机体引起中毒，其作用机制是抑制胆碱酯酶活性，使乙酰胆碱在体内蓄积，引起胆碱能神经过度兴奋。表现为：①毒蕈碱样症状，恶心、呕吐、腹痛、多汗、流涎、瞳孔缩小，呼吸困难；②烟碱样症状，舌、颈部、眼睑、肌肉震颤，甚至全身肌肉痉挛；③中枢神经症状，烦躁、意识模糊、惊厥、昏迷。

4. 其他毒物

汞盐等经口中毒，可以发生急性胃肠炎病变，导致电解质紊乱、酸中毒和多脏器损害；苯胺、硝基化合物可以导致高铁血红蛋白症；砷化氢、苯肼可以导致溶血性贫血；苯酚、乙二醇可以导致中毒性肾病。

（三）急性化学中毒的急救与处理

急性化学中毒事件发生后，医务人员要争分夺秒抢救中毒人员，降低病死率，并竭尽所能减少中毒人员的并发症和后遗症。

1. 诊断原则

急性化学物中毒是由于吸收了化学物所致的急性损害，因此诊断的关键是掌握吸收毒物（病因）及吸收毒物后引起损害（疾病）的根据，综合分析其因果关系，根据病史及接触史、流行病学资料、特异性症状和体征，结合临床检查，做出病因及定位诊断；注意鉴别诊断，排除其他疾病。

2. 现场处理要点

①尽快疏散受害人员，使其脱离中毒事故现场。

②立即采取控制措施，阻断毒源。

③初步判断病因，为正确救治提供依据。

④分级管理，通知医院机构做好接诊准备。

⑤向上级主管部门报告，立即成立抢救指挥部。

3. 现场急救治疗

（1）迅速将患者撤离中毒现场

尽快将患者移至上风向或空气新鲜的场所，保持呼吸道畅通，注意保暖，必要时给予吸氧。对重症患者，应严密观察其意识状态、瞳孔、呼吸、脉率、血压，若发生呼吸困难、循环障碍时，应及时进行急救，具体措施与内科急救原则相同。对严重中毒须转送医院者，应根据症状采取相应的转院前救治措施。

（2）阻止毒物继续吸收

脱去被污染的衣物，用流动的清水及时反复清洗皮肤、毛发15分钟以上；对于可能经皮肤吸收中毒或引起化学性烧伤的毒物更要充分冲洗，并可考虑选择适当中和剂处理；眼睛溅入毒物要优先彻底冲洗。对重症患者、气体或蒸汽吸入中毒者，可给予吸氧。对经口中毒者，应立即采用催吐、洗胃、导泻等措施。

（3）解毒和排毒

对中毒患者应尽早使用有效的解毒、排毒药物，若毒物已造成组织严重的器质性损害时，其疗效有时会明显降低。必要时，可用透析疗法和换血疗法清除体内的毒物。

（4）对症治疗

治疗原则与内科处理类似。主要是缓解和改善毒物引起的症状，促进人体功能的恢复。保持呼吸道畅通，保护各脏器功能，维持电解质、酸碱平衡等。对急性中毒性脑病、急性中毒性肺水肿、急性肾衰竭等，均须采取紧急对症治疗措施。

四、电离辐射损伤的急性应急处理

电离辐射是指能使物质发生电离现象的辐射，即通常所说的放射性。包括具有放射性的 X 射线 γ 射线和高速带电粒子辐射（ α 粒子、 β 粒子、质子）等。

电离辐射来自宇宙射线、天然放射性核素以及人工辐射。人工辐射广泛存在，如原料勘探、开采、冶炼与精加工，核燃料及反应堆的生产、使用及研究；农业上辐照育种、蔬菜、水果保鲜，粮食贮存；医药卫生行业使用 X 射线、 γ 射线、放射性核素等进行诊断和治疗；工业上使用的各种加速器、射线发生器、射线探伤及带有放射性核素的密封源、电子速焊机、彩电显像管、高压电子管等。

（一）电离辐射的特点与危害

人体一次或数日内遭受大剂量强穿透力射线的照射或比较均匀地全身照射引起的损

伤称为急性电离辐射损伤，一般由于放射事故或特殊的医疗过程所致，表现为急性发病及其若干年后的远期效应。长期小剂量的照射危害主要是遗传效应和致癌作用。

电离辐射具有如下特点。①放射性不能由人的感觉器官直接察觉，依靠辐射探测仪器方可知晓。②绝大多数放射性核素的毒性远超过一般的化学毒物，辐射损伤包括非随机效应和随机效应，随机效应又分躯体效应和发生在下一代身上的遗传效应。③辐射本身具有一定的穿透能力，特别是 γ 射线的穿透力相当强。④放射性核素具有可变性，气态放射性核素向大气中逸散会形成气溶胶，可以通过吸入蜕变成固态子体而在体内器官或组织中沉积；吸入或食入及通过破损的皮肤进入体内后，可作为内照射源对人体产生损害。⑤放射性活度只能通过自然衰变得以减弱，不随温度、压力、状态、湿度等变化而减少，其他方法也无法加速其衰变。

（二）电离辐射事故的原因与分级

电离辐射事故是电离辐射源失控引起的异常事件，直接或间接对生命、健康或财产产生危害。引起急性电离辐射损伤的下限辐射剂量一般为 1 Gy（Gary，戈瑞）。1 Gy 为 1 kg 组织吸收 1 J 能量时的吸收剂量，1 Gy 等于 100rad（拉德）。辐射性敏感高，受限剂量在 0.6～0.8 Gy 时也可以发生轻度急性电离辐射损伤。

1. 发生原因

包括：①放射源被盗，由于使用单位对放射源管理不善，放射性物质被盗而流入社会；②放射装置（特别是医用装置）应用中失控；③放射性物质运输失控；④废弃放射源回收中未清理完全；⑤核设施事故，核试验、核武器使用等。

2. 事故分级

（1）特大事故

造成大范围严重辐射污染后果，或者放射性同位素和射线装置失控导致 3 人以上（含 3 人）急性死亡。

（2）重大事故

导致 2 人以下（含 2 人）急性死亡，或者 10 人以上（含 10 人）急性重度放射病、局部器官残疾。

（3）较大事故

导致 9 人以下（含 9 人）急性重度放射病、局部器官残疾。

（4）一般事故

导致人员受到超过年剂量值的照射。

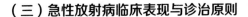

（三）急性放射病临床表现与诊治原则

1. 临床表现

（1）骨髓型急性放射病

是以骨髓造血组织损伤为基本病变，以白细胞数减少、感染、出血等为主要临床表现的急性放射病。

（2）肠型急性放射病

是以胃肠道损伤为基本病变，以频繁呕吐、严重腹泻以及水、电解质代谢紊乱为主要临床表现的严重的急性放射病。

（3）脑型急性放射病

是以脑组织损伤为基本病变，以意识障碍、定向力丧失、共济失调、肌张力增强、抽搐、震颤等中枢神经系统症状为特殊临床表现的极其严重的急性放射病。

2. 诊断原则

放射病的临床诊断必须依据受照史、现场受照个人剂量调查及生物剂量的结果（个人剂量档案）、临床表现和实验室检查，并结合健康档案加以综合分析，对受照个体是否造成放射性损伤以及伤情的严重程度做出正确的判断。

3. 治疗原则

根据病情程度和不同类型放射病各期的特点，尽早采取相应的治疗措施。住院严密观察，早期给予抗放射药物，并积极采取以抗感染、抗出血、纠正代谢紊乱为主的综合治疗，必要时进行造血干细胞移植，以及有效的对症支持疗法。

（四）电离辐射事故应急控制

1. 应急策略

（1）迅速控制小事故发展，防止事故扩大

及时、真实地将事故状况报告卫生监督部门和上级主管部门；控制事故现场，严禁无关人员进出，避免放射性污染的扩散与蔓延。

（2）抢救事故现场的受照人员

参与抢救的人员必须采取安全可靠的防护措施，通过限制受照时间和其他方法，使其受照剂量控制在发生严重非随机效应的阈值之下。

（3）快速进行事故后果的评价

预测事故发展趋势，并根据实际的或潜在的事故后果大小，决定是否需要采取保护公众措施。

（4）及时处理受影响的地区环境

使其恢复到正常状态。

2. 受照人员的医学处理原则

第一，尽快消除有害因素的来源，同时将事故受照人员撤离现场，检查其受危害的程度。并积极采取救护措施，同时向上级部门报告。

第二，根据电离辐射事故的性质、受照的不同剂量水平、不同病程，迅速采取相应对策和治疗措施。在抢救中应首先处理危及生命的外伤、出血和休克等，对估计受照剂量较大者应选用抗放射药物。

第三，对疑有体表污染的人员，首先应进行体表污染的监测，并迅速进行去污染处理，防止污染扩散。

第四，对电离辐射事故受照人员，逐个登记并建立档案，除进行及时诊断和治疗外，还应根据其受照情况和损伤程度进行相应的随访观察，以便及时发现可能出现的远期效应。

第五，对外照射急性放射患者、放射性皮肤损伤的患者进行综合性治疗；对超限制内照射人员进行医学观察和积极治疗，并注意远期效应。

第六，放射性核素进入体内的医疗处理

①尽早清除初始进入部位的放射性核素：彻底洗消体表污染，防止污染物的扩散。疑有吸入时，应清拭鼻腔、含漱、祛痰，必要时使用局部血管收缩剂；有摄入时，应催吐、洗胃，使用缓泻剂和阻止吸收的药物。

②根据放射性核素的种类和进入量，尽早选用相应药物进行促排治疗：如放射性碘进入体内时，在 6 小时内服用稳定性碘；氚进入体内时应大量饮水或补液。

3. 放射性污染的控制原则和防护措施

①玷沾污事故有人体污染、室内污染和室外污染三种情况。

②控制污染，保护好事故现场，阻断一切扩散污染的可能途径，如暂时关闭通风系统或控制载带放射性核素的液体外溢，或用物体吸附或遮盖密封，防止污染再扩散。

③隔离污染区，禁止无关人员和车辆随意出入现场；用路障或明显线条标记出污染的边界区域及其污染程度；由隔离区进入清洁区，要通过缓冲区，确保清洁区不受放射性污染。

④必须穿戴个人防护用具，方可通过缓冲区进入污染区。

⑤放射性物质污染表面的限制。任何表面受到放射性污染,应及时采取综合去污措施,尽可能清洗到本底值。

⑥从污染区出来的人员,要进行个人监测;由污染区携出的物品、设备必须在缓冲区经过检查和处理,达到去污标准后,才能带入清洁区。

⑦污染的监测记录用一定面积的平均计数率值表示,地板、天花板、墙表面用 $1000cm^2$ 上的平均计数率值,其他表面(桌、衣服等)用 $300cm^2$,皮肤污染用 $100cm^2$,手指尖和手掌用 $30cm^2$ 计算。

⑧个人去污,用肥皂、温水和软毛刷认真擦洗。洗消时要按顺序进行,先轻度污染部位后重度污染部位,防止交叉污染;要特别注意手部,尤其是指甲沟、手指缝的擦洗;必要时可用弹力黏膏敷贴 2 ~ 3 小时,揭去黏膏后再用水清洗或采用特种去污剂清洗;擦洗头发一般用大量肥皂和水,要特别注意防止肥皂泡沫流入眼睛、耳、鼻和嘴。每次洗消前后要进行监测,对比去污效率。除污染用过的废水须收集,经监测后方可酌情处理。

⑨受过严重放射性污染的车辆或设备,即使其表面经除污达到了许可水平,在检修、拆卸内部结构时仍要谨慎,要进行监测和控制,防止结构内部污染的扩散。

4. 放射性污染的应急对策

(1)个人防护方法

空气中有放射性核素污染的情况下,可用简易法进行呼吸道防护,例如用手帕、手巾、纸等捂住口鼻减少吸入;用帽子、围巾、雨衣、手套、靴子等日常服装防止体表污染。

(2)隐蔽

隐蔽于室内、关闭门窗和通风系统,可减少外照射及吸入剂量。

(3)撤离或搬迁

撤离或搬迁是最有效的防护对策,可使人们避免或减少受到来自各种途径的照射。但它也是各种对策中难度最大的一种,应在周密计划下实施,尤其是事故早期的撤离,如果计划不周可能会付出较大代价。

(4)控制食物和水

放射性核素释放到环境时,就会直接或间接地转移到食物和水中。应防止放射性核素通过消化道进入体内。

参考文献

[1]向炎珍.医院财务管理[M].北京：中国协和医科大学出版社，2022.

[2]董四平，陶红兵.医院管理与卫生政策研究方法[M].北京：中国协和医科大学出版社，2022.

[3]赵韦华.卫生健康行业数据质量管理实践[M].北京：人民交通出版社，2022.

[4]肖鹏.卫生法学[M].广州：华南理工大学出版社，2021.

[5]吕蕾.公共卫生与疾病预防控制[M].广州：世界图书出版广东有限公司，2021.

[6]樊飞跃.中华医学百科全书：公共卫生学放射卫生学[M].北京：中国协和医科大学出版社，2021.

[7]曹艳春.突发公共卫生事件下公共政策比较与创新[M].上海：上海远东出版社，2021.

[8]吴锦华，钟力炜，刘军.现代医院采购管理实践[M].上海：上海科学技术出版社，2021.

[9]刘庆芬，顾芬，顾纪芳.常见疾病预防护理知多少[M].上海：上海交通大学出版社，2021.

[10]毛得宏，何中美.耳鼻喉常见疾病的中医预防调养[M].北京：中医古籍出版社，2021.

[11]王宇，石德晶，王玉婷.五官科疾病诊疗精要[M].北京：中国纺织出版社，2021.

[12]朱俊真,临床预防出生缺陷指导手册[M].2版.北京：科学普及出版社，2021.

[13]何建桂，柳俊.心血管疾病预防与康复[M].2版.广州：中山大学出版社，2020.

[14]丁宁，卢姗，顾兵.常见疾病的预防与康复[M].南京：东南大学出版社，2020.

[15]赵静.现代儿科疾病治疗与预防[M].开封：河南大学出版社，2020.

[16]阚飙，詹启敏.传染性疾病与精准预防[M].上海：上海交通大学出版社，2020.

[17]王义,前列腺与生殖疾病防治[M].郑州：河南科学技术出版社，2020.

[18]任晓晖.社区卫生服务管理[M].成都：四川大学出版社，2020.

[19]范从华.突发公共卫生事件理论与实践[M].昆明：云南科技出版社，2020.

[20]胡晓江，徐金水，姜仑.国家基本公共卫生服务健康管理与实践手册[M].南京：东南大学出版社，2020.

[21]张广清，周春兰.突发公共卫生事件护理工作指引[M].广州：广东科技出版社，2020.

[22]许传志，崔文龙.卫生监督与执法[M].昆明：云南科技出版社，2020.

[23]刁勤峰.感染性疾病的诊断与综合治疗[M].开封：河南大学出版社，2020.

[24]吴友军.职业安全与卫生管理[M].武汉：武汉大学出版社，2019.

[25]晋继勇.全球公共卫生治理中的国际机制分析[M].上海：上海人民出版社，2019.

[26]张晓丽.当代中国重大公共卫生事件研究[M].南京：东南大学出版社，2019.

[27]陈彩云.口腔科疾病预防与诊断治疗[M].长春：吉林科学技术出版社，2019.

[28]邹妮，孙喆.医院感染管理[M].上海：上海世界图书出版公司，2019.

[29]杨树旺，汤世明，李俊林.社区精神卫生理论与实践[M].武汉：武汉大学出版社，2019.

[30]叶红.心血管疾病诊治与预防[M].北京：科学技术文献出版社，2019.

[31]严非.卫生服务研究[M].上海：复旦大学出版社，2019.

[32]宋芝芳.实用医院感染管理工作指南[M].长春：吉林科学技术出版社，2019.

[33]王兴鹏.现代医院SPD管理实践[M].上海：上海科学技术出版社，2019.

[34]王清妍.基层医疗机构医院感染管理工作手册[M].长春：吉林科学技术出版社，2019.

[35]郝模，郭岩.中华医学百科全书：卫生事业管理学[M].北京：中国协和医科大学出版社，2019.

[36]杨彦.预防医学[M].成都：四川大学出版社，2019.

[37]陈慧.现代儿科疾病预防与诊治[M].北京：科学技术文献出版社，2018.

[38]张鹏.常见传染性疾病预防与控制[M].南昌：江西科学技术出版社，2018.

[39]李志荃.临床感染性疾病预防控制[M].天津：天津科学技术出版社，2018.

[40]董振军，沈爱国，焦振虎.放射卫生监督与管理[M].北京：中国质检出版社，2018.

[41]钱晓忠，潘宇峰，倪衡如.社区卫生服务中心规范化管理流程汇编[M].上海：
　　上海交通大学出版社，2018.

[42]陈春晖.放射与职业卫生监督[M].上海：上海交通大学出版社，2018.

[43]游艳.精准预防把握健康[M].北京：金盾出版社，2018.

[44]沈必成，左强.预防医学[M].杭州：浙江大学出版社，2018.